"十四五"职业教育国家规划教材

高职高专医药类"十四五"新形态一体化教材



供药学类、药品与医疗器械类、医学技术类等专业用

# 药物化学

（第3版）*Medicinal Chemistry*

主　审　林德祥（南京老山药业股份有限公司）

主　编　徐　镰　鲍真真

副主编　李双庆　李　翔　戴淑娟　邵太丽

编　委　（按姓氏笔画排序）

韦　贤（右江民族医学院）

田　伟（江西医学高等专科学校）

李　翔（商丘医学高等专科学校）

李双庆（湖北职业技术学院）

杨笛笑（乐山职业技术学院）

余松华（江西医学高等专科学校）

张景正（江苏卫生健康职业学院）

陈智娴（江苏省南通卫生高等职业技术学校）

邵太丽（皖南医学院）

赵　岩（内蒙古医科大学）

钟力群（信阳职业技术学院）

顾宏霞（皖西卫生职业学院）

徐　镰（江苏卫生健康职业学院）

鲍真真（江苏卫生健康职业学院）

戴淑娟（安徽医学高等专科学校）

江苏凤凰科学技术出版社・南京

凤凰医学 Phoenix MedPub

图书在版编目(CIP)数据

药物化学 / 徐镰，鲍真真主编. -- 3 版. -- 南京 ：江苏凤凰科学技术出版社，2025. 1. --（高职高专医药类“十四五”新形态一体化教材）. -- ISBN 978-7-5713-4835-9

Ⅰ. R914

中国国家版本馆 CIP 数据核字第 2024B84W11 号

高职高专医药类“十四五”新形态一体化教材

**药物化学**

| | |
|---|---|
| 主　　审 | 林德祥 |
| 主　　编 | 徐　镰　鲍真真 |
| 策　　划 | 傅永红 |
| 责任编辑 | 易莉炜　杨　淮 |
| 责任校对 | 仲　敏 |
| 责任监制 | 刘文洋 |
| 责任设计编辑 | 孙达铭 |
| 出版发行 | 江苏凤凰科学技术出版社 |
| 出版社地址 | 南京市湖南路 1 号 A 楼，邮编：210009 |
| 出版社网址 | http://www.pspress.cn |
| 照　　排 | 江苏凤凰制版有限公司 |
| 印　　刷 | 海安盛鑫印刷有限公司 |
| 开　　本 | 890 mm×1 240 mm　1/16 |
| 印　　张 | 14.25 |
| 字　　数 | 395 000 |
| 版　　次 | 2015 年 2 月第 1 版　2025 年 1 月第 3 版 |
| 印　　次 | 2025 年 1 月第 10 次印刷 |
| 标准书号 | ISBN 978-7-5713-4835-9 |
| 定　　价 | 49.80 元 |

# 修订说明

高职高专药学类教材自2015年第1版出版以来，在全国广大医药卫生高职高专院校的使用过程中，得到了师生的普遍认可，对推进高职高专药学类专业教育发展、保证教学质量发挥了重要作用，第2版部分教材获评“十四五”职业教育国家规划教材。为深入贯彻落实《国家职业教育改革实施方案》《职业院校教材管理办法》等文件精神，适应当前医药类专业职业教育改革和发展的需要，江苏凤凰科学技术出版社在总结汲取上一版教材成功经验的基础上，再次组织全国高职高专院校教师对本套教材进行修订。

本套教材的修订和编写特点如下：

1. 强化医药卫生现代职业教育理念。以《国家职业教育改革实施方案》要求和目标为指导，适应“十四五”期间医药类专业职业教育改革和发展的需要，推进“教师、教材、教法”改革，培养具有高素质的应用型医药卫生人才。

2. 内容的修订遵循课程、岗位、资格证书对接一致的原则。以培养“基层药学服务专门人才”为目标，教材内容与岗位工作任务对接，与国家执业药师职业资格考试对接。突出实践能力、职业能力培养的特点，基本理论知识贯彻“实用为主，够用为度”的原则。

3. 教材内容吐故纳新，与时俱进。教材体现的知识和技能，包含法律法规、标准、相关学科知识与技术等，力求符合医药行业岗位需求的基本知识和技能要求，紧密对接国家执业药师职业资格考试，符合最新版《中华人民共和国药典》标准要求。

4. 在教材修订过程中，全面贯彻党的二十大精神。将“立德树人”的关键要素贯彻教材编写全过程，加强课程思政建设。

5. 丰富数字资源，实现教材立体化建设。根据教学实际，教材增加了图片、视频、动画等配套的数字资源，在相应知识点处设置二维码，学生通过手机扫描二维码即可自学和拓展知识面。

在全国各地医药卫生高职高专院校的大力支持下，本套教材的此次修订在内容、形式上都进行了全面补充、完善、提高，相信新版教材的面世必将对广大高职高专医药类专业人才的培养有所帮助。

# 前　言

药物化学是药学类专业的核心课程，以有机化学、生物化学为基础，为后续药物分析和药物制剂技术等专业课奠定基础，在课程体系中起到承上启下的桥梁作用。本教材第2版在使用中获得广泛好评，2020年入选“十三五”职业教育国家规划教材，2023年复核入选首批“十四五”职业教育国家规划教材。

在本教材第3版的修订过程中，教材编写组针对药学类、药品与医疗器械类、医学技术类等专业的培养目标和职业能力，邀请产业教授作为主审，参照最新版《中华人民共和国药典》选用常见药物，梳理药物的化学结构、理化性质、制备合成、构效关系等知识点，并加强课程思政元素的融入，对教材内容进行了全面的更新优化。这些修订举措旨在培养学生重质量、懂医药、爱健康、敬生命的职业素养，使学生能根据处方正确独立地完成基础药品调配，解决药品贮存保管、稳定性考察、配伍禁忌等出现的问题，具备合理用药指导、熟练安全地合成药物的能力。

本教材第3版中，第一章至第十二章重点介绍药物化学基础知识，包括典型药物的名称、化学结构及特点、理化性质、作用及临床主要用途等。第十三章至第十五章为实训相关内容，包括药物的化学性质实训、药物的化学稳定性实训和药物的制备实训，以期对接药品生产新标准、新技术和新工艺，提升学生职业能力。每章配有可扫码学习的数字化学习资料，包括配套课件、拓展阅读、习题参考答案等，以此进一步加强学生对知识点的理解，激发学生的学习兴趣，增强教材的可读性，提高学生理论联系实际、分析解决问题的能力。

本书的编写得到了江苏凤凰科学技术出版社、编者所在院校和有关专家的大力支持，在此表示感谢。由于编者水平有限，难免有疏漏之处，欢迎各位读者批评指正。

**编　者**

**2024年12月**

# 目　录


第一章　绪论 …… 1
一、药物化学的研究内容和主要任务 …… 1
二、药物化学的起源与发展 …… 1
三、药物的质量与质量标准 …… 3
四、药物的名称 …… 4
第二章　中枢神经系统药物 …… 6
第一节　镇静催眠药 …… 6
一、苯二氮䓬类 …… 7
二、非苯二氮䓬类 $GABA_A$ 受体激动剂 …… 9
三、巴比妥类 …… 9
第二节　抗癫痫药 …… 12
第三节　抗精神失常药 …… 13
一、抗精神病药 …… 13
二、抗抑郁药 …… 16
第四节　镇痛药 …… 17
一、吗啡及其半合成衍生物 …… 17
二、合成镇痛药 …… 19
三、内源性阿片样镇痛物质 …… 21
四、构效关系及作用机制 …… 21
第五节　神经退行性疾病治疗药物 …… 22
一、抗帕金森病药 …… 22
二、抗阿尔茨海默病药 …… 24
第三章　外周神经系统药物 …… 27
第一节　拟胆碱药和抗胆碱药 …… 27
一、拟胆碱药 …… 28
二、抗胆碱药 …… 30
第二节　拟肾上腺素药 …… 34
第三节　组胺 $H_1$ 受体拮抗药 …… 37
第四节　局部麻醉药 …… 41
第四章　解热镇痛药和非甾体抗炎药 …… 47
第一节　解热镇痛药 …… 47

一、水杨酸类 …… 48
二、苯胺类 …… 50
三、吡唑酮类 …… 52
第二节　非甾体抗炎药 …… 52
一、芳基烷酸类 …… 53
二、1,2-苯并噻嗪类 …… 57
三、3,5-吡唑烷二酮类 …… 58
四、邻氨基苯甲酸类 …… 59
五、选择性 COX-2 抑制剂 …… 59
第三节　抗痛风药 …… 60
一、黄嘌呤氧化酶抑制剂 …… 61
二、尿酸盐转运蛋白 1 抑制剂 …… 62
**第五章　心血管系统药物** …… 66
第一节　β受体拮抗药 …… 66
第二节　钙通道阻滞剂 …… 68
第三节　钠钾通道阻滞剂 …… 70
一、钠通道阻滞剂 …… 70
二、钾通道阻滞剂 …… 71
第四节　血管紧张素转换酶抑制剂和血管紧张素Ⅱ受体拮抗药 …… 72
一、血管紧张素转换酶抑制剂 …… 72
二、血管紧张素Ⅱ受体拮抗药 …… 73
第五节　NO 供体药物 …… 74
一、概述 …… 74
二、硝酸酯及亚硝酸酯类 …… 75
第六节　强心药 …… 76
第七节　调血脂药 …… 78
一、羟甲戊二酰辅酶 A 还原酶抑制剂 …… 78
二、苯氧乙酸类 …… 79
三、其他调血脂药 …… 80
**第六章　消化系统药物** …… 83
第一节　抗溃疡药 …… 83
一、组胺 $H_2$ 受体拮抗药 …… 84
二、质子泵抑制剂 …… 87
第二节　促胃肠动力药和止吐药 …… 89
一、促胃肠动力药 …… 89
二、止吐药 …… 90
**第七章　化学治疗药** …… 93
第一节　磺胺类药物和抗菌增效剂 …… 93
一、磺胺类药物 …… 94
二、抗菌增效剂 …… 97
第二节　喹诺酮类药物 …… 98
第三节　抗结核病药物 …… 102
第四节　抗真菌药物 …… 104

第五节　抗病毒药物 …… 106
第六节　其他合成抗菌药物 …… 109
一、硝基咪唑类 …… 109
二、异喹啉类 …… 110
第七节　抗寄生虫病药物 …… 110
一、驱肠虫药 …… 111
二、抗血吸虫病药 …… 111
三、抗疟药 …… 112
**第八章　抗生素** …… 115
第一节　β-内酰胺类抗生素 …… 115
一、概述 …… 115
二、青霉素及半合成青霉素类 …… 116
三、头孢菌素及半合成头孢菌素类 …… 121
四、非典型的β-内酰胺抗生素 …… 123
五、β-内酰胺酶抑制剂 …… 124
第二节　大环内酯类抗生素 …… 125
第三节　氨基糖苷类抗生素 …… 127
第四节　四环素类抗生素 …… 129
第五节　氯霉素类抗生素 …… 132
第六节　利福霉素类抗生素 …… 133
**第九章　抗肿瘤药物** …… 136
第一节　烷化剂 …… 136
一、氮芥类 …… 137
二、乙撑亚胺类 …… 140
三、亚硝基脲类 …… 140
四、甲磺酸酯及多元醇类 …… 141
五、金属铂类配合物 …… 142
第二节　抗代谢药物 …… 143
一、嘧啶类抗代谢物 …… 143
二、嘌呤类抗代谢物 …… 144
三、叶酸类抗代谢物 …… 145
第三节　抗肿瘤天然药物及其他抗肿瘤药物 …… 146
一、抗肿瘤植物药有效成分及其衍生物 …… 146
二、抗肿瘤抗生素 …… 148
三、基于肿瘤信号转导机制的药物 …… 149
**第十章　激素和降血糖药物** …… 152
第一节　甾体激素 …… 152
一、概述 …… 152
二、雌激素 …… 153
三、雄激素和蛋白质同化激素 …… 156
四、孕激素及甾体避孕药 …… 158
五、抗孕激素 …… 160
六、肾上腺皮质激素 …… 161

第二节　胰岛素及口服降血糖药 …… 163

一、胰岛素 …… 163

二、口服降血糖药 …… 164

**第十一章　维生素类药物** …… 172

第一节　脂溶性维生素 …… 172

一、维生素A类 …… 173

二、维生素D类 …… 174

三、维生素E类 …… 176

四、维生素K类 …… 178

第二节　水溶性维生素 …… 179

一、B族维生素 …… 179

二、维生素C …… 183

**第十二章　药物的变质反应和代谢反应** …… 188

第一节　药物的变质反应 …… 188

一、药物的水解反应 …… 188

二、药物的氧化反应 …… 191

三、药物的其他变质反应 …… 194

第二节　药物的代谢反应 …… 195

一、第Ⅰ相生物转化 …… 195

二、第Ⅱ相生物转化 …… 196

**第十三章　药物的化学性质实训** …… 201

实训一　外周神经系统药物的性质 …… 201

实训二　解热镇痛药的性质 …… 202

实训三　心血管系统药物的性质 …… 203

实训四　合成抗菌药的性质 …… 205

实训五　抗生素的性质 …… 206

实训六　激素类药物的性质 …… 207

实训七　维生素类药物的性质 …… 208

**第十四章　药物的化学稳定性实训** …… 210

实训一　盐酸普鲁卡因溶液的稳定性(药物的水解) …… 210

实训二　维生素C溶液的稳定性(药物的氧化) …… 211

**第十五章　药物的制备实训** …… 214

实训一　阿司匹林的制备 …… 214

实训二　磺胺醋酰钠的制备 …… 216

**参考文献** …… 218

# 第一章　绪　　论

第一章课件

**学习目标**

1. 掌握药物、化学药物、杂质的概念。
2. 熟悉药物化学的研究内容、主要任务、药物质量及质量标准。
3. 了解药物化学的起源和发展。
4. 能够区分药物的通用名、化学名和商品名，并知道其特点。
5. 培养严谨治学、理明术精的科学态度和工作作风。

药物是指用于预防、诊断、治疗疾病，有目的地调节机体的生理功能、提高生活质量、保持身体健康的物质。药物根据来源分为天然药物、化学药物和生物药物。化学药物是有确切化学结构的药物，也是数量最大、应用最广的药物。化学药物的分类有多种方法，根据来源化学药物可分为无机矿物药物、有机合成药物、天然产物药物和抗生素等，也可根据化学结构、作用机制、治疗领域分类。

## 一、药物化学的研究内容和主要任务

药物化学(medicinal chemistry)是一门连接生物学、医学和化学等学科并使其融为一体的交叉学科，具有综合性和边缘性的特点。药物化学的研究内容包括：新药的发现和设计；药物的化学结构特征、理化性质及合成路线；药物分子与生物体相互作用的方式，在生物体内吸收、分布和代谢的规律，以及代谢产物与构效关系等。

药物化学的主要任务如下：①为合理利用已知的化学药物提供理论基础。通过研究化学药物的结构特征、与此相联系的理化性质、体内代谢与药效之间的关系，阐明药物的化学稳定性和生物效应，为药物的剂型选择、分析检验、正确使用及保管储存等奠定化学理论基础。②为生产化学药物提供先进、经济的方法和工艺。寻找和优化药物的合成路线和工艺条件，改进药物的合成设计和工艺流程，并在药物合成中不断引入新技术、新方法、新原料、新工艺。③创制新药、探索开发新药的途径和方法。通过研究药物的构效关系、药物分子在生物体内作用的靶点及药物与靶点结合的方式，创制疗效好、不良反应小的新药，同时探索设计新药的途径和方法。

药学专业以培养医药行业所需的一线高端技能型专门人才为主要目标。为了给学生提供应用现有药物的基本理论、基本知识和基本技能，学习内容应有更强的针对性。本书主要介绍各类药物的结构特点和通性，以及代表药物的理化性质、稳定性和体内变化，而对新药开发、药物合成等内容只作选择性介绍。

## 二、药物化学的起源与发展

远古时代，人们为了生存，从生活经验中得知某些天然物质可以治疗疾病与伤痛，从而产生了药物的概念。

19世纪初至中期，人们就已从植物中寻找到了具有药用价值的小分子有机化合物。人们从南美植物古柯叶中提取分离出具有麻醉作用的可卡因，从金鸡纳树皮中提取分离出具有抗疟疾作用的奎宁，从未成熟的罂粟果实中提取分离出具有良好镇痛作用的吗啡。这些活性成分的确定证实了天然药物中所含的化学物质是天然药物产生治疗作用的物质基础，为药物化学的研究与发展创立了良好的开端。

19世纪中期以后，有机化学已经发展得相当成熟，人们开始从一些有机化合物中筛选具有药理作用的化学药物，并应用于临床，发现了水合氯醛的镇静作用及乙醚的麻醉作用。1899年，阿司匹林作为解热镇痛药上市，标志着人们已进入了使用化学方法改变天然化合物的化学结构以获得更理想药物的历史阶段。药物化学作为一门学科开始形成。

20世纪20年代已经有非常好的解热镇痛药及局部麻醉药应用于临床，到了30年代维生素已经可以进行工业生产。30年代中期，百浪多息和磺胺被发现后，一系列磺胺类药物被合成。1940年伍德-菲尔茨(Wood - Fields)代谢拮抗学说的建立，不仅阐明了抗菌药物的作用机制，而且为寻找新药开拓了新的途径，药物结构和生物活性关系的研究也随之展开。20世纪40年代青霉素用于临床，这是药物化学史上一个新的里程碑。随着各种天然抗生素的陆续上市，感染性疾病的治疗已不再是难题，特别是链霉素等的发现，使结核病这种当时谈虎色变的疾病也终于被人类战胜。

20世纪50年代后，药物在体内的作用机制和代谢过程逐步得到阐明，人们开始利用生理生化知识，寻找药物显效的原因开发新药。例如，以具有药理作用的母体作为先导化合物进行结构改造，利用潜效和前药等概念，设计能降低不良反应和提高选择性的新药。氯丙嗪的发现使精神病治疗药物的研究进入了新阶段；糖皮质激素作为抗炎药及免疫抑制剂等广泛使用，将甾体激素类药物的研究推向高潮，甾体口服避孕药的问世是人类为达到控制生育目的而取得的重大成果。

第二次世界大战结束后，随着世界经济的发展、人们生活水平的提高，恶性肿瘤、心脑血管疾病和免疫性疾病等成为威胁人类生命的最严重疾病。20世纪40年代第一个抗肿瘤药物盐酸氮芥作为生物烷化剂用于临床，开始了肿瘤化学治疗的历程。抗肿瘤抗生素、含金属的抗肿瘤药物、天然有效成分紫杉醇及其他多种多样抗肿瘤药物的问世，丰富了药物化学的内容，推动了肿瘤治疗的进展。20世纪60至80年代，细胞及生物学研究取得重要成果，以酶或受体为靶标而设计的新型心脑血管疾病防治药物(β受体拮抗药、钙通道阻滞剂、血管紧张素转换酶抑制剂)相继问世，使心血管疾病的治疗水平明显提高。20世纪60年代，镇静药沙利度胺(反应停)致使上万个严重畸形儿出生，这一事件震动了医学界，药物的安全性引起人们重视，各国政府在制定药事管理条例时，规定对新药进行致癌、致畸、致突变试验。

随着计算机信息科学、分子生物学和生物技术的迅速发展，通过对生物靶分子结构的了解，现代药物化学利用计算机模拟设计及组合化学等新技术成为现实，21世纪药物化学正展现出崭新的局面。

---

**知识链接**

**沙利度胺事件**

沙利度胺(反应停)于1957年首次被用作处方药，因治疗妊娠呕吐疗效明显，故迅速流行于欧洲、亚洲(以日本为主)和拉丁美洲的国家。到1960年左右，上述国家出现新生儿短肢畸形，手脚直接连在身体上，称为海豹肢畸形，共发现1万多病例。通过调查和实验证明这种畸形与患者的母亲在妊娠期间服用沙利度胺(反应停)有关。美国食品药品监督管理局(FDA)未批准该药在美国上市，避免了沙利度胺事件。后来发现，沙利度胺事件是由在沙利度胺出售之前，有关机构并未仔细检验其可能产生的不良反应引起的。

---

## 三、药物的质量与质量标准

1. 药物的质量　药物是特殊的商品，药物质量优劣直接关系到用药者的健康和生命安危。在新药研究开发、药物生产、储存、销售、使用等环节，要牢固树立药物质量第一的观念，严格执行科学管理规范，实现对药物质量的全面控制。我国现已颁布了《药物非临床研究质量管理规范》(GLP)、《药物临床试验质量管理规范》(GCP)、《药品生产质量管理规范》(GMP)、《药品经营质量管理规范》(GSP)等管理法规，对药物质量控制的全过程起到指导作用，确保药物的安全、有效、均一、稳定。

拓展阅读

药物质量评定主要从以下方面考虑：

(1) 药物的疗效和不良反应：即药物的有效性和安全性。如果一个药物的疗效不佳，达不到应有的治疗目的，即使不良反应再小，也会失去临床价值；如果一个药物的疗效很好，但其不良反应很大，也非理性的好药。因此，质量好的药物是在治疗剂量范围内疗效确切、显著，不产生严重的不良反应，不产生或较少产生不良反应。

(2) 药物的纯度：是指药物的纯杂程度，又称药用纯度或药用规格，是药物中杂质限度的一种体现。药典中体现药物纯度的指标主要有有效成分含量、物理常数及杂质限量等。药物必须达到一定的纯度标准，才能保证药物质量和确保用药安全、有效。

药物的杂质是指药物在生产和储存过程中，引进或产生的药物以外的其他物质。药物制备时，原料不纯引入其他物质，反应不完全残留原料及试剂，反应过程中产生中间体、副产物，以及反应所用容器等均可能产生杂质；药物储存时，由于受到外界条件(空气、日光、温度、湿度、微生物、金属离子等)的影响，发生化学反应或霉变等亦可产生杂质。

药物的杂质按性质分为一般杂质和特殊杂质。药物中存在的杂质，有的能危害人体健康，有的杂质虽无害但影响药物质量或反映生产中存在的问题。控制药物中存在的杂质可保证用药安全、有效，也可用于考查生产工艺和企业管理水平，借以保证和提高药物质量。单纯从杂质产生的影响来看，其含量越少越好，但要把药物中的杂质完全除去，将增加生产成本；从杂质对人体健康的影响方面来看，在不影响药物疗效和人体健康的情况下，可以允许一定量的杂质存在，故药物不必达到百分之百的纯度。

药物纯度不同于一般化学试剂的纯度，应考虑杂质对人体健康、药物疗效及药物稳定性的影响，而对于化学试剂的纯度，只考虑杂质对试剂的稳定性和使用目的的影响，并不考虑杂质的生理作用。因此，只有符合药用纯度的药物才能药用，不能以化学试剂代替药物使用，否则有可能造成严重人身事故。

[要点：药物杂质的来源]

2. 药物的质量标准　即药品标准，是国家对药品的质量、规格和检验方法等所做的技术规定，是药品生产、流通、使用、检验和监督管理部门共同遵循的法定依据。药品质量标准具有法定性、科学性和时代性，对加强药品质量的控制及行政管理，保障人民群众用药安全有效起重要作用。药品的国家标准为《中华人民共和国药典》(简称《中国药典》)，由国家药典委员会制定，国家药品监督管理局颁布，是法定的强制性标准。药品只有合格品与不合格品两种，只有符合国家药品标准的药品才是合格药品，生产、销售、使用不符合药品质量标准的药品是违法行为。

[要点：药物的质量标准]

《中国药典》至今共有 11 版，即 1953 年、1963 年、1977 年、1985 年、1990 年、1995 年、2000 年、2005 年、2010 年、2015 年、2020 年版。2020 年版《中国药典》自 2020 年 12 月 30 日起实施，其中一部收载中药 2711 种，二部收载化学药 2712 种，三部收载生物制品 153 种，四部收载通用技术要求 361 个、药用辅料 335 种。

## 四、药物的名称

药物的名称包括药物的通用名、化学名和商品名。

1. 通用名　药物通用名是采用世界卫生组织推荐使用的国际非专利药品名称(INN),是新药开发者在新药申请时向政府主管部门提出的名称,不受专利和行政保护,在药典、药品说明书、科技文献及教材中被广泛使用,在复方制剂中只能用通用名作为复方组分的使用名称。

国家药典委员会编写的《中国药品通用名称》(CADN)是我国药品命名的依据,在国际非专利药品名称(INN)的基础上,中文名尽量与英文名对应,以音译为主,如 aspirin 阿司匹林,cimetidine 西咪替丁。药物通用名还采用相同词干(词头或词尾)表明是同一类药物,如青霉素类抗生素采用-cillin(西林)为词尾,头孢菌素类抗生素采用 cef -(头孢)为词头。

2. 化学名　药物的化学名是根据化学结构进行命名,采用系统命名法(IUPAC 命名原则),是以药物的化学结构为基础,反映药物的本质,具有规律性、系统性和准确性,不会发生混淆和误解,药物的化学结构与其化学名是一一对应关系。在新药报批和药品说明书中都要使用化学名。

药物的系统命名方法是以母体名称作为主体名,连上取代基或官能团的名称,并按规定顺序注明取代基或官能团的位号,若有立体构型的药物需注明构型。药物化学名的基本形式为立体构型+取代基+母体。

3. 商品名　药品也是商品,生产企业为保护自己开发产品的生产权或市场占领权,在通用名不能得到保护的情况下,利用商品名保护自己并提高产品的声誉。药物商品名经过注册批准后成为特定企业使用的该药品专用的商品名,具有专有性质,是受行政和法律保护的名称。某一化学药物由于生产企业的不同,可有不同的商品名。

[要点:药物的名称]

## 习　题

**一、选择题**

**(一) A 型题**

1. 药物的纯度又称(　　)

A. 药用规格　　B. 药品标准　　C. 化学试剂纯度

D. 化学纯度　　E. 试剂纯度

2. 药物的化学结构与其化学名是一一对应关系的是(　　)

A. 通用名　　B. 英文名　　C. 俗名　　D. 商品名　　E. 化学名

3.《药品生产质量管理规范》的英文缩写是(　　)

A. GCP　　B. GLP　　C. GMP　　D. GSP　　E. FDA

**(二) B 型题**

A. 通用名　　B. 化学名　　C. 商品名

4. 泰诺是(　　)

5. 对乙酰氨基酚是(　　)

6. *N*-(4-羟基苯基)乙酰胺是(　　)

A. 杂质　　B. 中国药典　　C. 药用规格

7. 药物的纯杂程度是(　　)

8. 药物在生产和储存过程中,引进或产生的药物以外的其他物质是(　　)

9. 我国现行的药品质量标准是(　　)

**(三) X 型题**

10. 药物化学的研究内容有(　　)

A. 药物的理化性质　B. 药物的含量测定　C. 新药设计

D. 药物的构效关系　E. 药物的剂型

11. 药物的杂质来自药物的(　　)

A. 体内代谢　B. 生产过程　C. 适应证　D. 商品名　E. 储存过程

12. 药品必须符合的国家标准包括(　　)

A.《中国药典》　B. 地方标准　C. 省级标准

D. 局颁标准　E. 企业标准

**二、问答题**

1. 简述药物化学研究的对象、内容和任务。

2. 药物的通用名、化学名和商品名有什么特点?

第一章
参考答案

(徐　镰　张景正)

# 第二章　中枢神经系统药物

第二章课件

**学习目标**

1. 掌握代表药物地西泮、艾司唑仑、苯巴比妥、苯妥英钠、卡马西平、盐酸氯丙嗪、氟哌啶醇、盐酸丙咪嗪、盐酸氟西汀、盐酸吗啡、盐酸哌替啶、盐酸美沙酮、左旋多巴的名称、理化性质及主要用途。
2. 熟悉镇静催眠药的结构类型，巴比妥类药物的理化通性，抗精神失常药按化学结构的分类，抗抑郁药按作用机制的分类。
3. 能够根据典型药物的化学结构特点，分析并理解其理化性质。
4. 能应用巴比妥类、苯二氮草类、乙内酰脲类及吩噻嗪类药物的理化性质，解决该类药物的制剂调配、鉴别、储存保管及临床应用问题。

中枢神经系统药物对中枢神经活动起抑制或兴奋作用，用于治疗相关的疾病。本章主要介绍镇静催眠药、抗癫痫药、抗精神失常药、镇痛药和神经退行性疾病治疗药物。

## 第一节　镇静催眠药

镇静催眠药(sedative hypnotics)对中枢神经系统有广泛的抑制作用，产生镇静、催眠和抗惊厥等效应。通常在小剂量时可产生镇静作用，可以使患者安静，缓解紧张、不安和烦躁等情绪；中等剂量时引起近似生理性睡眠；大剂量时则产生麻醉、抗惊厥作用。某些镇静催眠药还有抗癫痫、抗焦虑等作用。本类药物大多属于精神药品范畴，长期使用易产生耐受性和精神依赖性，需按精神药品管理办法生产、经营和使用。

**知识链接**

**失眠症的诊断标准**

失眠症又称睡眠障碍，《中国精神障碍分类与诊断标准(CCMD)》对失眠的诊断标准是：①以睡眠障碍为唯一症状，其他症状均继发于失眠，包括难以入睡、睡眠不深、易醒、多梦、早醒、醒后不易再睡、醒后不适感、疲乏或白天困倦；②上述睡眠障碍，每周至少发生3次，并持续1个月以上；③失眠引起显著的苦恼，或精神活动效率下降，或妨碍社会功能；④不是任何一种躯体或精神障碍症状的一部分。

## 一、苯二氮䓬类

苯二氮䓬类药物是20世纪60年代发展起来的第二代镇静催眠药物，结构特征为具有苯环和七元亚胺内酰胺环拼合而成的1，4-苯并二氮杂䓬母环。由于其作用优良，不良反应较小，目前几乎取代巴比妥类药物成为镇静、催眠、抗焦虑的首选药物。

### (一) 苯二氮䓬类镇静催眠药的发展

1957年意外发现的氯氮䓬（chlordiazepoxide，利眠宁）被首先应用于临床。研究发现其结构中氮䓬环上的氧和脒基不是活性必需部分，经过结构简化，1959年活性较强的同类化合物地西泮（diazepam，安定）被合成出来。地西泮其不良反应较少，且合成方法更简单。

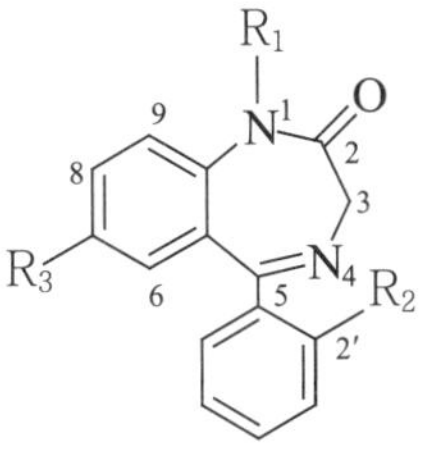
苯二氮䓬

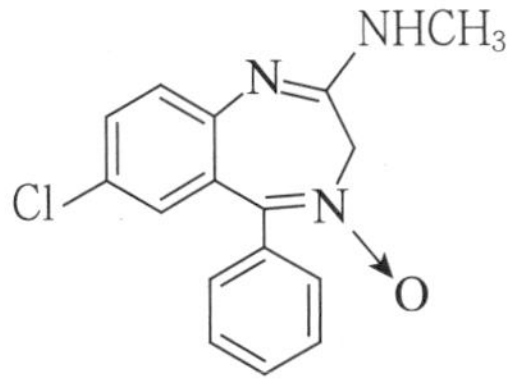
氯氮䓬

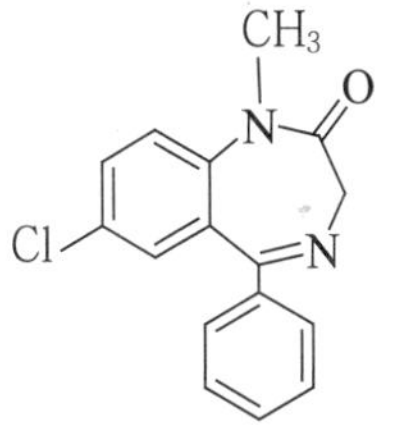
地西泮

七元亚胺内酰胺环为活性必需结构，在7位和5位的苯环取代的邻位引入吸电子基，能显著增强活性。通过对地西泮进行结构改造，科学家得到了一系列苯二氮䓬类临床用药，如硝西泮（nitrazepam）、氟硝西泮（flunitrazepam）等；在研究该类药物体内脱甲基、氧化后的代谢产物中，科学家发现了作用强且不良反应小的奥沙西泮（oxazepan）、劳拉西泮（lorazepam）等。

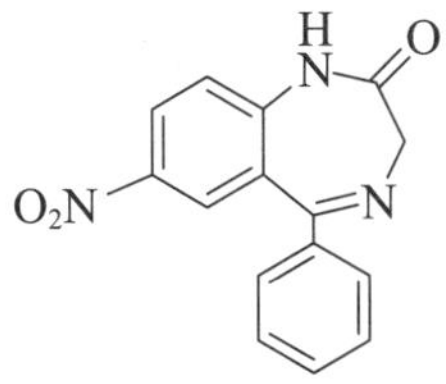
硝西泮

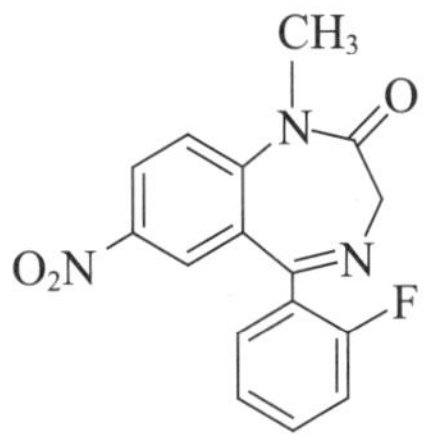
氟硝西泮

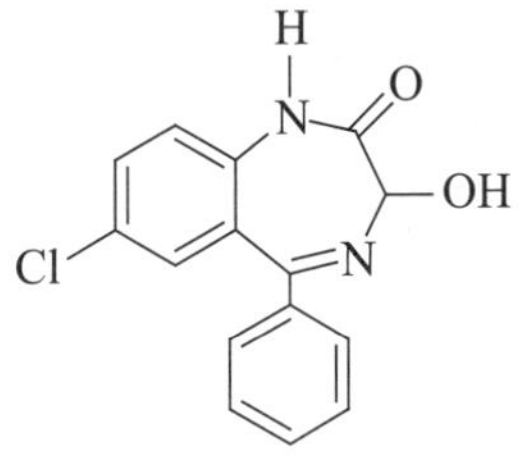
奥沙西泮

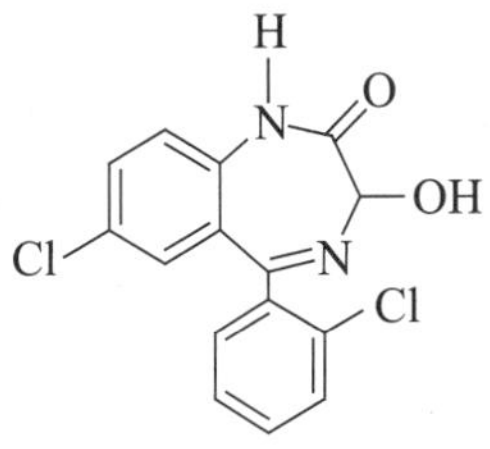
劳拉西泮

七元亚胺内酰胺环1，2位易水解，在1，2位并入杂环可增强药物对受体的亲和力和代谢的稳定性，生理活性增强，如艾司唑仑（estazolam）、阿普唑仑（alprazolam）、三唑仑（triazolam）等。

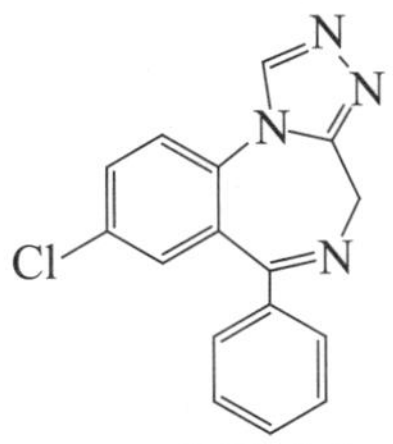
艾司唑仑

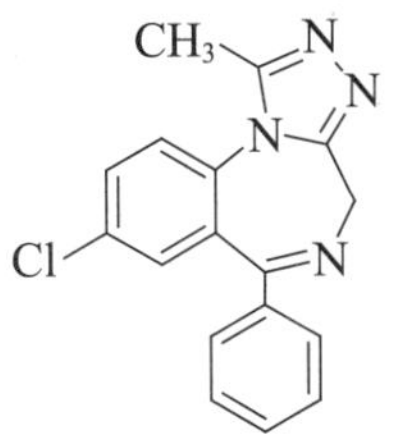
阿普唑仑

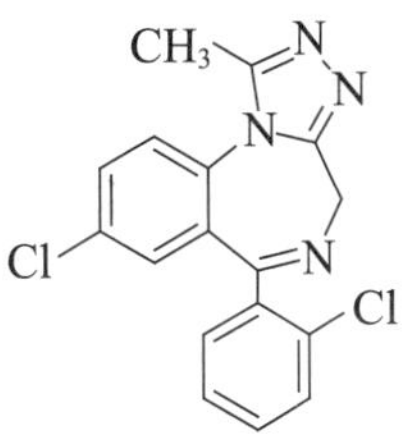
三唑仑

---

**知识链接**

**苯二氮䓬类药物的作用机制**

γ-氨基丁酸（GABA）是中枢系统中主要的抑制性神经递质。当GABA与其受体$GABA_A$结合时，$Cl^-$通道开放，$Cl^-$内流，产生中枢抑制作用。$GABA_A$受体的α亚基上有特异的苯二氮䓬类药物的结合位点，常称为苯二氮䓬受体。当苯二氮䓬类药物占据苯二氮䓬受体后，形成苯二氮䓬-$Cl^-$通道大分子复合物，增加$Cl^-$通道开放频率，增强GABA与其受体的亲和力，从而产生镇静、催眠、抗焦虑和抗惊厥作用。因此，苯二氮䓬类药物称为$GABA_A$受体激动剂。

---

### (二) 理化通性与代谢

苯二氮䓬类药物为白色或类白色结晶性粉末,不溶于水,溶于三氯甲烷等有机溶剂。一般条件下,七元环比较稳定,在酸或碱溶液中加热则发生水解反应。

苯二氮䓬类药物的代谢主要在肝内进行。其代谢途径主要为 $N_1$ 去甲基化、$C_3$ 羟化、芳环羟化、氮氧化合物还原和1,2位水解开环,代谢产物大多数是活性产物。$N_1$ 去甲基化的苯二氮䓬类药物(如奥沙西泮)水解后具有芳伯氨基,经重氮化后可与β-萘酚偶合生成橙色偶氮化合物,可供鉴别。

### (三) 典型药物

#### 地 西 泮

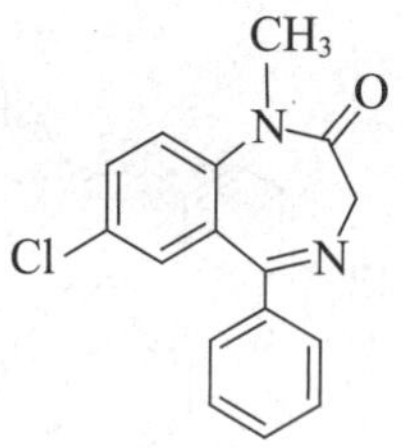


地西泮(diazepam)化学名为1-甲基-5-苯基-7-氯-1,3-二氢-2*H*-1,4-苯并二氮杂䓬-2-酮,又称安定。

本品为白色或类白色结晶性粉末;无臭,味微苦;易溶于三氯甲烷及丙酮,可溶于乙醇,几乎不溶于水;熔点为130~134 ℃。

本品分子中具有内酰胺键及亚胺结构,在酸性或碱性溶液中受热易水解失效。水解发生在七元环的1,2位时,为不可逆性水解,也是造成失效的原因。4,5位水解可逆,在酸性条件下开环,在中性和碱性条件下重新环合。口服本品后,在胃酸作用下,4,5位开环,开环化合物进入碱性肠道后又闭环成原药。因此,4,5位开环不影响生物利用度。

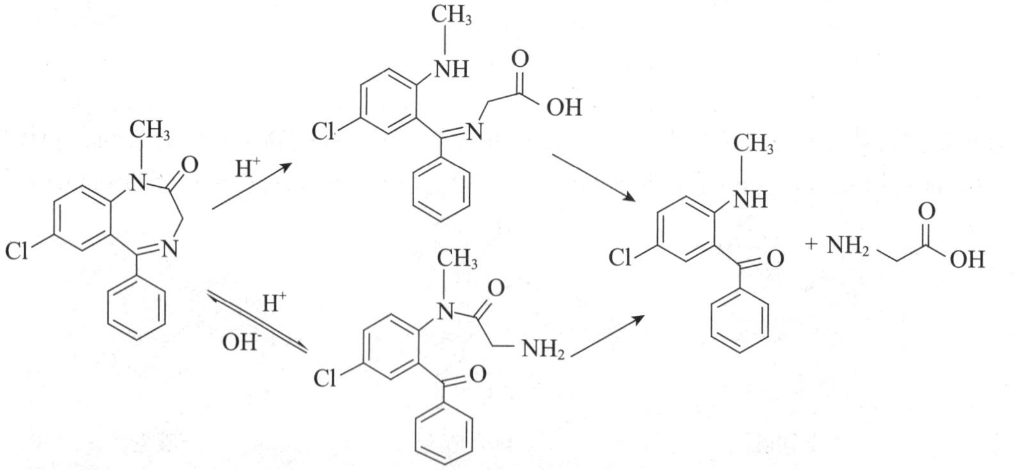


本品与碘化铋钾在酸性条件下反应生成橙红色复盐沉淀,放置后颜色渐深。

本品主要经肝代谢,其中 $N_1$ 去甲基化,$C_3$ 羟基化的代谢产物——奥沙西泮仍有活性,且毒性降低,羟基化产物再与葡萄糖醛酸结合排出体外。

临床主要用于治疗失眠、焦虑、癫痫及相关神经症。

---

**案例分析**

患者,男性,因长期失眠,一直选择服用地西泮辅助睡眠,但随着用药时间的延长,药物使用剂量越来越大。该患者服用的地西泮为何逐渐失去作用?

［分析］ 患者由于长期持续服用镇静催眠药，对药物产生依赖。镇静催眠药应在必要时服用，不能长期使用，以免形成恶性循环。

艾司唑仑

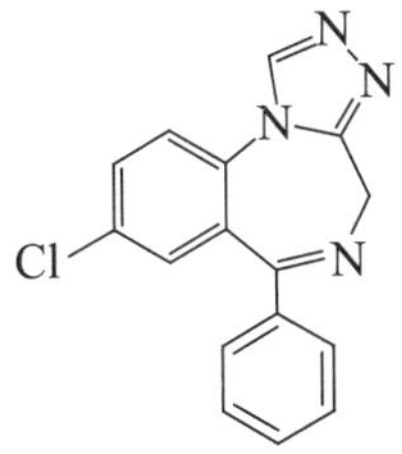

艾司唑仑(estazolam)化学名为 6-苯基-8-氯-4*H*-1,4[1,2,4]-三氮唑[4,5-*a*][1,4]苯并二氮杂䓬，又称舒乐安定。

本品为白色或类白色结晶性粉末；无臭，味微苦；易溶于三氯甲烷及醋酐，可溶于甲醇，略溶于乙酸乙酯或乙醇，几乎不溶于水；熔点为 229～232 ℃。

1,2 位不易水解开环，但 5,6 位亚胺键遇酸水解开环，碱性条件下则可逆环合。

本品加盐酸煮沸可使三唑环水解开环，产物具有芳伯氨基，能发生重氮化-偶合反应。

苯二氮䓬的 1,2 位并入三氮唑后，稳定性提高，同时与受体的亲和力增强，作用较地西泮强几十倍，且具有抗惊厥作用。适用于治疗失眠、紧张、焦虑及癫痫发作等。

［要点：苯二氮䓬类药物七元环的水解反应，水解条件，水解反应对该类药物生物利用度的影响］

## 二、非苯二氮䓬类 $GABA_A$ 受体激动剂

20 世纪 90 年代以来，咪唑并吡啶类药物唑吡坦(zolpidem)为新一代非苯二氮䓬类镇静催眠药，可选择性地作用于苯二氮䓬受体——$GABA_A$ 受体的一部分，选择性地与苯二氮䓬 $\omega_1$ 受体亚型结合，具有较强的镇静、催眠作用，抗焦虑、肌肉松弛和抗惊厥作用较小，对呼吸系统无抑制作用。唑吡坦的使用剂量小，作用时间短，不良反应少，在正常治疗周期内，很少产生耐受性和生理依赖性。现已成为欧美国家最常用的镇静催眠药之一。

1987 年上市的吡咯酮类药物佐匹克隆(zopiclone)，属于非苯二氮䓬类 $GABA_A$ 受体选择性激动剂，催眠作用迅速，增加总睡眠时间，可提高睡眠质量，无成瘾性和耐受性，称为第三代催眠药。

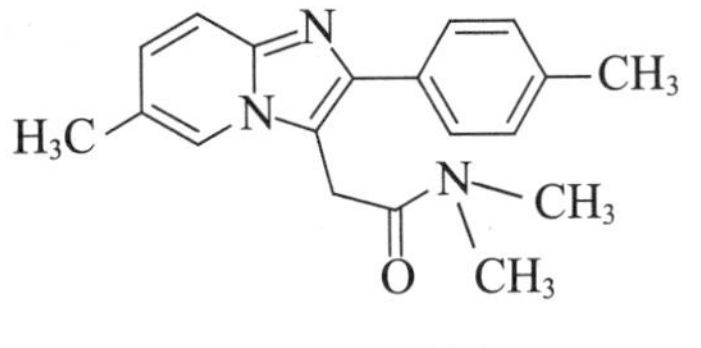

唑吡坦

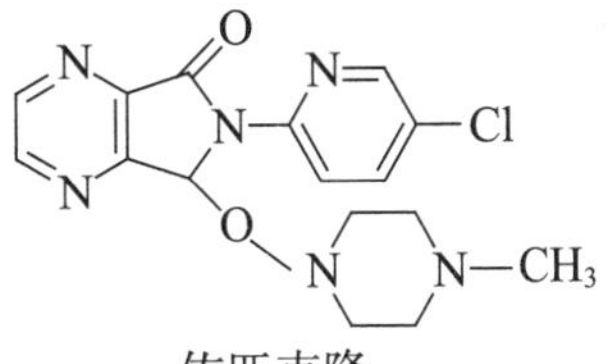

佐匹克隆

## 三、巴比妥类

巴比妥类药物为巴比妥酸(丙二酰脲)的衍生物，巴比妥酸分子中亚甲基上的两个氢原子被烃基取代后，才呈现镇静催眠作用。

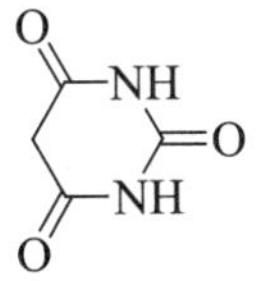

巴比妥酸

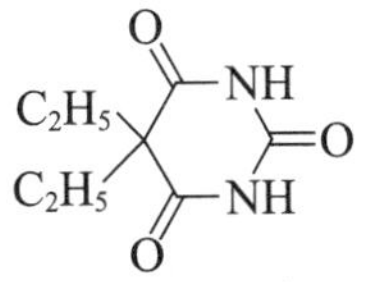

巴比妥

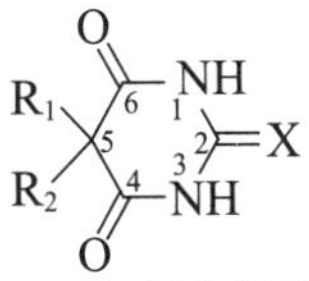

巴比妥类药物

巴比妥类药物由于取代基的不同，其作用有快慢和长短，因而可分为长效、中效、短效和超短时效作用四种类型，代表药物有苯巴比妥(phenobarbital)、异戊巴比妥(amobarbital)、司可巴比妥(secobarbital)和硫喷妥钠(thiopental sodium)等。

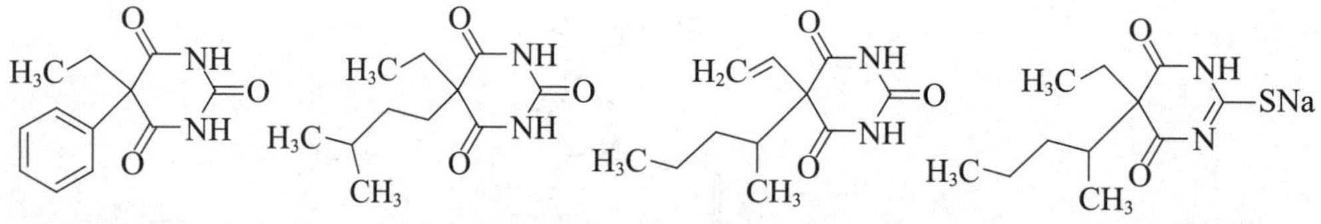

苯巴比妥　　异戊巴比妥　　司可巴比妥　　硫喷妥钠

**(一) 一般性质**

巴比妥类药物为环酰脲类，分子中具有二酰亚胺结构，因而具有弱酸性及可水解性。

1. 弱酸性　巴比妥类药物分子中存在两个内酰胺-内酰亚胺互变异构，呈弱酸性，能溶解于氢氧化钠和碳酸钠溶液中生成钠盐，但不溶于碳酸氢钠。此类盐不稳定，因易吸收空气中的二氧化碳而析出巴比妥沉淀。

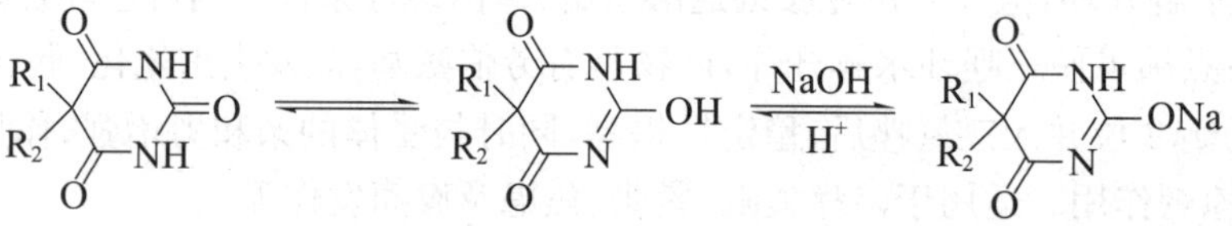

2. 水解性　巴比妥类药物具有酰脲结构，易发生水解开环反应，水解速度及产物与水解条件有关。其水溶液在 pH 低时稳定，随着 pH 及温度的升高，水解速度加快。

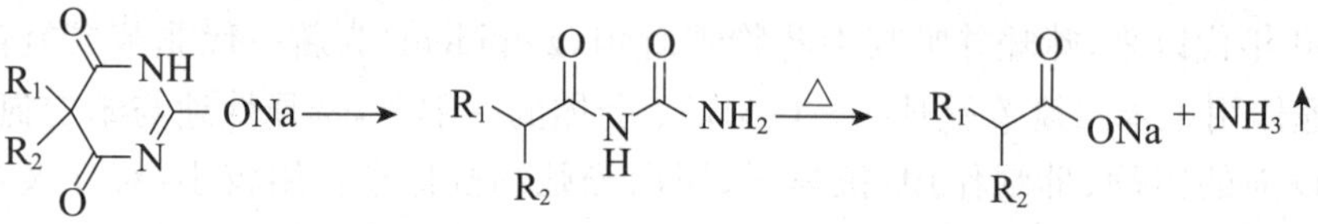

3. 与银盐反应　巴比妥类的钠盐可与某些重金属离子形成难溶性盐，如与硝酸银作用生成一银盐，可以溶于碳酸钠或氨试液，当过量的硝酸银存在时，则生成不溶性二银盐。

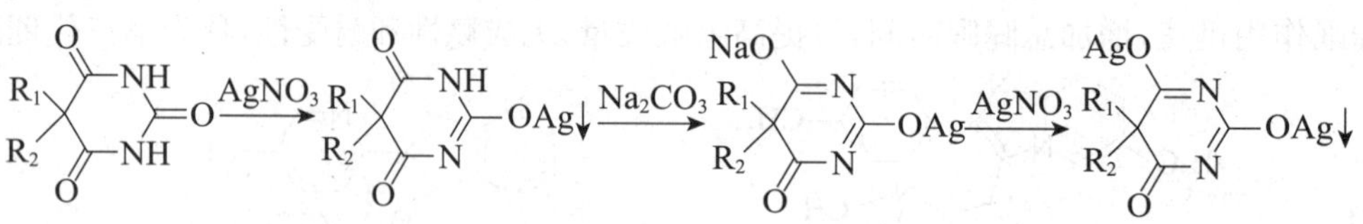

4. 与吡啶-硫酸铜反应　巴比妥类药物与吡啶-硫酸铜试液作用显紫色或生成紫色沉淀，含硫巴比妥显绿色。

[要点：巴比妥类药物的结构特点、通性及其应用]

**(二) 合成方法**

巴比妥类药物的合成一般用丙二酸二乙酯与相应的卤烃在乙醇钠的催化下引入 2 位取代基，再与脲在乙醇钠催化下缩合而得。

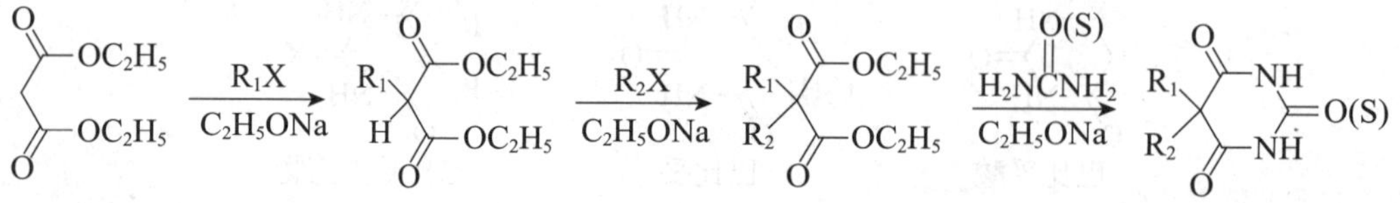

### (三) 构效关系

巴比妥类药物属于非特异性结构类型药物，其作用强弱和起效快慢主要取决于药物的理化性质，与药物的解离常数($pK_a$)及脂水分配系数密切相关，作用时间长短与药物的体内代谢有关。

1. 巴比妥类药物解离常数对药效的影响　通常药物以分子形式透过细胞膜，以离子形式发挥作用，因而要求药物有一定的解离度。巴比妥酸及其 5 -单取代衍生物具有较强酸性($pK_a$ = 4.12)，在生理 pH 条件下，99%以上是离子状态，不易透过血-脑脊液屏障进入大脑中枢，因而无镇静催眠作用。5,5 -二取代或 1,5,5 -三取代巴比妥类药物酸性减弱($pK_a$ = 7～8)，在生理 pH 条件下有相当比例的分子状态药物，易进入中枢发挥作用。

2. 巴比妥类药物脂水分配系数对药效的影响　药物要能在体液中转运，又能通过细胞膜和血-脑脊液屏障，需要有一定的亲水性和亲脂性，常用脂水分配系数表示。

(1) 5 位碳上的两个取代基碳原子总数应为 4～8，脂水分配系数较合适，有良好的镇静催眠作用。碳原子数超过 8 时会产生惊厥。

(2) 在亚酰胺氮原子上引入甲基，可降低酸性和增加脂溶性，如海索比妥(hexobarbital)，起效快，作用时间短，临床上用作静脉麻醉药。若两个氮原子上都引入甲基，则产生抗惊厥作用。

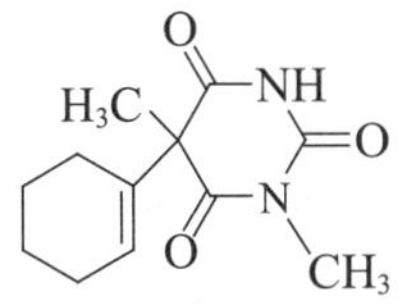


海索比妥

(3) 2 位碳上的氧原子以硫原子代替，脂溶性增加，起效快，作用时间短，如硫喷妥钠，临床上用作超短时催眠药和静脉麻醉药。

3. 巴比妥类药物体内代谢对作用时间的影响　巴比妥类药物多在肝代谢，主要代谢方式是 5 位取代基的氧化，其他途径还有 *N* -脱烷基、2 位脱硫等。未经代谢的原形药物可经肾小球重吸收再发挥作用。

5 位取代基不同的巴比妥类药物代谢速度不同，因此作用时间长短也不同。当 5 位取代基为饱和直链烷烃或芳烃时，不易氧化，则作用时间长，如长效药苯巴比妥。当 5 位取代基为支链烷烃或不饱和烃基时，易氧化，则作用时间短，如短效药司可巴比妥。

[要点：巴比妥类药物作用强弱和起效快慢与药物解离常数和脂水分配系数的关系]

### (四) 典型药物

#### 苯巴比妥

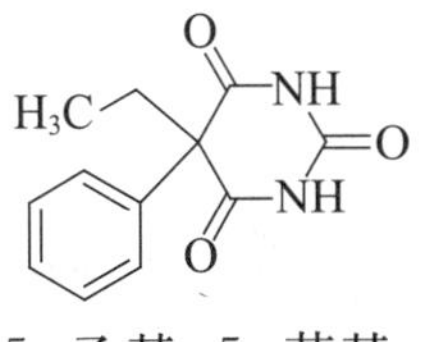


苯巴比妥(phenobarbital)化学名为 5 -乙基- 5 -苯基- 2,4,6 -(1*H*,3*H*,5*H*)嘧啶三酮，又称鲁米那。

本品为白色有光泽的结晶性粉末；无臭，味微苦；能溶于乙醇或乙醚，略溶于三氯甲烷，极微溶于水；熔点为 174.5～178.0 ℃。

本品具有内酰胺-内酰亚胺互变异构，呈弱酸性，$pK_a$ 为 7.40，在氢氧化钠或碳酸钠溶液中溶解。其钠盐在水中极易溶解，水溶液呈碱性，与酸性药物接触或吸收空气中的二氧化碳，可析出游离的苯巴比妥而出现浑浊或沉淀，故应密闭保存。

本品固体在干燥空气中较稳定，钠盐水溶液放置易水解，生成 2 -苯基丁酰脲而失去活性。为避免水解失效，苯巴比妥钠盐通常制成粉针剂供药用，临用前配制。

本品在碳酸钠溶液中与硝酸银试液作用，生成可溶性一银盐，加入过量的硝酸银试液可生成不溶性二银盐沉淀。与吡啶-硫酸铜试液作用显紫红色。

本品分子中具有苯环，可与亚硝酸钠-硫酸试液作用，即显橙黄色，随即转为橙红色。与甲醛-硫酸试液作用，接界面出现玫瑰红色。

本品临床上用于治疗焦虑、失眠，也可治疗惊厥及癫痫大发作。

## 第二节　抗癫痫药

癫痫是由一组反复发作的大脑神经元异常放电所致的暂时性脑功能失调综合征，表现为不同程度的运动、感觉、意识、行为和自主神经障碍等症状。

### (一) 概述

抗癫痫药(antiepileptics)的使用可追溯到 1857 年，当时溴化钾被用作治疗药物，之后溴化钾被苯巴比妥取代。1938 年科学家发现苯妥英钠(phenytoin sodium)具有很好的抗惊厥作用，继续进行结构改造，得到一系列环内酰脲类抗癫痫药，如扑痫酮(primidone)、三甲双酮(trimethadione)、乙琥胺(ethosuximide)等，都有较好的抗癫痫作用。随后的研究又从苯二氮䓬类、二苯并氮杂䓬类、GABA 衍生物、脂肪羧酸类等结构中发现了很好的抗癫痫药物，如地西泮、卡马西平(carbamazepine) 、普洛加胺(progabide)、丙戊酸钠(sodium valproate)等。

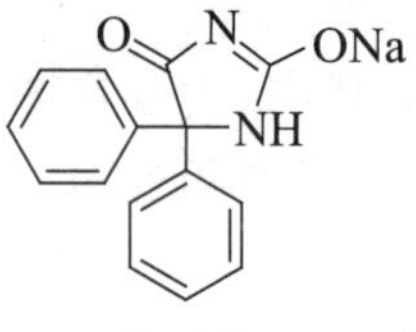
苯妥英钠

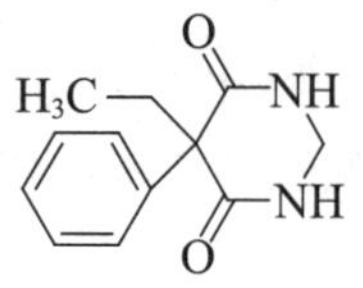
扑痫酮

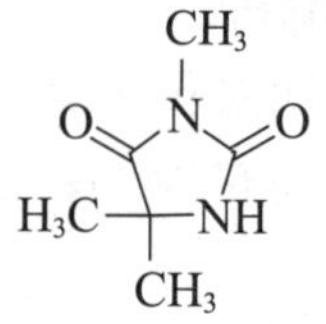
三甲双酮

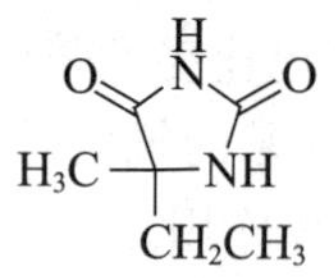
乙琥胺

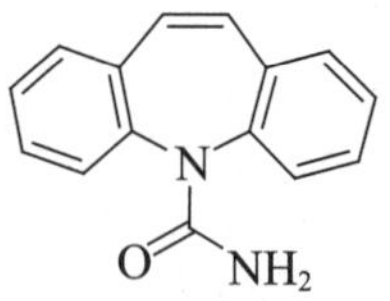
卡马西平

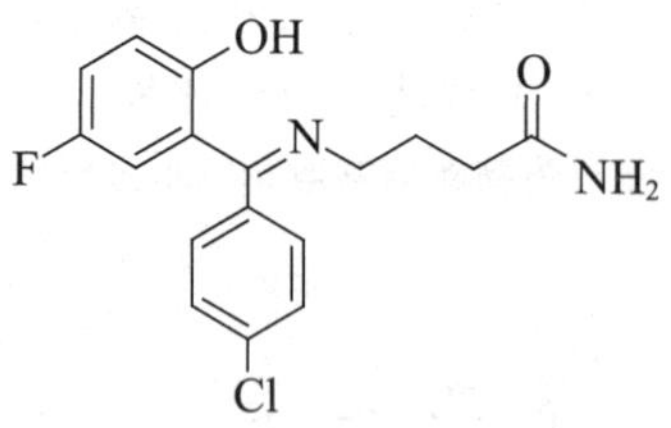
普洛加胺

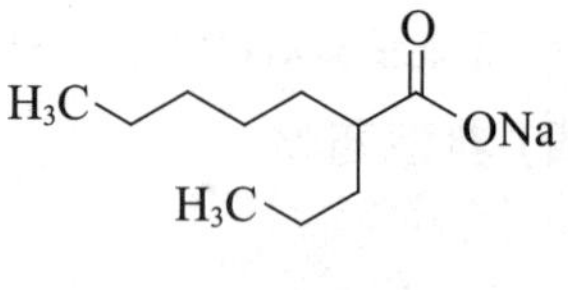
丙戊酸钠

### (二) 典型药物

#### 苯妥英钠

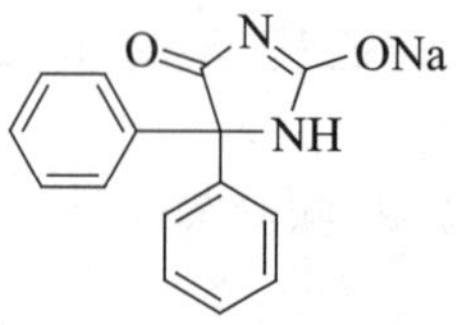

苯妥英钠(phenytoin sodium)化学名为 5,5-二苯基-2,4-咪唑烷二酮钠盐，又称大仑丁钠。

本品为白色粉末；无臭、味苦；微有引湿性；易溶于水，溶于乙醇，几乎不溶于三氯甲烷或乙醚。

本品水溶液显碱性，在空气中逐渐吸收二氧化碳，析出苯妥英而显浑浊，故制成粉针剂。

本品具有乙内酰脲结构，与碱共热可水解开环，最后生成二苯基氨基乙酸，并释放出氨。

本品水溶液与氯化汞试剂作用后，产生白色汞盐沉淀，在氨水中不溶，巴比妥类药物也有此反应，但所得沉淀溶于氨水溶液。

本品与吡啶-硫酸铜试剂作用后，生成蓝色配合物。

本品具有抗癫痫和抗心律失常作用，对癫痫大发作效果好，也可用于三叉神经痛及某些类型的心律不齐。

［要点：用化学方法区分苯妥英钠和巴比妥类药物］

卡马西平

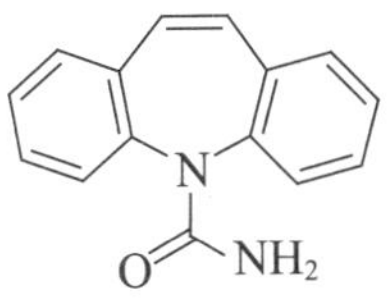

卡马西平(carbamazepine)化学名为5*H*-二苯并[*b*,*f*]氮杂䓬-5-甲酰胺，又称酰胺咪嗪。

卡马西平为白色或几乎白色的结晶性粉末；几乎无臭；易溶于三氯甲烷，略溶于乙醇，几乎不溶于水或乙醚；熔点为189～193℃。

本品在干燥和室温下较稳定。片剂吸潮后药效降至原来的1/3，原因可能是生成本品的二水合物，使片剂表面硬化，影响崩解和吸收。本品长时间光照后，发生聚合反应，部分生成二聚体和10,11-环氧化物，固体表面由白色变橙色，故需避光、密闭保存。

本品与硝酸共热，显橙红色。

卡马西平为广谱抗癫痫药，并具有镇静、抗惊厥和抑制三叉神经痛的作用，临床上用于治疗癫痫大发作和综合性局灶性发作。

# 第三节 抗精神失常药

精神失常是由多种原因引起的以精神活动障碍为特征的一类疾病。治疗这类疾病的药物均称为抗精神失常药(psychotherapeutic drugs)。根据药物的主要适应证，抗精神失常药可分为抗精神病药、抗抑郁药、抗躁狂药和抗焦虑药四类。

## 一、抗精神病药

精神分裂症主要是由脑内多巴胺神经系统功能亢进使脑部多巴胺过量所致。抗精神病药(antipsychotics)又称抗精神分裂症药、强安定药，通过阻断多巴胺受体，在不影响意识清醒的条件下，控制患者的兴奋、躁动、幻觉及妄想等症状。抗精神病药按化学结构可分为吩噻嗪类、噻吨类、丁酰苯类、二苯丁基哌啶类、二苯并二氮䓬类和取代苯甲酰胺类。吩噻嗪类、噻吨类、二苯并二氮䓬类通称为三环类，都是由吩噻嗪的结构改造而来。

### (一) 吩噻嗪类抗精神病药

氯丙嗪(chlorpromazine)是第一个用于临床治疗精神分裂症的药物，疗效较好，但其不良反应较大，经过结构改造得到一系列吩噻嗪类衍生物。吩噻嗪的2位被三氟甲基取代得到三氟丙嗪(triflupromazine)，作用为氯丙嗪的4倍；乙酰丙嗪(acetylpromazine)的作用弱于氯丙嗪，但毒性较低；将10位侧链的二甲氨基以哌嗪衍生物取代，得到作用更强的奋乃静(perphenazine)、三氟拉嗪(trifluoperazine)、氟奋乃静(fluphenazine)等。将侧链的伯醇羟基与长链脂肪酸成酯，则得到长效的前药，如氟奋乃静庚酸酯(fluphenazine enanthate)，每2～3周注射1次。常见吩噻嗪类抗精神神病药的结构如表 2-1。吩噻嗪类药物的结构通式如下：

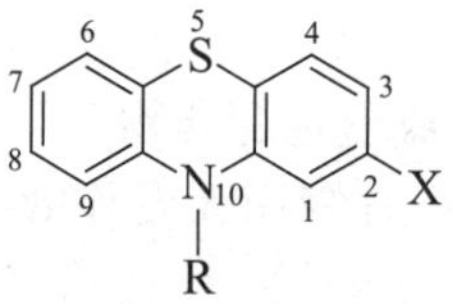


**表 2-1 吩噻嗪类药物的结构**

| 药物名称 | R | X |
| --- | --- | --- |
| 氯丙嗪 | $-CH_2CH_2CH_2N(CH_3)_2$ | $-Cl$ |
| 乙酰丙嗪 | $-CH_2CH_2CH_2N(CH_3)_2$ | $-COCH_3$ |
| 三氟丙嗪 | $-CH_2CH_2CH_2N(CH_3)_2$ | $-CF_3$ |
| 奋乃静 | $-CH_2CH_2CH_2-N\quad N-CH_2CH_2OH$ | $-Cl$ |
| 氟奋乃静 | $-CH_2CH_2CH_2-N\quad N-CH_2CH_2OH$ | $-CF_3$ |
| 三氟拉嗪 | $-CH_2CH_2CH_2-N\quad N-CH_3$ | $-CF_3$ |
| 氟奋乃静庚酸酯 | $-CH_2CH_2CH_2-N\quad N-CH_2CH_2OCOC_6H_{13}$ | $-CF_3$ |

## 盐酸氯丙嗪

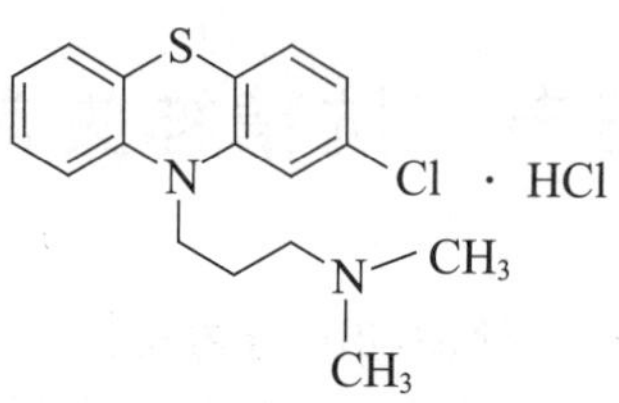


盐酸氯丙嗪(chlorpromazine hydrochloride)化学名为 *N*,*N*-二甲基-2-氯-10*H*-吩噻嗪-10-丙胺盐酸盐，又称冬眠灵。

本品为白色或乳白色结晶性粉末；有微臭，味极苦；易溶于水、乙醇或三氯甲烷，不溶于乙醚或苯；熔点为 194～198 ℃。

本品水溶液显弱酸性，注射液 pH 应为 3.0～5.0，遇碱可析出游离氯丙嗪沉淀，故本品不能与碱性药物配伍。

本品结构中的吩噻嗪环易被氧化，本品在空气中或日光照射下渐变为红色。在注射剂中加入对氢醌、连二硫酸钠、亚硫酸氢钠或维生素 C 等抗氧剂可以阻止变色。

本品水溶液加硝酸后可显红色，渐变为淡黄色，这是吩噻嗪类化合物的共有反应；本品与三氯化铁试剂作用后显稳定的红色。本品及此类药物可以此与其他药物鉴别。

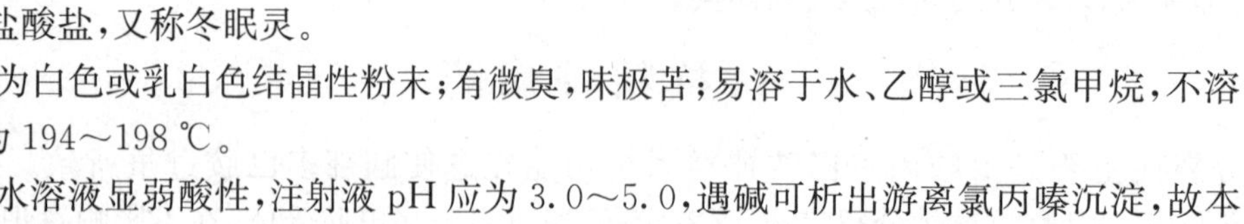


本品为多巴胺的抑制剂，临床用于治疗精神分裂症和躁狂症，大剂量时可用于镇吐、强化麻醉及人工冬眠等。主要不良反应有口干、视物不清、上腹部不适、乏力、嗜睡、便秘等，停药后消失。

盐酸氯丙嗪对肝功能有一定影响，长期应用可引起锥体外系反应。部分患者用药后在强烈日光照射下，发生光毒化超敏反应，故用药后应避免日光过度照射。

［要点：吩噻嗪环极易氧化，含此结构的药物均需注意在生产储存过程中的抗氧化］

### （二）其他类型抗精神病药

其他类型抗精神病药如表 2－2。

**表 2－2 其他类型抗精神病药**

| 结构类型 | 药物名称 | 化学结构 | 特点与作用 |
|---|---|---|---|
| 噻吨类 | 氯普噻吨<br>(chlorprothixene) | 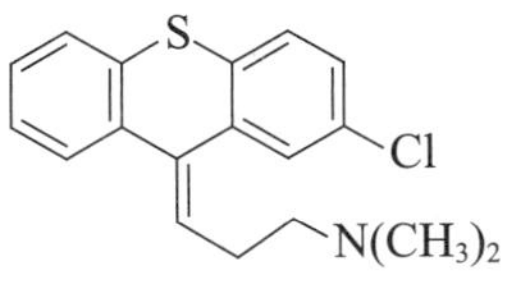 | 吩噻嗪环上的 10 位 N 原子以电子等排体—CH＝取代，并通过双键与侧链相连，对精神病和神经症疗效好，毒性较氯丙嗪小。将侧链的二甲氨基以羟乙基哌嗪取代，活性增强 20 倍 |
| | 珠氯噻醇<br>(zuclopenthixol) | 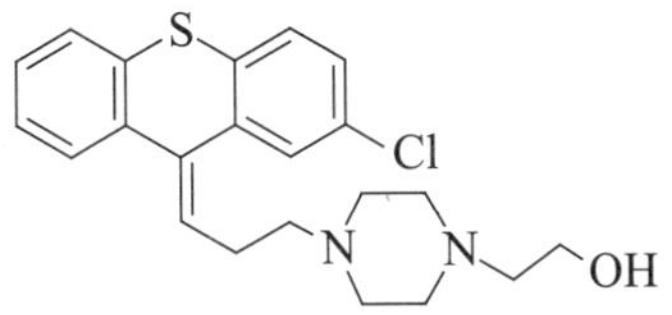 | |
| 丁酰苯类 | 氟哌啶醇<br>(haloperidol) | 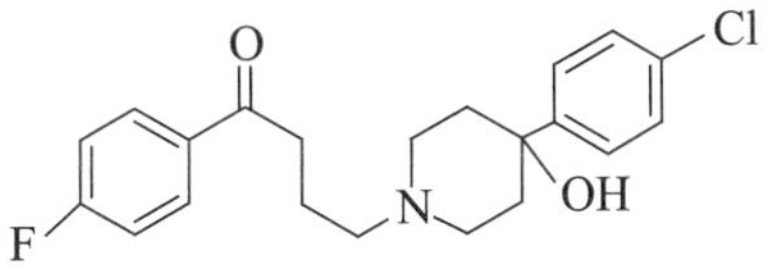 | 在镇痛药哌替啶结构改造过程中发展起来的作用很强的抗精神病药，作用是氯丙嗪的 20～40 倍。当哌啶环的苯环上用三氟甲基取代时作用更强 |
| | 三氟哌多<br>(trifluperidol) | 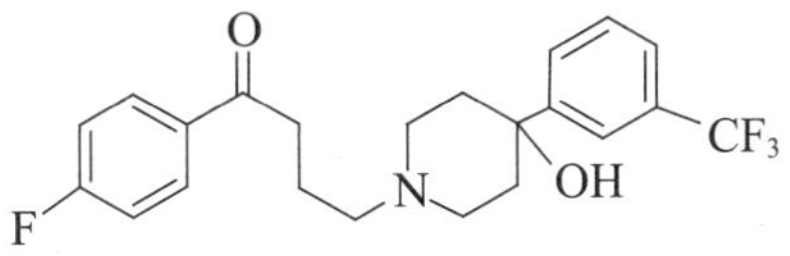 | |
| 二苯丁基哌啶类 | 匹莫奇特<br>(pimozide) | 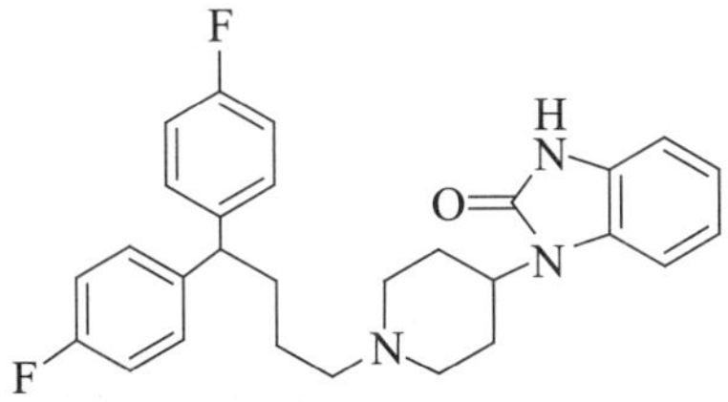 | 在改造丁酰苯类结构过程中，用 4－氟苯甲氧基取代丁酰苯部分的羰基，得到一类长效抗精神病药 |
| 二苯并二氮䓬类 | 氯氮平<br>(clozapine) | 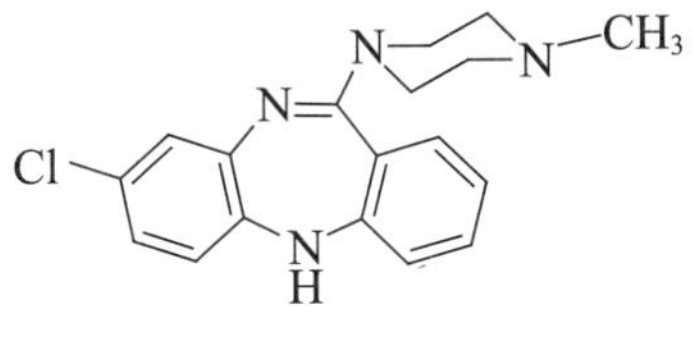 | 将吩噻嗪类的噻嗪环扩为七元环，得到锥体外系反应较轻的广谱抗精神病药，适用于难治的精神分裂症。本品不良反应是粒细胞缺乏症 |
| 取代苯甲酰胺类 | 舒必利<br>(sulpiride) | 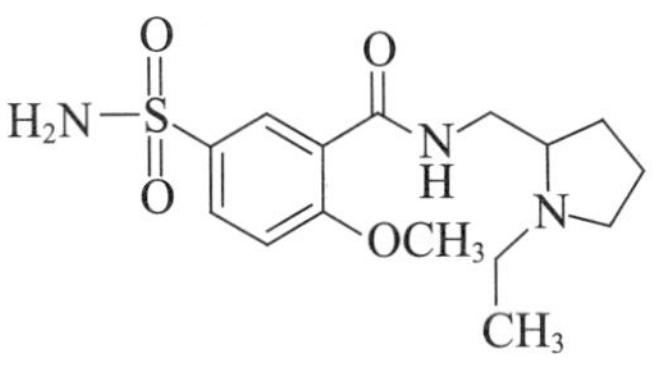 | 该类药物主要作用于多巴胺受体，具有非常强的抗精神病作用，同时还有止吐作用，而无锥体外系反应且镇静作用弱 |

### 氟哌啶醇

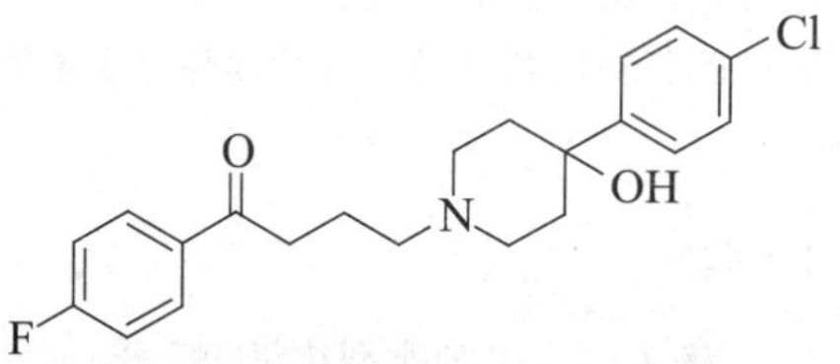

氟哌啶醇(haloperidol)化学名为1-(4-氟苯基)-4-[4-(4-氯苯基)-4-羟基-1-哌啶基]-1-丁酮。

本品为白色或类白色结晶性粉末；无臭，无味；溶于三氯甲烷，略溶于乙醇，微溶于乙醚，几乎不溶于水；熔点为149～153 ℃。

本品在室温避光条件下稳定，可储存5年；受光照后变色，受热易出现哌啶环上脱水降解。本品片剂处方中若有乳糖，氟哌啶醇可与乳糖中的杂质5-羟甲基-2-糠醛发生加成反应。

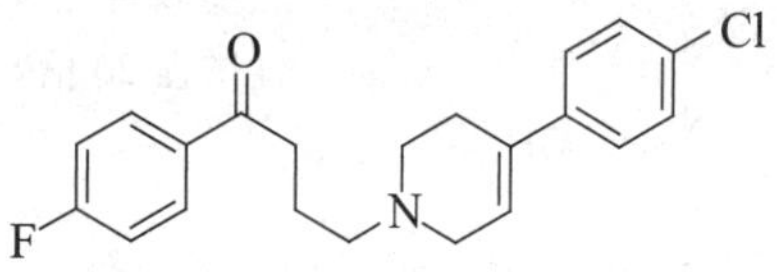

氟哌啶醇脱水物

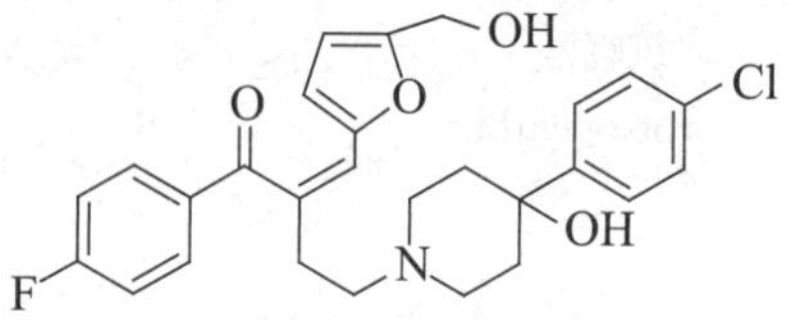

氟哌啶醇与5-羟甲基-2-糠醛的加成产物

本品的药理作用类似于吩噻嗪类药物，抗精神病和止吐作用较强且较持久，镇静和降温作用不明显。主要不良反应是锥体外系反应。临床用于治疗急(慢)性精神分裂症和躁狂症。

## 二、抗抑郁药

### (一) 概述

抑郁症是常见的精神障碍之一，以持续的心境恶劣和情绪低落为主要临床特征，常伴随认知、精神运动障碍或若干生理功能改变。抑郁症除由脑器质性病变引起发病外，还与患者自身心理发展、心理与精神的自我调节能力有关，是目前常见的精神类疾病。其发病机制与脑内去甲肾上腺素(NE)和5-羟色胺(5-HT)浓度降低有关。

抗抑郁药(antidepressants)按作用机制可分为：①去甲肾上腺素再摄取抑制剂，如三环类中的丙米嗪(imipramine)；②5-羟色胺再摄取抑制剂，代表药物有氟西汀(fluoxetine)；③单胺氧化酶抑制剂，此类药物使体内单胺类神经递质浓度增加，达到抗抑郁治疗的目的，代表药物有吗氯贝胺(moclobemide)。

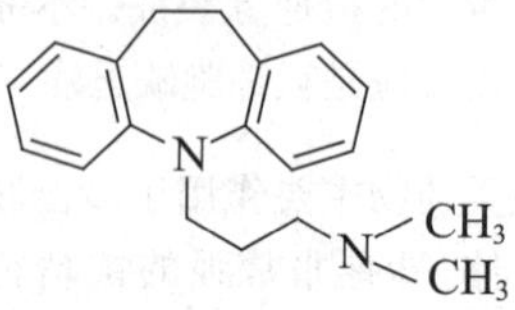

丙米嗪

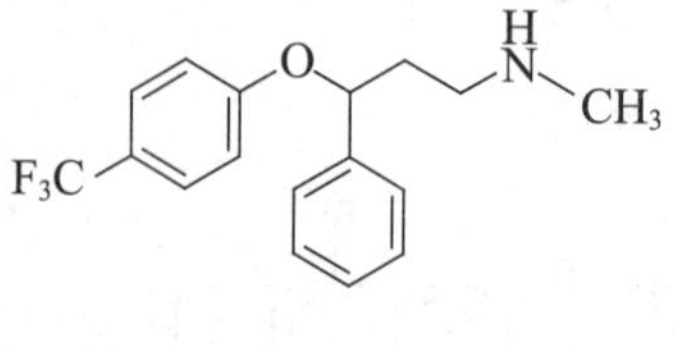

氟西汀

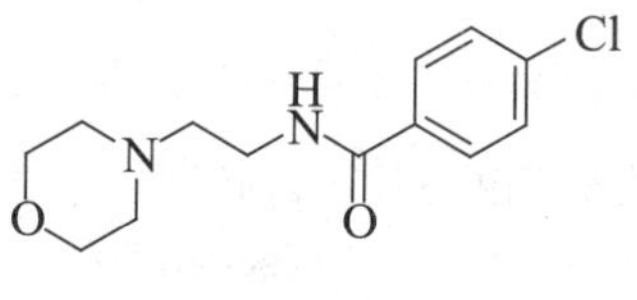

吗氯贝胺

### (二) 典型药物

### 盐酸丙米嗪

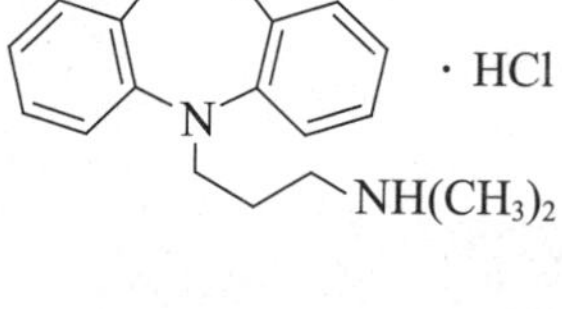

盐酸丙米嗪(imipramine hydrochloride)化学名为 $N,N$ -二甲基- 10,11 -二氢- $5H$ -二苯并[$b,f$]氮杂䓬- 5 -丙胺盐酸盐。

本品为白色或类白色结晶性粉末;无臭或几乎无臭;易溶于水,几乎不溶于乙醚。

本品遇光渐变色,故需密闭避光保存。与硝酸作用显深蓝色,可用于鉴别。

本品用于治疗内源性抑郁症、反应性抑郁症及围绝经期抑郁症等。

盐酸氟西汀

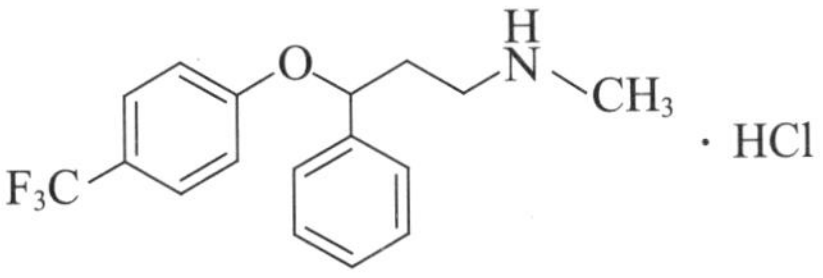


盐酸氟西汀(fluoxetine hydrochloride)化学名为 $N$ -甲基- 3 -苯基- 3 -(4 -三氟甲基)苯氧基丙胺盐酸盐,又称百忧解。

本品为白色或类白色结晶性粉末;溶于甲醇,微溶于水。

本品有一个手性碳原子,其中 $S$ -异构体的活性较强,临床使用其外消旋体。

本品为选择性 5 -羟色胺再摄取抑制剂,用于治疗各类抑郁症、强迫症、神经畏食症。

# 第四节　镇　痛　药

镇痛药(analgesics)是作用于中枢神经系统,选择性地抑制痛觉而不影响意识,不干扰神经冲动传导的药物。由于反复使用后易产生依赖性及呼吸抑制等,又称麻醉性镇痛药。镇痛药按来源不同分为吗啡及其半合成衍生物、合成镇痛药和内源性阿片样镇痛物质。

## 一、吗啡及其半合成衍生物

最早应用的镇痛药是阿片,是从罂粟未成熟果实的乳汁中提取而得,吗啡(morphine)为其中主要成分,其他成分还有可待因、蒂巴因和罂粟碱等 20 余种生物碱,以及三萜类和甾体类等多种复杂成分。1805 年科学家从阿片中分离出吗啡,1847 年确定分子式,1923 年阐明化学结构,1952 年完成全合成,1968 年证明其绝对构型。20 世纪 70 年代后其作用机制逐渐被揭示。

吗啡分子是由五个环稠合而成的刚性结构,含有部分氢化的菲环(A、B、C)和哌啶环(D)。环上有五个手性碳原子($C_5$、$C_6$、$C_9$、$C_{13}$、$C_{14}$),天然品为左旋体。左旋吗啡在质子化状态时的构象呈三维的 T 形,环 A、B、E 构成 T 形的垂直部分,环 C、D 为其水平部分,这种构型与吗啡的镇痛作用密切相关。

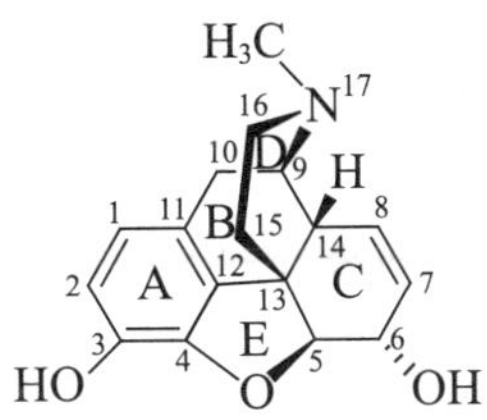


吗啡

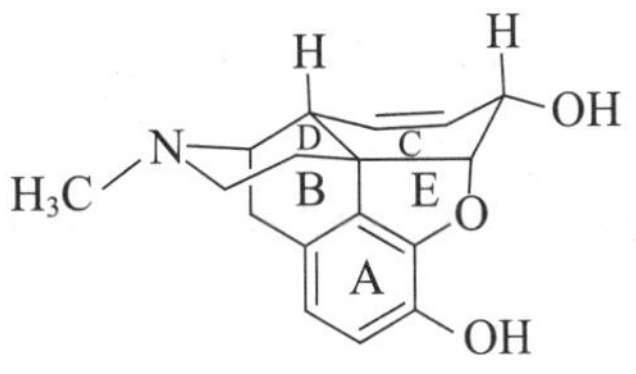


吗啡的立体构象

拓展阅读

吗啡虽有优良的镇痛功效,但不良反应较为严重,容易成瘾和抑制呼吸中枢。因此,人们对吗啡的 3,6 位羟基、7,8 位间双键、17 位取代基进行结构改造,得到许多半合成衍生物(表 2 - 3)。

表 2-3　吗啡的半合成衍生物

| 药物名称 | 化学结构 | 特点与作用 |
|---|---|---|
| 可待因<br>(codeine) | 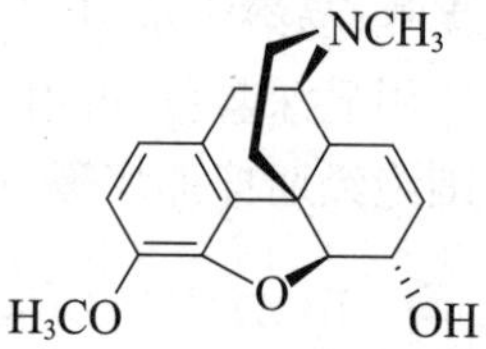 | 吗啡 3 位酚羟基甲基化衍生物，镇痛作用是吗啡的 20%或更低，适用于轻度疼痛；具有很强的中枢性镇咳作用，有轻度成瘾性 |
| 海洛因<br>(heroin) | 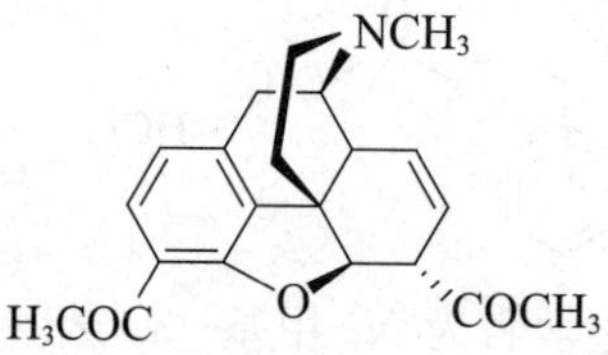 | 3，6 位二乙酰化衍生物，镇痛作用为吗啡的 5～10 倍，成瘾性大，被列为禁用的毒品 |
| 美托酮<br>(metopon) | 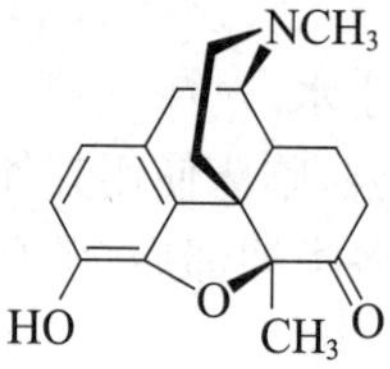 | 7，8 位还原，6 位氧化，5 位甲基化衍生物，镇痛作用增强，成瘾性降低 |
| 纳洛酮<br>(naloxone) | 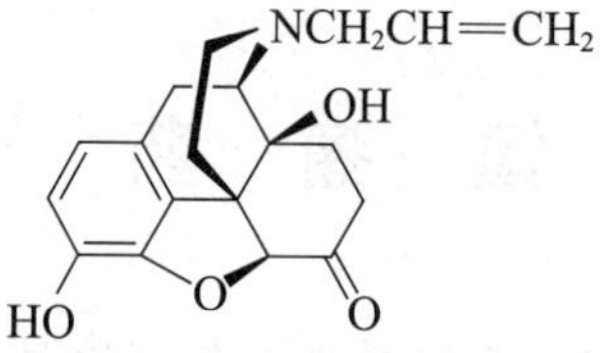 | 以烯丙基取代 17 位氮原子上的甲基，由阿片受体激动剂转为拮抗剂，是研究阿片受体功能的重要工具，也可作为吗啡类药物中毒的解毒剂 |
| 二氢埃托啡<br>(dihydroetorphine) | 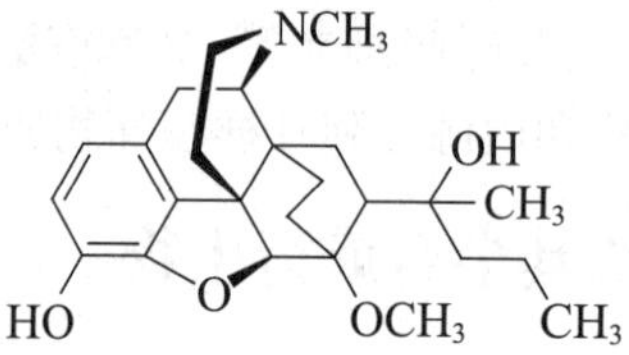 | 在C环 6 位和 14 位之间引入乙撑桥，镇痛作用比吗啡强 10000 倍以上，但药效维持时间短；对呼吸抑制作用比吗啡轻，但成瘾性很强 |

## 盐酸吗啡

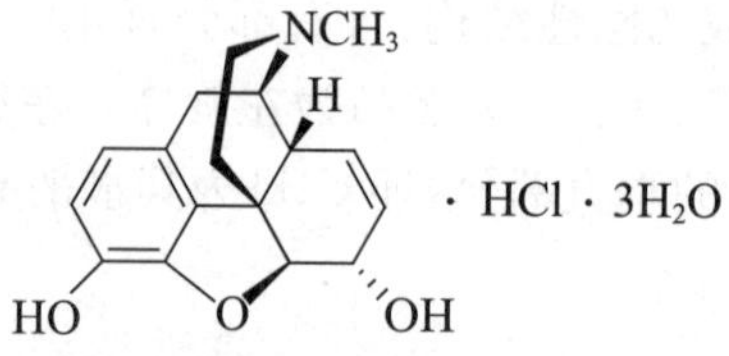

盐酸吗啡(morphine hydrochloride)化学名为 17-甲基-4，5α-环氧-7，8-二脱氢吗啡喃-3，6α-二醇盐酸盐三水合物。

本品为白色、有丝光的针状结晶或结晶性粉末；无臭；溶于水，略溶于乙醇，几乎不溶于三氯甲烷或乙醚；本品为左旋体，比旋度为－110.0°～－115.0°(2%水溶液)。

本品结构中有酚羟基和叔胺，为两性分子，既溶于碱，又溶于酸。与酸可生成稳定的盐，如盐酸盐、硫酸盐、氢溴酸盐等。

本品分子结构中含有酚羟基，性质不稳定，易氧化变色，可生成毒性较大的伪吗啡(双吗啡)和 N-氧化吗啡。光、热和重金属离子等可加速其氧化。故本品应避光、密闭保存。

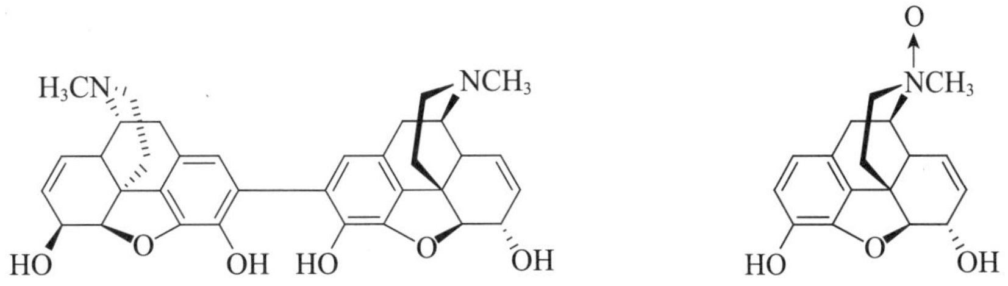


伪吗啡　　　　　　　　　　　　*N*-氧化吗啡

本品的水溶液在弱酸性条件下稳定，在中性或碱性条件下易被空气氧化。因此，生产本品注射剂时，应调整 pH 至 3～5，还可充入氮气，加入焦亚硫酸钠、亚硫酸氢钠等抗氧剂，以防止氧化。

本品在酸性溶液中加热反应，经脱水及分子重排生成阿扑吗啡（apomorphine）。阿扑吗啡可兴奋呕吐中枢，临床上作为催吐药物。

阿扑吗啡具有邻苯二酚结构，极易被氧化，可与稀硝酸作用生成邻苯二醌而显红色，可用于鉴别。阿扑吗啡也可被碘试液氧化成翠绿色水溶液，加乙醚振摇，醚层呈深宝石红色，水层为绿色，此反应可用于检查吗啡中的阿扑吗啡。

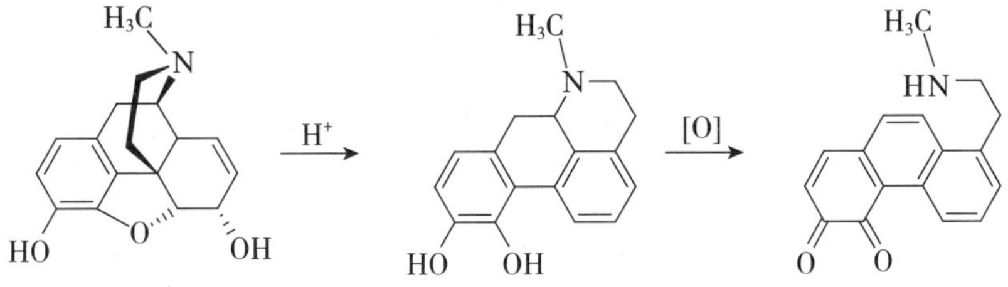


吗啡　　　　　　　阿扑吗啡　　　　　　邻醌化合物（红色）

本品有许多显色反应可供鉴别。例如，本品与甲醛-硫酸试液反应呈蓝紫色[马奎斯(Marquis)反应]；与中性三氯化铁试液反应呈蓝色；与亚硝酸反应后，再加入氨水呈黄棕色；与钼硫酸试液反应先呈紫色，继而变为蓝色，最后变为棕绿色[弗罗德(Frohde)反应]。

本品可激动体内的阿片受体，产生镇痛、镇咳、镇静作用。临床上用于抑制剧烈疼痛，亦用于麻醉前给药。

**课堂互动：**比较可待因与吗啡的化学结构，分析它们的主要化学性质和作用有哪些不同。

## 二、合成镇痛药

对吗啡骨架作适当改变，依次打开 E、C、B、D 环，简化其结构，可得到吗啡烃类、苯吗喃类、哌啶类、氨基酮类等合成镇痛药，代表药分别是布托啡诺（butorphanol）、喷他佐辛（pentazocine）、哌替啶（pethidine）、美沙酮（methadone）。

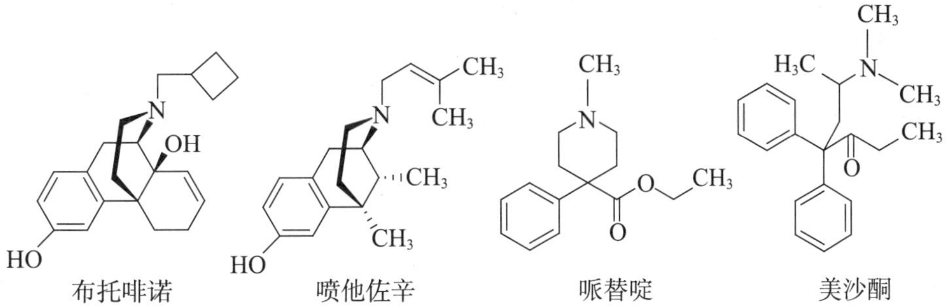


布托啡诺　　　喷他佐辛　　　哌替啶　　　美沙酮

## 盐酸哌替啶

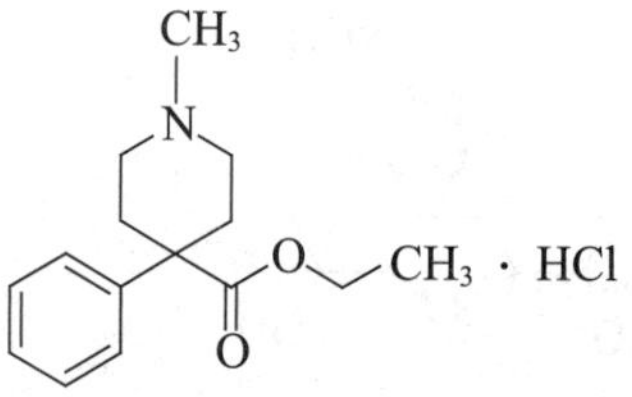

盐酸哌替啶(pethidine hydrochloride)化学名为1-甲基-4-苯基-4-哌啶甲酸乙酯盐酸盐,又称杜冷丁。

本品为白色结晶性粉末;无臭或几乎无臭;易溶于水或乙醇,溶于氯仿,几乎不溶于乙醚;熔点为186~190℃。

本品虽具有酯的结构,但由于苯基的空间位阻影响,水解倾向性较小,水溶液在pH为4时最稳定,短时间煮沸不至分解。

本品水溶液显弱酸性,与碳酸钠溶液作用,析出游离碱,为油状物,熔点为30~31℃。

本品的乙醇溶液与苦味酸溶液反应,生成黄色苦味酸盐,熔点为188~191℃。

本品与甲醛-硫酸试液反应,显橙红色。

本品的镇痛作用为吗啡的1/10,成瘾性亦弱,起效快,作用时间短,不良反应较少。本品口服给药因首过效应影响,生物利用度约为50%,故临床采用注射给药,主要用于创伤、术后及癌症晚期等各种剧烈疼痛。

## 盐酸美沙酮

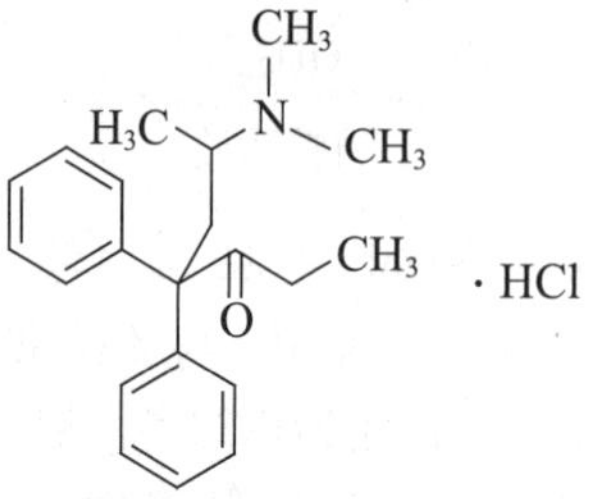

盐酸美沙酮(methadone hydrochloride)化学名为4,4-二苯基-6-(二甲氨基)-3-庚酮盐酸盐,又称盐酸美散痛。

本品为无色结晶或白色结晶性粉末;无臭;易溶于乙醇或三氯甲烷,溶于水,不溶于乙醚;熔点为230~234℃。加入氢氧化钠溶液,析出游离碱,熔点为76℃。

本品为氨基酮类化合物。分子中含有一个手性碳原子,具有旋光性,其左旋体镇痛活性大于右旋体,临床常用其外消旋体。

本品结构中的羰基因其邻位二苯基的空间位阻,不能发生一般的羰基反应。本品能与常见的生物碱试剂反应,如与苦味酸作用产生沉淀,与甲基橙试剂产生黄色沉淀。

本品为阿片受体激动剂,镇痛作用与吗啡相当,但成瘾性较小,有效剂量与中毒剂量比较接近,安全性小,使用时要小心控制剂量。

临床主要用于阿片、吗啡、海洛因成瘾者的脱毒治疗(脱瘾疗法)。

## 喷他佐辛

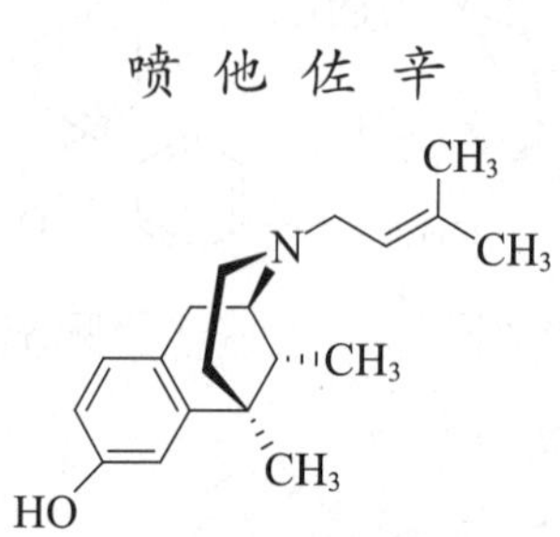

喷他佐辛(pentazocine)化学名为(±)-1,2,3,4,5,6-六氢-6,11-二甲基-3-(3-甲基-2-丁烯基)-2,6-甲撑-3-苯并吖辛因-8-醇,又称镇痛新。

本品为白色或微褐色粉末;无臭,味微苦;不溶于水,可溶于乙醇,易溶于氯仿,略溶于乙醚,微溶于苯和乙酸乙酯;熔点为150～155℃。结构中有三个手性碳,具有旋光性。

由于结构中存在酚羟基,本品遇三氯化铁呈黄色。其盐酸溶液与高锰酸钾溶液反应,紫色立即退去。

本品的镇痛效力为吗啡的1/3,为哌替啶的3倍。优点是不良反应小,成瘾性小。本品口服后自胃肠道吸收,由于肝首过代谢,口服生物利用度低。经肝代谢失活,代谢产物经肾排出。

---

**案例分析**

有一严重骨折患者已连续使用吗啡镇痛数日,担心继续使用会导致药物的依赖性,医师拟更换镇痛药。请在可待因、哌替啶、美沙酮和喷他佐辛中选一个最佳的药物,并加以分析。

[分析] 可待因、哌替啶和美沙酮与吗啡相同,都是 $\mu$ 受体激动剂,有一定的成瘾性。哌替啶成瘾性较大,可待因主要用于镇咳,美沙酮主要用于戒毒治疗。喷他佐辛是 $\kappa$ 受体的强激动剂,是非麻醉性镇痛药,几无成瘾性,不良反应小,所以建议换用喷他佐辛。

---

## 三、内源性阿片样镇痛物质

现已证明脑中存在阿片受体,各种镇痛药与受体的亲和力和镇痛强弱有关。阿片受体已被分离并被克隆出来。阿片受体现分为 $\mu$、$\kappa$、$\delta$ 和 $\sigma$ 四种受体,每种受体都有不同的亚型,不同受体兴奋可产生各自的生物效应。吗啡是 $\mu$、$\kappa$、$\delta$ 三种受体的激动剂。

---

**知识链接**

**阿片受体的类型与相应激动剂的作用特点**

经研究证实,$\mu$ 受体激动剂镇痛活性最强,成瘾性也最强;$\delta$ 受体激动剂成瘾性最小,镇痛作用也不明显;$\kappa$ 受体激动剂的镇痛活性介于前两者之间,激活 $\kappa$ 受体后有一定的致焦虑作用。在构效关系研究中,人们对 $\mu$ 受体作用机制研究最多,对 $\kappa$ 受体模型的研究尚有待进一步检验,对 $\delta$ 受体的研究还很少。

---

阿片受体的发现提示脑内可能存在内源性镇痛物质。20世纪70年代科学家已从哺乳动物脑内发现了两个脑啡肽(enkephalins),即亮氨酸脑啡肽(Leu-enkephalin)和甲硫氨酸脑啡肽(Met-enkephalin)。现已发现与吗啡作用相似的肽类物质有20多种,统称为内啡肽(endorphins)。经结构比较,可以看出吗啡有类似脑啡肽的部分结构。

内源性镇痛物质的发现和研究为镇痛药的受体学说找到了物质基础,也开辟了一条寻找新药的途径。

## 四、构效关系及作用机制

构效关系研究表明,吗啡、大量半合成和全合成镇痛药属于结构特异性药物,具有如下的共同特征:①分子中具有一个平坦的芳环结构;②有一个碱性中心,能在生理pH条件下形成阳离子;③碱性中心和平坦结构在同一平面上,而分子中的哌啶环或类似哌啶环的烃基部分(吗啡结构中 $C_{15}$、$C_{16}$)凸出于平面上方,空间结构与受体的凹槽部位相适应 。

1954 年，贝克特（Becket）和卡西（Casy）根据吗啡和合成镇痛药的共同药效构象提出了吗啡类药物的三点结合受体模型（图 2-1）。该模型的主要结合点包括：①一个适合芳环的平坦区，与药物的芳环结构通过范德瓦耳斯力连接；②一个阴离子部位，与药物阳离子部位以静电引力结合；③一个方向合适的凹槽部位，与药物哌啶环的空间结构相适应。镇痛药进入体内，与阿片受体结合发挥作用。

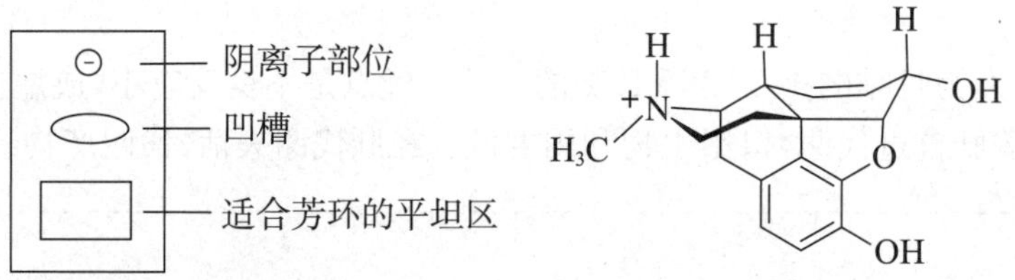


图 2-1　阿片受体三点结合受体模型

阿片受体模型能解释大多数镇痛药的作用机制，但随着研究的深入，发现三点结合受体模型不能解释所有的现象，因此又总结出镇痛药受体的四点结合受体模型和五点结合受体模型。

［要点：应用阿片受体三点结合受体模型解释全合成镇痛药的构效关系］

# 第五节　神经退行性疾病治疗药物

神经退行性疾病是一组以原发性神经元变性为基础的慢性进行性神经系统疾病，主要包括帕金森病、阿尔茨海默病、肌萎缩侧索硬化症等。随着年龄的增长，DNA 损伤的累积和蛋白质变性等使神经退行性疾病更加常见。本节介绍抗帕金森病药和抗阿尔茨海默病药。

## 一、抗帕金森病药

帕金森病（又称震颤麻痹）的病变位于中脑黑质纹状体多巴胺能神经通路上。多巴胺（dopamine，DA）为抑制性神经递质，乙酰胆碱（acetylcholine）为兴奋性神经递质。患者黑质的细胞发生病理性改变后，多巴胺合成减少，使输送到纹状体的多巴胺减少，破坏多巴胺和乙酰胆碱之间的平衡，最终表现为乙酰胆碱的功能相对亢进，从而引起静止性震颤、肌肉强直和运动迟缓，并伴有自觉、识别和记忆障碍的一系列帕金森病症状。目前药物治疗主要在于减轻症状和补偿黑质中多巴胺的减少。抗帕金森病药可以分为拟多巴胺药、酶抑制剂、多巴胺受体激动剂、多巴胺加强剂及其他药物。

### （一）概述

1. 拟多巴胺药　由于多巴胺碱性较强，在体内 pH 条件下以质子化形式存在，不能透过血-脑脊液屏障进入中枢，因此不能直接用药。左旋多巴（levodopa）为多巴胺的生物前体，能以分子形式透过血-脑脊液屏障，在脑内芳香 L-氨基酸脱羧酶的作用下，转化为多巴胺发挥作用。

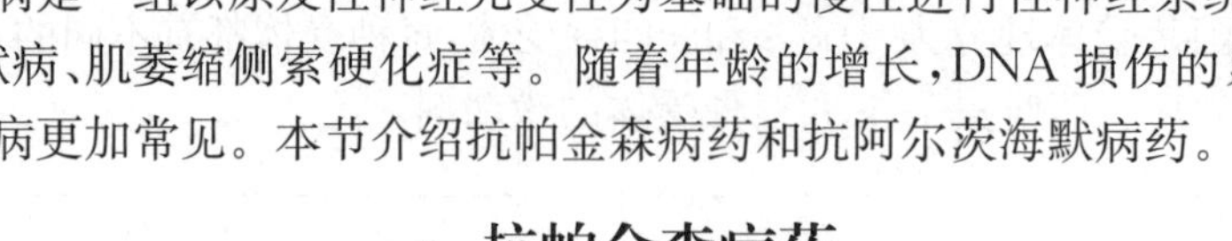


左旋多巴　　多巴胺

2. 酶抑制剂　外周脱羧酶抑制剂卡比多巴（carbidopa）和苄丝肼（benserazide）不易进入中枢，通过抑制外周多巴胺脱羧酶阻止其降解，使循环中的多巴胺的量增加 5～10 倍，促使多巴胺进入中枢神经系统而发挥作用。与左旋多巴合用，可减少其用量和不良反应。

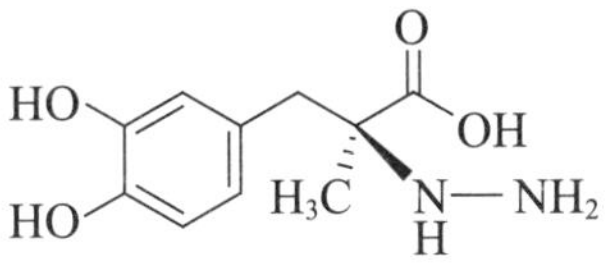

卡比多巴

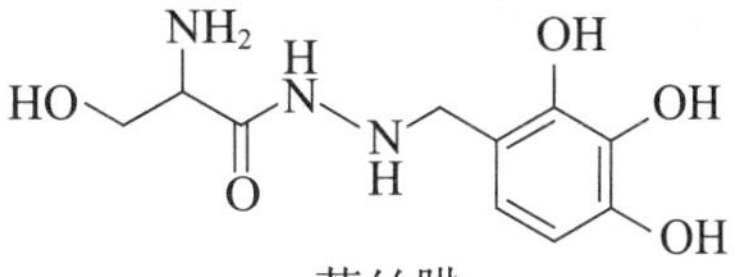

苄丝肼

3. 多巴胺受体激动剂 多巴胺受体分两大类五个亚型：$DA_1$（含 $D_1$、$D_5$ 亚型）和 $DA_2$（含 $D_2$、$D_3$ 和 $D_4$ 亚型）。多巴胺受体激动剂能选择性激动多巴胺受体，特别是选择性激动 $D_2$ 受体，从而发挥作用。溴隐亭（bromocriptine）为半合成的麦角生物碱，是首先用于治疗帕金森病的多巴胺 $D_2$ 受体激动剂，效果较左旋多巴好。1996 年上市的罗匹尼罗（ropinirole）为非麦角生物碱类多巴胺 $D_2$ 受体激动剂，能显著降低运动障碍的发生，可用于帕金森病各阶段的症状控制。

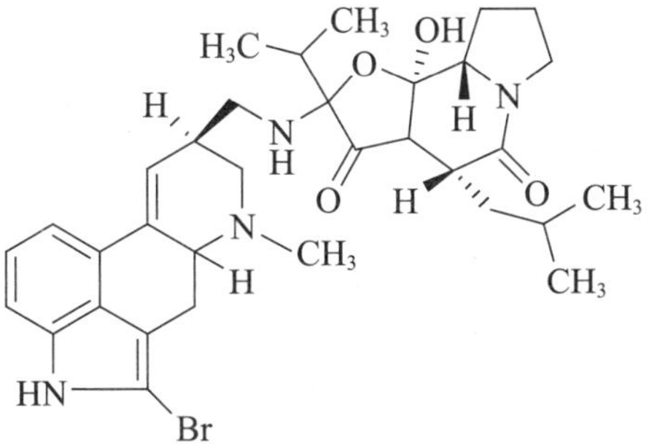

溴隐亭

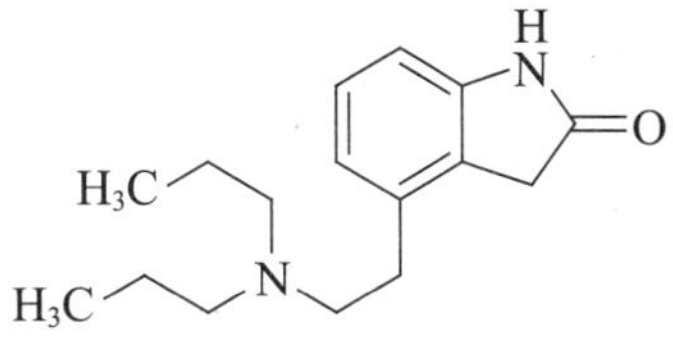

罗匹尼罗

4. 多巴胺加强剂和其他药物 单胺氧化酶抑制剂司来吉兰（selegiline）、雷沙吉兰（rasagiline）和多巴胺-β-羟基化酶抑制剂托卡朋（tolcapone）能降低脑内多巴胺的代谢，从而提高脑内多巴胺水平，对帕金森病有治疗作用。

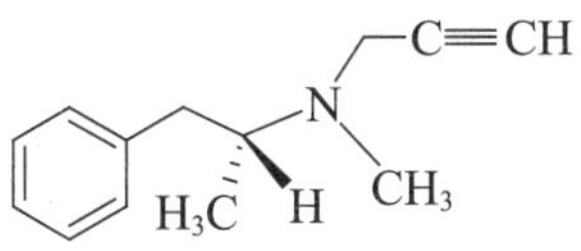

司来吉兰

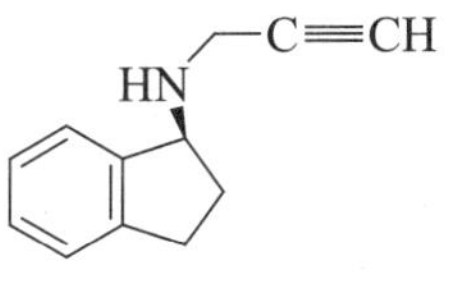

雷沙吉兰

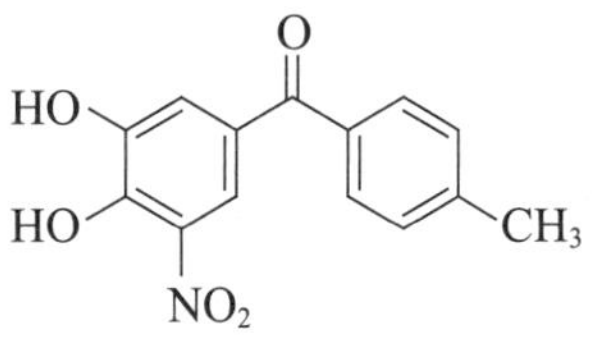

托卡朋

帕金森病是由中枢的多巴胺和乙酰胆碱的平衡被打破所致，盐酸苯海索（benzhexol hydrochloride）等具有中枢抗胆碱作用的药物曾经是帕金森病药物治疗的主要途径。

**（二）典型药物**

### 左 旋 多 巴

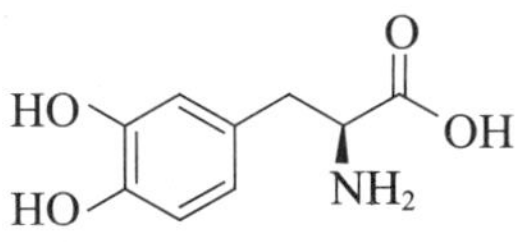

左旋多巴（levodopa）化学名为（－）-3-（3,4-二羟基苯基）-L-丙氨酸，别名为 L-多巴（L-dopa）。

本品为白色或类白色结晶粉末；无臭，无味；在水中微溶，在乙醇、三氯甲烷或乙醚中不溶，在稀酸中微溶；熔点为 230～234 ℃。本品有一个手性中心，临床用 L-左旋体。

本品具有邻苯二酚结构，在空气中极易氧化变色，水溶液久置可变为黄色、红紫色直至黑色，高温、光、碱和重金属离子可加速其氧化，因此本品注射液常加 L-半胱氨酸盐酸盐作抗氧剂，变黄则不能供药用。

本品口服后 95%以上被外周组织的脱羧酶转化为多巴胺，不能透过血-脑脊液屏障产生疗效，反而引起许多不良反应。临床上常与外周脱羧酶抑制剂合用，以减少其外周的代谢，使进入脑内的药量增加，减少外周不良反应。

本品广泛用于治疗各类帕金森病，但安全范围小，口服后仅1%～3%的原药进入中枢发挥作用，外周不良反应多，主要有恶心、呕吐、食欲下降等胃肠道反应，激动、焦虑、躁狂等精神行为异常，直立性低血压等。

## 二、抗阿尔茨海默病药

阿尔茨海默病（Alzheimer's disease，AD）是一种与年龄高度相关的、以进行性认知功能障碍和记忆力损害为主的中枢神经系统退行性疾病，表现为记忆力、判断力、抽象思维等一般智力的丧失和人格的改变。由于阿尔茨海默病的发病原因和机制尚不明确，因此目前治疗药物比较多样。

---

**知识链接**

**为什么要为"老年痴呆"更名**

老年期痴呆最常见的是原发性痴呆症，即阿尔茨海默病，占70%以上，其次是血管性痴呆、额颞叶痴呆和路易体痴呆等。在治疗或对公众宣教时，疾病名称容易混淆且歧义很多，关键是"痴呆"带有一定贬义色彩，患者及家属因此有病耻感、自卑心理，讳疾忌医，逃避就诊、治疗，使病情不断加重，不利于早发现、早干预。我国审定公布的神经病学医学名词表中没有老年痴呆症这一名词，规范表达为阿尔茨海默病。在专科医师心目中，绝大多数人所指的老年痴呆就是阿尔茨海默病，由大脑退行性病变异常加快引起。

---

### （一）乙酰胆碱酯酶抑制剂

胆碱能损伤假说是较早公认的阿尔茨海默病机制学说，其主要认为阿尔茨海默病是由于患者脑内的胆碱能神经兴奋传递障碍和中枢神经系统内乙酰胆碱受体变性，胆碱能神经元减少，导致乙酰胆碱（ACh）合成、储存和释放减少，进而引起以记忆和识别功能障碍为主要症状的一系列临床表现。乙酰胆碱酯酶抑制剂［如他克林（tacrine）、多奈哌齐（donepezil）］通过抑制胆碱酯酶而抑制乙酰胆碱降解并提高活性，改善神经递质的传递功能。加兰他敏（galantamine）是从石蒜科植物石蒜中提取的一种生物碱，具有抗乙酰胆碱酯酶作用。我国科学家从石杉属植物千层塔中分离得到的生物碱（－）石杉碱甲（huperzine A）是一种高效、可逆和高选择性的乙酰胆碱酯酶抑制剂，未出现严重不良反应，但资源有限，其合成物和类似物是研发阿尔茨海默病治疗药物的新热点。

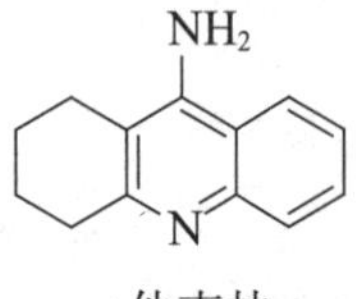

他克林

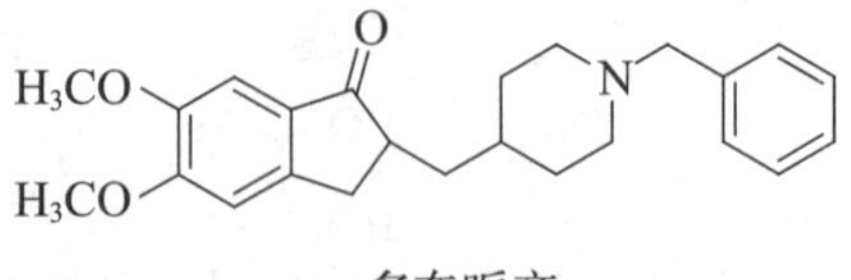

多奈哌齐

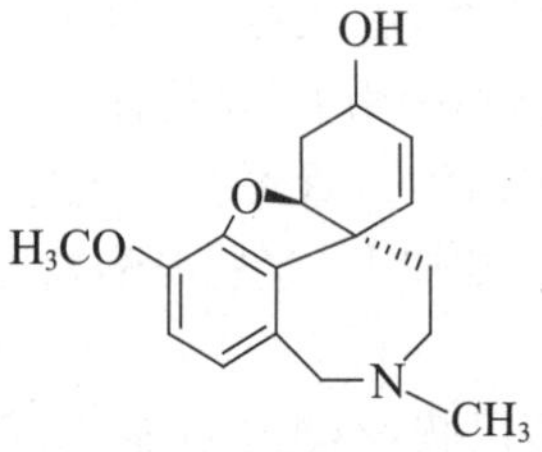

加兰他敏

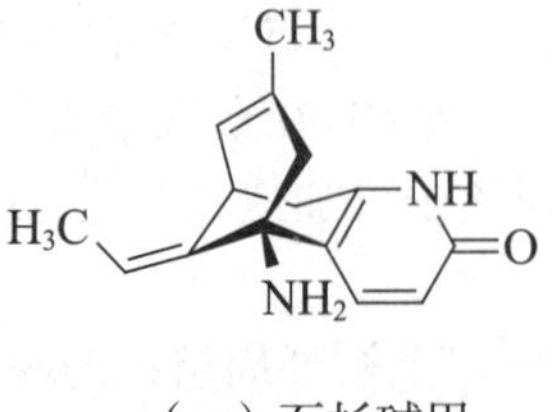

（－）石杉碱甲

盐酸多奈哌齐

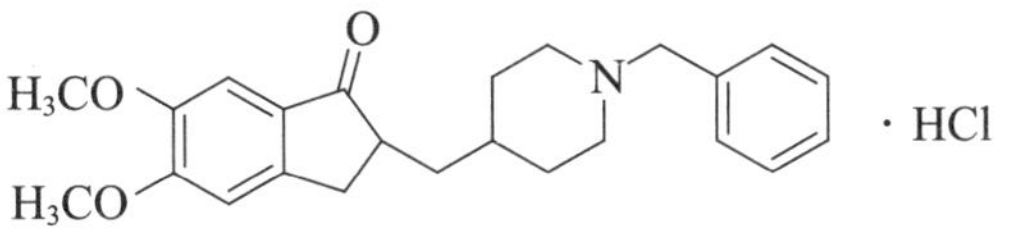


盐酸多奈哌齐(donepezil hydrochloride)化学名为2-[(1-苄基-4-哌啶基)甲基]-5,6-二甲氧基-1-茚酮盐酸盐。

本品为白色结晶性粉末,无臭;易溶于三氯甲烷,可溶于水和乙酸。

本品为叔胺类化合物,易透过血-脑脊液屏障进入脑内,对中枢神经系统胆碱酯酶选择性高,对外周神经系统产生的不良反应较轻,对中枢神经的毒性也比他克林小,为强效可逆性非竞争性中枢性乙酰胆碱酯酶抑制剂,适用于治疗轻中度阿尔茨海默病。

### (二) 谷氨酸受体拮抗药(NMDA 受体拮抗药)

谷氨酸是中枢神经系统中最为重要的兴奋性氨基酸神经递质,通过激活其受体而发挥作用。*N*-甲基-D-天冬氨酸(*N*-methyl-D-aspartate,NMDA)受体主要分布于大脑、脊髓等部位的神经细胞突触后膜上,是兴奋性氨基酸神经递质谷氨酸受体的一种亚型,是学习记忆中的关键物质。过量释放谷氨酸可导致神经兴奋毒性,引起神经退行性疾病(如脑缺血、脑出血、阿尔茨海默病、帕金森病、癫痫等),甚至引起缺血性神经细胞死亡。因此,NMDA 受体拮抗药如美金刚(memantine)可以作为神经保护剂,用于治疗中重度阿尔茨海默病等疾病。

盐 酸 美 金 刚

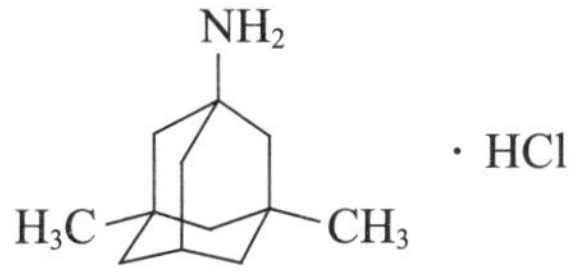


盐酸美金刚(memantine hydrochloride)化学名为3,5-二甲基三环[3.3.1.$1^{3,7}$]癸烷-1-胺盐酸盐。

本品为白色粉末,溶于水。

本品是低中度亲和性的非竞争性 NMDA 受体拮抗药,仅阻断过度激活的 NMDA 受体的活性,而不影响正常时的活性。

本品口服对各种痴呆症均有疗效。作为非选择性 NMDA 受体拮抗药,在阻断中枢 NMDA 受体的同时,对正常神经功能也会产生一系列影响,不良反应包括精神病变(如抑郁、幻觉等)和影响运动功能。

### (三) 中枢兴奋剂类益智药

中枢兴奋剂类益智药作用于大脑皮质,激活、保护和修复神经细胞,促进大脑对磷脂和氨基酸的利用,增加大脑蛋白质合成,提高学习和记忆能力,如临床上常用的吡拉西坦(piracetan)、茴拉西坦(aniracetam)和丙戊茶碱(propentofylline)等。

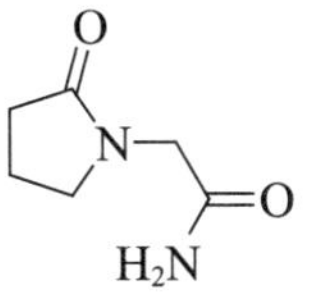


吡拉西坦

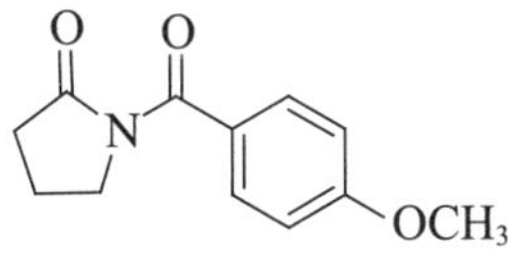


茴拉西坦

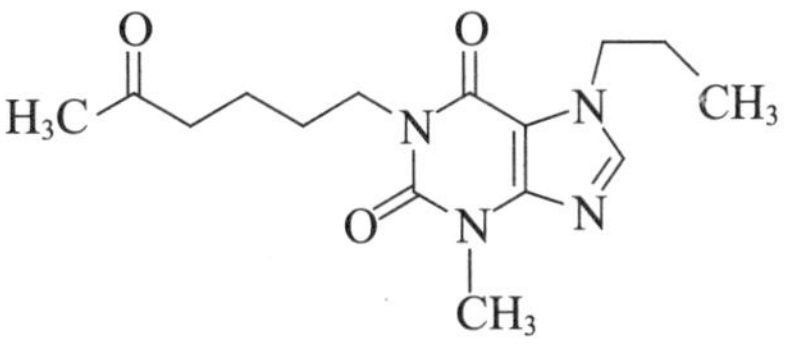


丙戊茶碱

# 习　题

## 一、选择题

### (一) A 型题

1. 因易吸收二氧化碳，在临用前才配制的注射剂是(　　)
   A. 地西泮　B. 盐酸氯丙嗪　C. 苯巴比妥钠　D. 卡马西平　E. 左旋多巴
2. 盐酸吗啡加热的重排产物主要是(　　)
   A. 双吗啡　B. 可待因　C. 苯吗喃　D. 阿扑吗啡　E. $N$-氧化吗啡
3. 盐酸氟西汀属于哪一类抗抑郁药(　　)
   A. 去甲肾上腺素再摄取抑制剂　B. 单胺氧化酶抑制剂
   C. 阿片受体抑制剂　D. 5-羟色胺再摄取抑制剂
   E. 5-羟色胺受体抑制剂
4. 地西泮属于哪类结构的镇静催眠药(　　)
   A. 巴比妥类　B. 乙内酰脲类　C. 苯二氮䓬类
   D. 咪唑并吡啶类　E. 吡咯酮类
5. 苯妥英钠属于(　　)
   A. 巴比妥类　B. 噁唑酮类　C. 乙内酰脲类
   D. 丁二酰亚胺类　E. 嘧啶二酮类
6. 盐酸氯丙嗪在储存中易变色是因为吩噻嗪环易被(　　)
   A. 水解　B. 氧化　C. 还原　D. 脱氨基　E. 开环
7. 通过在脑内转变为多巴胺起作用的抗帕金森病药是(　　)
   A. 左旋多巴　B. 溴隐亭　C. 苯海索　D. 卡比多巴　E. 罗匹尼罗

### (二) B 型题

A. 苯巴比妥　B. 苯吗喃　C. 地西泮　D. 氯丙嗪　E. 唑吡坦

8. 属苯二氮䓬类镇静催眠药的是(　　)
9. 属巴比妥类镇静催眠药的是(　　)
10. 属咪唑并吡啶类镇静催眠药的是(　　)

### (三) X 型题

11. 影响巴比妥类药物镇静催眠作用强弱和起效快慢的理化性质和结构是(　　)
    A. $pK_a$　B. 脂溶性　C. 5 位取代基的氧化性质
    D. 5 取代基碳的数目　E. 酰胺氮上是否含烃基取代
12. 镇静催眠药的结构类型有(　　)
    A. 巴比妥类　B. GABA 衍生物　C. 苯并氮䓬类
    D. 非苯二氮䓬类 $GABA_A$ 受体激动剂　E. 酰胺类

## 二、问答题

1. 试述地西泮在体内胃肠道的化学变化。对其生物利用度有何影响？
2. 如何用化学方法区别吗啡和可待因？
3. 为什么卡马西平需避光、密闭保存？

第二章
参考答案

（邵太丽　张景正　韦　贤）

# 第三章　外周神经系统药物

第三章课件

**学习目标**

1. 掌握代表药物硝酸毛果芸香碱、溴新斯的明、硫酸阿托品、溴丙胺太林、重酒石酸去甲肾上腺素、盐酸麻黄碱、盐酸苯海拉明、马来酸氯苯那敏、盐酸普鲁卡因、盐酸利多卡因的名称、理化性质及主要用途。
2. 熟悉拟肾上腺素药、组胺 $H_1$ 受体拮抗药和局部麻醉药的结构类型。
3. 能认识拟胆碱药、抗胆碱药、拟肾上腺素药、组胺 $H_1$ 受体拮抗药和局部麻醉药典型药物的结构式。
4. 能应用胆碱受体激动剂、胆碱受体拮抗药、抗胆碱酯酶药、肾上腺素受体激动剂、局部麻醉药中的芳酸酯类和酰胺类药物的理化性质解决该类药物的制剂调配、鉴别、储存保管及临床应用问题。

外周神经系统由传入神经系统和传出神经系统组成，传出神经系统又包括自主神经系统和运动神经系统。按照神经末梢释放的递质不同，传出神经分为胆碱能神经和肾上腺素能神经。影响传出神经系统功能的药物，依其药理作用的不同，分为拟胆碱药、抗胆碱药、拟肾上腺素药和抗肾上腺素药。抗肾上腺素药在临床上多用于治疗心血管系统疾病，所以抗肾上腺素药将在心血管系统药物加以叙述。

组胺广泛存在于哺乳动物的所有组织中，发挥一系列复杂的生理作用。目前临床上使用的抗超敏反应药主要为组胺 $H_1$ 受体拮抗药，抗溃疡药主要为 $H_2$ 受体拮抗药。本书将抗溃疡药归入消化系统药物，本章将介绍组胺 $H_1$ 受体拮抗药。

局部麻醉药能够在用药局部可逆性地阻断感觉神经冲动的发生和传导，在意识清醒的条件下引起感觉消失或麻醉，是一类重要的外周神经系统药物。

## 第一节　拟胆碱药和抗胆碱药

胆碱能神经兴奋时，其神经末梢释放的化学递质为乙酰胆碱(acetylcholine，ACh)。作用于胆碱能神经系统的药物，通过影响递质的合成、储存、释放、代谢等环节或直接与受体结合而产生生物效应，包括拟胆碱药和抗胆碱药。

**知识链接**

**胆碱受体的类型及生理效应**

胆碱受体分为毒蕈碱(muscarine)型受体(简称 M 受体)和烟碱(nicotine)型受体(简称 N 受体)两大类。M 受体对毒蕈碱较为敏感,M 受体兴奋时,出现心脏抑制,血管扩张,平滑肌(胃、肠、支气管)收缩,瞳孔缩小和汗腺分泌等。N 受体对烟碱较为敏感,分为 $N_1$ 受体和 $N_2$ 受体,$N_1$ 受体兴奋时,自主神经节兴奋,肾上腺释放肾上腺素;$N_2$ 受体兴奋时,骨骼肌收缩。当中枢神经系统的 M 受体和 N 受体与乙酰胆碱结合而兴奋时,则出现兴奋、不安、震颤,甚至惊厥。

## 一、拟 胆 碱 药

拟胆碱药(cholinergic drugs)是一类具有与乙酰胆碱相似作用的药物。按其作用环节和机制的不同,可分为胆碱受体激动剂和乙酰胆碱酯酶抑制剂两种类型。

### (一) 胆碱受体激动剂

胆碱受体激动剂包括 M 受体激动剂和 N 受体激动剂,但后者只用作实验室工具药,故临床使用的是 M 受体激动剂。乙酰胆碱具有十分重要的生理作用,但在体内极易水解且性质不稳定,同时乙酰胆碱的作用选择性不高,无临床实用价值。

通过对乙酰胆碱分子中季铵基、亚乙基桥、乙酰氧基三个部分进行结构改造,使得其稳定性增加、选择性提高。应用于临床的胆碱受体激动剂有乙酰胆碱、卡巴胆碱(carbachol)、氯贝胆碱(bethanechol chloride)等。

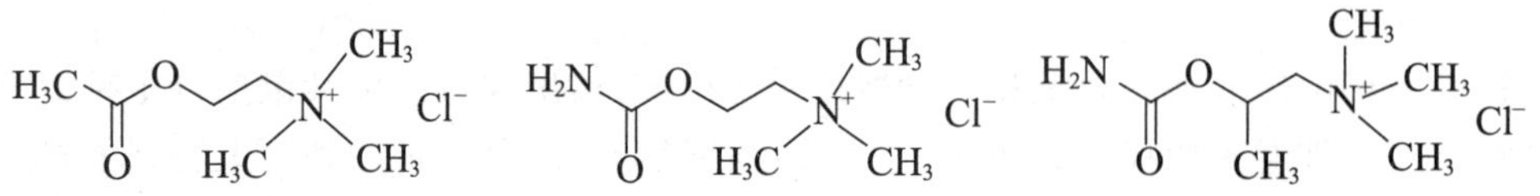

乙酰胆碱　　　　卡巴胆碱　　　　氯贝胆碱

毛果芸香碱(pilocarpine)是从芸香科植物毛果芸香叶子中分离出的一种生物碱,属于叔胺类化合物,具有选择性 M 胆碱受体激动作用,也可用合成方法制得,临床上常用其硝酸盐。

**硝酸毛果芸香碱**

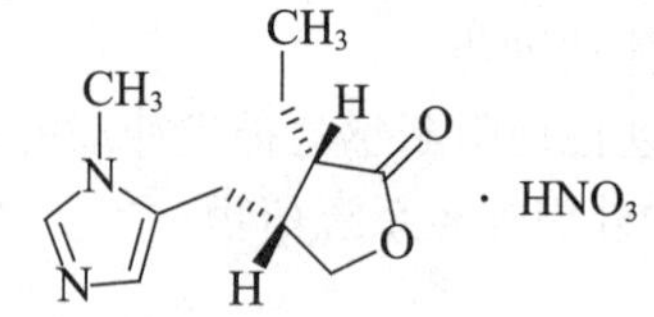

硝酸毛果芸香碱(pilocarpine nitrate)化学名为 4-[(1-甲基-1*H*-咪唑-5-基)甲基]-3-乙基二氢-2(3*H*)-呋喃酮硝酸盐,又称匹鲁卡品。

本品为无色结晶或白色结晶性粉末;无臭;易溶于水,微溶于乙醇,不溶于三氯甲烷或乙醚;熔点为 174~178 ℃,熔融时同时分解;比旋度为+80°~+83°。本品遇光易变质,应避光密封保存。

毛果芸香碱含有咪唑环,具有碱性,$N_3$ 和 $N_1$ 的 $pK_a$ 分别为 7.15 和 12.57。

本品为顺式结构,受热或碱性条件下 $C_3$ 位可发生差向异构化,生成较稳定的异毛果芸香碱。后者的生理活性仅为毛果芸香碱的 1/20~1/6。

本品分子中具有羧酸内酯环,在碱性条件下,易水解生成无活性的毛果芸香酸钠而溶解,pH 为 4.0~5.5 时较稳定。

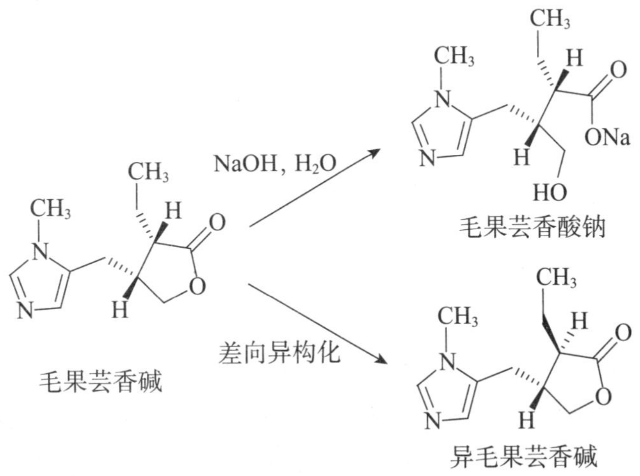


本品具有硝酸盐的特征反应。

本品具有缩瞳、降低眼内压、兴奋汗腺和涎腺分泌的作用。临床主要用于治疗原发性青光眼。

**课堂互动：**硝酸毛果芸香碱滴眼液的 pH 为什么要控制在 4.0～5.5?

### (二) 乙酰胆碱酯酶抑制剂

乙酰胆碱酯酶抑制剂又称抗胆碱酯酶药。通过抑制乙酰胆碱酯酶(acetylcholinesterase，AChE)使乙酰胆碱在突触处的浓度增高，增强并延长乙酰胆碱的作用。

毒扁豆碱(physostigmine)是从非洲出产的毒扁豆中提取的一种生物碱，是最早用于临床的可逆性胆碱酯酶抑制剂，用于青光眼的治疗。由于天然资源有限，不易合成，水溶液很不稳定，而且毒性很大，现已少用。

对毒扁豆碱进行结构改造发现，用芳香胺代替三环结构，引入季铵离子既可增强与胆碱酯酶的结合，又可降低中枢作用。*N*，*N*-二甲基氨基甲酸酯的改造成功增加了毒扁豆碱的稳定性，使之不易水解。因此，疗效更好的合成代用品被研发出来，如溴新斯的明(neostigmine bromide)、溴吡斯的明(pyridostigmine bromide)、苄吡溴铵(benzpyrinium bromide)等，均为可逆性胆碱酯酶抑制剂，临床用于重症肌无力、手术后腹气胀及尿潴留等的治疗。

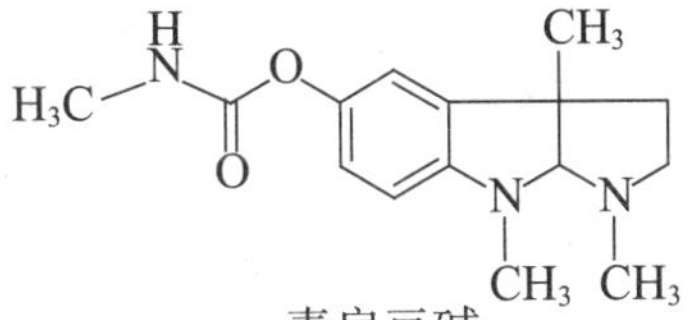

毒扁豆碱

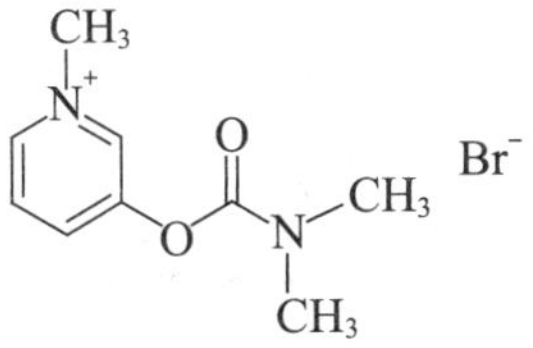

溴吡斯的明

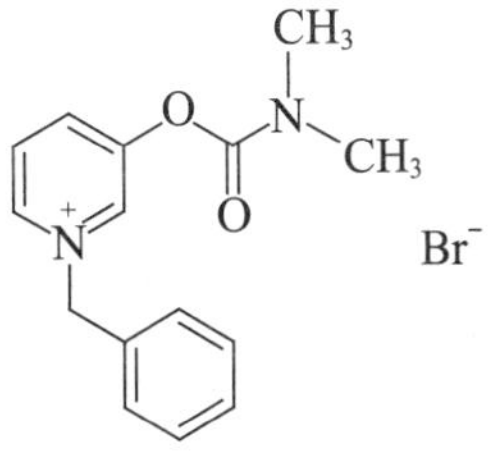

苄吡溴铵

如果 AChE 被一些特殊的酰化基团酰化，则 AChE 将较长时间地处于非活化的酰化状态，在相当长一段时间内造成 AChE 的全部抑制，如有机磷酸酯类使体内乙酰胆碱浓度长时间异常增高，引起支气管收缩，继之产生惊厥，最终导致死亡。这种不可逆性胆碱酯酶抑制剂对人体是非常有害的。

溴新斯的明

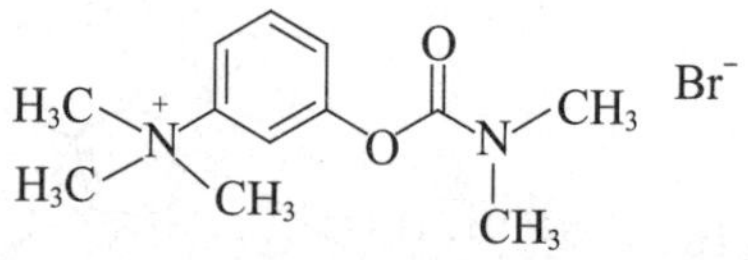

溴新斯的明(neostigmine bromide)化学名为溴化-*N*,*N*,*N*-三甲基-3-[(二甲氨基)甲酰氧基]苯铵。

本品为白色结晶性粉末;无臭,味苦;极易溶于水,易溶于乙醇或三氯甲烷,几乎不溶于乙醚;熔点为171～176 ℃,熔融时同时分解。

本品属于季铵碱,碱性较强,与一元酸可形成稳定的盐。

本品具有氨基甲酸酯结构,与氢氧化钠水溶液共热时,酯键可水解生成间二甲氨基苯酚钠和二甲氨基甲酸钠。前者与重氮苯磺酸试液发生偶合反应,生成红色偶氮化合物,后者可进一步水解为具有氨臭的二甲胺。

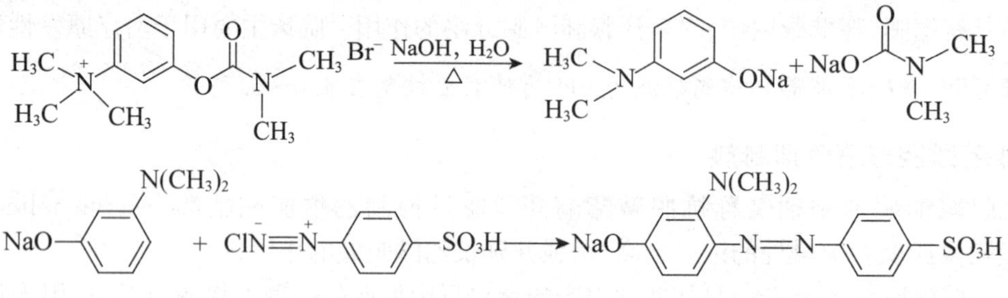

$$(CH_3)_2NCOONa \xrightarrow{NaOH,H_2O} (CH_3)_2NH\uparrow + Na_2CO_3$$

本品为溴化物,与硝酸银试液反应,可生成淡黄色凝乳状沉淀。此沉淀微溶于氨试液,而不溶于硝酸。

本品用于治疗重症肌无力,手术后腹气胀及尿潴留,并可作为非去极化型肌肉松弛药中毒的解毒剂。

**案例分析**

患者,男性,75岁。近两年来出现注意力不集中,理解能力下降,无定向感,同时重复相同的语言及行为。经医师诊断为中期阿尔茨海默病。请问是否可以用溴新斯的明给予治疗。

**[分析]** 不可以。虽然溴新斯的明能可逆性抑制胆碱酯酶,减少乙酰胆碱分解,增强胆碱能神经功能,但由于分子结构中含有季铵基团,不能透过血-脑脊液屏障,无明显提高大脑皮质乙酰胆碱浓度的作用。

## 二、抗胆碱药

抗胆碱药(anticholinergic drugs)是能抑制乙酰胆碱的生物合成或释放,或者与胆碱受体结合,阻止乙酰胆碱同受体结合而产生抗胆碱作用的胆碱受体拮抗药。按照药物作用部位及对胆碱受体亚型选择性的不同,抗胆碱药通常分为M受体拮抗药和N受体拮抗药。

### (一) M受体拮抗药

M受体拮抗药能可逆阻断节后胆碱能神经支配的效应器上的M受体,呈现抑制腺体分泌、散大瞳孔、加速心率、松弛支气管和胃肠道平滑肌等作用。临床用于治疗消化性溃疡、平滑肌痉挛导致的内脏绞痛及进行散瞳眼底检查等。M受体拮抗药包括茄科生物碱类M受体拮抗药和合成M

受体拮抗药。

1. 茄科生物碱类　从颠茄、曼陀罗、莨菪、东莨菪和唐古特莨菪等茄科植物中提取的生物碱，临床上常用的主要有阿托品（atropine）、山莨菪碱（anisodamine）、东莨菪碱（scopolamine）和樟柳碱（anisodine）等。其化学结构非常相似，均是由二环氨基醇（亦称莨菪醇）和莨菪酸所构成的酯，不同的只是6,7位氧桥、6位羟基或莨菪酸α位羟基的有无。东莨菪碱和樟柳碱的6,7位间有一个α取向的氧桥基团，山莨菪碱含有6β位羟基，樟柳碱的莨菪酸部分多一个α位羟基。

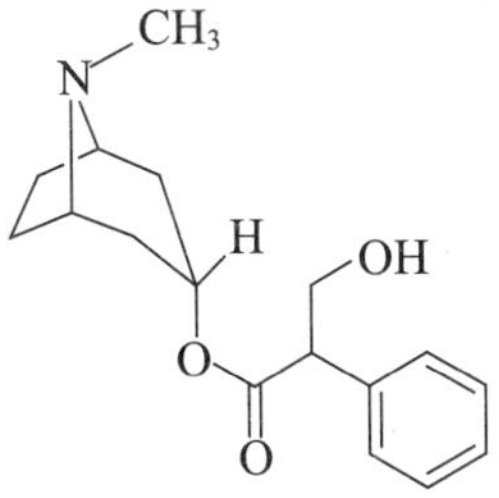

阿托品

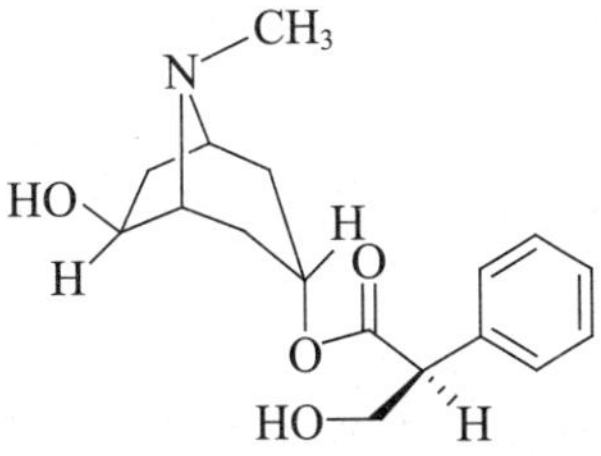

山莨菪碱

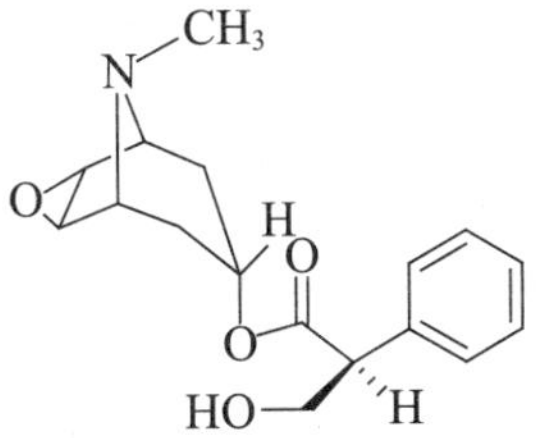

东莨菪碱

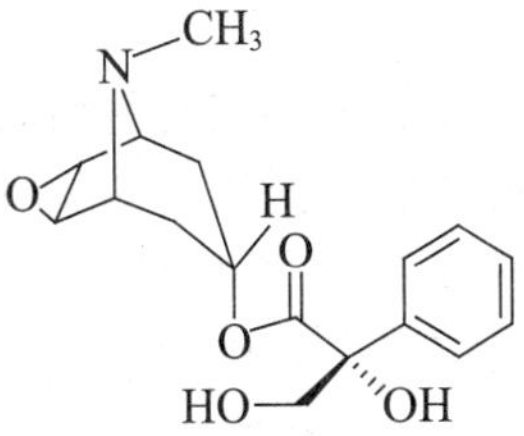

樟柳碱

药理实验表明，分子中氧桥和羟基的存在与否对药物的中枢作用有很大影响。氧桥的存在可增强分子的亲脂性，能使中枢作用增强；而羟基的存在使分子的极性增加，中枢作用减弱。因此，上述茄科生物碱类M受体拮抗药的中枢作用强弱顺序为：东莨菪碱>阿托品>樟柳碱>山莨菪碱。

**课堂互动：**根据阿托品、山莨菪碱、东莨菪碱、樟柳碱化学结构的异同点，分析比较它们的亲脂性、极性及中枢作用强弱。

## 硫酸阿托品

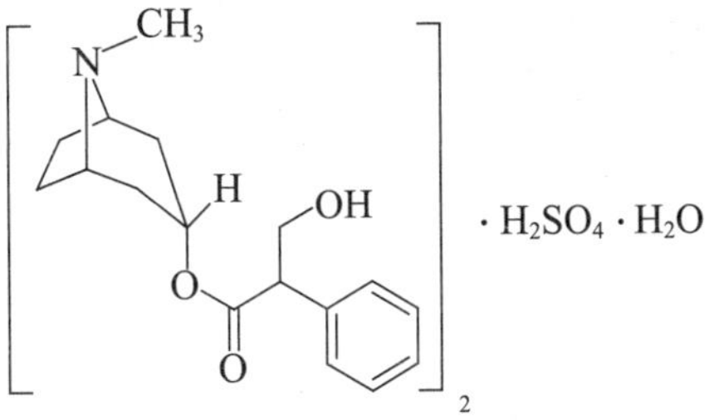

硫酸阿托品（atropine sulfate）化学名为（±）-α-（羟甲基）苯乙酸-8-甲基-8-氮杂双环[3.2.1]-3-辛酯硫酸盐一水合物。

本品为无色结晶或白色结晶性粉末；含一分子结晶水，无臭，味苦。本品极易溶于水，易溶于乙醇，难溶于三氯甲烷、丙酮和乙醚。熔点为190～194 ℃，熔融时同时分解。

本品是生物碱左旋莨菪碱的外消旋体，现已采用人工合成制备。

阿托品碱性较强，p$K_b$为4.35，在水溶液中能使酚酞呈红色，可与硫酸形成稳定的中性盐，其水溶液呈中性。本品遇碱性药物（如硼砂）可分解。

本品结构中含有酯键，在弱酸性、近中性条件下较稳定，pH为3.5～4.0时最稳定；在碱性溶液中易水解，生成莨菪醇和消旋莨菪酸（又称托品酸）。因此，在制备注射液时，应注意调整溶液的

pH，加入适量氯化钠作稳定剂，采用中性硬质玻璃安瓿，注意灭菌温度。

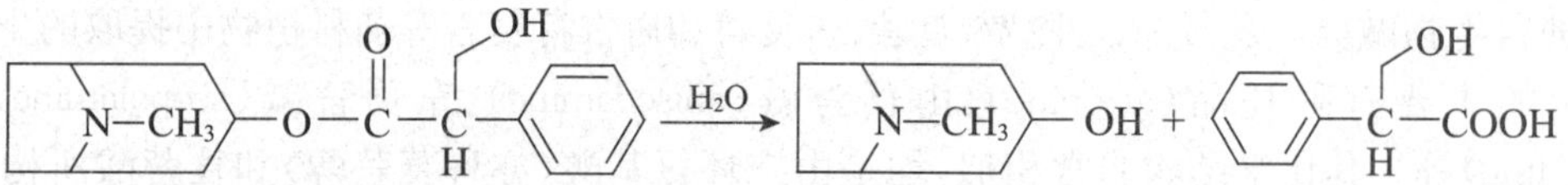

阿托品与发烟硝酸共热，生成的莨菪酸发生硝基化反应，生成三硝基衍生物；再加入氢氧化钾的醇溶液和一小粒固体氢氧化钾，分子内双键重排，初显紫堇色，继变为暗红色，最后颜色消失。此反应称为维他立（Vitali）反应，为莨菪酸的专属反应。东莨菪碱、山莨菪碱等茄科生物碱由于结构中均含有莨菪酸，亦可发生此反应。

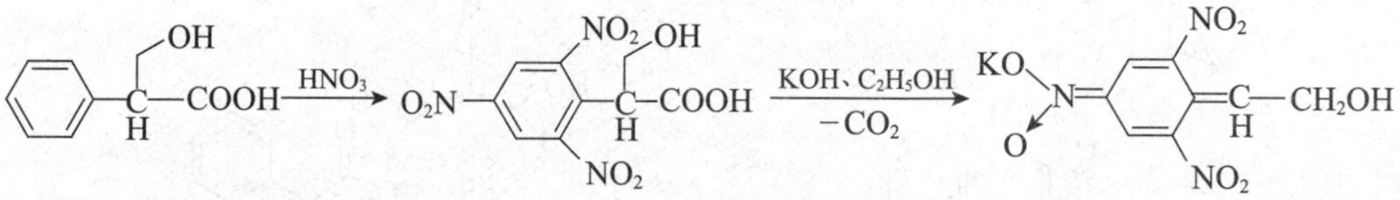

本品游离体因碱性较强，与氯化汞作用，可析出黄色氧化汞沉淀，而碱性弱的东莨菪碱无此反应，可用此区别。

$$C_{17}H_{23}NO_3 + HgCl_2 + H_2O \longrightarrow HgO\downarrow + C_{17}H_{23}NO_3 \cdot HCl$$

阿托品亦能与多数生物碱显色剂及沉淀试剂反应。

本品的水溶液显硫酸盐的鉴别反应。

本品具有外周及中枢M胆碱受体阻断作用，临床常用于胃肠痉挛引起的绞痛、眼科治疗、抗心律失常、抗休克，也可用于有机磷中毒的解救和手术前麻醉给药等。

2. 合成类　茄科生物碱类抗胆碱药由于药理作用广泛，临床应用时常引起多种不良反应，因此需对其进行结构改造，以寻找选择性高、作用强、毒性低的合成类抗胆碱药。针对阿托品的酰基部分带有较大取代基——苯基的特点，设计合成多种叔胺类和季铵类抗胆碱药。

叔胺类M受体拮抗药的解痉作用较明显，同时具有抑制胃酸分泌的作用。该类药物品种较多，如贝那替嗪（benactyzine）、苯海索（benzhexol）、丙环定（procyclidine）、哌仑西平（pirenzepine）等。苯海索、丙环定属于双环丙醇胺类，没有酯的结构，因其疏水性大，故更易进入中枢，抑制中枢内乙酰胆碱的作用，可治疗帕金森病引起的震颤、肌肉强直和运动功能障碍。哌仑西平为含内酰胺的三环化合物，对胃溃疡及十二指肠溃疡疗效显著。

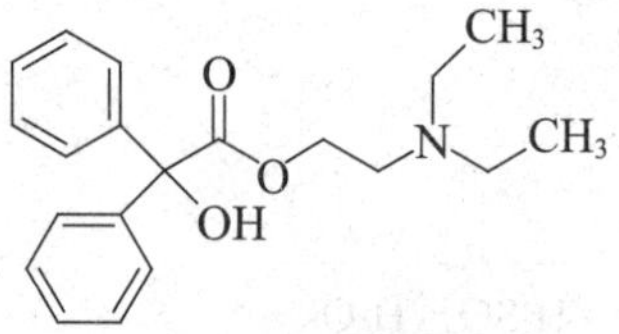

贝那替嗪

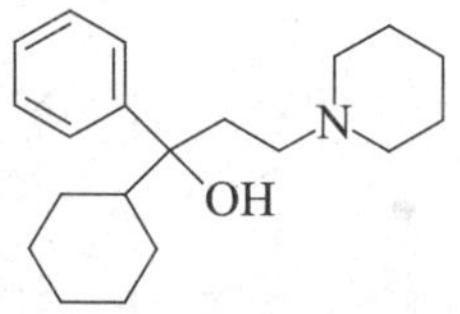

苯海索

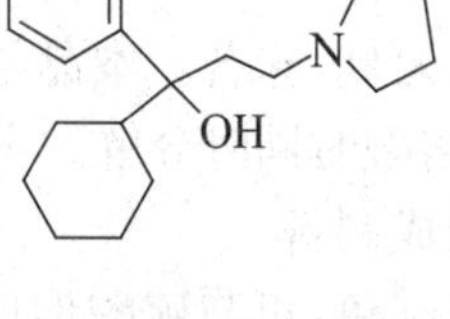

丙环定

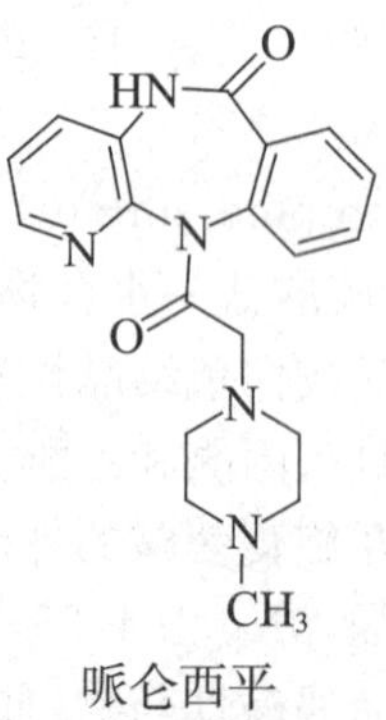

哌仑西平

季铵类药物因不易通过血-脑脊液屏障，对中枢不良反应减少。该类药物对胃肠道平滑肌的解痉作用较强，并有不同程度的神经节阻断作用。临床主要用于胃溃疡、十二指肠溃疡、胃炎等，如溴丙胺太林(propantheline bromide)。

溴丙胺太林

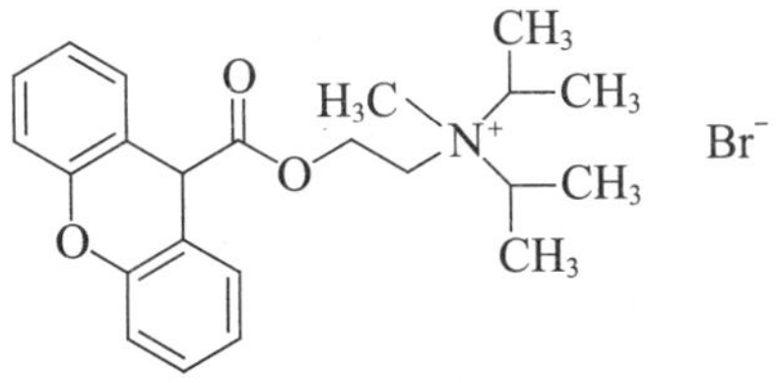

溴丙胺太林(propantheline bromide)化学名为溴化 *N*-甲基-*N*-(1-甲基乙基)-*N*-[2-(9*H*-呫吨-9-甲酰氧基)乙基]-2-丙铵,又称普鲁本辛。

本品为白色或类白色结晶性粉末;无臭,味极苦;微有引湿性。本品易溶于水、乙醇或三氯甲烷,不溶于乙醚。熔点为157~164℃,熔融时同时分解。

本品分子中含有酯键,与氢氧化钠试液煮沸则水解生成呫吨酸钠,用稀盐酸中和析出呫吨酸固体,经稀乙醇重结晶,呫吨酸熔点为213~219℃。呫吨酸遇硫酸呈亮黄色或橙黄色,并微显绿色荧光。

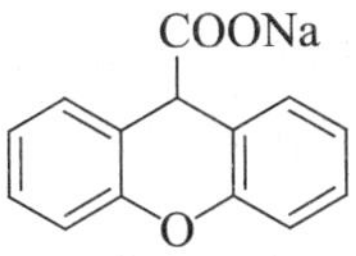

呫吨酸钠

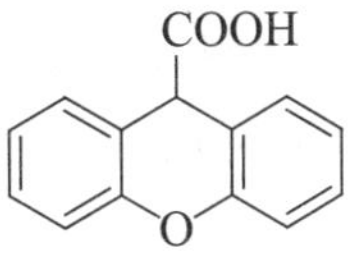

呫吨酸

本品为季铵类抗胆碱药,具有较强的外周抗胆碱作用,主要用于胃肠道痉挛、胃溃疡、十二指肠溃疡、胃炎、胰腺炎等疾病的治疗。

**(二) N受体拮抗药**

N受体拮抗药分为$N_1$受体拮抗药和$N_2$受体拮抗药。

1. $N_1$受体拮抗药　又称神经节阻断剂,早期用于治疗重度高血压。因作用广泛,不良反应多,故现已少用。

2. $N_2$受体拮抗药　又称神经-肌肉阻断剂,临床上用作辅助麻醉。按作用机制可以分为非去极化型和去极化型两类。

(1) 非去极化型药物:可以和乙酰胆碱竞争性地与骨骼肌运动终板突触后膜上的$N_2$受体结合,结合后它们本身并不产生去极化作用,但能阻断乙酰胆碱的去极化作用,从而使骨骼肌松弛。该类药物按来源又可分为生物碱类和合成类。最早用于临床的肌松药是从南美洲产的防己科植物中提取出来的有效成分氯化筒箭毒碱(tubocurarine chloride),广泛用作肌松药和辅助麻醉药,但由于其有麻痹呼吸肌的危险,临床已少用。由于植物资源有限,而且生物碱类有一定的不良反应,通过对生物碱类肌松药的结构改造,科学家合成了具有雄甾烷母核的季铵类生物碱肌松药,如泮库溴铵(pancuronium bromide)。

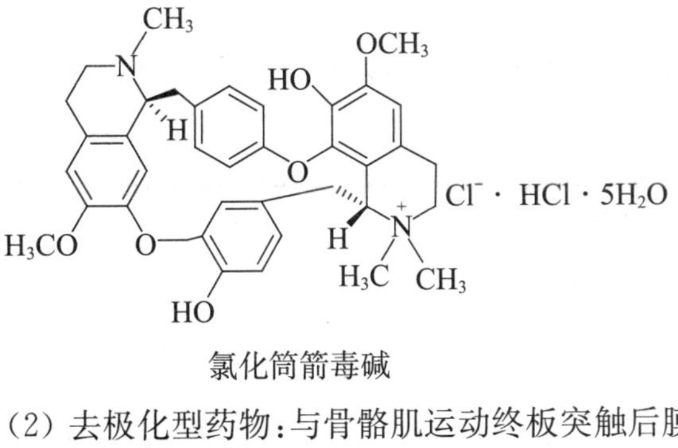

氯化筒箭毒碱

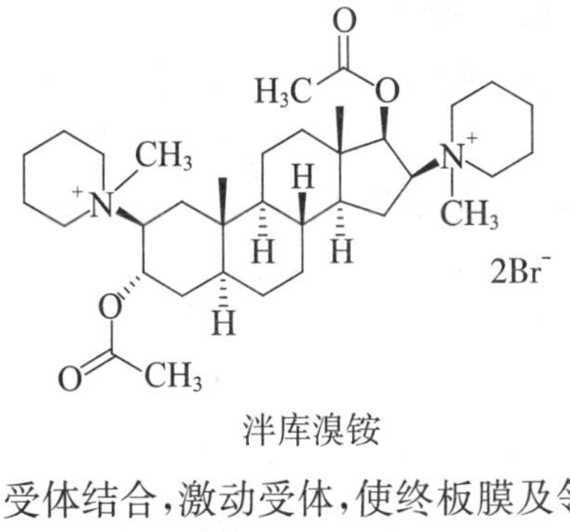

泮库溴铵

(2) 去极化型药物:与骨骼肌运动终板突触后膜上的$N_2$受体结合,激动受体,使终板膜及邻近细胞膜长时间去极化,从而使终板对乙酰胆碱的反应降低,导致骨骼肌松弛。去极化型肌松药是通过对氯化筒箭毒碱的构效关系研究而设计的一系列结构较简单的双季铵化合物，如氯化琥珀胆碱(suxamethonium chloride)。

氯化琥珀胆碱

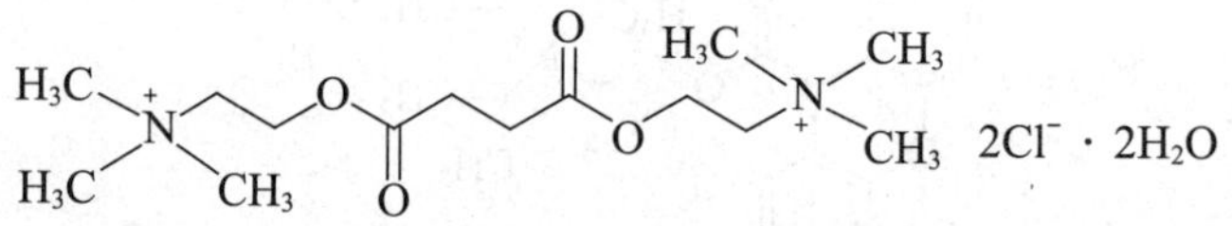


氯化琥珀胆碱(suxamethonium chloride)化学名为二氯化 2,2′-[(1,4-二氧代-1,4-亚丁基)双(氧)]双[*N*,*N*,*N*-三甲基乙铵]二水合物，又称司可林。

本品为白色或几乎白色结晶性粉末；无臭，味咸，有引湿性。本品极易溶于水，微溶于乙醇和三氯甲烷，不溶于乙醚。熔点为 157～163 ℃。

本品水溶液呈酸性，pH 约为 4。

本品分子中含有酯键，水溶液不稳定，易发生水解反应，pH 和温度是主要影响因素。水解产物为一分子琥珀酸和两分子氯化胆碱。

本品为去极化型骨骼肌松弛药，起效快，持续时间短，易于控制。临床作为全身麻醉的辅助药，但大剂量时可引起呼吸肌麻痹，而且不能用抗胆碱酯酶药对抗。

# 第二节 拟肾上腺素药

拟肾上腺素药(adrenergic drugs)是一类通过兴奋交感神经而发挥作用的药物，又称拟交感神经药。由于化学结构均为胺类，且部分药物又具有儿茶酚(1,2-苯二酚)结构部分，故又有拟交感胺和儿茶酚胺之称。

---

**知识链接**

**肾上腺素受体的类型及生理效应**

肾上腺素受体分为 α 和 β 两种类型，它们又可分为不同的亚型，不同亚型在体内分布部位不同，产生的生理效应也不尽相同。α 受体可分为 $\alpha_1$ 和 $\alpha_2$ 两种亚型：$\alpha_1$ 受体分布在血管平滑肌、心脏、肝等部位，激动时生理效应为皮肤、黏膜、内脏血管收缩，外周阻力增加，血压上升等；$\alpha_2$ 受体分布在血管平滑肌、血小板、脂肪细胞等部位，激动时生理效应为心率减慢、血管平滑肌松弛、血压下降。β 受体可分为 $\beta_1$ 和 $\beta_2$ 两种亚型：$\beta_1$ 受体分布在心脏、胃肠平滑肌、脂肪组织等部位，激动时生理效应为心脏兴奋、血压升高；$\beta_2$ 受体分布在血管平滑肌、支气管等部位，激动时生理效应为支气管平滑肌松弛。

---

## (一) 概述

肾上腺素(adrenaline)是由肾上腺髓质分泌的主要激素，具有升高血压和兴奋心脏的作用。20 世纪初，科学家首次合成了肾上腺素的外消旋体，随后外消旋体拆分成功，并证实人工合成的左旋体与天然品完全相同。后来，人们逐步发现除肾上腺素外，人体内还广泛存在去甲肾上腺素(noradrenaline)、多巴胺(dopamine)等与之作用相似的化合物。

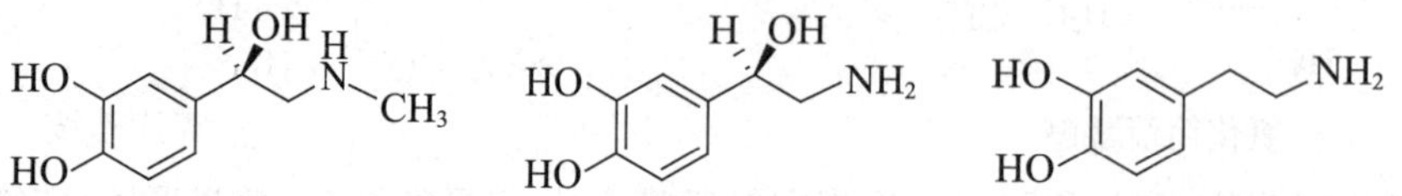


肾上腺素　　去甲肾上腺素　　多巴胺

根据药物化学结构不同，拟肾上腺素药分为苯乙胺类和苯异丙胺类。

苯乙胺类主要有肾上腺素、去甲肾上腺素、去氧肾上腺素（phenylephrine）、异丙肾上腺素（isoprenaline）、多巴胺、沙丁胺醇（salbutamol）、克仑特罗（clenbuterol）等。

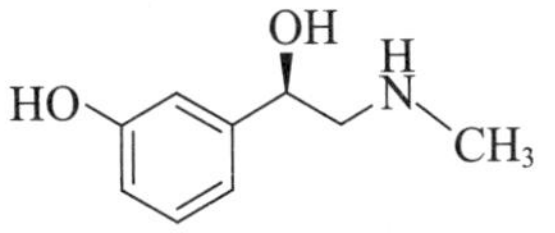

去氧肾上腺素

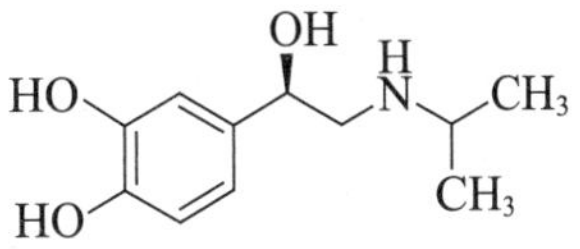

异丙肾上腺素

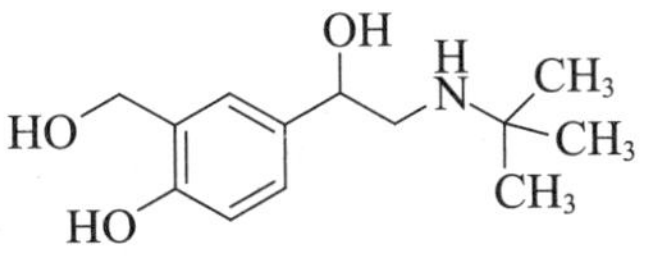

沙丁胺醇

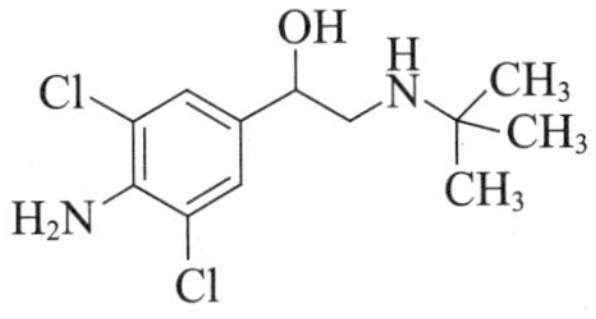

克仑特罗

苯异丙胺类主要有麻黄碱（ephedrine）、甲氧明（methoxamine）、间羟胺（metaraminol）等。

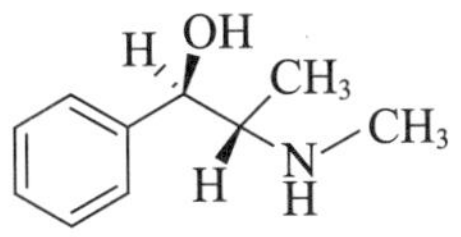

麻黄碱

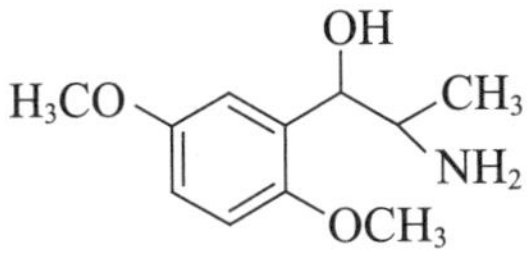

甲氧明

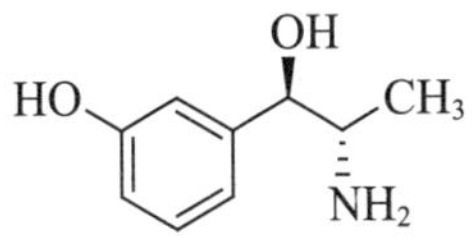

间羟胺

### （二）典型药物

#### 肾 上 腺 素

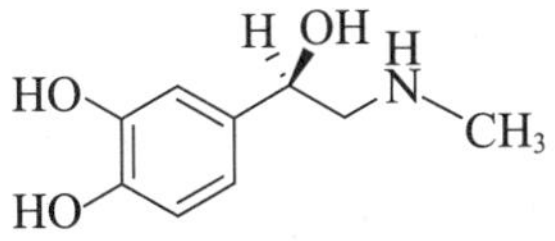

肾上腺素（adrenaline）化学名为(*R*)-4-[2-(甲氨基)-1-羟基乙基]-1,2-苯二酚，又称副肾碱。

本品为白色或类白色结晶性粉末；无臭，味苦。本品极微溶于水，不溶于乙醇、乙醚、三氯甲烷、脂肪油或挥发油，易溶于无机酸或氢氧化钠溶液，不溶于氨溶液或碳酸氢钠溶液。熔点为206～212 ℃，熔融时同时分解。比旋度为－50°～－53.5°[2%的盐酸溶液(9→200)*]。

本品呈酸碱两性。分子中的酚羟基呈弱酸性，可与氢氧化钠成盐而溶解，但不溶于碳酸钠及氨溶液；侧链的脂肪族仲胺结构呈弱碱性，可与强酸成盐而溶于水，临床上使用其盐酸盐。

本品水溶液加热或室温放置可发生消旋化，即部分左旋体转变为右旋体，致使药物活性降低。消旋化的速度与溶液 pH 有关，在 pH<4 时消旋化速度较快。

本品含有邻苯二酚结构，具有较强的还原性。在酸性介质中相对较稳定，在中性或碱性溶液中不稳定，容易氧化变质。某些弱氧化剂（二氧化锰、升汞、过氧化氢、碘等）或空气中的氧，均能使其氧化，生成肾上腺素红而呈红色，并可进一步聚合生成棕色多聚物。

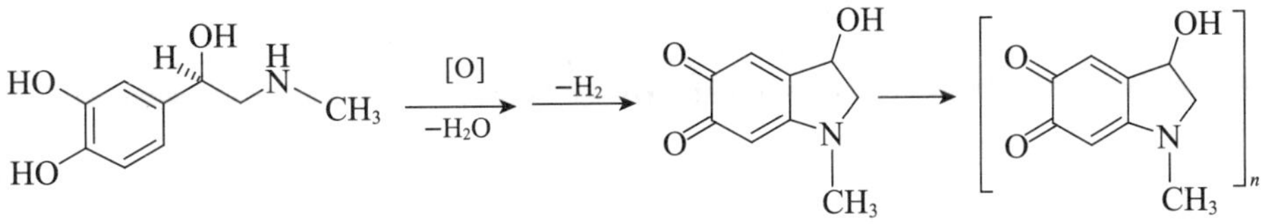

肾上腺素红　　多聚物

*注：盐酸溶液(9→200)表示 9 份盐酸加水（净化水）溶成 200 份的溶液，单位根据使用量自定，如毫升、升均可

日光、加热及微量金属离子均可加速上述反应的发生。为了延缓本品氧化变质，药典规定本品注射液 pH 为 2.5～5.0；加金属离子配合剂乙二胺四乙酸二钠(EDTA－2Na)；加抗氧剂焦亚硫酸钠；注射用水经惰性气体二氧化碳或氮气饱和，安瓿内同时充入上述气体；100 ℃流通蒸汽灭菌15 分钟；避光，减压严封，置于阴凉处存放。

本品的稀盐酸溶液加过氧化氢试液，煮沸，即显血红色；遇三氯化铁试液即显翠绿色；加氨试液即变紫色，最后变为紫红色。

本品主要用于心脏停搏的急救、过敏性休克、支气管哮喘、局部鼻黏膜充血和牙龈出血等。

---

**案例分析**

某护士在给患者注射肾上腺素前，发现注射液已变为红色，护士能否继续使用该注射液？

［分析］ 不能。肾上腺素分子结构中含有邻苯二酚，具有较强的还原性，容易被氧化变质。某些弱氧化剂或空气中的氧均能使其氧化，生成肾上腺素红而呈红色，并可进一步聚合生成棕色多聚物。变红色的肾上腺素注射液已发生氧化变质反应，故不能继续使用。

---

## 重酒石酸去甲肾上腺素

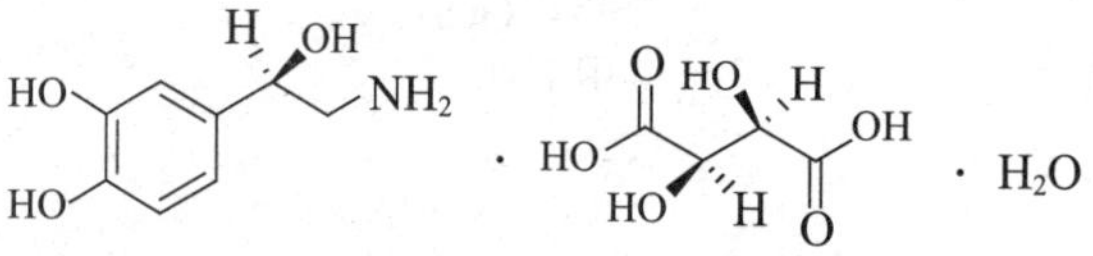


重酒石酸去甲肾上腺素(noradrenaline bitartrate)化学名为(*R*)－4－(2－氨基－1－羟基乙基)－1,2－苯二酚重酒石酸盐一水合物，又称重酒石酸正肾上腺素。

本品为白色或几乎白色结晶性粉末；无臭，味苦。本品易溶于水，微溶于乙醇，不溶于三氯甲烷或乙醚。熔点为 100～106 ℃，熔融时同时分解，并显浑浊。比旋度为－10.0°～－12.0°。

本品含有邻苯二酚结构，具有较强的还原性，遇光和空气易变质，故注射液加抗氧剂焦亚硫酸钠，并避光保存，避免与空气接触。

本品的水溶液加三氯化铁试液即显翠绿色，再缓缓加碳酸氢钠试液，即显蓝色，最后变成红色。

本品加酒石酸氢钾的饱和溶液溶解后，加碘试液，放置后加硫代硫酸钠试液，溶液为无色或仅显微红色或淡紫色(与肾上腺素或异丙肾上腺素的区别)。

本品含有酒石酸，加 10%氯化钾溶液析出酒石酸氢钾结晶性沉淀。

本品静脉滴注用于治疗各种休克，口服用于治疗消化道出血。

［要点：儿茶酚胺类的三大通性为酸碱两性、易被氧化、与三价铁盐显色］

## 盐 酸 麻 黄 碱

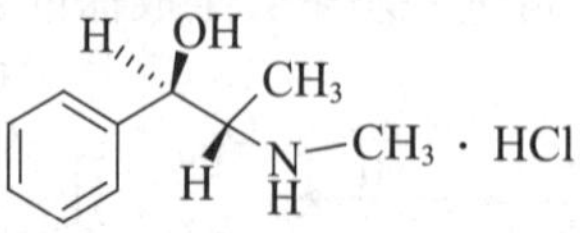


盐酸麻黄碱(ephedrine hydrochloride)化学名为(1*R*,2*S*)－2－甲氨基－苯丙烷－1－醇盐酸盐，又称麻黄素。

麻黄碱分子中有两个手性碳原子，故有四个光学异构体，其中(－)(1*R*,2*S*)麻黄碱活性最强。(＋)(1*S*,2*S*)伪麻黄碱的作用比麻黄碱弱，有间接的拟肾上腺素作用，中枢不良反应少，常用于复方感冒药中，用于减轻鼻黏膜充血。

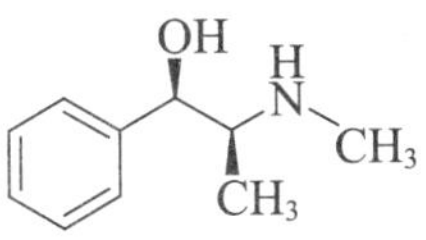
(−)-麻黄碱
(1*R*，2*S*)

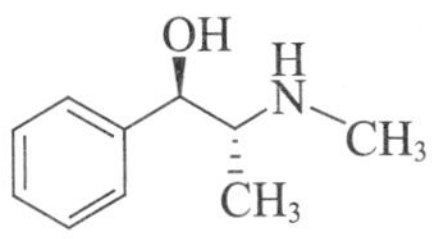
(−)-伪麻黄碱
(1*R*，2*R*)

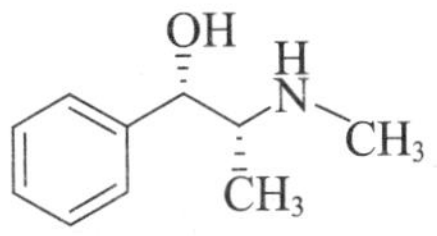
(+)-麻黄碱
(1*S*，2*R*)

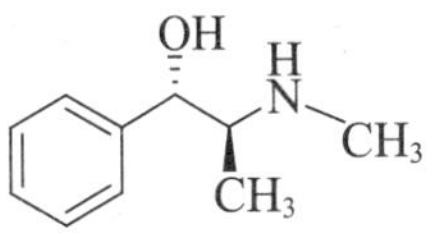
(+)-伪麻黄碱
(1*S*，2*S*)

本品为白色针状结晶或结晶性粉末；无臭，味苦。本品易溶于水，溶于乙醇，不溶于乙醚、三氯甲烷。熔点为 217～220 ℃。比旋度为−33°～−35.5°(5%水溶液)。

本品较稳定，遇光、热、空气均不易被破坏。

本品的水溶液与碱性硫酸铜试液作用，仲胺基与铜离子形成蓝紫色配合物；加乙醚振摇后放置，乙醚层即显紫红色，水层变成蓝色。

本品具有 α-羟基-β-氨基结构，可被高锰酸钾、铁氰化钾等氧化生成苯甲醛和甲胺，后者可使红色的石蕊试纸变蓝。

本品的水溶液显氯化物的鉴别反应。

本品主要用于治疗支气管哮喘、过敏性反应、鼻黏膜肿胀及低血压等。

拓展阅读

**课堂互动：**麻黄碱与去甲肾上腺素的化学结构、作用特点和化学性质有什么不同？

---

**知识链接**

**拟肾上腺素药的构效关系**

常用拟肾上腺素药的基本结构如下：

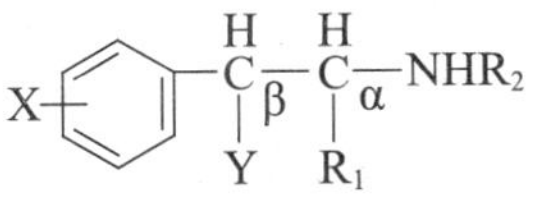

苯环与侧链氨基之间隔两个碳原子时作用最强，碳链延长或缩短，作用强度下降。

$R_1$ 为甲基时，为苯异丙胺类(如麻黄碱等)。甲基的空间位阻使该类药物不易受到酶的破坏而使稳定性增加，时效延长，但强度减弱，毒性增加。

X 多为一个或两个酚羟基，羟基的存在可使作用增强，但羟基易受体内酶的影响而使作用时间缩短，口服后迅速代谢失活，因此不能口服。若去掉 X，则稳定性增加，作用时间延长，药物的中枢作用增强，外周作用减弱，如麻黄碱。

Y 多为仲醇基，不同光学异构体的活性有显著差异。通常左旋体(绝对构型为 *R*-构型)活性远大于右旋体。

$R_2$ 的大小可显著影响 α 和 β 受体效应。随着烃基的增大，α 受体效应逐渐减弱，β 受体效应逐渐增强。如无烃基取代的去甲肾上腺素主要表现为 α 受体效应，*N*-甲基取代的肾上腺素同时兼有 α 和 β 受体效应，*N*-异丙基取代的异丙肾上腺素则主要表现为 β 受体效应。

---

# 第三节　组胺 $H_1$ 受体拮抗药

组胺(histamine)广泛存在于自然界多种植物、动物和微生物体内。它是在组氨酸脱羧酶催化下脱羧形成的产物。通常组胺与肝素-蛋白质形成粒状复合物存在于肥大细胞中。当机体受到如毒素、水解酶、食物及化学物品的刺激而引发抗原-抗体反应时，肥大细胞释放组胺进入细胞间液，与受体结合产生复杂的生理作用。

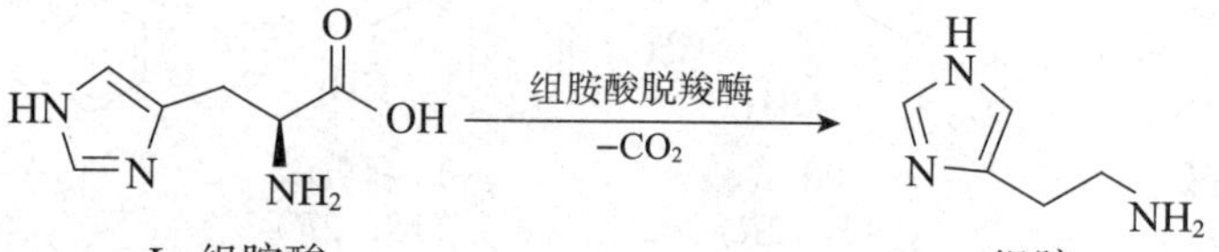


L-组胺酸　　　组胺

---

**知识链接**

**组胺受体的分布及生理效应**

目前发现的组胺受体有四个亚型，即 $H_1$、$H_2$、$H_3$、$H_4$ 受体。$H_1$ 受体分布于支气管和胃肠道平滑肌，以及其他广泛的组织或器官中。组胺作用于 $H_1$ 受体，引起肠道、子宫、支气管等器官的平滑肌收缩，严重时引起支气管平滑肌痉挛而致呼吸困难；还可引起毛细血管舒张，导致血管通透性增加，产生水肿和痒感，出现过敏反应的症状。$H_2$ 受体主要分布于胃、十二指肠壁细胞膜，组胺作用于 $H_2$ 受体，引起胃酸分泌增加，导致消化性溃疡。$H_3$ 受体主要分布在中枢神经系统。$H_4$ 受体首先在小肠内发现，目前处于研究阶段。

---

**（一）概述**

$H_1$ 受体拮抗药竞争性阻断组胺的 $H_1$ 效应，临床主要用于皮肤黏膜超敏反应疾病，某些品种还可用于止吐、防治晕动病、镇静催眠、预防偏头痛等。目前临床应用的 $H_1$ 受体拮抗药品种较多，按化学结构可大致分为乙二胺类、氨基醚类、丙胺类、三环类、哌嗪类、哌啶类等。除乙二胺类外，其他五种结构类型均有非镇静性 $H_1$ 受体拮抗药被研发出来。

1. 乙二胺类　第一个用于临床的药物是芬苯扎胺（phenbezamine）。随后用吡啶对苯环进行生物电子等排体交换得到了活性较强、作用持久、不良反应较少的抗过敏药，如曲吡那敏（tripelennamine）。将乙二胺的氮原子构成杂环，如安他唑啉（antazoline），仍为有效抗组胺药，可治疗过敏性结膜炎等，还有抗心律失常作用。

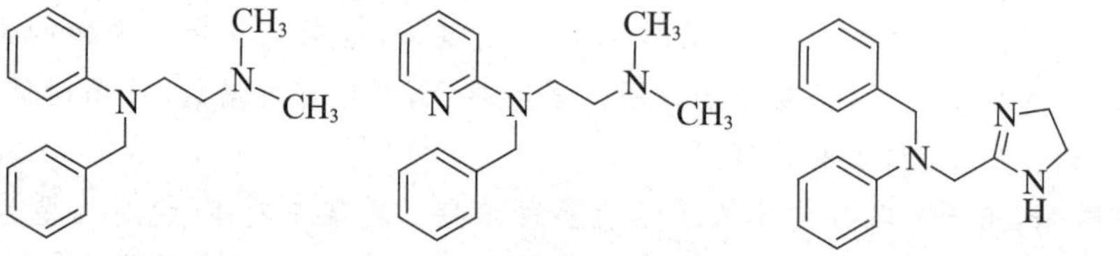

芬苯扎胺　　　曲吡那敏　　　安他唑啉

2. 氨基醚类　用 Ar(Ar′)CHO—代替乙二胺类的 $ArCH_2$(Ar′)N—部分就成为氨基醚类。如苯海拉明（diphenhydramine）具有较好的抗组胺活性，为临床最常用的抗组胺药物之一，常用其盐酸盐，除用作抗过敏药外，也用于抗晕动病。为克服其嗜睡和中枢抑制不良反应，将苯海拉明与中枢兴奋药 8-氯茶碱成盐，即为茶苯海明（dimenhydrinate，乘晕宁），为常用抗晕动病药。

氯马斯汀（clemastine）是氨基醚类中第一个非镇静性抗组胺药，它不仅作用强，起效快，并具有显著的止痒作用。临床用其富马酸盐治疗过敏性鼻炎、荨麻疹、湿疹及其他过敏性皮肤病，也可用于支气管哮喘。

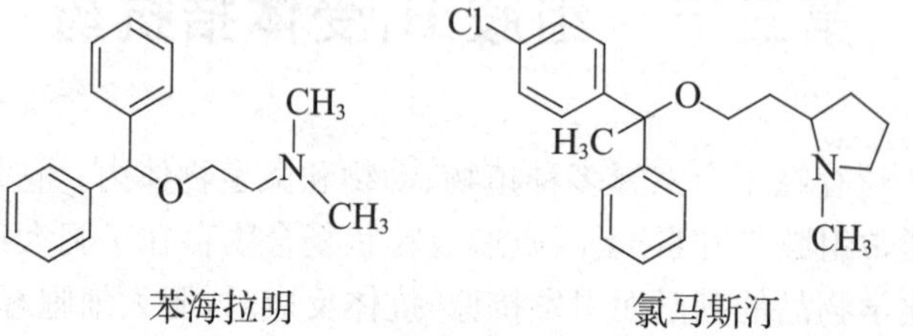

苯海拉明　　　氯马斯汀

3. 丙胺类 乙二胺类中的 $ArCH_2(Ar')N-$ 被 $Ar(Ar')CH-$ 置换，或将氨基醚类中的—O—去掉，就成为丙胺类抗组胺药。与乙二胺类、氨基醚类、三环类等传统抗组胺药相比，丙胺类 $H_1$ 受体拮抗药的抗组胺作用较强而中枢镇静作用较弱，产生嗜睡现象较轻，如氯苯那敏(chlorphenamine)。对该类药物进行结构改造时发现，引入不饱和双键同样有很好的抗组胺活性，如阿伐斯汀(acrivastine)。结构中的丙烯酸基使其具有相当的亲水性而难以进入中枢神经系统，故无镇静作用。临床适用于过敏性鼻炎、花粉症、荨麻疹、皮肤划痕症等。

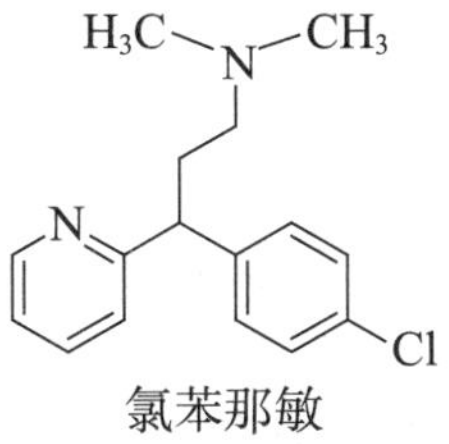
氯苯那敏

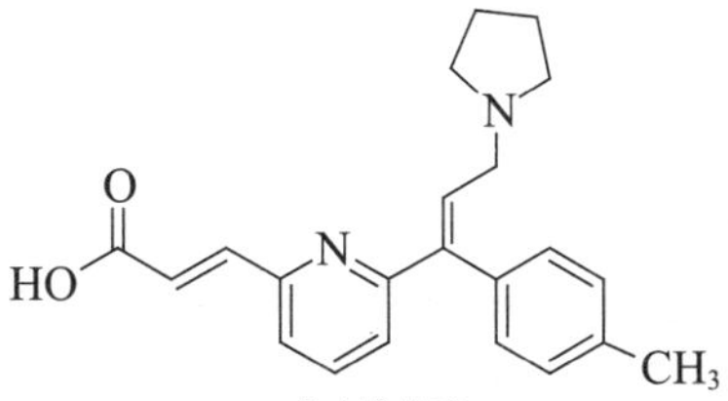
阿伐斯汀

4. 三环类 将上述乙二胺类、氨基醚类、丙胺类药物的两个芳环通过一个或两个原子连接得到三环类 $H_1$ 受体拮抗药，如异丙嗪(promethazine)和赛庚啶(cyproheptadine)等。酮替芬(ketotifen)和氯雷他定(loratadine)是赛庚啶的结构类似物。酮替芬除具有 $H_1$ 受体拮抗作用外，还具有过敏介质释放抑制作用，多用于哮喘的预防和治疗。氯雷他定为强效及长效 $H_1$ 受体拮抗药，选择性地对抗外周 $H_1$ 受体，无中枢抑制作用，为非镇静性 $H_1$ 受体拮抗药，口服起效快。氯雷他定适用于减轻过敏性鼻炎的症状，以及治疗荨麻疹和过敏性关节炎。

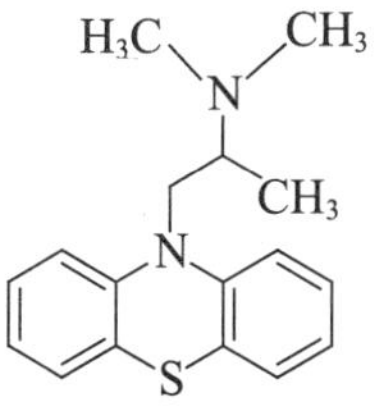
异丙嗪

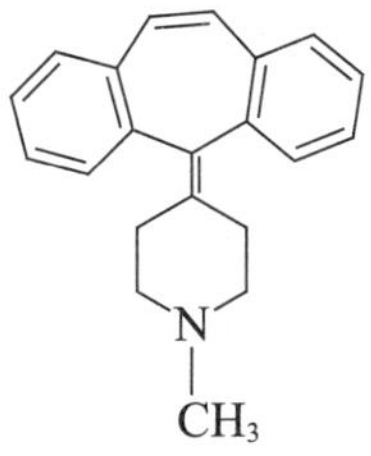
赛庚啶

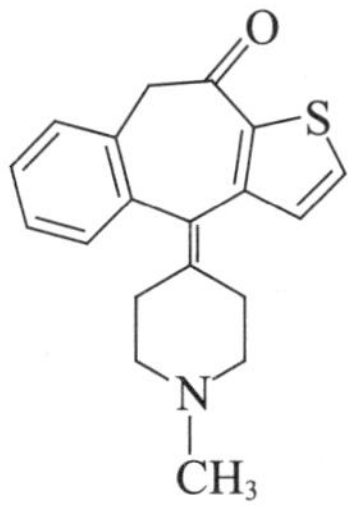
酮替芬

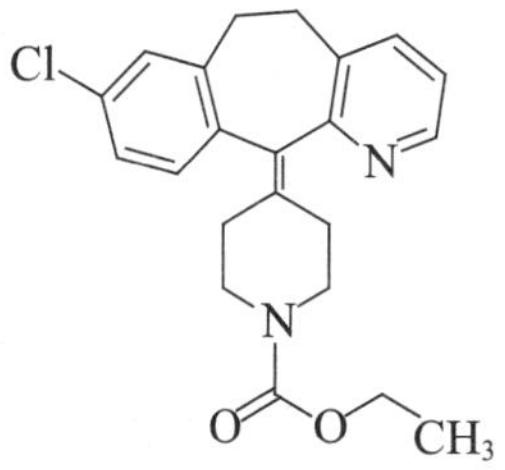
氯雷他定

5. 哌嗪类 将乙二胺类的两个氮原子组成一个哌嗪环，同样具有很好的抗组胺活性，而且作用时间长，如氯环利嗪(chlorcyclizine)和西替利嗪(cetirizine)等。西替利嗪作用强而持久，由于其为两性化合物，不易透过血-脑脊液屏障，故大大减少了镇静的不良反应。

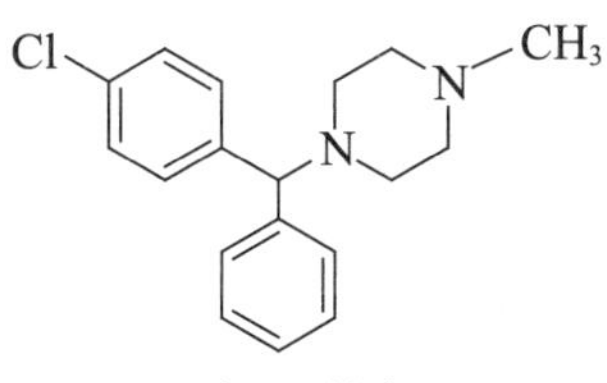
氯环利嗪

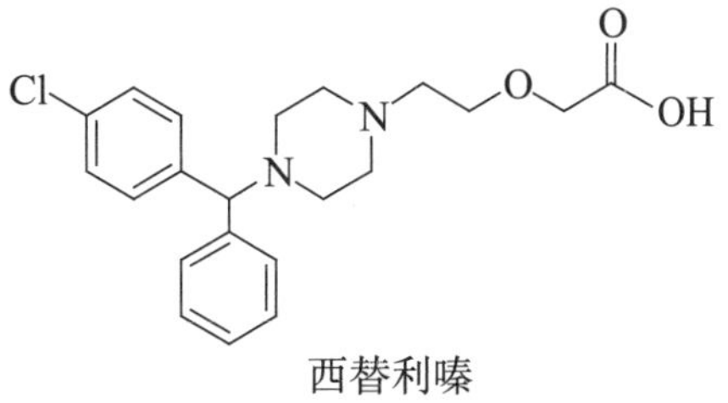
西替利嗪

6. 哌啶类 哌啶类是无嗜睡作用的 $H_1$ 受体拮抗药的主要类型，如左卡巴斯汀(levocabastine)等。左卡巴斯汀具有很强的 $H_1$ 受体拮抗作用，起效快、专一性高，局部用药治疗过敏性鼻炎和结膜炎。

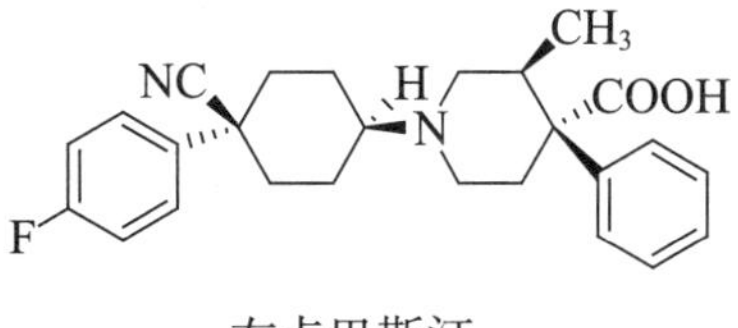
左卡巴斯汀

### (二) 典型药物

#### 盐酸苯海拉明

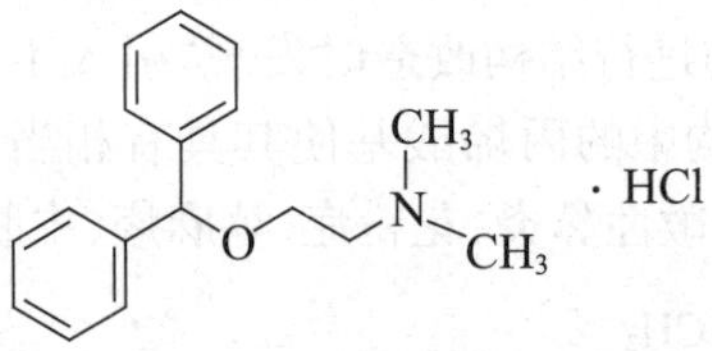

盐酸苯海拉明(diphenhydramine hydrochloride)化学名为 $N,N$-二甲基-2-(二苯基甲氧基)乙胺盐酸盐，又称苯那君。

本品为白色结晶性粉末；无臭，味苦；极易溶于水，易溶于乙醇或三氯甲烷，略溶于丙酮，极微溶于乙醚和苯；熔点为 167～171 ℃。

本品为醚类化合物，化学性质不活泼，纯品对光稳定。当含有杂质二苯甲醇时，在日光下渐变色。二苯甲醇等杂质可从合成过程代入，也可能因储存时分解产生。

本品虽为醚类化合物，但由于自身结构特点，分子中有两个苯环与同一个 α-碳原子存在共轭效应，比一般的醚更易受酸的催化而分解，生成二苯甲醇和二甲氨基乙醇。二苯甲醇水溶性小，分散在水层，呈白色乳浊，若加热煮沸，则聚集成油状物，冷却后凝固成白色蜡状固体，紫外线也催化这一反应。本品在碱性溶液中稳定。

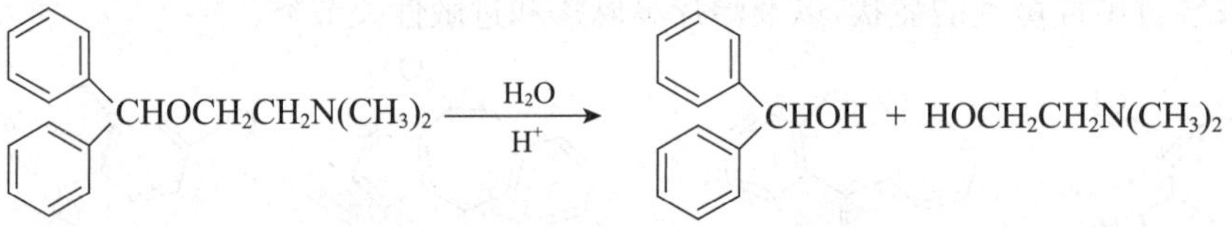

本品能被过氧化氢、酸性重铬酸钾或碱性高锰酸钾溶液氧化，均生成二苯甲酮。

本品遇硫酸初显黄色，继而变为橙红色，加水稀释后呈白色乳浊液。

本品的水溶液，滴加硝酸银试液，即生成白色凝乳状沉淀。

本品具有叔胺结构，有类似生物碱的颜色反应和沉淀反应。

本品具有镇静、止吐、防晕作用，主要用于治疗过敏性疾病，也常用于乘车、乘船引起的恶心、呕吐、头晕等。

#### 马来酸氯苯那敏

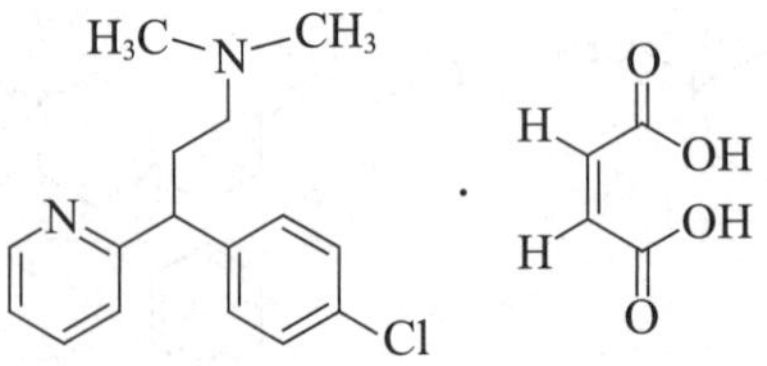

马来酸氯苯那敏(chlorphenamine maleate)化学名为 2-[对-氯-α-[2-(二甲氨基)乙基]苯基]-吡啶马来酸盐，又称扑尔敏。

本品为白色结晶性粉末；无臭，味苦；易溶于水、乙醇、三氯甲烷，微溶于乙醚；熔点为131.5～135 ℃。

本品具有升华性，升华物为特殊晶型，可与其他 $H_1$受体拮抗药区别。

本品分子中的马来酸是较强的酸，故其水溶液呈酸性。

本品结构中有一个手性碳原子，存在一对光学异构体，右旋体活性($S$-构型)强于左旋体活性($R$-构型)，药用为其外消旋体。

本品的马来酸结构中有不饱和双键，加稀硫酸及高锰酸钾试液，红色退去。

本品具有叔胺结构，与枸橼酸醋酐试液在水浴上加热，呈红紫色。

本品用量小，不良反应少，适用于小儿。本品主要用于治疗过敏性鼻炎、荨麻疹、各种过敏性皮肤病等。

## 第四节 局部麻醉药

局部麻醉药简称局麻药，是指局部使用时能够阻断神经冲动从局部向大脑传递的药物，即在意识未消失状态下使机体的某一部分失去痛觉，以便进行外科手术，普遍应用于口腔科、眼科、妇科和外科小手术。

---

**知识链接**

**良好局麻药的特性**

良好局麻药具有以下特性：①选择性地作用于神经组织，对其他相邻的组织无不良影响；②作用具有可重复性；③作用强，毒性小；④产生麻醉的诱导期短；⑤持续作用时间长；⑥溶于水。

---

### （一）概述

临床最早使用的局麻药是从南美洲植物古柯叶中提取出的一种生物碱——可卡因（cocaine，古柯碱），于1884年应用于临床。由于可卡因安全性差，有成瘾性，其水溶液不稳定，高压消毒时易水解失效且价格较高等缺点，使可卡因临床应用受到限制，因此对其结构进行改造，以寻找更好的局麻药。

对可卡因的结构进行分析和简化，发现去除 *N*-甲基、甲氧羰基，以及打开四氢吡咯环后，仍保留局部麻醉作用。由此证明了苯甲酸酯部分在可卡因的局部麻醉作用中占有重要地位。于是科学家开始集中研究苯甲酸酯类衍生物。1890年局麻药苯佐卡因（benzocaine）被合成，该药具有较强的局部麻醉作用，但其溶解度小，不能制成注射剂。若制成盐酸盐则酸性太强，也不宜注射应用。为了克服这些缺点，科学家在其结构中引入二乙氨基，终于在1904年开发出了普鲁卡因（procaine）。普鲁卡因作用优良，无可卡因的不良反应，其盐酸盐水溶性较大，可制成注射剂，至今仍为临床广泛使用的局部麻醉药。

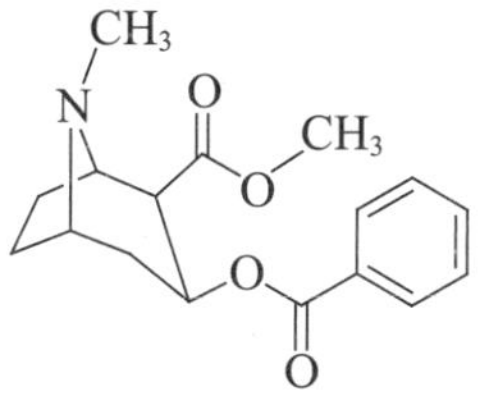

可卡因

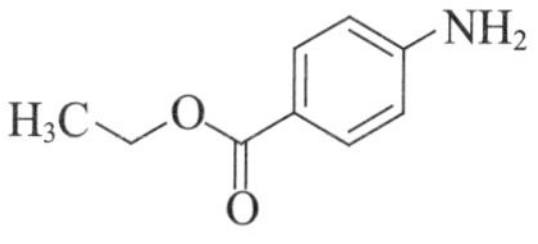

苯佐卡因

普鲁卡因的发现使人们认识到苯甲酸酯结构的重要性，也认识到简化天然产物的结构是寻找新药的一条途径。在对苯甲酸酯结构的研究中，科学家开发了其他类局部麻醉药。局部麻醉药按化学结构类型可分为芳酸酯类、酰胺类和其他类。

1. 芳酸酯类　芳酸酯类局麻药的基本结构特征为由芳香酸和氨基醇形成的芳酸酯。

普鲁卡因易水解失效，麻醉作用时间短。为了克服这一缺点，提高稳定性，以普鲁卡因为先导化合物，对苯环、氨基侧链、碳链、羧酸酯进行变化，获得了一系列其他芳酸酯类局麻药，如丁卡因（tetracaine）、布他卡因（butacaine）、二甲卡因（dimethocaine）、硫卡因（thiocaine）等。

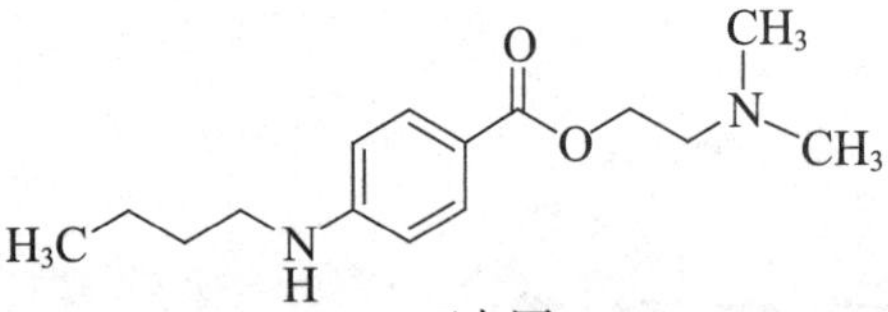

丁卡因

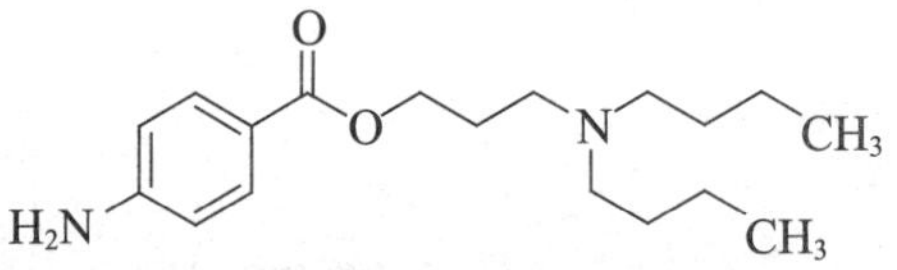

布他卡因

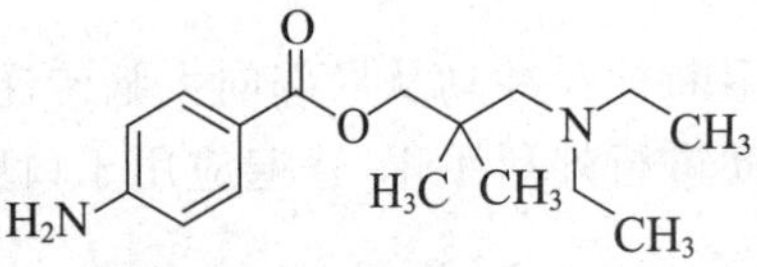

二甲卡因

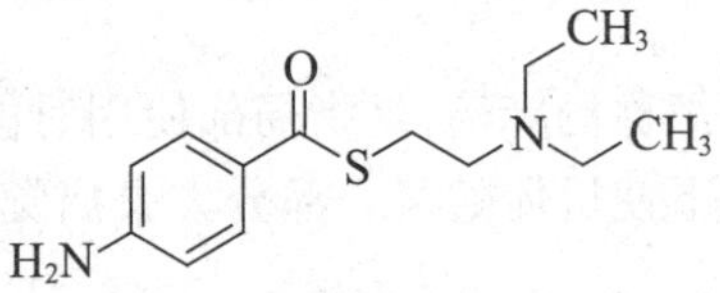

硫卡因

2. 酰胺类　酰胺类局麻药的基本结构特征为酰苯胺的基本母核，在苯胺的芳环上 2 位或 2,6 位有单取代或二取代基，取代酰苯胺结构比较稳定，不易水解，活性和毒性均较芳酸酯类药物强。酰胺类局麻药利多卡因（lidocaine）的局麻作用比普鲁卡因强 2 倍，作用时间延长 1 倍，穿透力强，适用于各种局部麻醉；此外，还有抗心律失常作用。其后合成了一系列酰胺类局麻药，如布比卡因（bupivacaine）、罗哌卡因（ropivacaine）等。

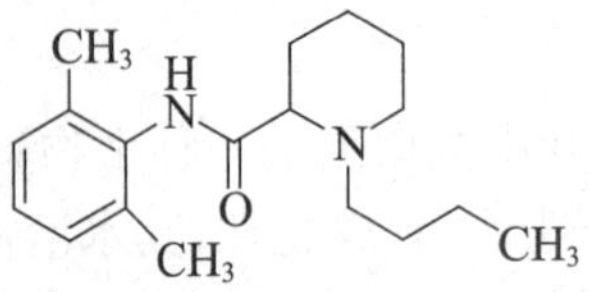

布比卡因

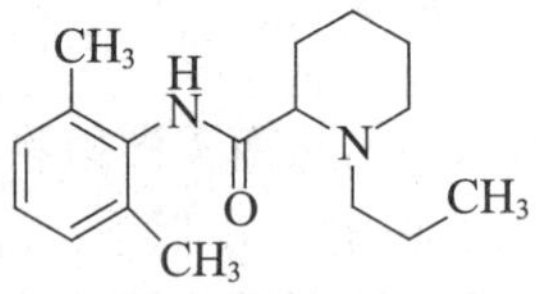

罗哌卡因

3. 其他类　以醚键代替局麻药结构中的酯基或酰胺基，得到氨基醚类化合物，如二甲异喹（dimethisoquin），其稳定性增加，表面麻醉作用比可卡因强 1000 倍，而毒性仅为可卡因的 2 倍。

以电子等排体—$CH_2$—代替酯基中的—O—，则得到氨基酮类化合物，如达克罗宁（dyclonine），其麻醉作用和穿透力强，作用快而持久，毒性较普鲁卡因低。

氨基甲酸酯类兼有酰胺和酯类两种结构，如卡比佐卡因（carbizocaine），为一高效、强效的局麻药，可用于有炎症组织的麻醉。

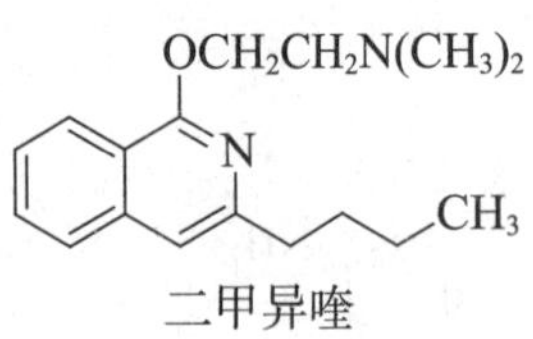

二甲异喹

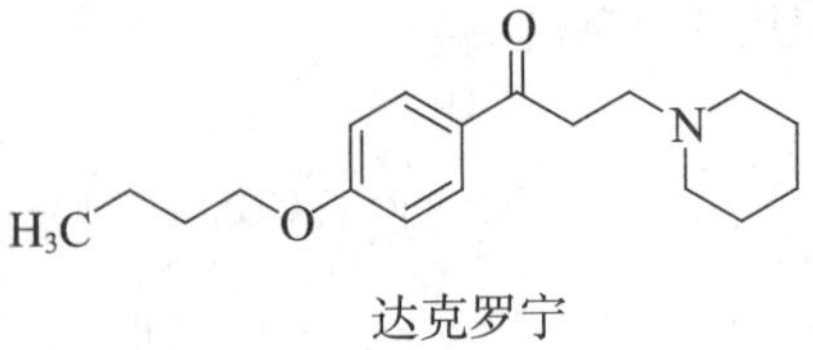

达克罗宁

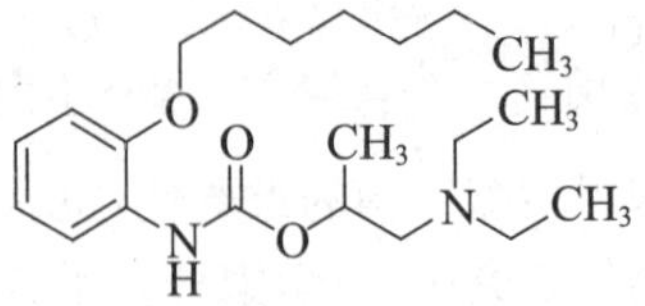

卡比佐卡因

**课堂互动：**何谓重氮化-偶合反应？哪些药物能发生此反应？

### (二) 典型药物

## 盐酸普鲁卡因

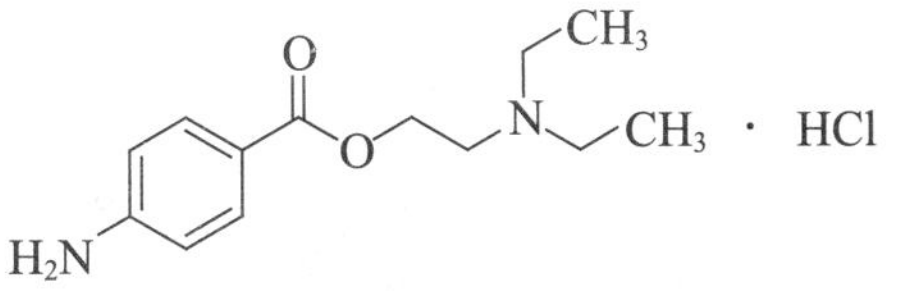

盐酸普鲁卡因(procaine hydrochloride)化学名为 4 -氨基苯甲酸- 2 -(二乙氨基)乙酯盐酸盐，又称盐酸奴佛卡因。

本品为白色结晶或结晶性粉末；无臭，味微苦，随后有麻痹感。本品易溶于水，略溶于乙醇，微溶于三氯甲烷，几乎不溶于乙醚。熔点为 154～157 ℃。

本品为盐酸盐，其水溶液加氢氧化钠溶液后游离，析出普鲁卡因白色沉淀，加热能水解，产生二乙氨基乙醇(蒸气能使湿润的红色石蕊试纸变蓝)和对氨基苯甲酸钠，放冷，加盐酸酸化，即析出对氨基苯甲酸白色沉淀，此沉淀能在过量的盐酸中溶解。

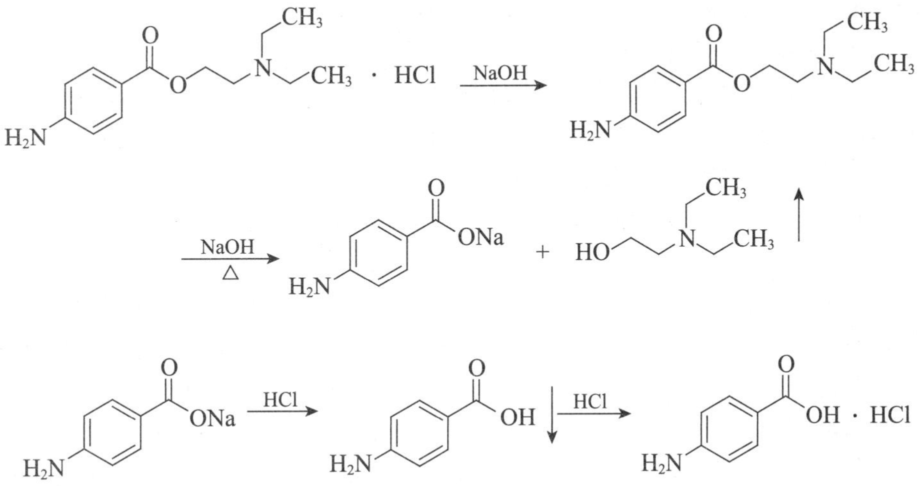

本品的结构中含有芳香伯胺，具有还原性，光照下容易氧化变质，宜避光、密封保存。pH 及温度升高、紫外线、氧、重金属离子等均可加速其氧化，故配制盐酸普鲁卡因注射液时，应调节 pH 为 3.5～5.5，并严格控制灭菌温度和时间。

本品显芳香伯胺类的特征鉴别反应。在稀盐酸中与亚硝酸钠生成重氮盐，加入碱性 β -萘酚试液发生偶合反应，生成红色的偶氮化合物。

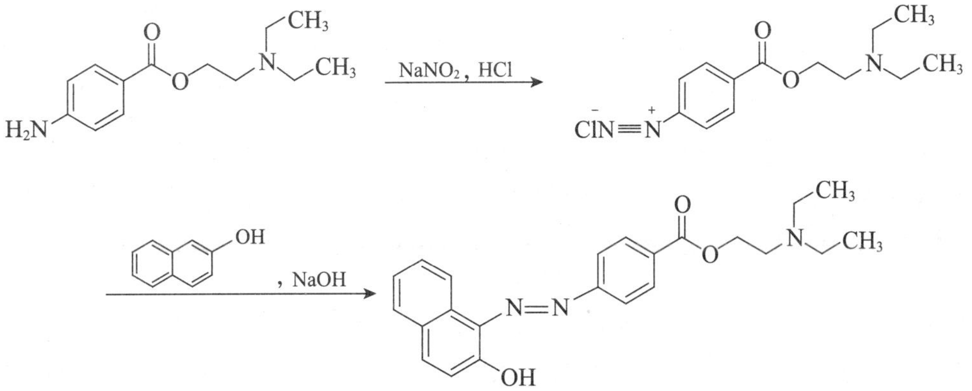

本品化学结构中含有酯键，酸、碱和体内酯酶均能促使其水解。《中华人民共和国药典》规定本品的注射液必须检查对氨基苯甲酸的存在，利用对氨基苯甲酸可与对二甲氨基苯甲醛生成有颜

色的缩合物，与对照品溶液比较来判断对氨基苯甲酸的存在。

本品具有叔胺的结构，其水溶液能与一些生物碱沉淀试剂反应，如与氯化金试液、碘化铋钾试液、碘试液、碘化汞钾试液和三硝基苯酚试液等反应生成沉淀。

本品显氯化物的鉴别反应。

本品局部麻醉作用强，毒性低且无成瘾性。其穿透力弱，不能作表面麻醉剂使用。临床上用于浸润麻醉、阻滞麻醉、蛛网膜下隙麻醉、硬膜外麻醉和局部封闭疗法。

［要点：盐酸普鲁卡因的化学性质包括具有芳香伯胺类的特征反应、易水解、与生物碱沉淀试剂反应、显氯化物的鉴别反应］

## 盐酸利多卡因

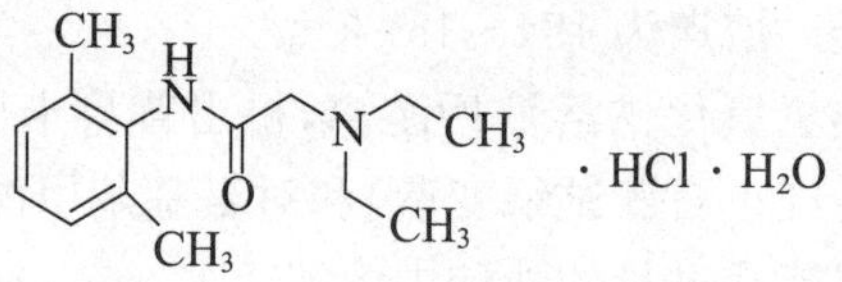


盐酸利多卡因(lidocaine hydrochloride)化学名为 *N*-(2,6-二甲苯基)-2-(二乙氨基)乙酰胺盐酸盐一水合物，又称盐酸赛洛卡因。

本品为白色结晶性粉末；无臭，味苦，继而有麻木感。本品易溶于水或乙醇，溶解于三氯甲烷，不溶于乙醚。熔点为 75～79 ℃。本品应密封保存。

本品在空气中稳定，对酸、碱均较稳定，不易水解。

本品具有叔胺结构，其水溶液加三硝基苯酚试液，即产生复盐沉淀，熔点为 228～232 ℃，熔融时同时分解。

本品酰胺键上的氮能与金属离子生成有色的配位化合物。其水溶液加硫酸铜和碳酸钠试液，即显蓝紫色，加三氯甲烷振摇后放置，三氯甲烷层显黄色；其乙醇溶液与氯化钴试液显绿色，放置后生成蓝绿色沉淀。

本品局部麻醉作用为普鲁卡因的 2～9 倍，因其性质稳定，起效快，维持时间长，具有穿透性好、弥散性强、刺激性小的特点，被认为是较理想的局部麻醉药。本品主要用于表面麻醉、硬膜外阻滞或神经阻滞、室性心律失常。

---

**知识链接**

### 局麻药的构效关系

局麻药的化学结构可概括为三部分，即亲脂部分、中间链和亲水部分。

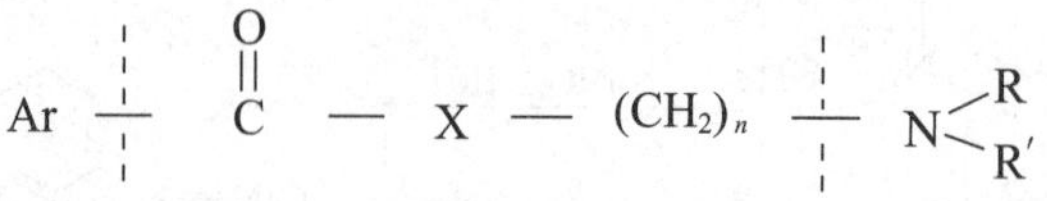


1. 亲脂部分　可改变的范围较大，可为芳烃基及其电子等排体，必须有一定的亲脂性，以苯的生物作用较强。苯环的邻对位引入给电子取代基，如羟基、氨基、烷氧基时，局麻作用增强；反之，引入吸电子取代基则作用减弱。同时，邻位上的基团可以增加立体位阻，延长作用时间，如氯普鲁卡因。苯环氨基上引入取代烷基，可增强活性，如丁卡因。

2. 中间链　与局麻药作用持续时间有关，并决定药物的稳定性。当 X 分别为 O、S、NH 和 $CH_2$ 时，根据水解的难易程度，其麻醉持续时间为—$COCH_2$—＞—CONH—＞—COS—＞—COO—。

麻醉作用强度次序为—COS—＞—COO—＞—$COCH_2$—＞—CONH—。

中间链中的 $n$ 以 2～3 为好，碳链增长，如在酯基的 $\alpha$ 位引入支链，位阻作用使酯键不易水解，局麻作用增强，作用时间延长，但毒性增大。

3. 亲水部分　多为叔胺或脂环胺（如吡咯、哌啶等）。伯胺、仲胺刺激性较大，季铵有箭毒样作用而不被采用。叔胺上的两个烷基一般相同，烷基以 3～4 个碳原子时作用最强。

局麻药必须有一定的脂溶性才能穿透神经细胞膜到达作用部位，但药物的脂溶性又不能太大，否则容易穿透血管壁，使局部浓度很快降低而达不到应有的效果。因此，局麻药的亲脂部分和亲水部分必须保持适当的平衡，即有合适的脂水分配系数。

# 习　　题

## 一、选择题

### （一）A 型题

1. 以下关于硝酸毛果芸香碱的叙述，不正确的是（　　）
   A. 能兴奋 M 胆碱受体　B. 又称硝酸匹鲁卡品　C. 遇光易变质
   D. 水溶液较稳定不易水解　E. 显硝酸盐的鉴别反应
2. 分子中含有结晶水，在空气中易风化的药物是（　　）
   A. 溴丙胺太林　B. 溴新斯的明　C. 氢溴酸山莨菪碱
   D. 硝酸毛果芸香碱　E. 硫酸阿托品
3. 以下关于硫酸阿托品的叙述，不正确的是（　　）
   A. 为平滑肌解痉药　B. 具有旋光性　C. 具有维他立反应
   D. 分子中有一叔胺氮原子　E. 含有酯键易被水解
4. 下列药物具有左旋性的是（　　）
   A. 硝酸毛果芸香碱　B. 硫酸阿托品　C. 氢溴酸山莨菪碱
   D. 盐酸苯海索　E. 溴新斯的明
5. 结构中无酚羟基的药物是（　　）
   A. 肾上腺素　B. 异丙肾上腺素　C. 去甲肾上腺素
   D. 麻黄碱　E. 间羟胺
6. 麻黄碱有四个光学异构体，其中活性最强的是（　　）
   A. 1*R*,2*S*(－)　B. 1*S*,2*R*(＋)　C. 1*R*,2*R*(－)
   D. 1*S*,2*S*(＋)　E. 1*R*,2*S*(±)
7. 以下关于肾上腺素的叙述，不正确的是（　　）
   A. 具有旋光性　B. 具有酸碱两性　C. 易氧化变质
   D. 易被消旋化使活性增加　E. 可与三氯化铁试液显色
8. 苯海拉明属于组胺 $H_1$ 受体拮抗药的结构类型是（　　）
   A. 乙二胺类　B. 哌嗪类　C. 丙胺类　D. 三环类　E. 氨基醚类
9. 下列药物具有明显中枢镇静作用的是（　　）
   A. 苯海拉明　B. 氯马斯汀　C. 阿伐斯汀
   D. 氯雷他定　E. 西替利嗪
10. 盐酸普鲁卡因最易溶于（　　）
    A. 水　B. 乙醇　C. 三氯甲烷　D. 乙醚　E. 丙酮

**(二)B 型题**

A. 硫酸阿托品　B. 盐酸苯海索　C. 氢溴酸山莨菪碱
D. 硝酸毛果芸香碱　E. 溴新斯的明

11. 直接作用于胆碱受体的拟胆碱药是(　　)
12. 抗胆碱酯酶药是(　　)
13. 无中枢作用的抗胆碱药是(　　)
14. 平滑肌解痉药是(　　)
15. 中枢性抗胆碱药是(　　)

**(三) X 型题**

16. 分子中含有酯键,其水溶液不稳定易水解失效的药物有(　　)
A. 硝酸毛果芸香碱　B. 溴新斯的明　C. 硫酸阿托品
D. 氢溴酸山莨菪碱　E. 盐酸苯海索
17. 阿托品的水解产物为(　　)
A. 莨菪碱　B. 莨菪醇　C. 山莨菪碱　D. 莨菪酸　E. 消旋莨菪酸
18. 结构中含有酚羟基可与三氯化铁试液作用显色的药物有(　　)
A. 盐酸麻黄碱　B. 盐酸异丙肾上腺素　C. 肾上腺素
D. 重酒石酸去甲肾上腺素　E. 甲氧明
19. 下列属于非镇静性 $H_1$受体拮抗药的药物有(　　)
A. 苯海拉明　B. 氯苯那敏　C. 赛庚啶
D. 西替利嗪　E. 氯雷他定
20. 与盐酸普鲁卡因生成沉淀的试剂有(　　)
A. 氯化钴　B. 碘试液　C. 碘化汞钾　D. 硝酸汞　E. 苦味酸

**二、问答题**

1. 硫酸阿托品水溶液不稳定易被水解失效,配制注射液应采取哪些措施防止水解?
2. 配制盐酸肾上腺素注射液时需要采取哪些措施?为什么?
3. 根据化学结构的不同,局麻药分为哪几类?各类有哪些主要代表药?
4. 从化学结构分析盐酸普鲁卡因有哪些化学性质。
5. 李某,30 岁,为汽车驾驶员,患有过敏性鼻炎。李某在工作期间可否服用盐酸西替利嗪作为抗过敏药物使用?

第三章
参考答案

(李双庆　顾宏霞)

# 第四章　解热镇痛药和非甾体抗炎药

第四章课件

**学习目标**

1. 掌握代表药物阿司匹林、对乙酰氨基酚、吲哚美辛、双氯芬酸钠、布洛芬、吡罗昔康的名称、理化性质及主要用途。
2. 熟悉解热镇痛药、非甾体抗炎药的结构类型。
3. 能认识解热镇痛药、非甾体抗炎药、抗痛风药典型药物的结构式。
4. 能应用水杨酸类、苯胺类、芳基烷酸类1,2-苯并噻嗪类,3,5-吡唑烷二酮类、邻氨基苯甲酸类药物的理化性质,解决该类药物的调配、鉴别、储存等问题。
5. 了解选择性COX-2抑制剂的研究进展。

解热镇痛药(antipyretic analgesics)是一类既能使发热患者的体温降至正常,又具有中等程度镇痛作用的药物,其中多数还兼有抗炎、抗风湿作用,有的兼有抗痛风作用。非甾体抗炎药(nonsteroidal anti-inflammatory drugs, NSAIDs)中大部分除了具有抗炎作用,还具有解热、镇痛作用,部分兼有抗痛风作用,故将抗痛风药(antigout drugs)并入本章介绍。

## 第一节　解热镇痛药

本类药物主要通过抑制体内花生四烯酸代谢过程中的环氧合酶(cyclooxygenase, COX),减少前列腺素(prostaglandin, PG)的生物合成而发挥作用。

解热镇痛药按化学结构可分为水杨酸类、苯胺类及吡唑酮类。

**知识链接**

**百年传奇药物阿司匹林**

1853年,乙酰水杨酸被成功合成。1899年,拜耳公司将该药命名为阿司匹林(aspirin),正式面世,该药因疗效确切、价格低廉而畅销世界。随着医药科技发展,一些新的解热镇痛药相继问世,对阿司匹林的地位构成挑战。20世纪80年代,科学家发现阿司匹林的抗凝机制,同时也发现了非甾体抗炎药可通过抑制环氧合酶来减少前列腺素的合成,约翰·范恩(John Vane)、本特·塞缪森(Bengt Samuelsson)和苏恩·伯格斯特龙(Sune Bergström)因此共同获得1982年诺贝尔生理学或医学奖。自此,阿司匹林用于治疗缺血性心脏病。1996年美国食品药品监督管理局(FDA)正式推荐其作为预防心脏病的常规用药,该药重回“医药之王”的宝座。100多年来,阿司匹林创造了辉煌的经济效益和社会效益,缔造了长达百年的神话,是世界医药市场经典药物之一。虽然人们一直在努力寻找更好的“阿司匹林”，但尚未发现一种优于阿司匹林的药物，至今它仍是世界上应用最广泛的解热镇痛药。近几年，阿司匹林还被发现可用于预防和治疗结肠癌及提高乳腺癌患者的生存率等，该药再次显现出巨大潜力。随着现代医学研究的日益深入，其应用范围还在不断拓展。

## 一、水杨酸类

早在公元前4世纪，就有咀嚼柳树皮可以减轻疼痛的记载。1838年人们首次从柳树皮中提取得到水杨酸(salicylic acid)，并于1860年首次人工合成。1875年水杨酸钠(sodium salicylate)作为解热镇痛药应用于临床，但对胃肠道刺激性较大。1886年水杨酸苯酯(phenyl salicylate)应用于临床。1899年乙酰水杨酸(aspirin，阿司匹林)应用于临床，其解热镇痛作用强于水杨酸钠，且不良反应小。该药体内代谢生成水杨酸，促使人们回头又开发水杨酸的盐及其他衍生物。阿司匹林对胃黏膜有刺激性，长期或大剂量使用可诱发并加重溃疡，甚至引起胃及十二指肠出血。因此，对其结构进行改造，得到了一系列水杨酸的衍生物，减轻了对胃的刺激性，而解热、镇痛、抗炎和抗风湿作用却明显增强。这些衍生物包括将阿司匹林结构改造制成酯，如双水杨酯(salsalate)、贝诺酯(benorilate)；制成酰胺，如乙氧苯酰胺(ethoxy benzamide)；制成盐，如赖氨匹林(aspirin lysine)；引入含氟基团，如二氟尼柳(diflunisal)等。

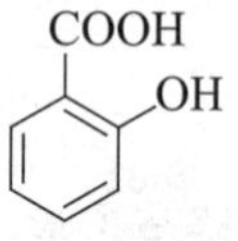

水杨酸

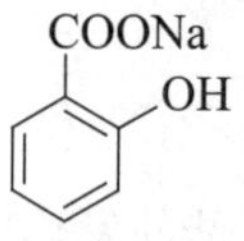

水杨酸钠

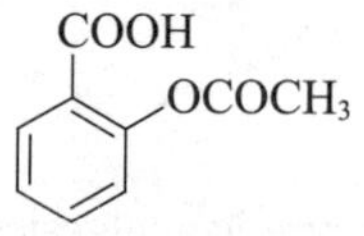

阿司匹林

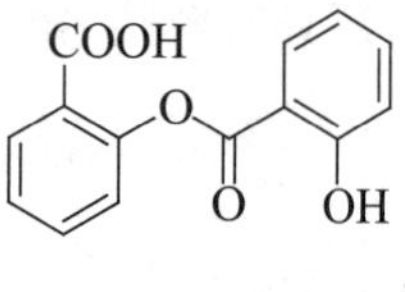

双水杨酯

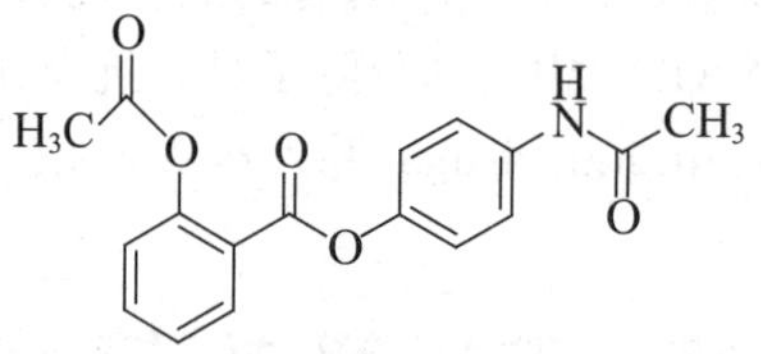

贝诺酯

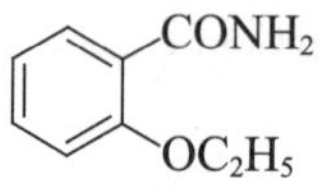

乙氧苯酰胺

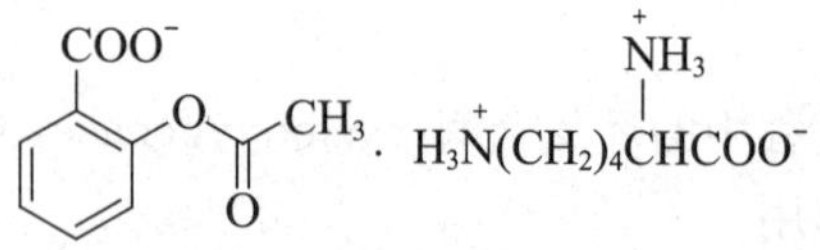

赖氨匹林

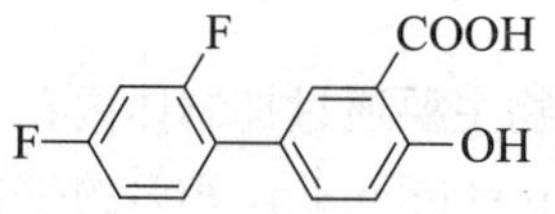

二氟尼柳

构效关系研究发现，水杨酸阴离子是活性的必要结构，如果酸性降低，虽保持其镇痛作用，但抗炎活性降低。将羧基置换成酚羟基可影响疗效和毒性。羧基和羟基的位置若从邻位移到间位或对位，则活性消失。至今，水杨酸类药物的研制开发仍是科研工作的一个热点领域。

### 阿司匹林

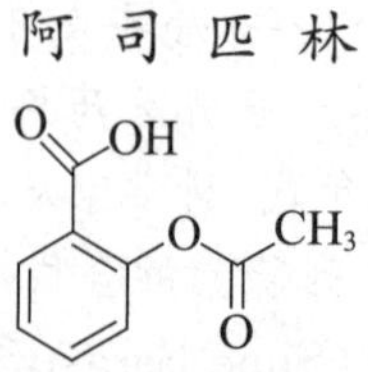


阿司匹林(aspirin)化学名为2-(乙酰氧基)苯甲酸，又称乙酰水杨酸。

本品为白色结晶或结晶性粉末；无臭或微带醋酸臭，味微酸。本品易溶于乙醇，溶于三氯甲烷或乙醚，微溶于水或无水乙醚。熔点为135～140 ℃。

本品在干燥空气中较稳定，遇湿气即缓缓水解生成水杨酸和乙酸，故可通过嗅其是否有乙酸味，初步判断是否水解。遇碱、遇热水解更快。将本品溶于碳酸钠或氢氧化钠溶液中，加热，放冷后酸化，析出白色水杨酸沉淀，并发出乙酸（醋酸）的特殊酸臭味。利用酯键的水解反应，可鉴别和测定其制剂含量。

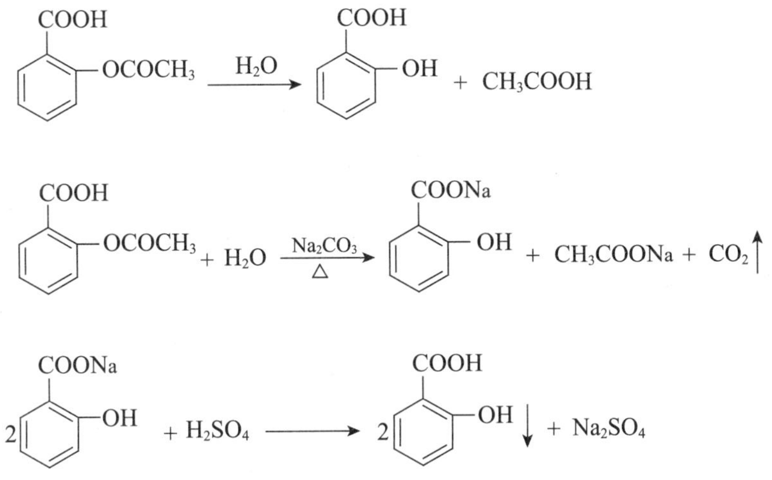

$$CH_3COONa + H_2SO_4 \longrightarrow NaHSO_4 + CH_3COOH$$

本品具有游离羧基，呈弱酸性，p$K_a$ 为 3.49。

本品含有酚酯结构，又有亲核性羧基的邻助作用，稳定性较差。

本品分子中无游离的酚羟基，不与三氯化铁试液发生显色反应，但其水溶液加热或长时间放置后，会水解产生水杨酸，遇三氯化铁试液呈紫堇色。

本品水解产物水杨酸易氧化，遇空气可逐渐变为淡黄色、红棕色至深棕色。水杨酸在水溶液中氧化更快，其原因是分子中酚羟基被氧化成一系列醌类有色物质，碱、日光照射、温度升高、微量金属离子（如铜和铁）等条件，均可促进氧化反应进行。故阿司匹林应密封、置于阴凉处保存。临床通常使用其固体制剂如片剂等，且制剂中常加入某些有机酸（枸橼酸、酒石酸等）作为稳定剂，防止其水解、氧化。

**课堂互动：**

1. 阿司匹林能用直接加三氯化铁试液的方法鉴别吗？
2. 打开一瓶长期放置的阿司匹林片剂，发现有醋酸味且药片变色，试分析其原因。

本品以水杨酸为原料，醋酐为酰化剂，在硫酸催化下，进行乙酰化反应制得。

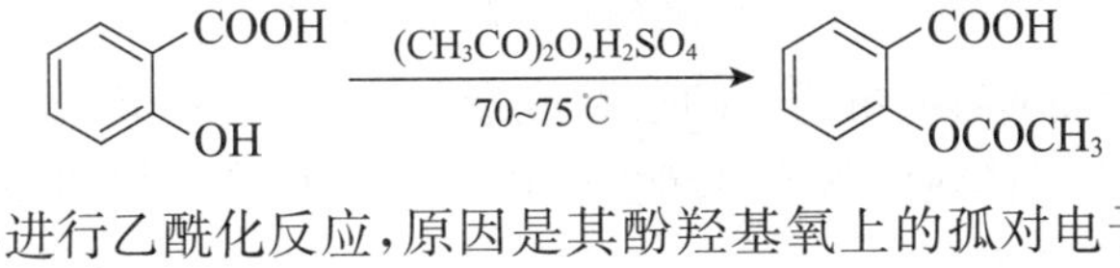

常温下水杨酸不易进行乙酰化反应，原因是其酚羟基氧上的孤对电子与苯环共轭，从而降低了其自身电子云密度，使乙酰阳离子难以进攻，且水杨酸分子内易形成氢键。故需加热至一定温度进行酰化反应，但温度不宜升得太高或太快，否则会产生大量有不良反应的副产物（如水杨酰水杨酸和乙酰水杨酸酐等）。另外，待酰化反应完毕后，应逐渐降温，以保证反应完全。

本品在合成过程中乙酰化不完全，或储存时保管不当，会引入或产生水杨酸，故药典规定检查游离水杨酸。可利用水杨酸与硫酸铁铵试液的显色反应，用比色法进行限量检查。合成中可能有乙酰水杨酸酐副产物生成，可引起过敏反应，其含量不超过 0.003%（$W/W$）时则无影响。原料水杨酸中可能带入脱羧产物苯酚和水杨酸苯酯，在反应过程中可能生成不溶于碳酸钠的乙酸苯酯、水杨酸苯酯和乙酰水杨酸苯酯，故药典规定检查碳酸钠中不溶物。

---

**案例分析**

在阿司匹林肠溶片的制备过程中，采用湿法制粒（用含水的淀粉浆与阿司匹林一起制粒）时，检查中总发现水杨酸超出限量。后来技术人员改进工艺，在这一步生产操作中用快速低温干燥或将阿司匹林外加到颗粒中，有效地控制水杨酸的含量。试分析革新工艺的原因及其对你的启发。

**[分析]** 阿司匹林不稳定，易水解产生水杨酸，改进后的生产工艺极大地减缓了阿司匹林的水解。

---

本品具有解热、镇痛、抗炎及抗风湿作用，临床主要用于治疗上呼吸道感染发热、头痛、牙痛、肌肉痛、神经痛及痛经等慢性钝痛，是治疗风湿热、类风湿关节炎的常用药物。

本品还能抑制血小板血栓素 $A_2$（$TXA_2$）的合成，具有强效抗血小板聚集作用，现已用于心血管疾病的预防和治疗。

---

**知识链接**

**阿司匹林的临床常用剂型**

阿司匹林为弱酸性药物，在酸性条件下不易解离，所以在胃及小肠上部易吸收。为了避免对胃的刺激，常制成肠溶片或前药。临床常用剂型有肠溶片、肠溶胶囊、栓剂、泡腾片等。临床上采用小剂量（50～100 mg）治疗缺血性心脏病，脑缺血，心房颤动，人工心脏瓣膜置换术、动静脉瘘手术及其他手术后的血栓形成。

---

## 二、苯 胺 类

1875 年，人们发现苯胺有很强的解热镇痛作用，但因其破坏血红素产生高铁血红蛋白而无药用价值。1886 年，科学家将苯胺乙酰化得到乙酰苯胺（acetanilide，退热冰），也有较强的解热镇痛作用，曾用于临床，但仍有较大毒性，特别是大剂量使用出现高铁血红蛋白血症和黄疸，故临床上已不用。1887 年，将对氨基苯酚的羟基醚化、氨基酰化得到对乙酰氨基苯乙醚（phenacetin，非那西丁），具有较好的解热镇痛作用，曾广泛用于临床。后来发现它对肾和视网膜产生毒性且易致胃癌，现已被淘汰。

1948 年，科学家发现对乙酰氨基酚（paracetamol，扑热息痛）是乙酰苯胺和非那西丁的体内活性代谢产物。这是一种不良反应小、疗效好的解热镇痛药，也是苯胺类药物唯一在临床应用的解热镇痛药。该药的解热镇痛作用与阿司匹林相当，但无抗炎作用，可能与其只抑制中枢神经系统而不抑制外周系统前列腺素的合成有关。对阿司匹林过敏的患者使用该药仍有较好的耐受性。

将对乙酰氨基酚的酚羟基与阿司匹林的羧基成酯制得贝诺酯，贝诺酯具有解热、镇痛及抗炎作用。该药为前体药物，需经体内代谢才可产生药理作用，因此作用时间较阿司匹林及对乙酰氨基酚长，同时对胃肠的刺激性小。

拓展阅读

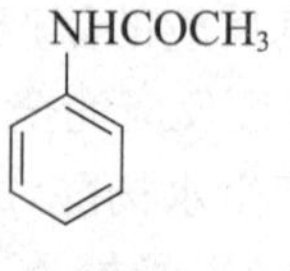

乙酰苯胺

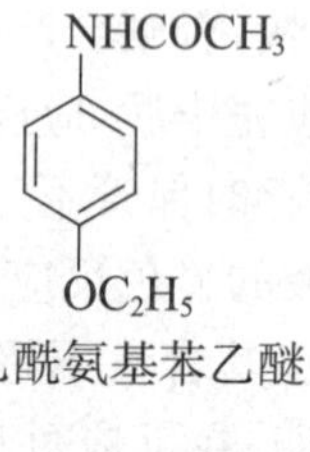

对乙酰氨基苯乙醚

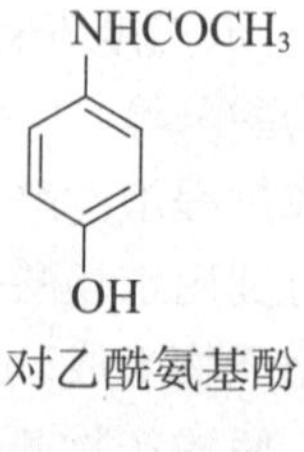

对乙酰氨基酚

## 对乙酰氨基酚

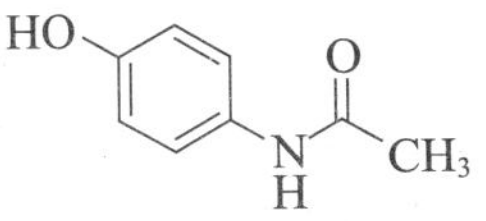

对乙酰氨基酚(paracetamol)化学名为 *N*-(4-羟基苯基)乙酰胺,又称扑热息痛。

本品为白色结晶或结晶性粉末;无臭,味微苦。本品易溶于热水或乙醇,溶于丙酮,略溶于水。熔点为 168～171 ℃。

本品分子中含有酚羟基,其水溶液加三氯化铁试液显蓝紫色。

本品在空气中稳定,水溶液中的稳定性与溶液 pH 有关,pH 为 6 时最为稳定。

本品在酸性及碱性条件下,稳定性差,酸和碱可催化其水解,生成乙酸和对氨基苯酚。后者在酸性条件下,可与亚硝酸钠试液作用,生成重氮盐,再与碱性 β-萘酚试液偶合生成红色的偶氮化合物。

水解产物对氨基苯酚还可进一步氧化降解生成亚胺醌类化合物,颜色逐渐变成粉红色至棕色,最后变成黑色。故对乙酰氨基酚注射剂应遮光、密封保存。

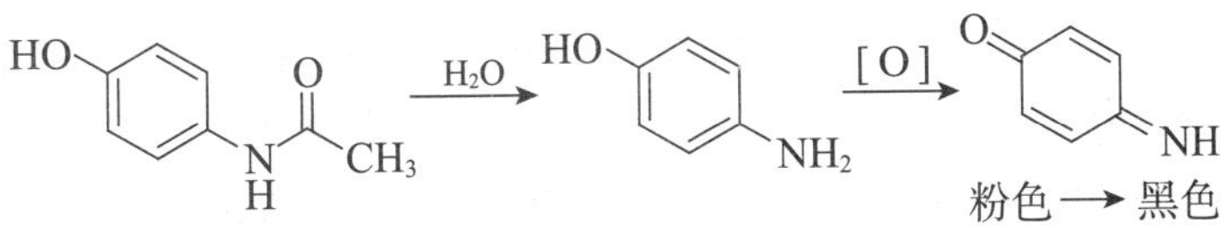


---

**知识链接**

### 对乙酰氨基酚在体内的代谢

对乙酰氨基酚在肝内代谢,大部分与硫酸成酯或与葡萄糖醛酸形成结合物排出体外,小部分代谢为毒性大的 *N*-乙酰亚胺醌。正常情况下,*N*-乙酰亚胺醌在肝中与 *N*-乙酰半胱氨酸、谷胱甘肽(GSH)结合而失去活性,经肾排泄。当大剂量或超剂量服用对乙酰氨基酚时,毒性代谢物可消耗肝中贮存的大部分谷胱甘肽,并与含巯基等亲核基团的肝、肾蛋白质及酶形成共价加成物,导致肝坏死、肾衰竭等。可用含有巯基的化合物来解除过量服用对乙酰氨基酚产生的毒性。

---

对乙酰氨基酚的主要合成方法是以对硝基苯酚钠为原料,加盐酸酸化,得对硝基苯酚,再在盐酸溶液中加铁粉还原生成对氨基苯酚,用乙酸酰化,所得粗品用热水重结晶后即得对乙酰氨基酚。

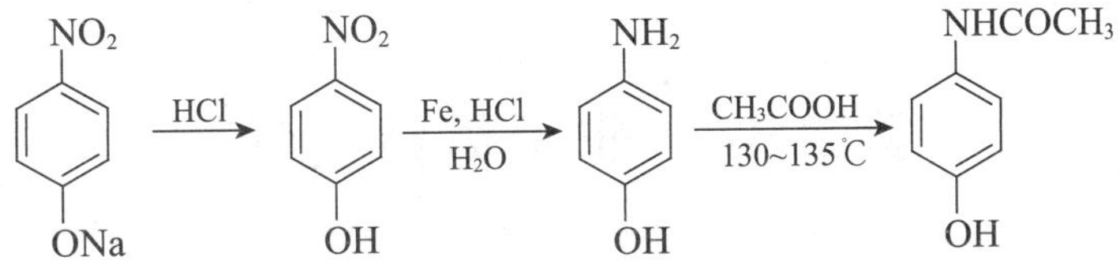


本品在制备过程中若乙酰化不完全,可将毒性很大的对氨基苯酚带入成品;或因贮存不当,部分成品水解,生成对氨基苯酚,故药典规定对氨基苯酚进行限量检查。对氨基苯酚在碱性条件下与亚硝基铁氰化钠生成蓝色的配位化合物,可用此法进行限量检查,含量不得超过 0.005%。

本品用于上呼吸道感染发热、关节痛、头痛、神经痛等病症的治疗,常用作复方感冒药物的成分之一,尤其适用于儿童和老年患者,严重肝肾功能不全者禁用。

**案例分析**

一名3岁儿童误将对乙酰氨基酚片当作糖片，吃了半瓶，被送到医院进行洗胃等处理。为了急救彻底，该患者应服用什么药物，并说出理由。

[**分析**] 服用乙酰半胱氨酸。因为对乙酰氨基酚代谢生成的毒性物质*N*-乙酰亚胺醌可与乙酰半胱氨酸上的巯基结合而失去活性，结合物溶于水，可经肾排出。

### 三、吡 唑 酮 类

科学家在合成抗疟药奎宁的基本母核时，意外得到了吡唑酮衍生物。这类药物具有良好的解热、镇痛、抗炎及抗风湿作用。1884年对其结构改造后合成了安替比林(antipyrine)。受吗啡结构中有甲氨基的启发，在安替比林分子中引入二甲氨基，合成了氨基比林(aminophenazone)，其解热镇痛作用持久且对胃无刺激性。安替比林和氨基比林曾广泛应用于临床，后发现它们能引起白细胞减少及粒细胞缺乏症，现已相继被淘汰。

为寻找水溶性更大的药物，在氨基比林的结构中引入亚甲基磺酸钠，得到水溶性大、可制成注射剂的安乃近(metamizole sodium，analgin)，其解热镇痛作用迅速、强大且毒性降低，尤其对难以控制的高热有效。但该药可引起粒细胞减少和血小板减少性紫癜，严重时会导致再生障碍性贫血，故在很多国家已被禁用。我国也于2020年3月发布公告，注销安乃近注射液等品种的药品注册证书。

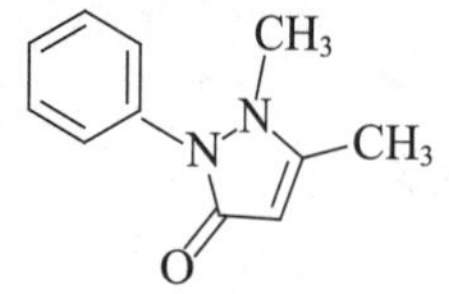

安替比林

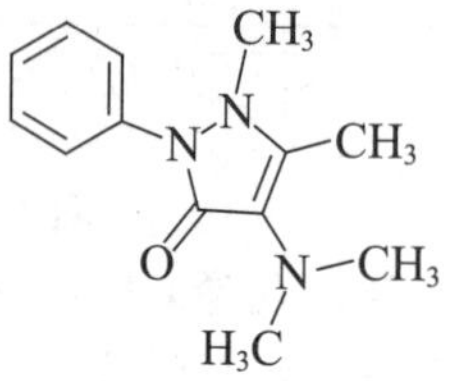

氨基比林

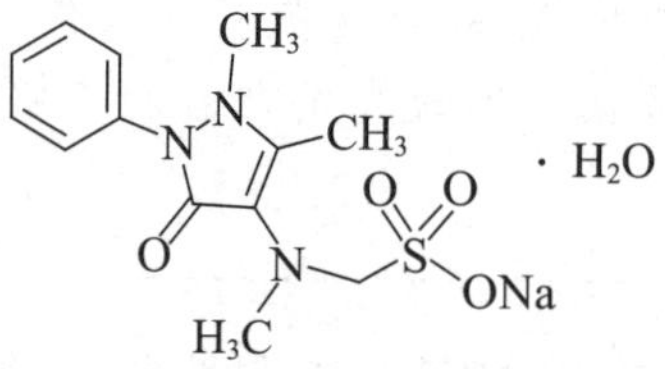

安乃近

## 第二节 非甾体抗炎药

非甾体抗炎药(NSAIDs)通过抑制环氧合酶(COX)的活性而抑制炎症介质前列腺素(PG)的生物合成，消除PG对致炎物质的增敏作用，具有解热、镇痛及抗炎作用，且无甾体类药物的不良反应，抗炎作用强，镇痛效果显著，安全性好。

**知识链接**

**环氧合酶**

目前发现环氧合酶(COX)有三种同工酶:COX-1、COX-2、COX-3。COX-1 为结构型,存在于血管、胃、肠、肾等大多数组织中,一般情况下在体内保持浓度稳定,其功能与保护胃肠黏膜、调节血小板聚集、调节外周血管阻力和调节肾血流量分布等有关,对维持机体自身稳态有重要作用。因此,对 COX-1 的抑制可导致胃肠道的不良反应。COX-2 为诱导型,在大多数正常组织中通常检测不到,其主要在炎症部位由炎症介质诱导产生活性,通过对前列腺素合成的促进作用,介导疼痛、发热和炎症等反应。因此,选择性 COX-2 抑制剂能避免药物对胃肠道的不良反应。COX-3 也呈固有表达模式,不同组织中其表达不同,研究认为 COX-3 在疼痛中扮演重要角色。

NSAIDs 的研究始于 19 世纪末水杨酸钠的应用,从 20 世纪 40 年代起抗炎药物的研究得到迅速发展,推动了 NSAIDs 的迅速发展,有不少新药陆续应用于临床,广泛用于风湿性关节炎、类风湿关节炎、风湿热、骨关节炎、系统性红斑狼疮和强直性脊柱炎等炎症,对感染性炎症也有一定的疗效。本节主要介绍芳基烷酸类、1,2-苯并噻嗪类、3,5-吡唑烷二酮类、邻氨基苯甲酸类及选择性 COX-2 抑制剂。

## 一、芳基烷酸类

### (一) 芳基乙酸类

1. 吲哚乙酸类 5-羟色胺(5-hydroxytryptamine, 5-HT)可能为炎症的化学致痛物质,其体内生物来源与色氨酸有关,同时发现风湿病患者体内色氨酸代谢水平较高。故对吲哚类衍生物进行构效关系的研究,从中发现吲哚美辛(indometacin)具有很强的镇痛抗炎活性,用于治疗风湿性关节炎和类风湿关节炎,但不良反应严重。现已证实,吲哚美辛的作用机制不是对抗 5-HT,而是抑制 PG 的生物合成。

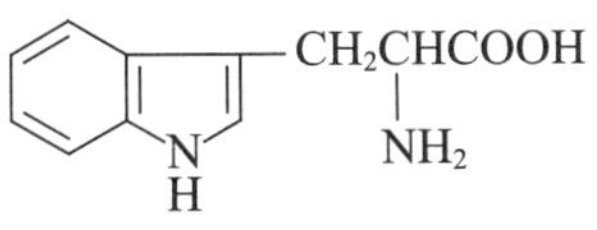


色氨酸

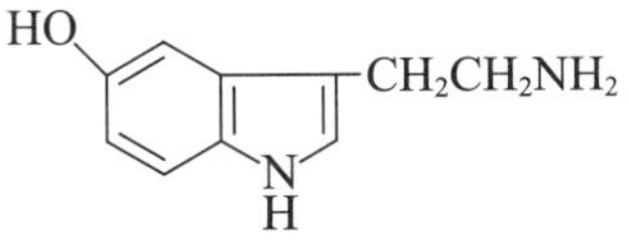


5-羟色胺

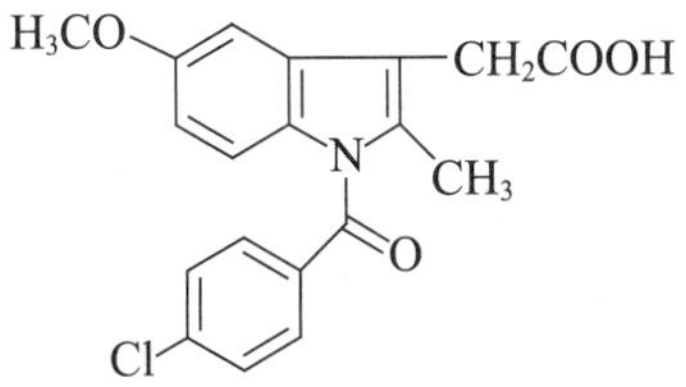


吲哚美辛

利用生物电子等排原理,将吲哚环上的 —N— 换成 —C= 得到茚类衍生物,找到了舒林酸(sulindac)。舒林酸属于前体药物,在体内经肝代谢,甲基亚砜基被还原为甲巯基而显示生物活性。其抗炎作用相当于大剂量的阿司匹林,半衰期长,具有不良反应较轻、耐受性好、长期服用不易引起肾坏死等特点。临床上广泛应用于治疗风湿热、类风湿关节炎、滑囊炎及急性痛风等。

以叠氮基置换吲哚美辛中的氯原子得到齐多美辛(zidometacin),抗炎作用强于吲哚美辛,且毒性较低。

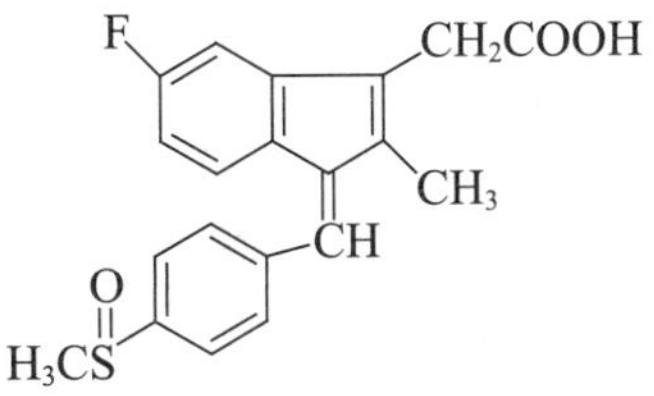


舒林酸

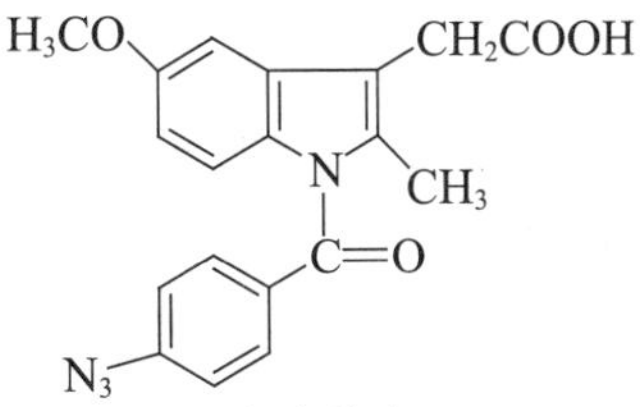


齐多美辛

吲哚美辛

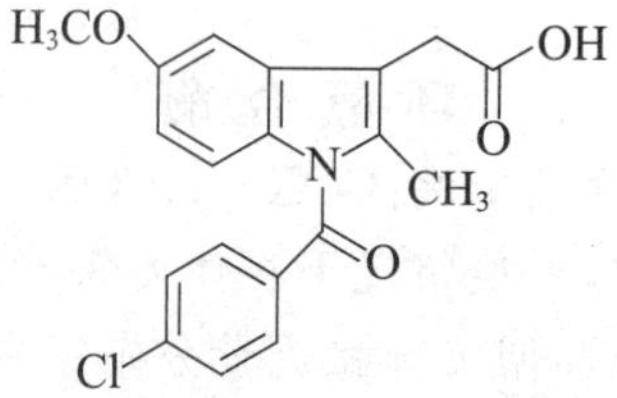

吲哚美辛(indometacin)化学名为2-甲基-1-(4-氯苯甲酰基)-5-甲氧基-1*H*-吲哚-3-乙酸，又称消炎痛。

本品为类白色或微黄色结晶性粉末；几乎无臭，无味。本品溶于丙酮，略溶于甲醇、乙醇、三氯甲烷或乙醚，微溶于苯，极微溶于甲苯，几乎不溶于水。熔点为158～162℃。

本品分子结构中含有酰胺键，室温下在空气中稳定，遇光会逐渐分解；其水溶液pH为2～8时较稳定。可被强酸或强碱水解。水解产物及其脱羧物还可进一步被氧化生成有色物质(变为棕色或经蓝色再变为棕色)，且随温度升高，水解变色加快。

本品的氢氧化钠溶液与重铬酸钾试液共热煮沸，放冷后用硫酸酸化再置水浴上缓缓加热，显紫色。本品溶液与亚硝酸钠溶液共热煮沸，放冷后用盐酸酸化显绿色，放置后渐变黄色。

本品不良反应较多，仅用于不宜用阿司匹林治疗的风湿性关节炎、强直性脊柱炎、骨关节炎等。

---

**知识链接**

**吲哚美辛的构效关系**

3位侧链的羧基是抗炎活性所必需的。羧基若用醛、醇、酯或酰基取代，则活性降低。

抗炎活性强度与其酸性强度成正相关，酸性强的抗炎活性较大。在羧基的α位引入甲基，其活性无改变；若引入羟基，则活性下降。

5位的甲氧基可用其他烷氧基、二甲氨基、乙酰基、氟等取代，这些取代的化合物均比未取代的化合物或5-氯化合物活性强。

2位甲基取代物比2位芳环取代物的活性强。

*N*-上的酰化取代物比烷化取代物抗炎活性强，常用芳酰基取代。

---

2. 其他芳基乙酸类 将吲哚美辛结构中的吲哚环部分去除苯环，即成吡咯乙酸衍生物。在吡咯环上连接取代苯甲酰基，得到托美丁钠(tolmetin sodium)。托美丁钠具有较强的解热作用，为一种安全、低毒、速效和不良反应小的药物，适用于治疗类风湿关节炎、强直性脊柱炎等。

将吲哚环简化得到苯乙酸类药物双氯芬酸钠(diclofenac sodium)，双氯芬酸钠于1974年首先在日本上市，而后在120多个国家上市。该药的抗炎、镇痛、解热作用较强，具有剂量小、毒性低、个体差异小、对心血管系统及中枢神经系统没有影响的特点。

依托度酸(etodolac)含有三环结构，其镇痛消炎作用与阿司匹林相当。它可以在炎症部位选择性地抑制PG的生物合成，对胃和肾PG的生成没有影响，其不良反应发生率较低。适用于类风湿关节炎，以及抑制轻度至中度疼痛。

萘丁美酮(nabumetone，萘普酮)为非酸性的前体药物，其本身对COX无抑制活性。在小肠吸收后，经肝转化为活性代谢物6-甲氧基-2-萘乙酸发挥作用。萘丁美酮在体内对COX-2有选择性抑制作用，不影响血小板聚集，对肾功能无损害。用于治疗各种急慢性关节炎、软组织风湿病、运动性软组织损伤、术后疼痛等。

芬布芬(fenbufen)具有 γ-酮酸的结构，在体内代谢生成联苯乙酸而发挥药效。该药也是COX的抑制剂，为长效抗炎药。抗炎作用介于吲哚美辛及阿司匹林之间，不良反应较小，特别是胃肠道反应小。芬布芬现已开发成镇痛抗炎的外用药物。

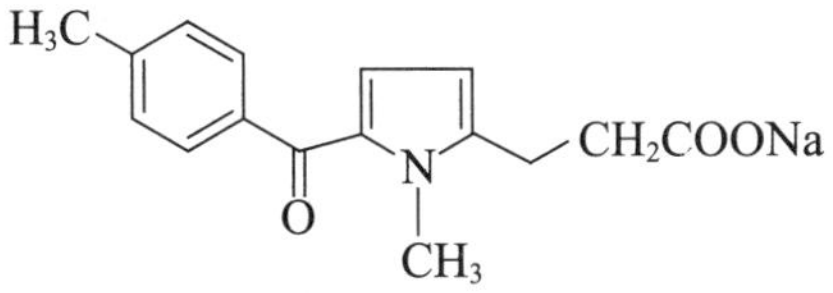
托美丁钠

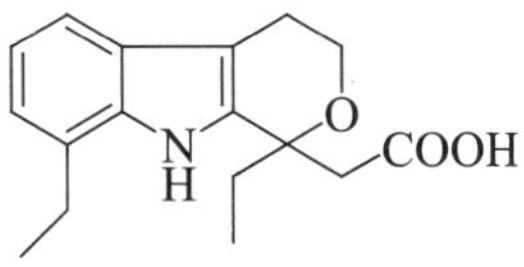
依托度酸

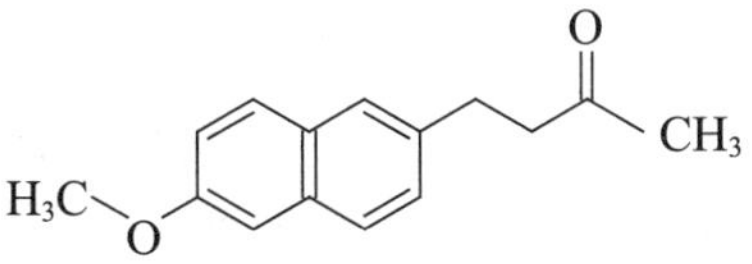
萘丁美酮

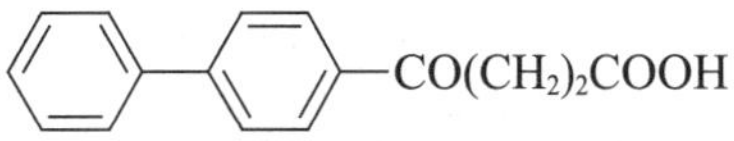
芬布芬

### 双氯芬酸钠

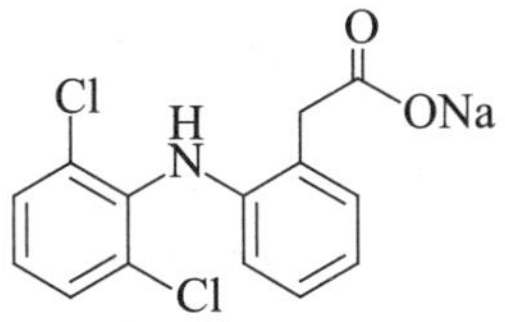

双氯芬酸钠(diclofenac sodium)化学名为2-[(2,6-二氯苯基)氨基]-苯乙酸钠，又称双氯灭痛。

本品为淡黄色结晶性粉末，无臭。本品易溶于乙醇，略溶于水，水溶液pH为7.68，$pK_a$为4。

本品炽灼后，滤液显氯化物的特性反应。

本品适用于类风湿关节炎、骨关节炎、神经炎、系统性红斑狼疮、癌症和手术后疼痛，以及各种原因引起的发热。

**(二) 芳基丙酸类**

在研究某些植物生长激素时，发现吲哚乙酸和苯乙酸等芳基乙酸化合物具有抗炎作用。当研究芳烷酸类化合物的结构与抗炎作用关系时，发现在苯环上增加疏水基团可增强抗炎作用。4-异丁基苯乙酸(ibufenac)是这类化合物中首先应用于临床的，大剂量服用时，可使天冬氨酸氨基转移酶增高。在乙酸基的α-碳原子上引入甲基得到4-异丁基-α-甲基苯乙酸，不但抗炎作用增强，而且毒性也有所降低，现为临床常用的抗炎镇痛药，即布洛芬(ibuprofen)。该药具有光学活性，临床使用外消旋体。后来在此基础上，又研制出一系列疗效强于布洛芬、应用范围与布洛芬相似的芳基丙酸类抗炎镇痛药，如氟比洛芬(flurbiprofen)、非诺洛芬(fenoprofen)、酮洛芬(ketoprofen)、萘普生(naproxen)等。

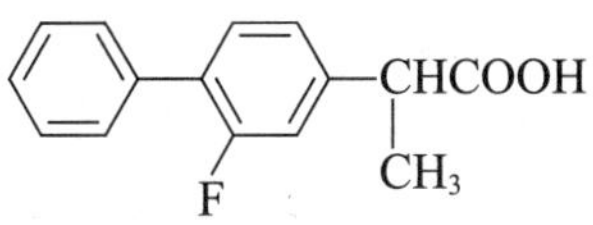
氟比洛芬

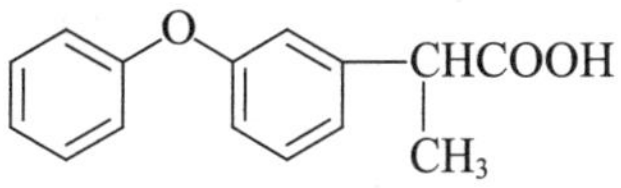
非诺洛芬

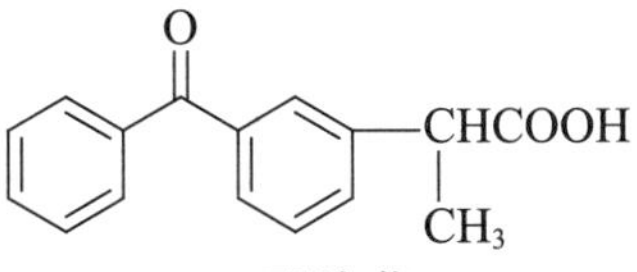
酮洛芬

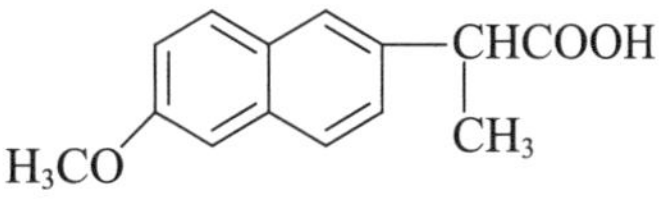
萘普生

**知识链接**

**芳基丙酸类药物的对映异构体**

芳基丙酸类药物的羧基 α 位碳原子为手性碳原子，同一化合物的对映异构体之间在生理活性、毒性、体内分布及代谢等方面均有差异。通常 *S*-异构体的活性高于 *R*-异构体，如萘普生 *S*-异构体的活性是 *R*-异构体的35倍，而布洛芬 *S*-异构体的活性比 *R*-异构体强28倍。然而目前，仅萘普生和布洛芬是以单一的纯异构体上市，此类药物其余品种仍以消旋混合物的形式用于临床。此类药物有一个特殊的现象，在体内手性异构体间会发生转化，通常是无效的 *R*-异构体转化为有效的 *S*-异构体。其中，以布洛芬最为显著，无效的 *R*-(−)-布洛芬在体内酶的催化下发生构型逆转，转变为 *S*-(+)-布洛芬，布洛芬在消化道滞留的时间越长，其 *S*-异构体与 *R*-异构体数量之比就越大。酮洛芬在体内的构型转化作用不太显著，口服后仅有10%的 *R*-异构体转化为 *S*-异构体，因此近年来正在推出光学纯的 *S*-酮洛芬供临床使用。

## 布 洛 芬

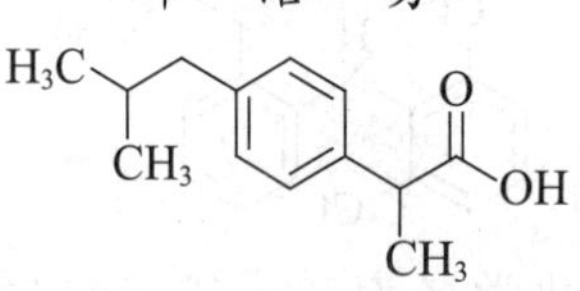

布洛芬(ibuprofen)化学名为 α-甲基-4-(2-甲基丙基)苯乙酸，又称异丁苯丙酸。

本品为白色结晶性粉末；稍有特异臭，几乎无味。本品几乎不溶于水，易溶于乙醇、丙酮、三氯甲烷或乙醚，易溶于氢氧化钠或碳酸钠溶液。熔点为74.5～77.5 ℃。

本品结构中具有羧基，在氯化亚砜试液作用下，与乙醇反应生成酯，在碱性条件下，加盐酸羟胺试液生成羟肟酸，然后在酸性条件下，加三氯化铁试液生成红色至暗紫色的羟肟酸铁，可供鉴别。

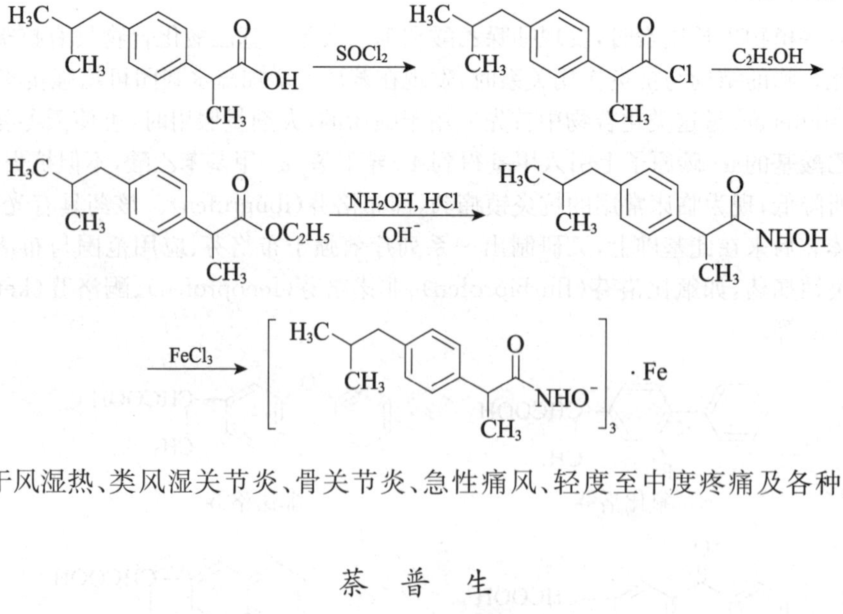

本品用于风湿热、类风湿关节炎、骨关节炎、急性痛风、轻度至中度疼痛及各种原因引起的发热。

## 萘 普 生

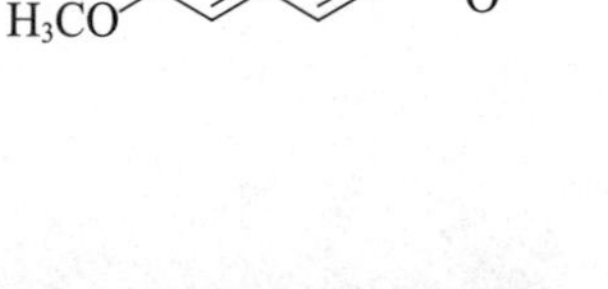

萘普生(naproxen)化学名为(＋)-(S)-α-甲基-6-甲氧基-2-萘乙酸。

本品为白色结晶性粉末，无臭或几乎无臭。本品溶于甲醇、乙醇或三氯甲烷，略溶于乙醚，几乎不溶于水。熔点为153～158 ℃。比旋度为＋63.0°～＋68.5°(10 mg/mL的三氯甲烷溶液)。

本品具有光学活性，临床用的是*S*-(＋)-异构体，抑制PG生物合成的作用是阿司匹林的12倍、布洛芬的3～4倍，但比吲哚美辛低约300倍。

本品遇光可逐渐变色。

本品适用于风湿性关节炎、骨关节炎、强直性脊椎炎、急性痛风等疾病，以及轻度至中度疼痛。

## 二、1,2-苯并噻嗪类

本类药物又称昔康类(oxicams)药物，其化学结构中含有烯醇型结构。本类药物半衰期较长，每日给药1次，作用持久，不良反应小，是一类新型长效的抗炎镇痛药。临床用于类风湿关节炎、风湿性关节炎、骨关节炎及痛风等的治疗。吡罗昔康(piroxicam)是第一个用于临床的此类药物，疗效显著，半衰期长达36～45小时，不良反应较小。安吡昔康(ampiroxicam)是吡罗昔康的前药，口服后在胃肠道中转化为吡罗昔康，其安全指数比原药高。其他类似的药物还有舒多昔康(sudoxicam)、依索昔康(isoxicam)、美洛昔康(meloxicam)等。

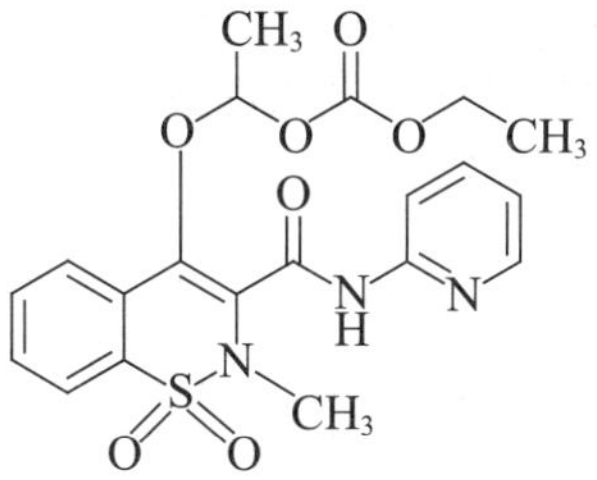

安吡昔康

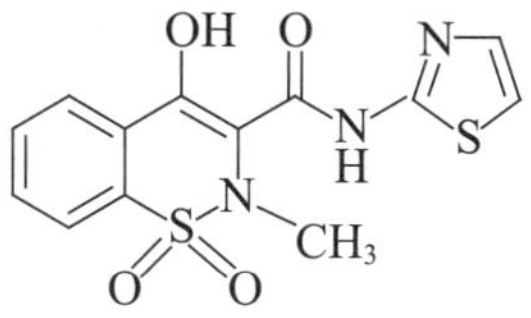

舒多昔康

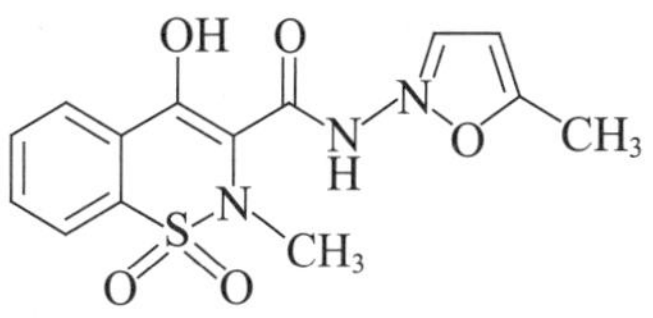

依索昔康

### 吡 罗 昔 康

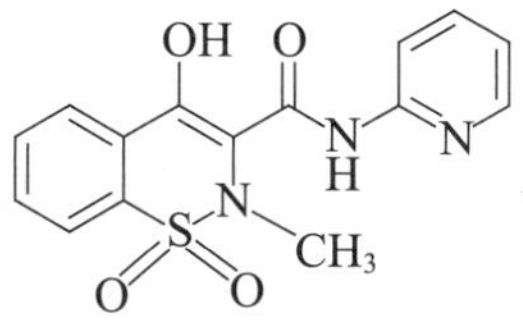

吡罗昔康(piroxicam)化学名为2-甲基-4-羟基-*N*-(2-吡啶基)-2*H*-1,2-苯并噻嗪-3-甲酰胺-1,1-二氧化物，又称炎痛喜康。

本品为类白色或微黄绿色结晶性粉末；无臭，无味。本品易溶于三氯甲烷，略溶于丙酮，微溶于乙醇或乙醚，几乎不溶于水，溶于酸，略溶于碱。熔点为198～202 ℃，熔融时同时分解。

本品分子中有烯醇式羟基结构，显弱酸性，同时含有吡啶环，其环中氮原子呈碱性，故呈酸碱两性。

本品的三氯甲烷溶液加三氯化铁试液，显玫瑰红色。

本品用于治疗风湿性关节炎、类风湿关节炎、骨关节炎、强直性脊柱炎、急性肌肉-骨骼损伤及急性痛风。

### 美 洛 昔 康

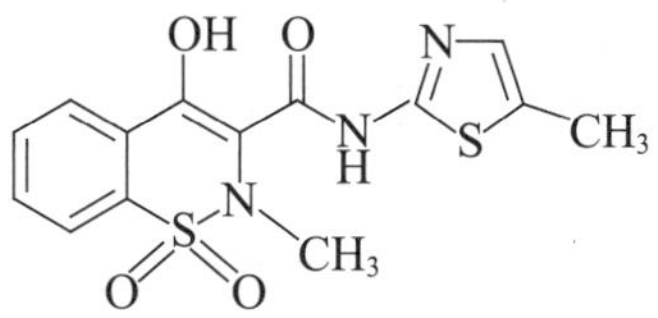

美洛昔康(meloxicam)化学名为2-甲基-4-羟基-*N*-(5-甲基-2-噻唑基)-2*H*-1,2-苯并噻嗪-3-甲酰基-1,1-二氧化物。

本品为微黄色至淡黄色或微黄绿色至淡黄绿色结晶性粉末;无臭,无味。本品溶于二甲基甲酰胺,微溶于丙酮,极微溶于甲醇或乙醇,几乎不溶于水。

本品加氢氧化钠溶解后,在波长270 nm和362 nm处有最大吸收。

本品加三氯甲烷溶解后,再加三氯化铁试液,三氯甲烷层显淡紫红色。

本品炽灼产生的气体可使湿润的醋酸铅试纸显黑色。

本品抑制与炎症有关的COX-2的活性比抑制COX-1的活性强,因而具有较强的抗炎作用和较少的胃肠道及肾的不良反应,可有效治疗类风湿关节炎和骨关节炎。

## 三、3,5-吡唑烷二酮类

为了提高吡唑酮类的镇痛效果,科学家合成了具有3,5-吡唑烷二酮结构的保泰松(phenylbutazone),其作用类似氨基比林,但解热镇痛作用较弱,而抗炎作用较强,被认为是关节炎治疗的一大突破,且有促进尿酸排泄的作用。保泰松临床上用于治疗类风湿关节炎及痛风,有较严重的胃肠道不良反应及过敏反应,并对肝和血象有不良影响。之后,科学家发现保泰松在体内的活性代谢产物羟布宗(oxyphenbutazone,羟基保泰松)具有较强的抗炎抗风湿作用,不良反应较小,被用于临床。γ-酮基保泰松(γ-ketophenylbutazone)也是由保泰松在体内的活性代谢产物开发获得的药物,其作用类似于保泰松,用于治疗痛风及风湿性关节炎。

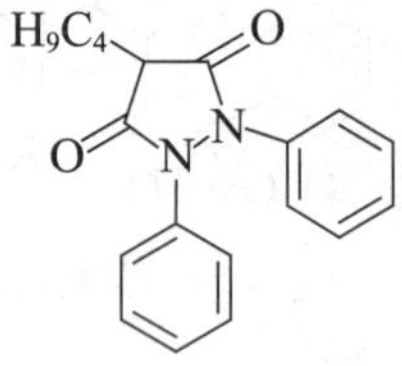


保泰松

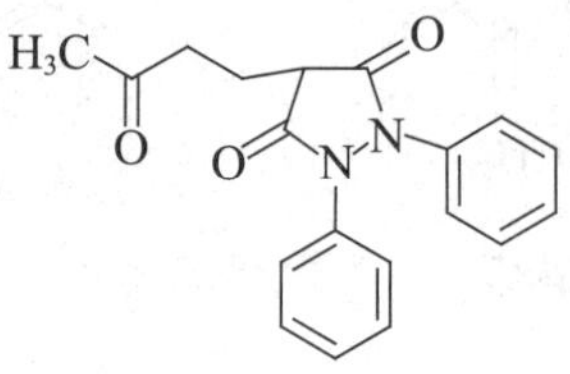


γ-酮基保泰松

---

**知识链接**

**3,5-吡唑烷二酮类抗炎活性与酸性的关系**

研究发现,3,5-吡唑烷二酮类的烯醇式结构对抗炎作用是必需的,4位碳原子上必须有1个氢原子存在,否则抗炎活性消失。该类药物抗炎作用的强度与化合物的酸性有密切关系,酸性增强,抗炎活性降低,但排尿酸作用增强。

---

### 羟 布 宗

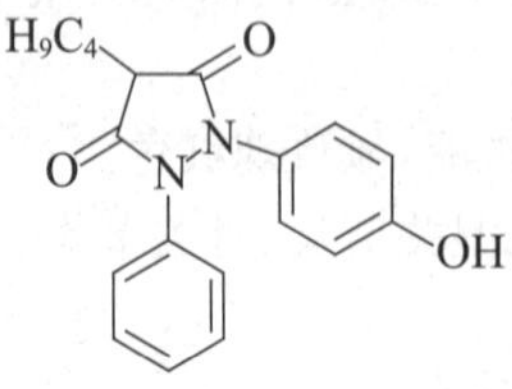


羟布宗(oxyphenbutazone)化学名为4-丁基-1-(4-羟基苯基)-2-苯基-3,5-吡唑烷二酮,又称羟基保泰松。

本品为白色结晶性粉末;无臭,味苦。本品几乎不溶于水,易溶于乙醇、丙酮,溶于三氯甲烷、乙醚,易溶于氢氧化钠和碳酸钠溶液中。熔点为96 ℃。

本品与冰醋酸及盐酸共热,水解生成4-羟基氢化偶氮苯,后转位重排生成2,4′-二氨基-5-联苯酚和对羟基邻苯氨基苯胺。它们均与亚硝酸钠试液作用，生成黄色重氮盐，再与碱性β-萘酚偶合生成橙红色沉淀，溶于乙醇中呈橙红色溶液，若将沉淀转溶于三氯甲烷，则三氯甲烷层显橙黄色。

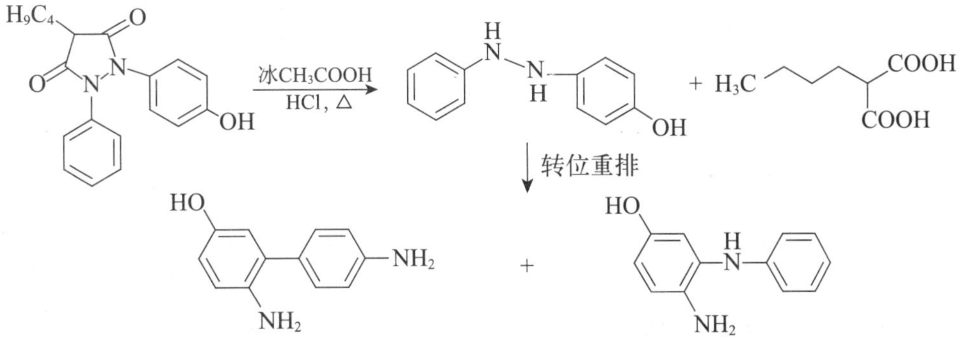


本品用于治疗痛风、风湿性关节炎、类风湿关节炎及强直性脊柱炎。

## 四、邻氨基苯甲酸类

本类药物采用生物电子等排原理设计，为以氮原子取代水杨酸中氧原子的衍生物，又称芬那酸类、灭酸类，具有较强的抗炎镇痛作用，临床上用于治疗风湿性关节炎及类风湿关节炎。常用药物有甲芬那酸（mefenamic acid，甲灭酸），氟芬那酸（flufenamic acid，氟灭酸），氯芬那酸（chlofenamic acid，氯灭酸），甲氯芬那酸（meclofenamic acid，甲氯灭酸）等。这类药物不良反应较多，主要有胃肠道反应，如恶心、呕吐、腹泻、食欲下降等，也可引起粒细胞缺乏症、血小板减少性紫癜，现已少用。

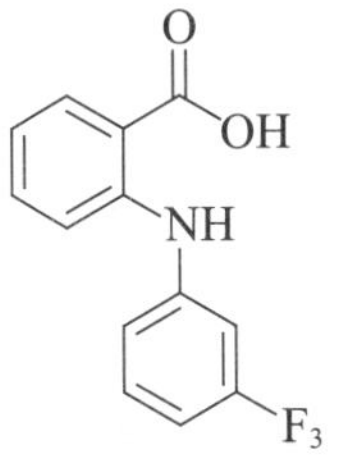

氟芬那酸

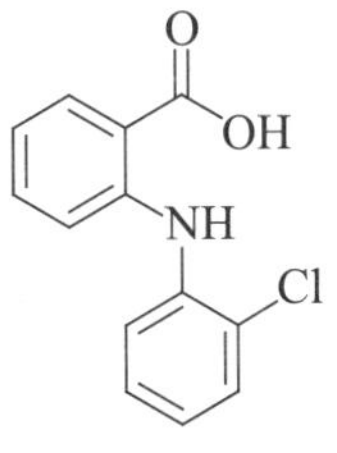

氯芬那酸

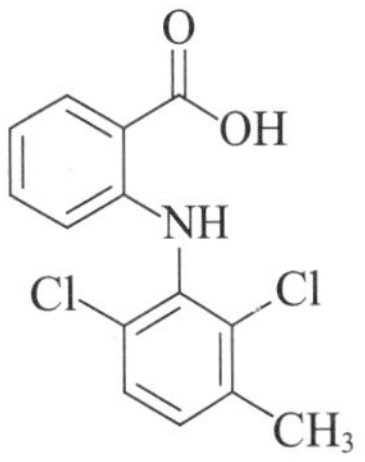

甲氯芬那酸

### 甲芬那酸

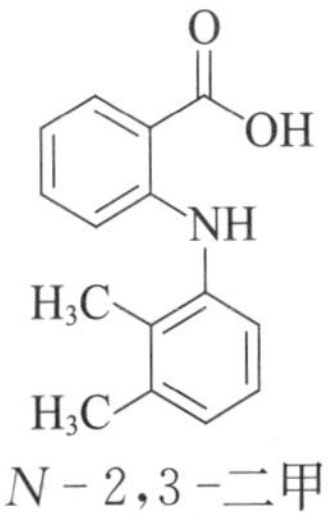


甲芬那酸（mefenamic acid）化学名为 *N*-2，3-二甲苯基邻氨基苯甲酸，又称甲灭酸。

本品为白色或类白色结晶性粉末，无臭。本品不溶于水，略溶于乙醚，微溶于乙醇或三氯甲烷。

本品溶解在三氯甲烷中，在紫外灯下显绿色强荧光。

本品加硫酸溶解后，再加重铬酸钾即显深蓝色，随即变为棕绿色。

本品用于轻度及中度疼痛，适用于牙科及产科等术后疼痛、痛经、血管性头痛的防治。

## 五、选择性 COX-2 抑制剂

本类药物有塞来昔布（celecoxib）、罗非昔布（rofecoxib）、艾瑞昔布（imrecoxib）、帕瑞昔布

(parecoxib)等。

塞来昔布1997年被首次合成，是本类药物中第一个上市的品种，其对COX－2的半数抑制浓度($IC_{50}$)为对COX－1的1/400。动物实验研究表明，该药与吲哚美辛等常见NSAIDs抗炎活性相当，其苯磺酰胺结构对COX－2受体有高选择性，而对COX－1无抑制作用。与传统NSAIDs相比，该药起效时间短，溃疡发生率与肾毒性均显著降低，但上市后监测发现，该药与严重心血管不良事件风险增加相关。FDA于2005年、2014年和2018年召开3次针对NSAIDs心血管安全性的联合听证会，评审委员会最终授予塞来昔布良好的心血管安全性等级，证实其在心血管安全性方面并非劣于萘普生和布洛芬。关于NSAIDs的安全性，特别是与阿司匹林联用时的心血管安全性，相关研究仍在继续。

罗非昔布在上市后也被证实有增加心血管疾病和脑卒中的风险，默克公司于2004年宣布该药撤市。

拓展阅读

艾瑞昔布是我国学者根据COX适度抑制策略而研制成功的一种新药，已被证实用于治疗骨关节炎是安全有效的。

帕瑞昔布是本类药物中全球第一个可同时静脉注射、肌内注射的品种，用于术后疼痛的短期治疗。与传统非选择性COX抑制剂相比，该药具有镇痛效果好、起效迅速、作用持久、能有效抑制痛觉超敏、胃肠安全性高、不影响血小板功能、不额外增加心血管风险等特点。

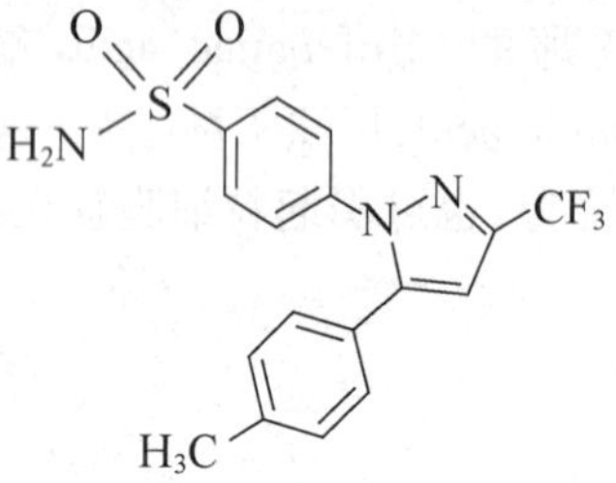

塞来昔布

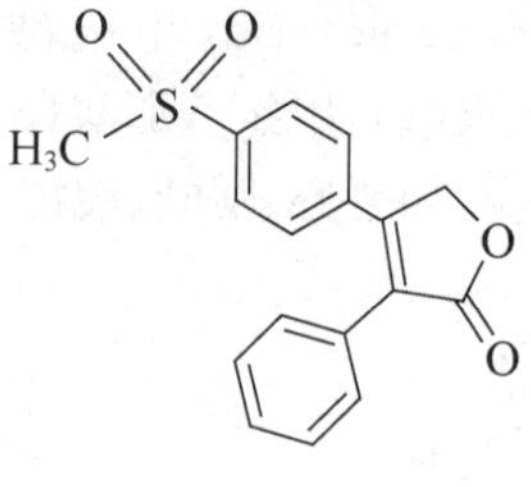

罗非昔布

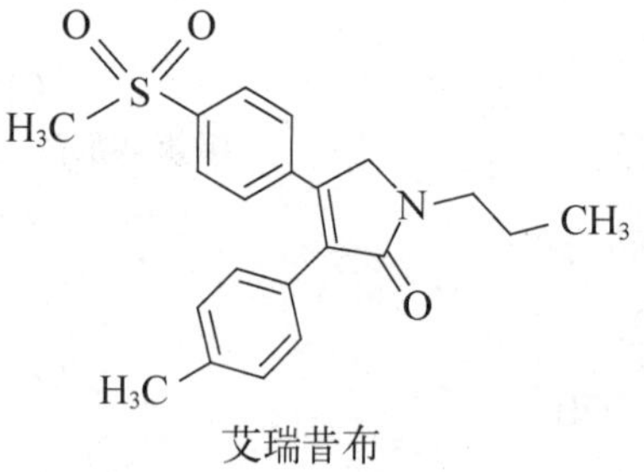

艾瑞昔布

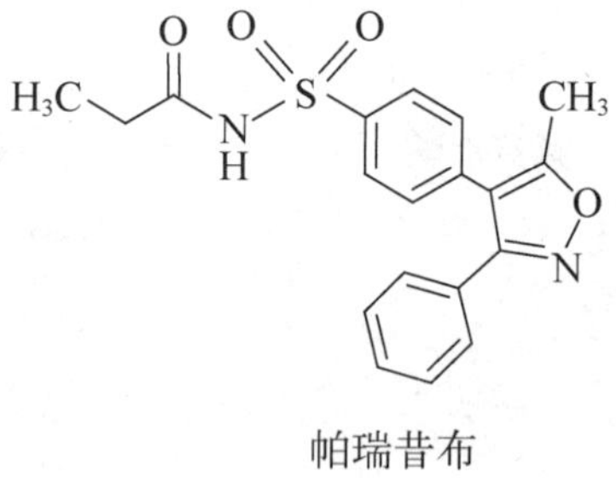

帕瑞昔布

## 第三节　抗 痛 风 药

现有的痛风治疗方式包括急性发作期治疗和长期治疗。急性发作期治疗以控制症状、消除疼痛和降低炎症为主要目的，但无法降低未来发病的频率，也无法控制高血尿酸对其他疾病的促进作用。

秋水仙碱(colchicine)是痛风急性发作期治疗的首选药物之一，但其治疗剂量接近中毒剂量，临床应用受到限制。

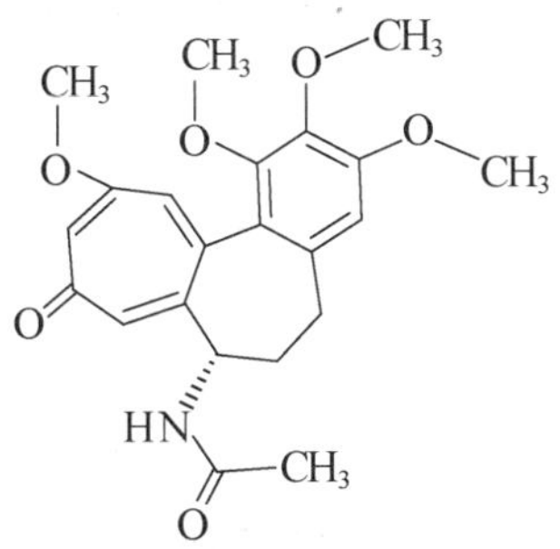

秋水仙碱

痛风的长期治疗是通过抑制尿酸生成或促进尿酸排泄的方式降低患者血尿酸水平。随着连续和长期的降尿酸治疗，血尿酸浓度远低于饱和水平，在关节和软组织中的尿酸盐晶体或痛风石沉淀不断溶解，从而使急性痛风发作的频率降低。临床治疗周期一般不少于3个月，有时需要1年甚至长达数年或终身服药。

---

**知识链接**

**痛　　风**

痛风(gout)是目前我国仅次于糖尿病的第二大代谢性疾病，其与体内嘌呤代谢紊乱所致的高尿酸血症(hyperuricemia，HUA)直接相关。尿酸是嘌呤体内代谢的终产物，水溶性差。当体内嘌呤代谢紊乱时，血中尿酸含量升高，尿酸盐在关节、肾及结缔组织中析出结晶。急性发作时，尿酸盐结晶沉积于关节可引起局部粒细胞浸润和炎症反应。若未及时治疗，则可发展为慢性痛风性关节炎或肾病变。原发性痛风由遗传因素和环境因素共同致病，具有一定的家族易感性，但病因至今仍未完全阐明。继发性痛风主要发生在肾脏疾病、血液系统疾病等其他疾病过程中，或由服用某些药物及肿瘤放疗、化疗等原因所致。

---

高尿酸血症治疗药物按作用机制主要包括抑制尿酸生成的黄嘌呤氧化酶抑制剂、促进尿酸排泄的尿酸盐转运蛋白1抑制剂和分解尿酸的尿酸氧化酶类似物。其中，尿酸氧化酶类似物如聚乙二醇重组尿酸酶，因不良反应严重，其临床应用受限。目前，痛风治疗仍然面临长期用药的安全性问题，相当一部分痛风患者无法以合理的风险获益比控制血尿酸。

## 一、黄嘌呤氧化酶抑制剂

本类药物主要通过抑制嘌呤到尿酸的转化，减少尿酸的生成，降低血尿酸水平，但会导致血液中次黄嘌呤和黄嘌呤浓度大幅升高，长期应用可能对肾脏和心脏造成一定伤害。此类药物主要有别嘌醇(allopurinol)、非布司他(febuxostat)等。

别嘌醇为6-羟基嘌呤的结构类似物，可被黄嘌呤氧化酶氧化为别黄嘌呤，两者对该酶均有抑制作用。黄嘌呤氧化酶对别黄嘌呤的亲和力大于次黄嘌呤和黄嘌呤，因而使次黄嘌呤和黄嘌呤不能转化为尿酸，从而降低血尿酸浓度。次黄嘌呤和黄嘌呤的溶解度比尿酸大，在泌尿道中不易析出，易被肾清除。此外，由于尿酸在血浆中浓度降至其溶解度水平之下，不仅可避免尿酸结石的形成，还有助于结石的重新溶解。该药是第一个用于高尿酸血症和痛风患者的黄嘌呤氧化酶抑制剂，尤其适用于尿酸生成增多型患者。别嘌醇的不良反应包括皮疹及肝、肾功能损伤。

非布司他可特异性抑制黄嘌呤氧化酶的氧化态和还原态，较小剂量就能发挥更强抑制作用。同类药物还有托匹司他(topiroxostat)，该药几乎100%经过肝和胆汁排泄，不经过肾排泄，因此特别适合肾功能不全患者。初步研究结果显示，该药常规剂量的疗效优于别嘌醇。

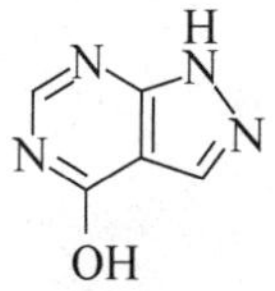

别嘌醇

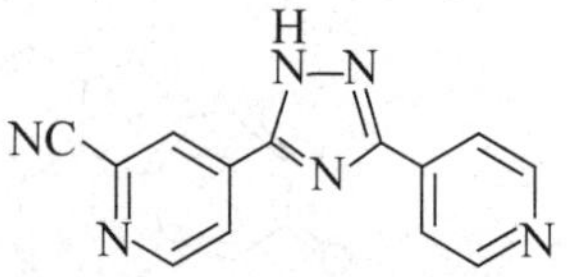

托匹司他

### 非布司他

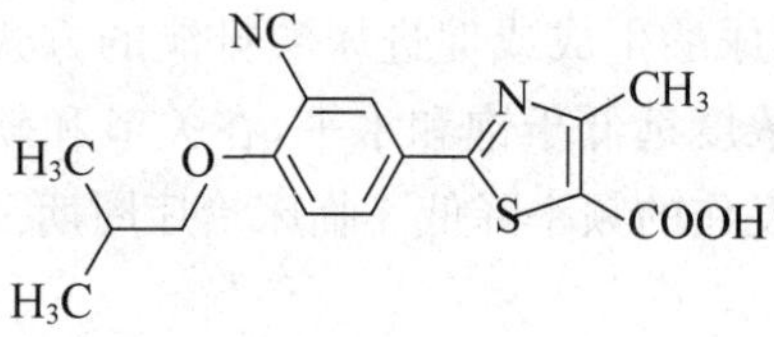

非布司他（febuxostat）化学名为 2 -[（3 -氰基- 4 -异丁氧基）苯基]- 4 -甲基- 5 -噻唑羧酸。

本品为白色或类白色结晶性粉末，溶于热甲醇。熔点为 238～239 ℃。

本品口服后在肠道吸收，主要在肝代谢，其代谢产物为非活性物质，49%通过肾排泄，45%通过粪便排泄，属于双通道排泄药物，因此轻中度肾功能不全者使用本品不需要调整剂量。

本品存在潜在的心血管风险，欧美指南多推荐其为别嘌醇的替代用药，仅在别嘌醇不耐受或疗效不佳时使用，但其在亚裔人群中增加心源性猝死风险并无足够证据，因此我国指南推荐其为痛风患者的一线降尿酸治疗药物。

## 二、尿酸盐转运蛋白 1 抑制剂

人体约 70%的尿酸经肾排泄，而高尿酸血症患者中有 80%～85%是尿酸排泄障碍所致。位于肾近曲小管上皮细胞膜的尿酸盐转运蛋白 1（urate anion transporter 1，URAT1）是人体内主要的尿酸重吸收蛋白，控制着 90%以上肾小球滤过后尿酸的重吸收。通过抑制 URAT1 对尿酸的重吸收，即可增加尿酸通过尿液在肾的排泄，从而降低血尿酸浓度。此类药物主要有丙磺舒（probenecid）和苯溴马隆（benzbromarone）等。

丙磺舒给药剂量大，降尿酸疗效差，与非甾体抗炎药、β -内酰胺类抗生素、肝素等药物存在多重显著的相互作用。

苯溴马隆特别适用于肾尿酸排泄减少的高尿酸血症和痛风患者，对于尿酸合成增多或有肾结石高危风险的患者不推荐使用。

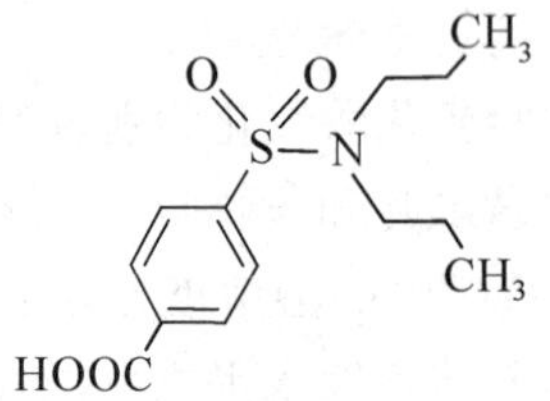

丙磺舒

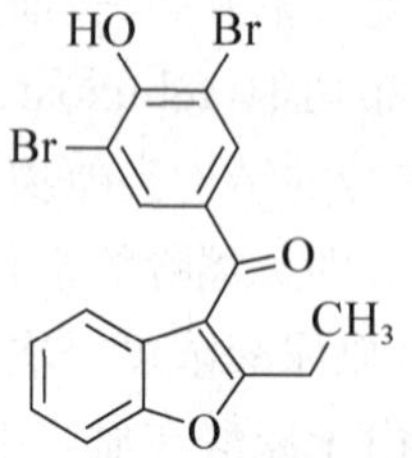

苯溴马隆

# 习　题

## 一、选择题

### (一) A 型题

1. 关于抗痛风药的下列叙述错误的是(　　)
   A. 秋水仙碱是痛风急性发作期的首选治疗药物之一,安全有效
   B. 别嘌醇是第一个临床使用的黄嘌呤氧化酶抑制剂
   C. 糖皮质激素也可用于痛风急性发作期的治疗
   D. 苯溴马隆通过抑制 URAT1 对尿酸的重吸收而促进尿酸排泄
   E. 丙磺舒使用剂量大,其降尿酸疗效差
2. 关于贝诺酯的下列叙述错误的是(　　)
   A. 贝诺酯是一个孪药
   B. 贝诺酯的合成可由阿司匹林与对乙酰氨基酚成酯得到
   C. 贝诺酯口服吸收后迅速代谢为阿司匹林和对乙酰氨基酚
   D. 贝诺酯具有解热、镇痛、抗炎作用
   E. 贝诺酯的作用时间较阿司匹林及对乙酰氨基酚长
3. 布洛芬的化学名是(　　)
   A. (+)-α-甲基-6-甲氧基-2-萘乙酸
   B. 2-[4-(2-甲基丙基)]丙酸
   C. 2-甲基-1-(4-氯苯甲酰基)-5-甲氧基-1*H*-吲哚-3-乙酸
   D. 2-[(2，6-二氯苯基)氨基]-苯乙酸钠
   E. *N*-(4-羟苯基)乙酰胺
4. 区别阿司匹林和对乙酰氨基酚可用(　　)
   A. NaOH 试液　　B. HCl 试液　　C. 加热后加 HCl 试液
   D. 三氯化铁试液　　E. $NaHCO_3$ 试液
5. 化学结构如下的药物名称为(　　)

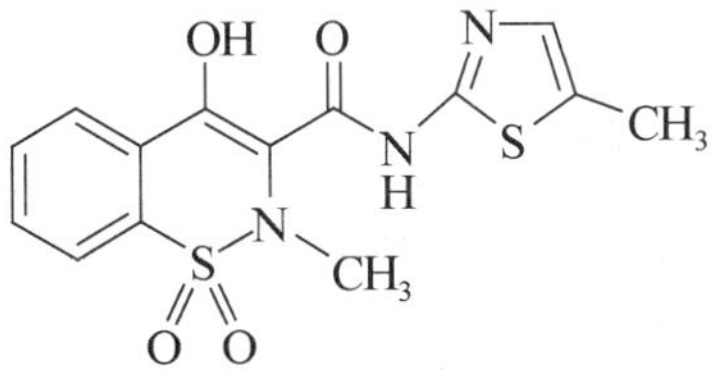


   A. 塞来昔布　　B. 非布司他　　C. 美洛昔康
   D. 萘普生　　E. 吡罗昔康
6. 下列有关阿司匹林的叙述不正确的是(　　)
   A. 主要抑制 COX-1 的活性
   B. 胃肠道不良反应主要由其游离羧基引起的
   C. 水杨酸在硫酸催化下经醋酐乙酰化可制得阿司匹林
   D. 合成过程中引入的乙酰水杨酸酐副产物可引起过敏反应
   E. 药典规定检查碳酸钠中不溶物来控制其杂质含量

7. 对乙酰氨基酚可导致肝坏死的代谢产物是(　　)

A. 葡萄糖醛酸结合物　　B. 硫酸酯结合物　　C. 谷胱甘肽结合物

D. *N*-乙酰亚胺醌　　E. 氮氧化物

8. 关于萘普生的下列叙述错误的是(　　)

A. 分子中含有1个手性碳,存在2个光学异构体

B. *R*-(−)-萘普生的活性弱于*S*-(+)-萘普生

C. 萘普生抑制前列腺素生物合成的作用强于阿司匹林和布洛芬

D. 临床常用外消旋体给药

E. 在萘环的6位有一个甲氧基

9. 对乙酰氨基酚可发生重氮化-偶合反应,是因为其结构中具有(　　)

A. 酚羟基　　B. 酰胺基　　C. 苯环

D. 潜在的芳香伯胺　　E. 羧基

10. 含有酰胺结构,可与三氯化铁试液作用,呈玫瑰红色的药物是(　　)

A. 吲哚美辛　　B. 双氯芬酸钠　　C. 吡罗昔康

D. 甲芬那酸　　E. 布洛芬

**(二) B型题**

A. 对乙酰氨基酚　　B. 阿司匹林　　C. 甲芬那酸

D. 布洛芬　　E. 吲哚美辛

11. 加水煮沸水解,放冷后,再加三氯化铁,试液显蓝紫色的药物是(　　)

12. 水解产物可发生重氮化-偶合反应,生成橙红色偶氮化合物的药物是(　　)

13. 含吲哚环,碱溶液与重铬酸钾试液共热后,用硫酸酸化并缓缓加热,显紫色的药物是(　　)

14. 成乙酯后,与盐酸羟胺及三氯化铁试液在酸性条件下发生反应,生成红色化合物的药物是(　　)

15. 加硫酸溶解,再加重铬酸钾即显深蓝色,随即变为棕绿色的药物是(　　)

**(三) X型题**

16. 以下药物为前体药物的有(　　)

A. 萘丁美酮　　B. 萘普生　　C. 贝诺酯

D. 布洛芬　　E. 舒林酸

17. 下列关于双氯芬酸钠的叙述正确的有(　　)

A. 可以抑制环氧合酶

B. 可以抑制脂氧合酶

C. 分子中含有2,6-二氯苯基

D. 与其他非甾体抗炎药相比,具有更低的心血管风险

E. 芳基乙酸类非甾体抗炎药

18. 可与三氯化铁试液生成有色配合物的药物有(　　)

A. 对乙酰氨基酚　　B. 水杨酸　　C. 吡罗昔康

D. 布洛芬　　E. 阿司匹林

19. 下列叙述与对乙酰氨基酚相符的有(　　)

A. 与阿司匹林生成的酯具有前药性质

B. 具有消炎抗风湿作用,常用于治疗风湿性关节炎

C. 对氨基苯酚为制备过程中的中间体或贮存过程中的水解产物,毒性大,应予检查

D. 可直接与对二甲氨基苯甲醛缩合,生成希夫碱

E. 干燥稳定,但酸、碱可催化其水解,水解产物显芳香伯胺类的鉴别反应

20. 下列药物不含有手性碳原子的有(　　)

A. 布洛芬　　B. 吡罗昔康　　C. 双氯芬酸钠　D. 萘普生　　E. 吲哚美辛

**二、问答题**

1. 阿司匹林中的主要杂质是什么？如何引入的？可用什么方法检查？
2. 如何采用化学方法鉴别吲哚美辛、双氯芬酸钠、布洛芬、美洛昔康、甲芬那酸？
3. 为什么将苯胺类的非那西丁淘汰而保留了对乙酰氨基酚？
4. 为什么临床使用的布洛芬为外消旋体？
5. 将阿司匹林制成钙盐，能否降低胃肠道不良反应？

**第四章**
**参考答案**

(李　翔　赵　岩　鲍真真)

# 第五章　心血管系统药物

第五章课件

**学习目标**

1. 掌握代表药物硝酸甘油、硝苯地平、卡托普利、氢氯噻嗪、盐酸普鲁卡因胺、盐酸可乐定的化学结构、理化性质及主要用途。
2. 熟悉洛伐他汀、非诺贝特、硝酸异山梨酯和利血平的化学结构。
3. 能认识β受体拮抗药、钙通道阻滞剂、钠钾通道阻滞剂、血管紧张素转换酶抑制剂和血管紧张素Ⅱ受体拮抗药典型药物的结构式。
4. 能应用β受体拮抗药、钙通道阻滞剂、钠钾通道阻滞剂、血管紧张素转换酶抑制剂和血管紧张素Ⅱ受体拮抗药，以及硝酸酯类药物的理化性质解决该类药物的制剂调配、鉴别、储存保管及临床应用问题。

心血管系统包括心脏、血管及血液，系统受多种调节系统控制，如自主神经系统、肾素-血管紧张素-醛固酮系统（RAAS）和体液等调节，其中任何一个环节出现问题，都会导致心血管疾病的发生。心血管系统疾病的病变部位广泛、种类多样、患者众多，是一类严重危害人类健康的疾病。最近20多年以来，一系列新型、高效、选择性好的药物在临床应用，显著改善与心血管系统疾病有关的症状（如心律失常、高血压、心绞痛、心力衰竭等），并有效防治这类疾病的病因（如高血脂、动脉粥样硬化等）。心血管系统药物种类繁多，作用机制各异，本章主要介绍β受体拮抗药、钙通道阻滞剂、钠钾通道阻滞剂、血管紧张素转换酶抑制剂和血管紧张素Ⅱ受体拮抗药、NO供体药物、强心药和调血脂药等。

## 第一节　β受体拮抗药

### （一）概述

β受体拮抗药是20世纪60年代发展起来的一类治疗心血管疾病的优良药物。本类药物可竞争性地与β受体结合，阻断内源性交感神经递质或拟肾上腺素药的β型作用，使心率减慢，心肌收缩力减弱，心排血量减少，心肌耗氧量下降，还能延缓心房和房室结的传导。临床上主要用于治疗心律失常、心绞痛、高血压、心肌梗死等。根据已应用的各种β受体拮抗药对$\beta_1$和$\beta_2$两种受体亚型亲和力的差异，将β受体拮抗药分为三种类型：①非选择性β受体拮抗药，如普萘洛尔（propranolol）；②选择性$\beta_1$受体拮抗药，如阿替洛尔（atenolol）、美托洛尔（metoprolol）等；③非典型的β受体拮抗药，如拉贝洛尔（labetalol）。

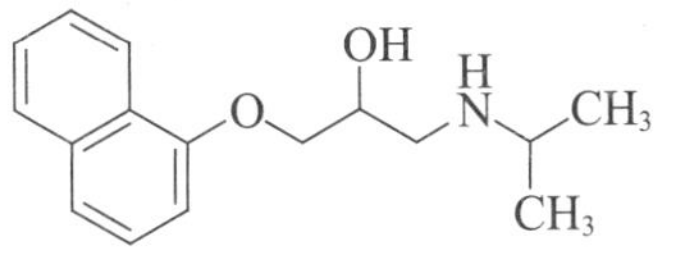

普萘洛尔

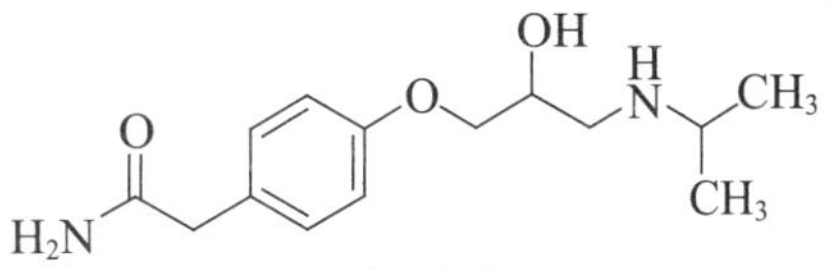

阿替洛尔

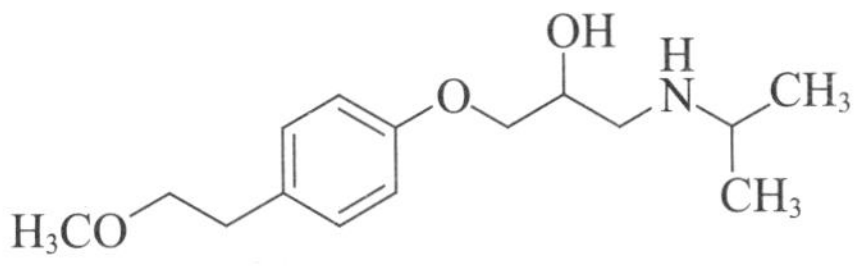

美托洛尔

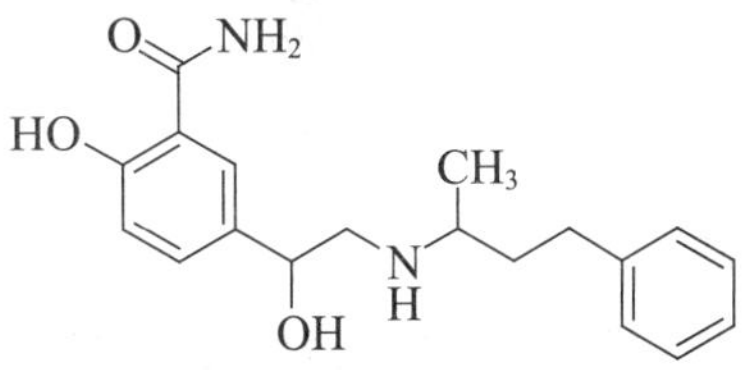

拉贝洛尔

### (二) 典型药物

#### 盐酸普萘洛尔

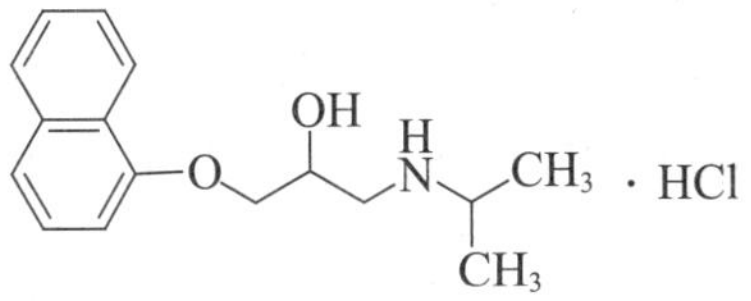

盐酸普萘洛尔(propranolol hydrochloride)化学名为1-异丙氨基-3-(1-萘氧基)-2-丙醇盐酸盐，又称心得安。

本品为白色或类白色的结晶性粉末；无臭，味微甜后苦。本品在水或乙醇中溶解，在氯仿中微溶。熔点为162～165 ℃。

本品在碱性条件下较稳定，在稀酸中易分解，遇光易变质。本品溶液与硅钨酸试液作用生成淡红色沉淀。

本品侧链含有一个手性碳原子，具有旋光性，其S-构型左旋体的活性是R-构型右旋体的40倍，但右旋体有奎尼丁样作用或局部麻醉作用，故药用品为外消旋体。

本品主要用于心绞痛、窦性心动过速、心房扑动及心房颤动，也用于期前收缩、高血压、甲状腺功能亢进症(甲亢)的治疗等。主要缺点是高度脂溶性易透过血-脑脊液屏障，产生中枢效应；抑制β受体可引起支气管痉挛及哮喘。

#### 酒石酸美托洛尔

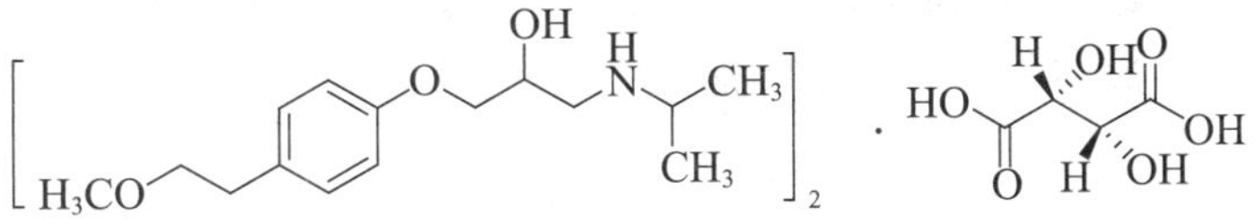

酒石酸美托洛尔(metoprolol tartrate)化学名为(±)-1-异丙氨基-3-[对-(2-甲氧乙基)苯氧基]-2-丙醇L(+)-酒石酸盐，又称倍他洛克。

本品为白色结晶性粉末，无臭。在水中极易溶解，在甲醇、氯仿中易溶，在丙酮、乙腈中微溶。熔点为121.1～122.3 ℃。

本品具有旋光性，通常用其外消旋体，然而酒石酸为右旋，故可测得比旋度为+8.5°。

本品固体很稳定，室温储藏数年或50 ℃储藏3个月，均不发生物理化学变化。在各种条件下其水溶液也未见显著变化。

本品为选择性的$\beta_1$受体拮抗药，对心脏的$\beta_1$受体有较大的选择性作用。本品能减慢心率，抑制心脏收缩力，减慢房室传导，对血管和支气管平滑肌的收缩作用较弱，因此对呼吸道影响较小。

本品适用于治疗轻中型原发性高血压，预防心绞痛和心肌梗死，以及合并有高血压、甲亢或其他原因引起的心律失常。

## 第二节　钙通道阻滞剂

### (一) 概述

钙通道阻滞剂又称钙拮抗剂，主要通过抑制细胞外钙离子内流，降低细胞内钙离子浓度，使心肌和心血管平滑肌细胞内缺乏足够的钙离子，从而导致心肌的收缩力减弱，心率减慢，耗氧量降低，同时使血管松弛，外周血管阻力降低，减轻心脏负荷，因此可用于抗心绞痛，还可用于抗心律失常和抗高血压，是治疗心血管疾病的重要药物。

钙通道阻滞剂类药物按化学结构可分为二氢吡啶类、芳烷基胺类、苯并硫氮杂䓬类、二苯哌嗪类，其中应用最广、作用最强的是二氢吡啶类。

1. 二氢吡啶类　主要药物有硝苯地平（nifedipine）、尼群地平（nitrendipine）、氨氯地平（amlodipine）、尼莫地平（nimodipine）等，用于治疗心绞痛、高血压和心律失常。

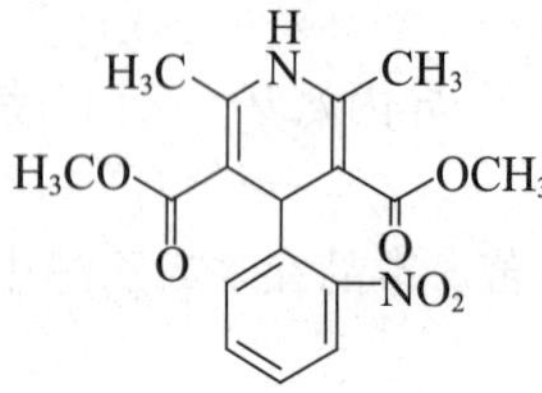

硝苯地平

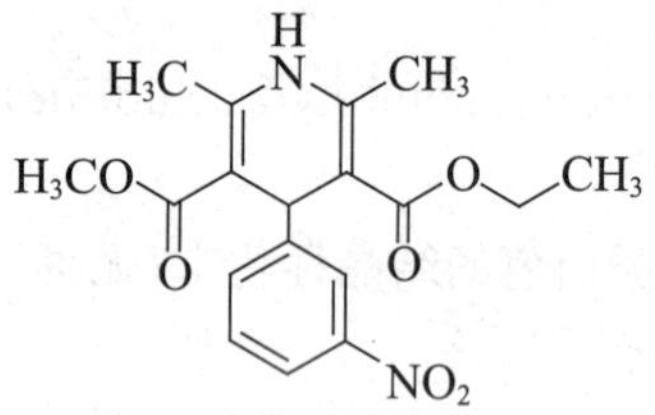

尼群地平

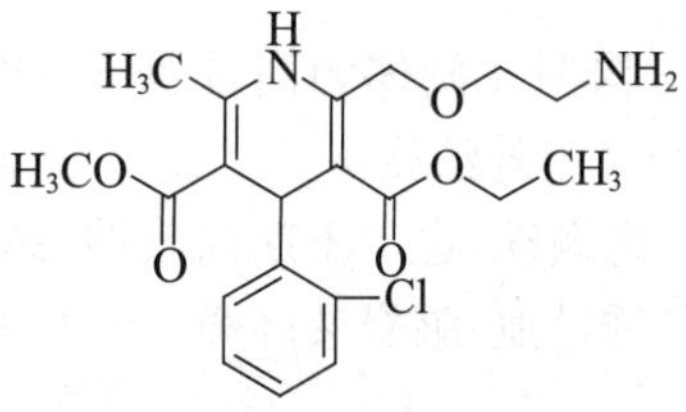

氨氯地平

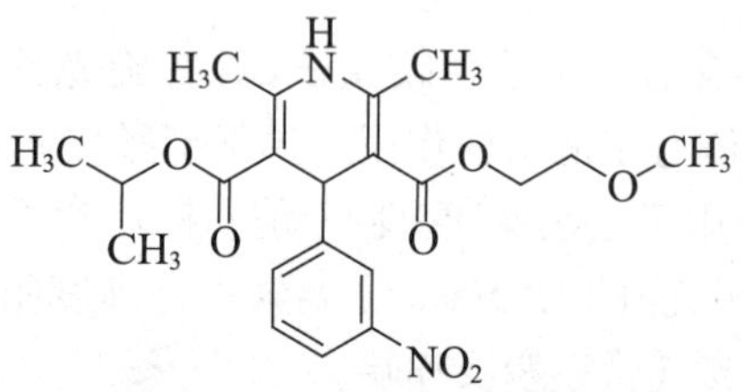

尼莫地平

2. 芳烷基胺类　主要药物有维拉帕米（verapamil），其作用与旋光性有关，左旋体是室上性心动过速患者的首选药，右旋体用于治疗心绞痛。

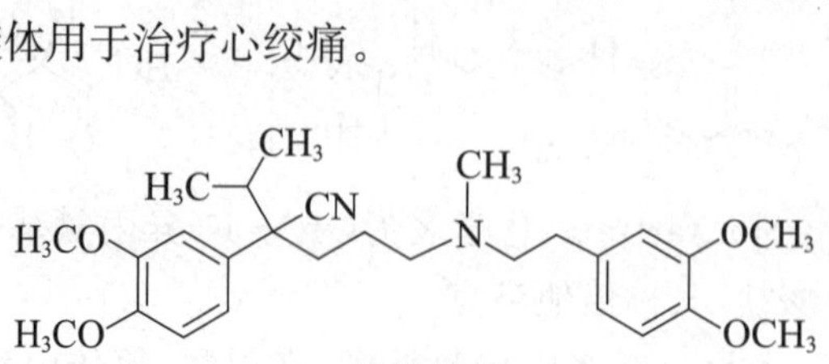

维拉帕米

3. 苯并硫氮杂䓬类　主要药物有地尔硫䓬（diltiazem），临床用于治疗抗心绞痛、抗心律失常和老年人高血压等。

4. 二苯哌嗪类　主要药物有氟桂利嗪（flunarizine）、桂利嗪（cinnarizine），两者对血管平滑肌有直接扩张作用，能显著改善脑循环和冠状循环，主要用于治疗脑血栓形成、脑动脉硬化、脑外伤后遗症等。

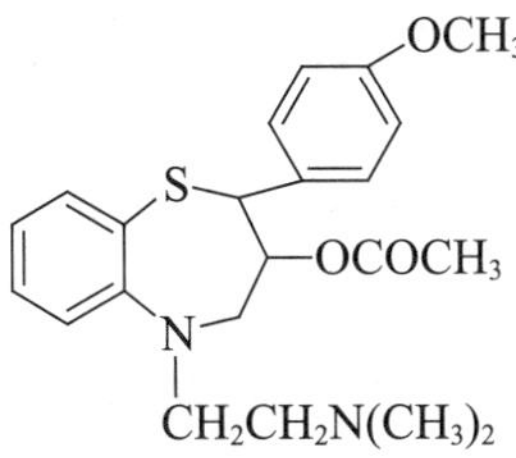

地尔硫䓬

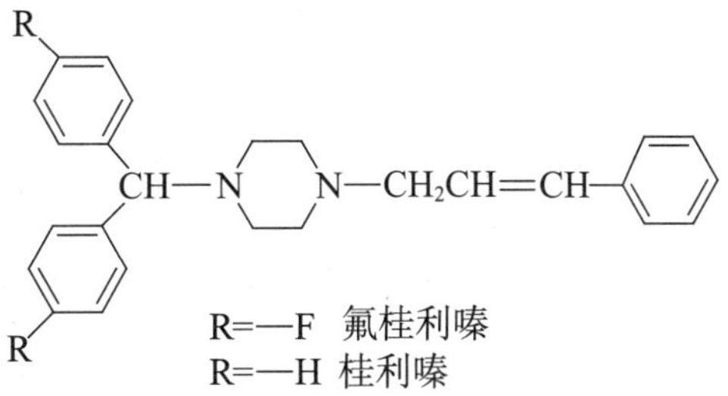

R=—F　氟桂利嗪
R=—H　桂利嗪

**（二）典型药物**

### 硝苯地平

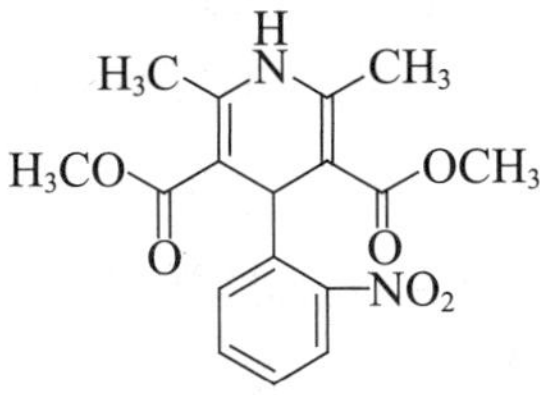


硝苯地平(nifedipine)化学名为2,6-二甲基-4-(2-硝基苯基)-1,4-二氢-3,5-吡啶二甲酸二甲酯，又称心痛定。

本品为黄色结晶性粉末。不溶于水，微溶于乙醇，易溶于三氯甲烷、丙酮。熔点为172～174 ℃。

本品遇光极不稳定，发生光化学歧化反应，降解为硝基苯吡啶衍生物和亚硝基苯吡啶衍生物，对人体有害，故在生产、使用和储存中均应遮光。

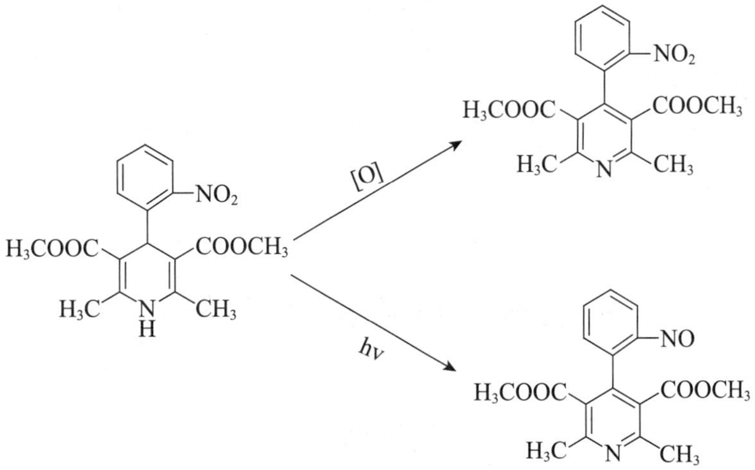


本品以丙酮溶解，加2%氢氧化钠溶液，振摇，溶液显橙红色，可供鉴别。

临床用于预防和治疗高血压、冠心病、心绞痛。

### 盐酸地尔硫䓬

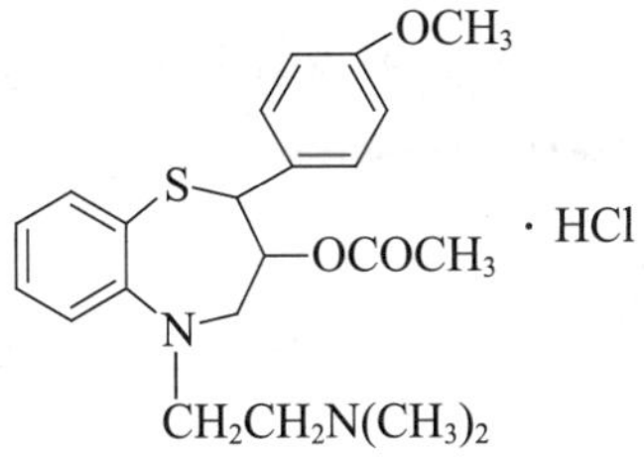


盐酸地尔硫䓬(diltiazem hydrochloride)化学名为顺-(+)-5-[(2-二甲氨基)乙基]-2-(4-甲氧基苯基)-3-乙酰氧基-2,3-二氢-1,5-苯丙硫氮杂䓬-4(5*H*)-酮盐酸盐。

本品为白色或类白色的结晶或结晶性粉末;无臭,味苦。易溶于水、甲醇或三氯甲烷,不溶于乙醚。

本品分子中含有两个手性碳原子,有4个立体异构体,其中(2*S*,3*S*)异构体冠脉扩张作用较强,故临床仅用(2*S*,3*S*)异构体。

本品加盐酸溶解后,再加硫氰酸铵试液,2.8%硝酸钴溶液剂三氯甲烷充分振摇,静置,三氯甲烷层显蓝色。

本品的水溶液呈氯化物的鉴别反应。

本品口服吸收完全,有首过效应,生物利用度仅为20%~40%,几乎全部在肝中氧化失活,经肾排泄,半衰期为4~5小时。

本品主要用于心绞痛的防治,尤其是变异型心绞痛、冠状动脉痉挛所致的心绞痛,以及室上性心律失常的预防。对原发性高血压有中等程度的疗效,作用缓和、平稳,适合于老年性高血压患者。

### 盐酸维拉帕米

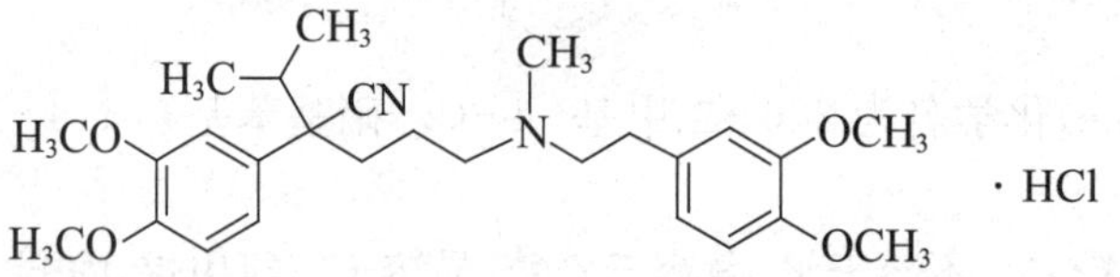


盐酸维拉帕米(verapamil hydrochloride)化学名为(±)-α-[3-[[2-(3,4-二甲氧苯基)乙基]甲氨基]丙基]-3,4-二甲氧基-α-异丙基苯乙腈盐酸盐,又称异搏定、戊脉安。

本品为白色粉末。易溶于乙醇、三氯甲烷,溶于水。熔点为141~145 ℃。

本品水溶液加硫氰酸铬铵试液后,生成淡红色沉淀。可供鉴别。

本品水溶液显氯化物的特征反应。

本品临床上用于治疗心律失常和抗心绞痛。长期服用对肝和血象无影响,但可抑制心肌活动,诱发心力衰竭。

# 第三节　钠钾通道阻滞剂

## 一、钠通道阻滞剂

钠通道阻滞剂是一类能抑制 $Na^+$ 内流,从而抑制心肌细胞动作电位振幅及超射幅度,减慢传导,延长有效不应期的药物,因而具有良好的抗心律失常作用。根据作用差异,钠通道阻滞剂又分为 $I_A$、$I_B$、$I_C$ 三个亚类。

1. $I_A$ 类钠通道阻滞剂　适度阻滞钠通道,主要影响传导速度,包括奎尼丁(quinidine)、普鲁卡因胺(procainamide)等。临床主要用于治疗阵发性心动过速、心房颤动。

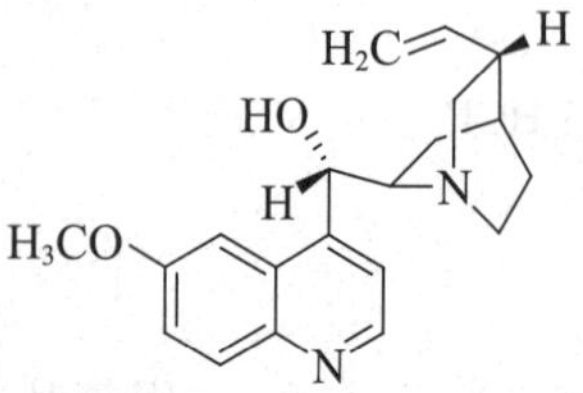


奎尼丁

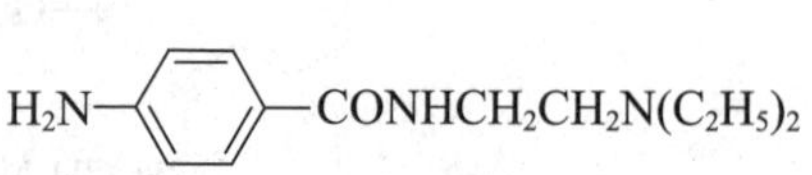


普鲁卡因胺

**课堂互动：**普鲁卡因和普鲁卡因胺哪一种药物化学结构更稳定？为什么？如何鉴别普鲁卡因胺？

2. Ⅰ$_B$类钠通道阻滞剂　特点是轻度阻滞钠通道，缩短复极化，提高颤动阈值而发挥抗心律失常作用。利多卡因（lidocaine）是常用麻醉药，是各种室性心律失常的首选药。美西律（mexiletine）原是抗惊厥药和局麻药，1972 年发现其具有抗心律失常作用，临床主要用于治疗急（慢）性室性心律失常。

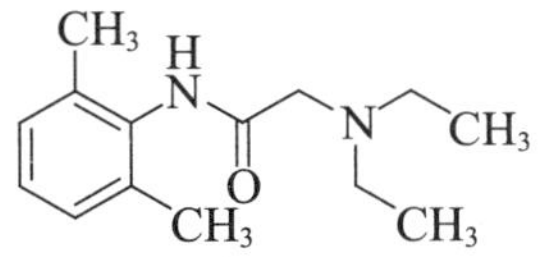
利多卡因

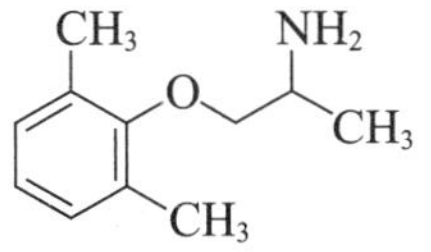
美西律

3. Ⅰ$_C$类钠通道阻滞剂　特点是明显阻滞钠通道，对心肌自律性和传导性有较强的抑制作用。代表药有普罗帕酮（propafenone），对心肌传导细胞有局部麻醉作用和膜稳定作用，可抑制心肌钠离子内流，降低自律性和减慢房室结的传导，还有一定程度的β受体和钙通道阻滞活性，适用于治疗室性心律失常和室上性心律失常。

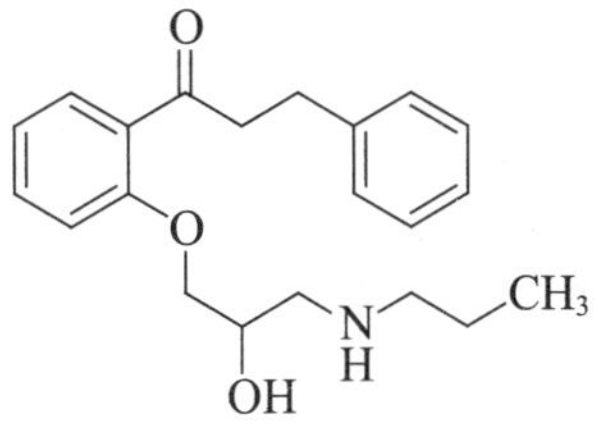
普罗帕酮

### 硫酸奎尼丁

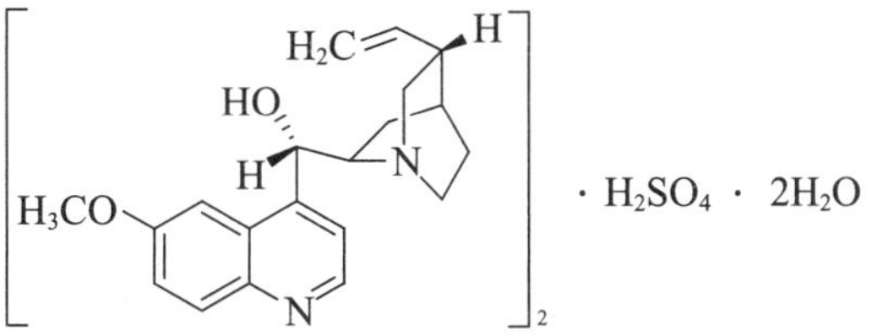

硫酸奎尼丁（quinidine sulfate）化学名为（9S）-6′-甲氧基-脱氧辛可宁-9-醇硫酸盐二水合物。

本品为白色细针状结晶；无臭，味极苦；遇光渐变色；易溶于沸水或乙醇中，在三氯甲烷中溶解，略溶于水，几乎不溶于乙醚。比旋度为＋275°～＋290°。

奎尼丁是从金鸡纳树皮中发现的生物碱之一，是奎宁的异构体。奎尼丁分子中有两个氮原子，奎宁环的叔氮原子碱性较强。

本品加水溶解后，加稀硫酸显蓝色荧光，再加几滴盐酸，荧光消失。

取上述溶液 5 mL，加溴试液 1～2 滴，再加氨试液 1 mL，显翠绿色，称为绿奎宁反应。

本品为广谱抗心律失常药，主要用于心房颤动、心房扑动、室上性心动过速和室性心动过速的转复和预防。

## 二、钾通道阻滞剂

钾通道阻滞剂又称延长动作电位时程药。其作用于心肌细胞的电压敏感性钾通道，使 $K^+$ 外流速度减慢，导致延长复极化过程而使有效不应期延长，恢复窦性心律，心律失常消失。临床常用药物为盐酸胺碘酮（amiodarone hydrochloride）。

盐酸胺碘酮

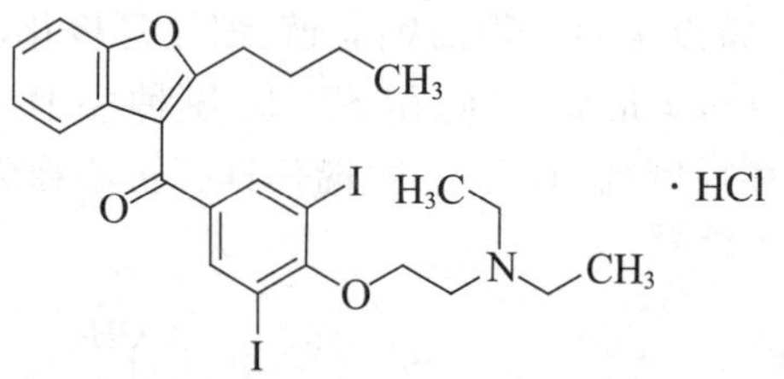


盐酸胺碘酮(amiodarone hydrochloride)化学名为(2-丁基-3-苯并呋喃基)[4-[2-(二乙氨基)乙氧基]-3,5-二碘苯基]甲酮盐酸盐,又称乙胺碘呋酮、胺碘达隆。

本品为白色或微带黄色结晶粉末;无臭,无味。易溶于三氯甲烷、甲醇,溶于乙醇,微溶于丙酮、几乎不溶于水。熔点为158～162 ℃(分解)。

本品乙醇溶液可与2,4-二硝基苯肼的高氯酸溶液反应,生成黄色沉淀。

本品与硫酸共热,分解氧化产生紫色的碘蒸气。

本品是广谱抗心律失常药物,适用于治疗各种原因引起的室上性心律失常和室性心律失常。

# 第四节 血管紧张素转换酶抑制剂和血管紧张素Ⅱ受体拮抗药

肾素-血管紧张素-醛固酮系统(RAAS)对正常的心血管系统发育、电解质和体液平衡、血压调节、病理状态下心血管系统结构与功能重塑有重要作用。在蛋白水解酶肾素的专一作用下,血管紧张素原分解释放出血管紧张素Ⅰ(angiotensin Ⅰ, Ang Ⅰ),后者经血管紧张素转换酶(angiotensin converting enzyme, ACE)的作用生成血管紧张素Ⅱ(angiotensin Ⅱ, AngⅡ)。AngⅡ作用于血管紧张素受体,引起血管收缩,血压上升;同时AngⅡ还可促进肾上腺皮质激素合成和醛固酮分泌,该物质促进水钠潴留,增加血容量,导致血压升高。

若ACE受到抑制,则AngⅡ合成受阻,内源性AngⅡ减少,导致血管扩张,血压下降;而拮抗AngⅡ受体,以阻断其升压及其他病理作用。故血管紧张素转换酶抑制剂(angiotensin converting enzyme inhibitors, ACEI)和AngⅡ受体拮抗药均能有效降低血压,是目前临床上一线抗高血压药物。

## 一、血管紧张素转换酶抑制剂

1965年,费雷拉(Ferreira)在巴西从蛇毒中分离出一种九肽,即替普罗肽(teprotide),其在人体内对ACE具有较强的抑制作用,能有效控制血压,但因其为多肽,口服活性差。参考替普罗肽及具有抑制作用的蛇毒多肽的C-端氨基酸均为脯氨酸这一结构特征,设计并合成了非肽类ACEI卡托普利(captopril),1981年成为第一个临床应用的ACEI。

对卡托普利作用机制研究发现,分子中的巯基与ACE的锌离子具有较强的结合力。以卡托普利为先导物,设计合成了系列的ACEI类药物,已上市20多种。根据与ACE中锌离子结合的基团不同分为以下几类:①含巯基的ACEI,如卡托普利。②含羧基的ACEI,如依那普利拉(enalaprilat),该药克服了卡托普利分子中巯基引起的味觉异常、皮疹等不良反应,口服生物利用度低,仅供静脉注射用。依那普利(enalapril)是依那普利拉的酯类前体药物,在体内被肝酯酶水解成活性代谢物依那普利拉而发挥作用,其起效慢,作用时间持久,不良反应小,口服生物利用度高。③含磷酰基的ACEI,如福辛普利(fosinopril)经肠壁和肝的酯酶催化,形成活性的福辛普利拉(fosinoprilat),后者为长效、强效降压药。

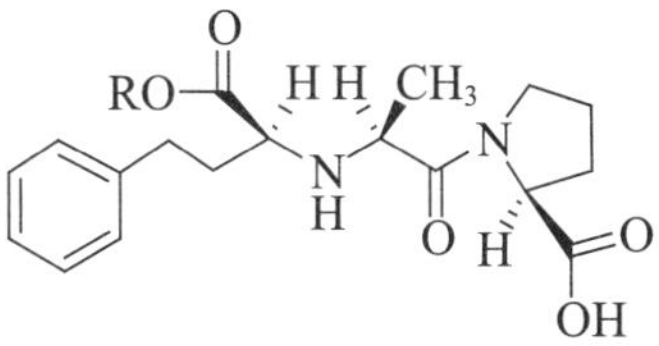

R=—H　依那普利拉

R=—$CH_2CH_3$　依那普利

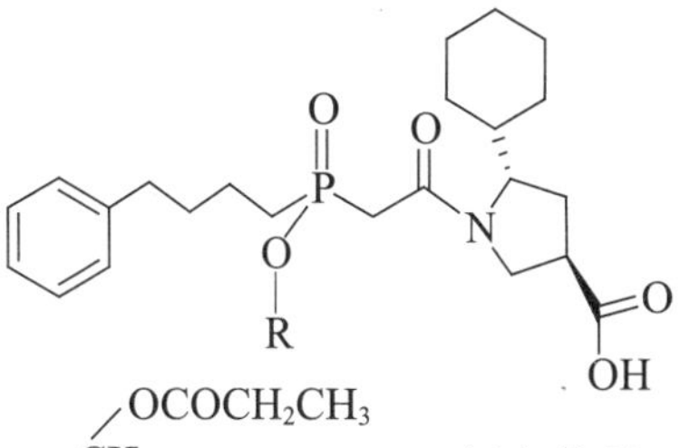

R=—CH(OCOCH$_2$CH$_3$)CH(CH$_3$)$_2$　福辛普利

R=—H　福辛普利拉

### 卡托普利

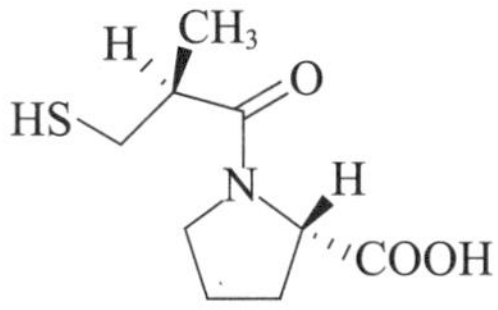

卡托普利(captopril)化学名为1-[(2S)-2-甲基-3-巯基-1-氧代丙基]-L-脯氨酸,又称巯甲丙脯酸、开博通。

本品为白色或类白色结晶性粉末;有类似蒜的特臭,味咸。在甲醇、乙醇或三氯甲烷中易溶,在水中溶解。分子中有两个手性碳原子,左旋性,比旋度为−126°～−132°(乙醇)。熔点为104～110 ℃。

本品具有—COOH和—SH酸性基团,表现出酸性。

本品结构中的—SH有还原性,遇光或在水溶液中易被氧化生成二硫化物。加入螯合剂或抗氧化剂可延缓氧化,应遮光、密封贮藏。

本品可与亚硝酸钠晶体和硫酸混合试液作用显红色。

本品为血管紧张素转换酶抑制剂,用于治疗高血压和充血性心力衰竭。有咳嗽、皮疹、瘙痒、味觉障碍等不良反应。

### 马来酸依那普利

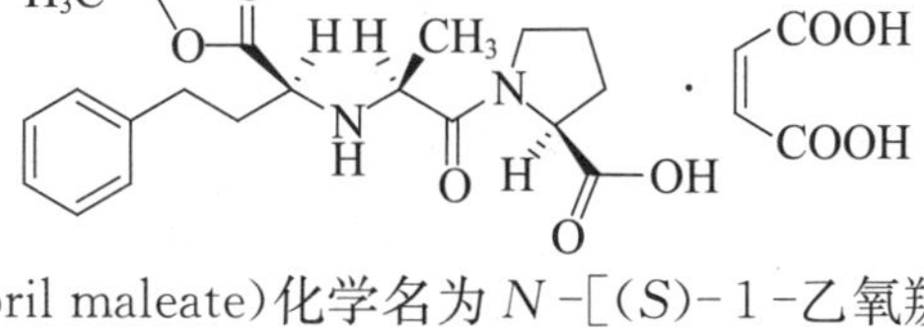

马来酸依那普利(enalapril maleate)化学名为*N*-[(*S*)-1-乙氧羰基-3-苯丙基]-L-丙氨酰-L-脯氨酸顺丁烯二酸盐。

本品为白色结晶性粉末,无臭。易溶于水。熔点为143～145 ℃。

马来酸含不饱和键,使紫红色高锰酸钾褪色,可作鉴别。因含酯键,本品水溶液易发生水解,水解速率与pH相关,水溶液在pH为3时最稳定。

本品为前体药物,口服后在体内水解为依那普利拉。强烈抑制ACE,降低血管紧张素Ⅱ的含量,使全身血管扩张,从而降低血压。

**课堂互动:**如何鉴别卡托普利和马来酸依那普利?

## 二、血管紧张素Ⅱ受体拮抗药

AngⅡ受体主要有两种亚型,即$AT_1$受体和$AT_2$受体,AngⅡ的心血管作用主要通过$AT_1$受体介导。AngⅡ受体拮抗药均为选择性$AT_1$受体拮抗药,因此能阻断经$AT_1$受体介导的AngⅡ的病理生理作用。与 ACEI 不同，Ang Ⅱ受体拮抗药不升高缓激肽水平，从而降低咳嗽和血管性水肿的发生率。

自 1995 年被批准上市以来，大量氯沙坦（losartan）的模仿药物（me - too drug）接踵而至。根据酸性基团的差别，将非肽类的 Ang Ⅱ受体拮抗药分为三类：①联苯四唑类的氯沙坦、缬沙坦（valsartan）等；②联苯羧酸类的替米沙坦（telmisartan）；③非联苯类的依普沙坦（eprosartan），其特点为活性强，作用时间长。

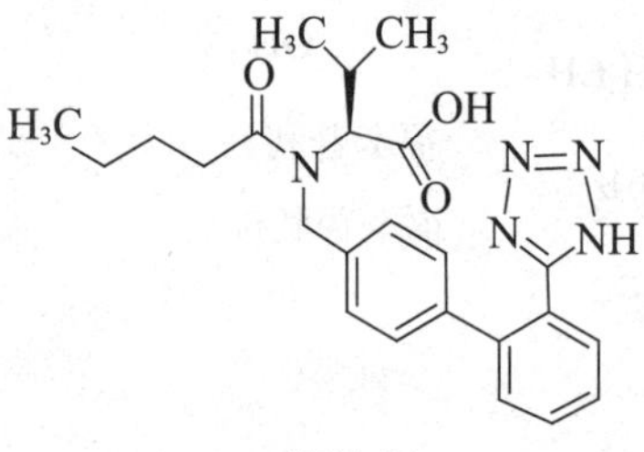

缬沙坦

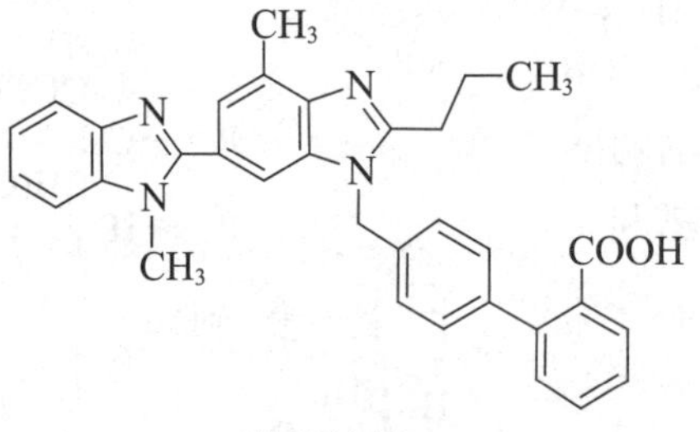

替米沙坦

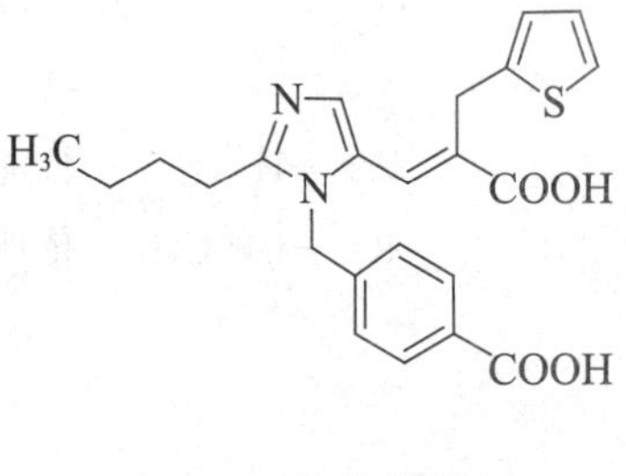

依普沙坦

## 氯　沙　坦

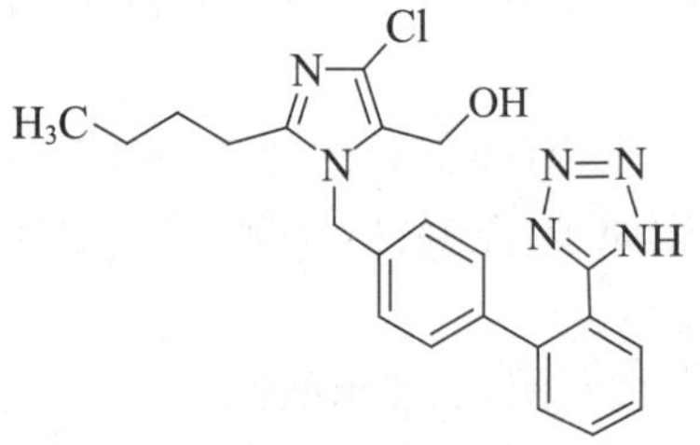

氯沙坦（losartan）化学名为 2 -丁基- 4 -氯- 1 -[[2′-(1*H* -四氮唑- 5 -基)[1,1′-联苯]- 4 -基]甲基]- 1*H* -咪唑- 5 -甲醇，又称科素亚。

本品为淡黄色结晶，熔点为 183.5～184.5 ℃。

本品的母核由四氮唑环、联苯和咪唑环三部分组成。四氮唑环 1 位 N 具有酸性，强度中等，可与碱生成盐，临床用其钾盐。

本品口服吸收良好，不受食物影响，几乎不透过血-脑脊液屏障，经肝代谢，其代谢物或药物原形经肝和肾排泄。

本品为血管紧张素Ⅱ受体（$AT_1$型）拮抗剂，可以阻断内源性及外源性的血管紧张素Ⅱ所产生的各种药理作用（包括促使血管收缩、醛固酮释放等作用）。本品可选择性地作用于 $AT_1$受体，不影响其他激素受体或心血管中重要离子通道的功能，也不抑制降解缓激肽的血管紧张素转换酶（激肽酶Ⅱ），不影响血管紧张素Ⅱ及缓激肽的代谢过程，所以可避免因缓激肽蓄积而引起的咳嗽。临床上用于治疗原发性高血压。

# 第五节　NO 供体药物

## 一、概　　述

20 世纪 80 年代中期，人们发现了血管内皮细胞能释放一种扩血管物质——NO，又称血管内皮舒张因子。它能激活血管平滑肌细胞中的鸟苷酸环化酶，升高环鸟苷酸（cGMP）的水平，导致血管平滑肌松弛，血管扩张，增加心内膜血流；而且还可扩张外周血管，减轻心脏负担，减少心肌耗氧量。此外，NO 还能抑制血小板聚集和黏附，可用于治疗冠心病。

能够在体内释放外源性 NO 分子的药物，称为 NO 供体药物。临床常用的 NO 供体药物有硝酸酯及亚硝酸酯类，还有非硝酸酯类，如吗多明(molsidomine)和硝普钠(sodium nitroprusside)等。

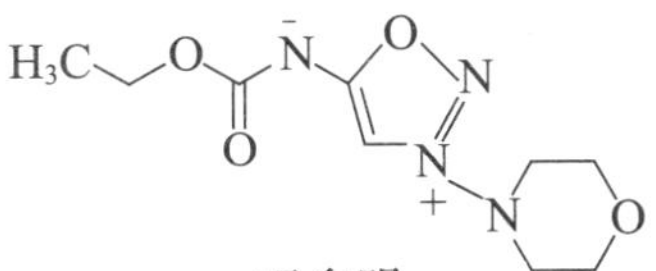

吗多明

$Na_2[Fe(CN_5)NO] \cdot 2H_2O$

硝普钠

## 二、硝酸酯及亚硝酸酯类

硝酸酯及亚硝酸酯类药物是最早使用的抗心绞痛药物。其作用机制为释放 NO 血管内皮舒张因子，从而扩张冠状动脉，增加心肌的供血、供氧量。药物作用以扩张静脉为主，降低心肌耗氧量，从而缓解心绞痛症状，适用于各类型心绞痛，如硝酸甘油(nitroglycerin)、丁四硝酯(erythrityl tetranitrate)、硝酸异山梨酯(isosorbide dinitrate)、单硝酸异山梨酯(isosorbide mononitrate)等。

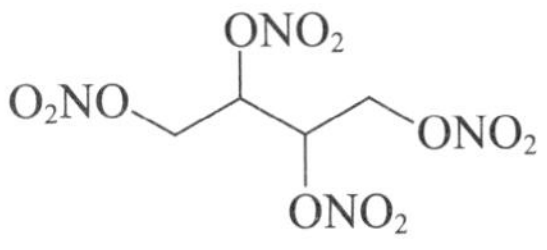

丁四硝酯

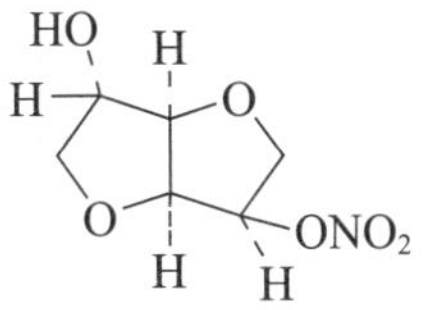

单硝酸异山梨酯

硝酸酯类药物连续使用易产生耐药性，这是因为硝酸酯类药物需还原成亚硝酸酯才能释放出 NO。连续使用硝酸酯类药物后，组织内巯基被耗竭，不能将硝酸酯还原为亚硝酸酯，此时使用硝酸酯类药物无效，但使用亚硝酸酯类仍有效。在使用硝酸酯类药物的同时，给予巯基补充剂就不易产生耐药性。

### 硝 酸 甘 油

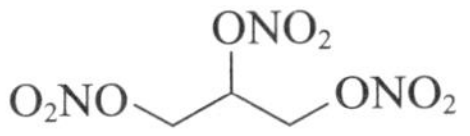

硝酸甘油(nitroglycerin)化学名为 1,2,3 -丙三醇三硝酸酯。

本品为浅黄色无臭带甜味的油状液体，溶于乙醇，混溶于丙酮、乙醇、冰醋酸等有机溶剂，略溶于水，沸点为 145 ℃。

本品有挥发性，也能吸收水分子成塑胶状，在遇热或撞击下易爆炸，产生大量氮和二氧化碳等气体，故一般配制成 10% 乙醇溶液，以便运输或储存。

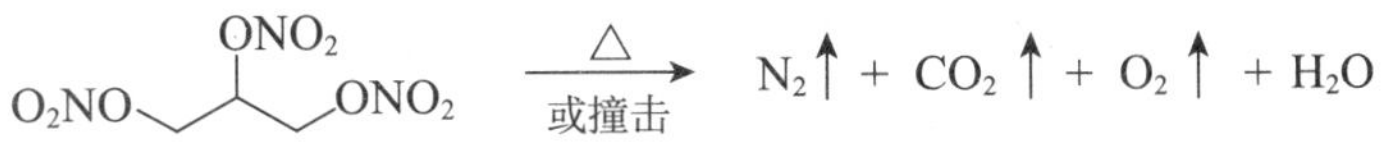

本品在中性和弱酸性条件下相对稳定，在碱性条件下迅速分解。如与氢氧化钾试液反应生成甘油，再与硫酸氢钾作用，产生有刺激性臭味的丙烯醛。

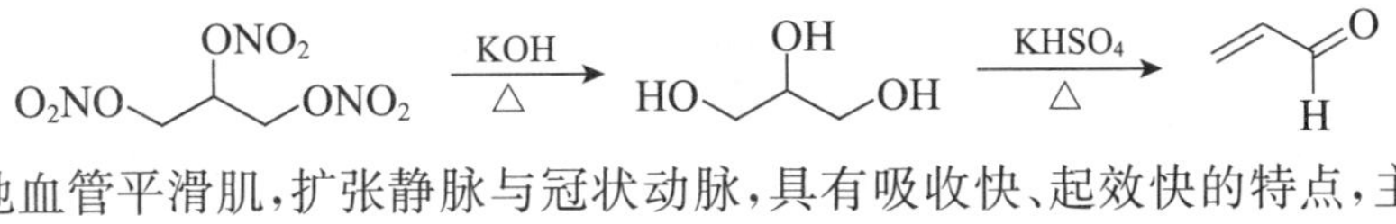

本品能松弛血管平滑肌，扩张静脉与冠状动脉，具有吸收快、起效快的特点，主要用于治疗和缓解心绞痛。

### 硝酸异山梨酯

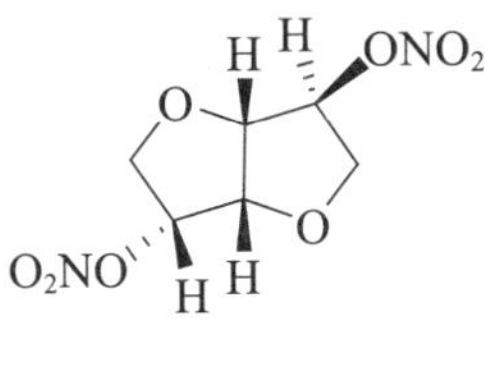

硝酸异山梨酯(isosorbide dinitrate)化学名为1,4:3,6-二脱水-D-山梨醇-2,5-二硝酸酯，又称消心痛。

本品为白色结晶性粉末；无臭；易溶于丙酮或三氯甲烷，略溶于乙醇，微溶于水；熔点为68～72℃；比旋度为+135°～+140°(1%无水乙醇溶液)。

本品为硝酸酯类化合物，在室温和干燥状态下比较稳定，在强热或撞击下也会发生爆炸。在酸、碱溶液中，硝酸酯容易水解，生成脱水山梨醇及亚硝酸。

本品加新制儿茶酚溶液，摇匀，加硫酸后，即显暗绿色。

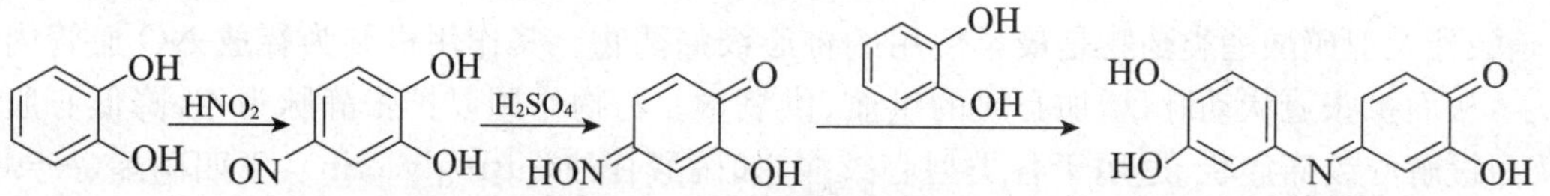


本品加水和硫酸可水解成硝酸，缓缓加入硫酸亚铁试液，液层接界面呈棕色环。

本品为血管扩张药，舌下含服用于治疗急性心绞痛发作，口服用于预防心绞痛发作。临床也用于冠状循环功能不全、心肌梗死及心力衰竭等疾病的预防和治疗。

---

**案例分析**

*硝酸酯类药物在储存和应用时应注意哪些问题？*

**[分析]** *硝酸酯类药物在受热或剧烈震动下易发生爆炸，产生大量气体，故药用为其10%的乙醇溶液，以便储存和运输。*

---

# 第六节　强　心　药

### (一) 概述

强心药可以选择性增强心肌收缩力，又称正性肌力药或抗慢性心功能不全药，临床上主要用于治疗充血性心力衰竭。临床治疗强心药的药物种类很多，各类药物的结构无共同之处，且作用机制完全不同。根据强心药的作用机制和结构可分为四大类(表5-1)。

**表5-1　强心药的分类**

| 分类 | 药物名称及结构 | 作用机制 |
| --- | --- | --- |
| 强心苷类 | 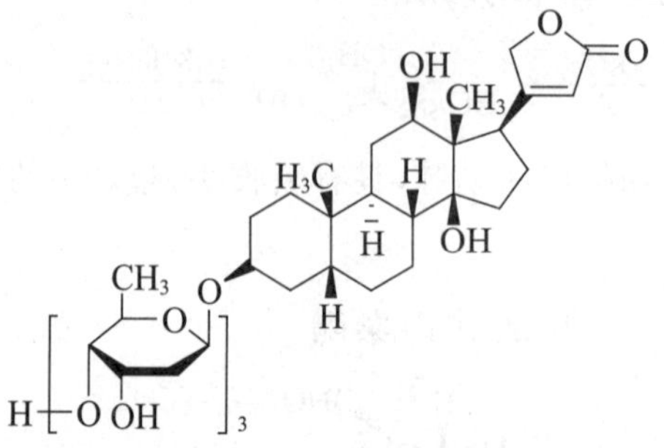 地高辛(digoxin) | 抑制膜结合的$Na^+$,$K^+$-ATP酶，增加心肌细胞内钙的量，降低交感神经系统和肾素-血管紧张素系统活性，使心肌收缩力增加 |

续表

| 分类 | 药物名称及结构 | 作用机制 |
| --- | --- | --- |
| 磷酸二酯酶抑制剂 | 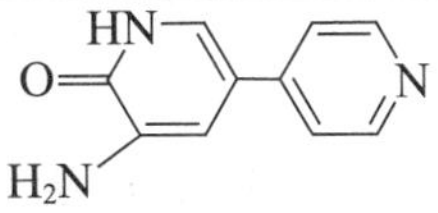 氨力农(amrinone) 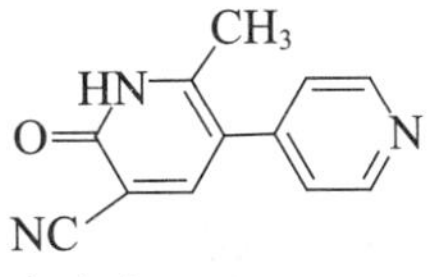 米力农(milrinone) | 抑制磷酸二酯酶，阻碍心肌细胞 cAMP 降解，促使心肌膜钙通道开放，$Ca^{2+}$ 内流，达到正性肌力作用 |
| $\beta_1$ 受体激动药 | 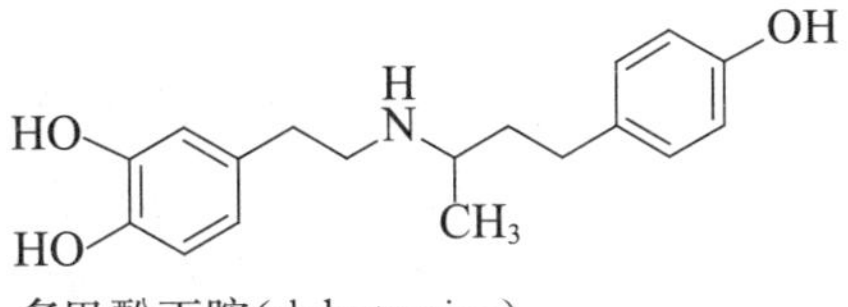 多巴酚丁胺(dobutamine) 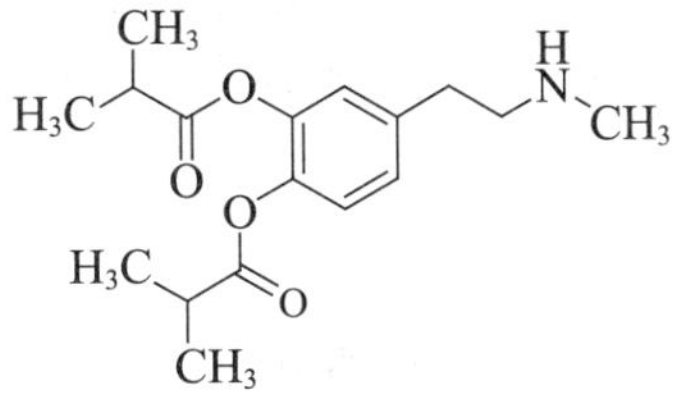 异波帕胺(ibopamine) | 兴奋 $\beta_1$ 受体，使心肌细胞 cAMP 水平增加，促 $Ca^{2+}$ 内流，致使心肌收缩力增强 |
| 钙敏化剂 | 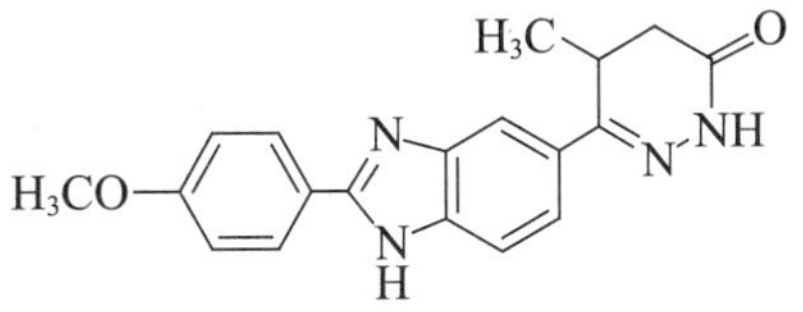 匹莫苯(pimobendan) | 提高心肌收缩蛋白对 $Ca^{2+}$ 的敏感性，在不增加细胞内 $Ca^{2+}$ 浓度的情况下提高心肌收缩力 |

## （二）典型药物

### 地 高 辛

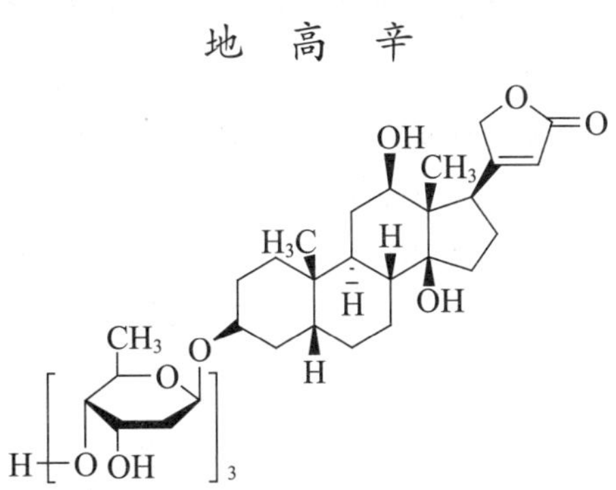

地高辛(digoxin)化学名为 3$\beta$-[[*O*-2,6-二脱氧-$\beta$-D-核-己吡喃糖基-(1→4)-*O*-2,6-二脱氧-$\beta$-D-核-己吡喃糖基-(1→4)-2,6-二脱氧-$\beta$-D-核-己吡喃糖基]氧代]-12$\beta$,14$\beta$-二羟基-5$\beta$-心甾-20(22)烯内酯，又称狄戈辛、异羟基洋地黄毒苷。

本品为白色结晶或结晶性粉末；无臭，味苦；易溶于吡啶，微溶于稀醇或三氯甲烷，不溶于水或乙醚；熔点为 235～245 ℃，熔融时同时分解；比旋度为+9.5°～+12.0°(2%吡啶溶液)。

本品属于强心甾烯类，即甾核 $C_{17}$ 位连接的是五元不饱和内酯环，其结构上的 $\alpha$-氢很活泼，可与苦味酸试液形成红色的络合物，且该络合物$\lambda_{max}$为 495 nm，此性质可用于含量测定。

本品口服吸收迅速完全，排泄较快，蓄积性较小，主要以原形从肾排泄。治疗血药浓度为 0.5～1.5 mg/mL，中毒血药浓度为 2 mg/mL，治疗窗狭窄，应严格控制药品的使用剂量并检测血药浓度。

本品为强心药，主要用于充血性心力衰竭及室上性心动过速、心房颤动和心房扑动等。其特点是排泄较快而蓄积性较小，临床使用较洋地黄毒苷安全。不宜与酸、碱类药物配伍。

## 第七节 调血脂药

调血脂药是通过影响血脂的合成和代谢，预防和治疗动脉粥样硬化及冠心病。血脂是指血浆或血清中的脂质，包括胆固醇、胆固醇酯、三酰甘油、磷脂，以及它们与载脂蛋白形成的各种可溶性的脂蛋白(lipoproteins)。血浆中的脂蛋白有乳糜微粒(CM)、极低密度脂蛋白(VLDL)、低密度脂蛋白(LDL)和高密度脂蛋白(HDL)，其中 VLDL 和 LDL 是动脉粥样硬化的主要原因。常用的调血脂药分为羟甲戊二酰辅酶 A 还原酶抑制剂、苯氧乙酸类和其他类。

**知识链接**

**高脂血症与动脉粥样硬化病变**

高脂血症可促进动脉粥样硬化病变的形成和发展，人体高脂血症主要是 VLDL 与 LDL 过多，而血浆中 HDL 则有抗动脉粥样硬化作用。临床上把胆固醇大于 230 mg/100 mL 或三酰甘油大于 140 mg/100 mL 统称为高脂血症。当血脂长期升高后，血脂及其分解产物会逐渐沉积于动脉血管内壁上，并伴有纤维组织增生，形成斑块，使血管通道变窄堵塞，弹性减小，导致动脉粥样硬化和冠心病。通过药物可调整和控制血脂水平，降低 VLDL、LDL，或升高 HDL，从而降低动脉粥样硬化发病率和死亡率。

### 一、羟甲戊二酰辅酶 A 还原酶抑制剂

体内胆固醇是由乙酸为原料，经体内一系列反应所合成，羟甲戊二酰辅酶 A(HMG - CoA)还原酶抑制剂是胆固醇生物合成的限速酶。本类药物选择性强，疗效确切，能显著降低 LDL 中胆固醇水平，并能提高 HDL 中胆固醇水平，使胆固醇存在形式从有害到有益。本类药物的开发成功是调血脂药研究的一个突破性进展，能明显降低冠心病的发病率和死亡率。代表药物有洛伐他汀(lovastatin )、辛伐他汀(simvastatin)、普伐他汀、氟伐他汀(fluvastatin)等一系列优良药物。

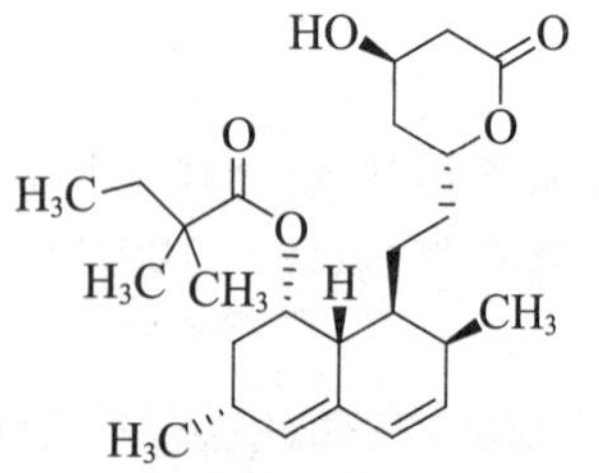

辛伐他汀

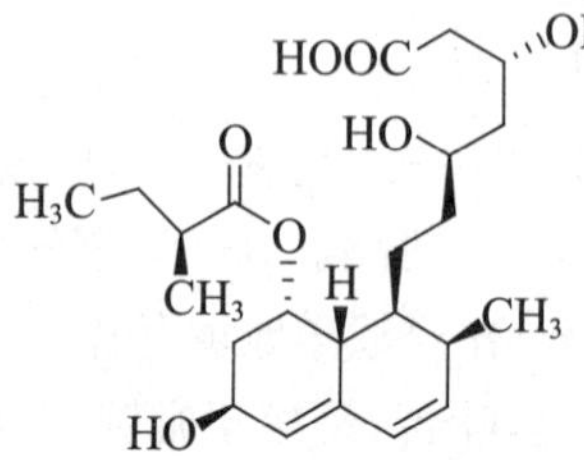

普伐他汀

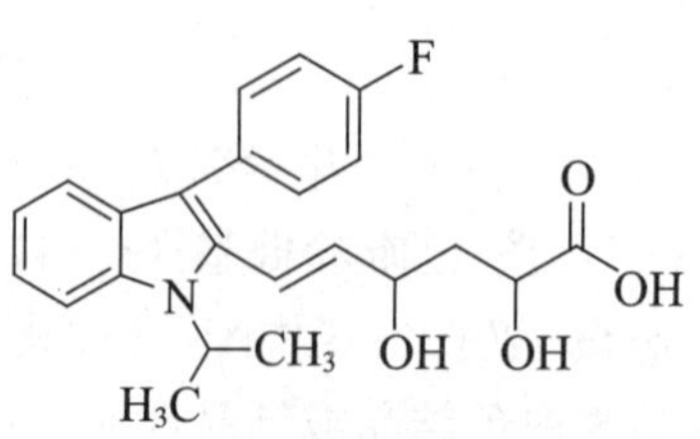

氟伐他汀

知识链接

**HMG-CoA 还原酶抑制剂的发现和发展过程**

20 世纪 70 年代初，日本几位微生物学家为发现新的强力抗菌药而从事真菌代谢物的研究。他们在一种真菌的代谢物中意外地发现了一种物质，该物质能抑制 HMG-CoA 还原酶的活性，显著降低胆固醇水平，后来命名为美伐他汀。美伐他汀的发现拉开了 HMG-CoA 还原酶抑制剂类调血脂药涌现热潮的序幕。1987 年，洛伐他汀作为第一个 HMG-CoA 还原酶抑制剂投放市场，是当年最有效的品种，对原发性高胆固醇血症有显著疗效，随后，美、德、英、法等传统制药强国接过日本科学家研究的接力棒，投入大量的人力和物力开发他汀类药物，在不到 20 年的时间里，开发了十几个本类药物，其中包括由美国默克公司开发的首个上市的洛伐他汀。

### 洛伐他汀

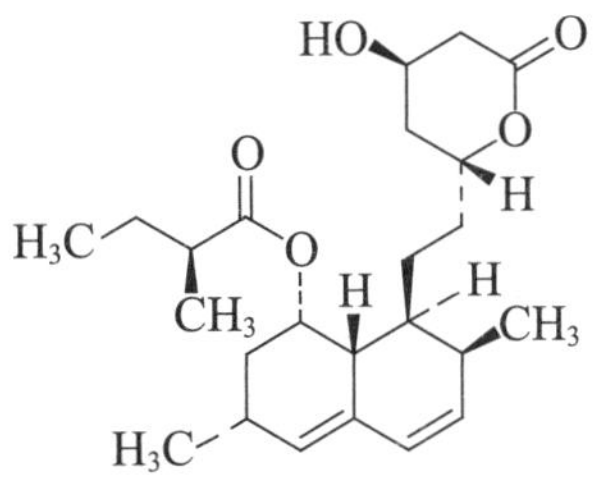


洛伐他汀(lovastatin)化学名为(2*S*)-2-甲基丁酸(1*S*,3*R*,7*S*,8*S*,8a*R*)-1,2,3,7,8,8*a*-六氢-3,7-二甲基-8-[2-[(2*R*,4*R*)-四氢-4-羟基-6-氧-2*H*-吡喃-2-基]乙基]-1-萘酯。

本品为白色结晶性粉末。易溶于氯仿、丙酮、乙腈，可溶于甲醇、乙醇、异丙醇，不溶于水。熔点为 174.5 ℃，比旋光度为+32.3°(乙腈)。

本品分子中具有内酯环，在酸性或碱性溶液中易水解产生β-羟基酸。

侧链酯键由于空间位阻效应而较稳定，不易水解。

内酯环上的羟基与空气中的 $O_2$ 发生氧化反应，生成吡喃二酮衍生物，光照促进其氧化。故本品应遮光、密封保存。

本品是一种无活性前药，在体内水解为β-羟基酸衍生物，β-羟基酸衍生物是 HMG-CoA 还原酶的有效抑制剂，能降低血中胆固醇，并能增加 HDL，用于治疗以高胆固醇血症为主的高脂血症，也可用于预防冠状动脉粥样硬化。

拓展阅读

## 二、苯氧乙酸类

本类药物能明显降低三酰甘油中的 VLDL，轻度升高 HDL，并具有一定的降胆固醇作用。氯贝丁酯(clofibrate)是该类最早应用的降脂药。氯贝丁酯在 20 世纪 70 年代经大规模和长期临床应用观察，证明其调血脂作用虽然有效，但不良反应较多，长期使用后会造成胆结石，因其死亡率较高，故氯贝丁酯目前在临床上较少使用。随后开发出了一系列非卤代的苯氧戊酸衍生物，如吉非贝齐(fenofibrate)、非诺贝特(gemfibrozil)等。

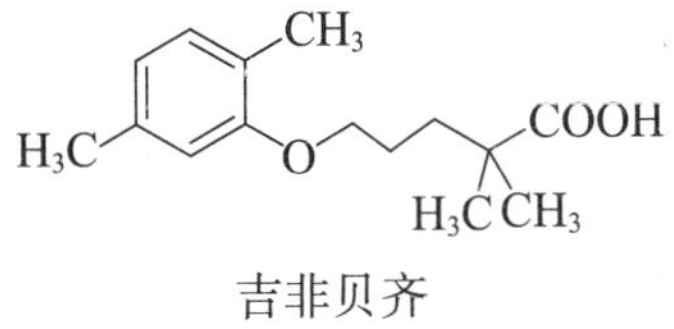


吉非贝齐

### 氯 贝 丁 酯

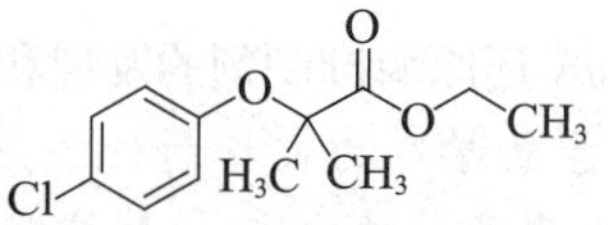

氯贝丁酯(clofibrate)化学名为 2-甲基-2-(4-氯苯氧基)丙酸乙酯,又称冠心平、安妥明。

本品为无色或微黄色澄明油状液体。几乎不溶于水,易溶于乙醇、丙酮、氯仿、乙醚等有机溶剂。有特臭,对胃肠道有刺激性,故常制成胶囊。遇光色渐变深,需避光保存。沸点为 148~150 ℃,相对密度为 1.138~1.144。

本品具有酯的性质,在碱性条件下与盐酸羟胺反应,生成异羟肟酸盐,经酸化后,加 $FeCl_3$ 试液生成异羟肟酸铁,显紫红色,可用于鉴别。

本品水解后生成对氯苯氧异丁酸和乙醇,乙醇与次碘酸钠反应产生黄色碘仿沉淀。

本品具有明显降低三酰甘油的作用,用于治疗高脂血症,还能改善糖尿病性视网膜患者的视力和减缓眼底病变。

### 非 诺 贝 特

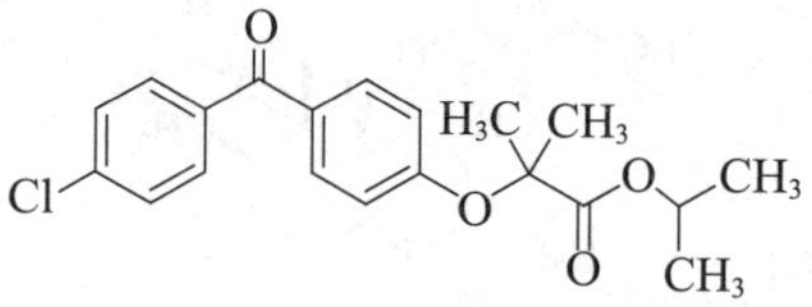

非诺贝特(fenofibrate)化学名为 2-甲基-2-[4-(4-氯苯甲酰基)苯氧基]丙酸异丙酯,又称普鲁脂芬。

本品为白色或类白色结晶性粉末;无臭,无味;极易溶于三氯甲烷,易溶于丙酮、乙醚,略溶于乙醇,几乎不溶于水。熔点为 78~82 ℃。

本品分子结构中含酯键,相对比较稳定,结构中异丁酸基团是活性必需基团,酯化物是前药,必须代谢活化后才起效。本品进入体内后,其酯键被组织及血浆酯酶迅速、完全水解,生成活性代谢产物——非诺贝酸。

本品具有显著降低胆固醇及三酰甘油的作用,不良反应较少。主要用于治疗高胆固醇血症、高三酰甘油血症及混合型高脂血症,耐受性好。

## 三、其他调血脂药

烟酸(nicotinic acid)为 B 族维生素(维生素 $B_5$ 或维生素 PP),临床用于糙皮病及类似维生素缺乏症。后又发现其可降低血浆中三酰甘油的浓度,也可降低 LDL,因此有抗动脉粥样硬化及冠心病的作用。烟酸有较大的刺激性,通常将其制成酯类前药使用。临床常用药物有烟酸肌醇酯(inositol nicotinate)和烟酸的类似物阿昔莫司(acipimox)等。

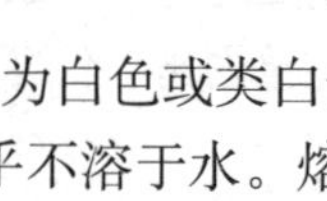

烟酸

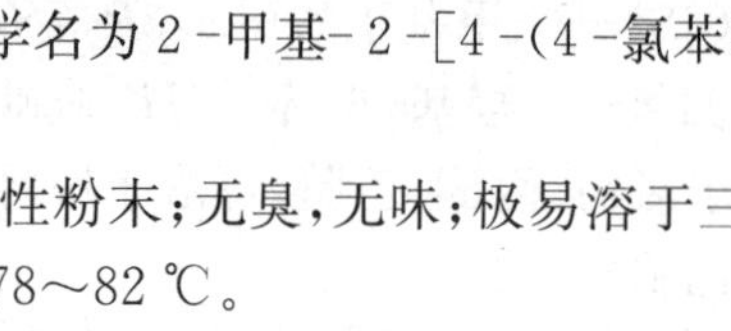

烟酸肌醇酯

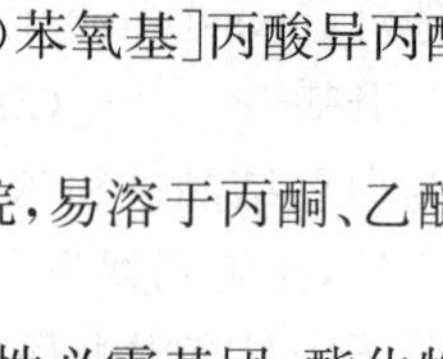

阿昔莫司

临床还有一些其他类型的调血脂药,如黏多糖及多糖类,该类药物的作用以降低血中三酰甘油为主,主要有藻酸双酯钠、硫酸软骨素 A 等。胆酸排泄促进剂类制剂有考来烯胺和考来法替泊,通过加速胆酸的排泄而降低血中胆固醇的含量。此外，亚油酸、月见草油等不饱和脂肪酸类，临床用于治疗高胆固醇、高三酰甘油血症，也可用于减肥。

# 习　　题

## 一、选择题

### (一) A 型题

1. 洛伐他汀属于(　　)
   A. 钙通道阻滞剂　B. 钾通道阻滞剂
   C. HMG－CoA 还原酶抑制剂　D. β受体拮抗药
   E. ACEI
2. 能发生重氮化-偶合反应的药物是(　　)
   A. 硝苯地平　B. 普鲁卡因胺　C. 肾上腺素
   D. 普萘洛尔　E. 利血平
3. 能发生自动氧化产生二硫化合物的药物是(　　)
   A. 洛伐他汀　B. 普鲁卡因胺　C. 硝苯地平
   D. 卡托普利　E. 氯贝丁酯
4. 下列不属于硝酸异山梨酯性质的是(　　)
   A. 受到猛烈撞击或高热时可发生爆炸　B. 在酸碱溶液中硝酸酯易水解
   C. 在光作用下可被氧化变色应遮光保存　D. 右旋光性
   E. 属于无机酸酯
5. 下列关于硝苯地平性质的叙述，错误的是(　　)
   A. 见光不稳定　B. 淡黄色结晶性粉末
   C. 几乎不溶于水　D. 受到猛烈撞击或高热时可发生爆炸
   E. 与 NaOH 溶液作用后溶液显橙红色
6. 具大蒜特臭的药物是(　　)
   A. 卡托普利　B. 依那普利　C. 非诺贝特　D. 吉非贝齐　E. 氯沙坦
7. 维拉帕米属于钙通道阻滞剂的(　　)
   A. 二氢吡啶类　B. 苯并硫氮杂草类　C. 芳烷基胺类
   D. 二苯基哌嗪类　E. 以上都不对
8. 氯贝丁酯的性状是(　　)
   A. 白色结晶性粉末　B. 黄色结晶性粉末
   C. 淡黄色棱柱状结晶　D. 白色或类白色片状结晶
   E. 无色或微黄色澄明油状液体
9. 可发生异羟肟酸铁反应的药物是(　　)
   A. 氯贝丁酯　B. 阿托伐他汀　C. 卡托普利
   D. 普萘洛尔　E. 肾上腺素
10. 不是抗心律失常药物的是(　　)
    A. 普鲁卡因胺　B. 普萘洛尔　C. 利多卡因
    D. 奎尼丁　E. 可乐定

11. 米力农属于（　　）

A. 强心苷类　B. 钙通道阻滞剂　C. 磷酸二酯酶抑制剂类

D. 钙敏化剂类　E. 离子通道阻滞剂

12. 卡托普利的类型是（　　）

A. 钙敏化剂　B. ACEI　C. 肾上腺素能受体拮抗剂

D. 钙通道阻滞剂　E. 利尿药

13. 具有下列化学结构的药物是（　　）

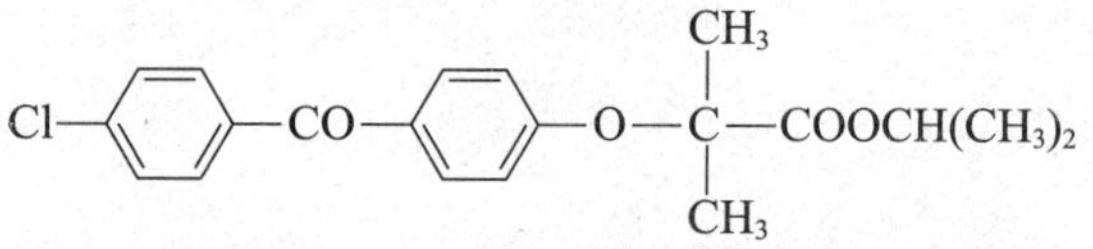

A. 吉非贝齐　B. 氯贝丁酯　C. 非诺贝特　D. 苄氯贝特　E. 双贝特

**(二) X 型题**

14. 属抗高血压药的是（　　）

A. 可乐定　B. 地高辛　C. 卡托普利　D. 非诺贝特　E. 硝酸甘油

15. 常用的降血脂药有（　　）

A. 吉非贝齐　B. 非诺贝特　C. 氯贝丁酯　D. 硝苯地平　E. 洛伐他汀

16. 抗心绞痛作用的药物类型有（　　）

A. 硝酸酯及亚硝酸酯类　B. α 受体拮抗药　C. β 受体拮抗药

D. 钙通道阻滞剂　E. 血管紧张素转换酶抑制剂

**二、问答题**

1. 心血管系统药物包括哪几类？列出常用药物。
2. 根据化学结构，如何鉴别卡托普利？
3. 试分析硝苯地平的性质和储存方法。
4. 用化学方法区别下列两组药物：

(1) 盐酸美西律与盐酸普罗帕酮。

(2) 硝苯地平与维拉帕米。

第五章
参考答案

（鲍真真　田　伟）

# 第六章　消化系统药物

第六章课件

**学习目标**

1. 掌握盐酸雷尼替丁、奥美拉唑、甲氧氯普胺、盐酸昂丹司琼的名称、化学结构、理化性质、临床用途。
2. 熟悉抗溃疡药的分类、$H_2$受体拮抗药的结构类型、质子泵抑制剂的作用机制，常用$H_2$受体拮抗药、质子泵抑制剂的结构特点和作用特点。
3. 能写出盐酸雷尼替丁、奥美拉唑的化学结构。认识甲氧氯普胺、盐酸昂丹司琼的化学结构。
4. 熟练应用典型药物的理化性质解决该类药物的调剂、制剂、分析检验、储存保管、使用等问题。

消化系统疾病是临床常见病、多发病。因此，消化系统药物（digestive system agents）在临床上占有重要地位。近年来，一系列新型、高效、选择性好的药物上市，改变了消化系统疾病的治疗状况。根据治疗目的的不同，消化系统药物可分为抗溃疡药、促胃肠动力药、止吐药和催吐药、助消化药、泻药和止泻药、肝胆疾病辅助用药等。本章主要介绍抗溃疡药、促胃肠动力药和止吐药。通过对消化系统药物中抗溃疡药、促胃肠动力药和止吐药的药物化学知识学习，为该类药物的调剂、制剂、分析检验、储存保管、使用等奠定理论和实践基础。

## 第一节　抗溃疡药

消化性溃疡发生在胃幽门及十二指肠，溃疡的形成与胃酸、胃蛋白酶对胃黏膜的自身消化有关。发病与多种因素有关，可将这些因素分为损伤因子和保护因子。损伤因子主要包括胃酸、胃蛋白酶和幽门螺杆菌，保护因子主要包括胃分泌的黏液、$HCO_3^-$和前列腺素等。当胃酸的分泌相对过多，超过自身的保护能力时，胃液就使胃壁消化，形成溃疡。

临床上使用的抗溃疡药主要是通过抑制损伤因子和增强保护因子发挥作用。抑制损伤因子的药物主要有抗酸药、胃酸分泌抑制剂、抗幽门螺杆菌感染药，增强保护因子的药物主要有胃黏膜保护剂。

抗酸药是一类能中和胃酸的弱碱性无机化合物，属于对症治疗药物，这类药物的使用未能解决胃酸分泌过多的病因，不良反应大且疗效不确切。近年来在揭示了胃酸分泌的生理和病理基础上，胃酸分泌抑制剂组胺$H_2$受体拮抗药和质子泵抑制剂的问世才完全改变了胃十二指肠溃疡的治疗方法,这些药物是目前最常用的抗溃疡药。20 世纪 80 年代,澳大利亚学者巴里·马歇尔(Barry J. Marshall)和罗宾·沃伦(J. Robin. Warren)发现幽门螺杆菌感染胃部会导致胃炎、胃溃疡和十二指肠溃疡,这一成果改变了消化性溃疡以针对胃酸为主的治疗模式,大大地提高了胃溃疡患者彻底治愈的机会。随后杀灭幽门螺杆菌的抗菌药物(如甲硝唑或替硝唑、阿莫西林等)开始应用于溃疡的治疗,使抗溃疡药物日趋完善。

胃黏膜保护剂具有增强黏膜抗损伤能力和加速溃疡愈合的作用,在临床抗溃疡的治疗中,联合使用本类药物可以降低溃疡的复发率。目前,常用的胃黏膜保护剂有枸橼酸铋钾、米索前列醇及硫糖铝等。

---

**知识链接**

**胃酸分泌的生理过程和药物**

胃酸分泌的生理过程和药物如图 6-1。

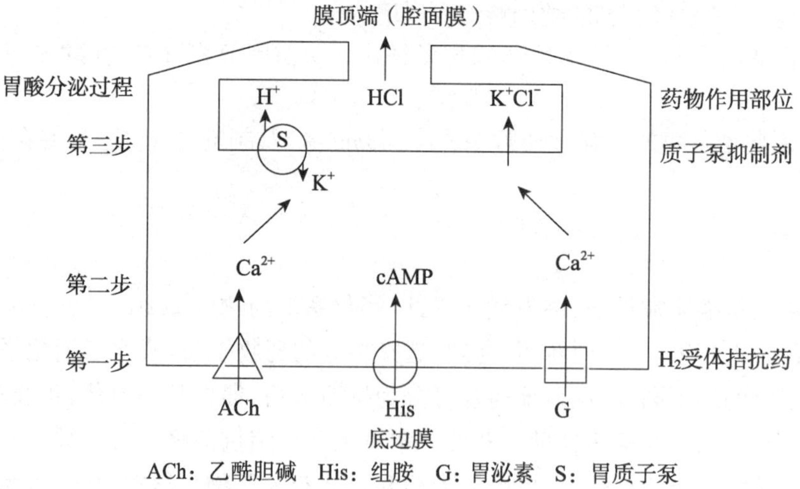


图 6-1 胃酸分泌的生理过程和药物

---

本节只介绍目前最常用的组胺 $H_2$ 受体拮抗药($H_2$ receptor antagonists)和质子泵抑制剂(proton pump inhibitor, PPI)。

## 一、组胺 $H_2$ 受体拮抗药

早在 20 世纪 50 年代,人们就已经知道组胺可以刺激胃酸的分泌。20 世纪 60 年代,人们从胃壁细胞发现促胃酸分泌的组胺 $H_2$ 受体,并开始了该药物的研究。

由于要寻找的组胺 $H_2$ 受体拮抗药与组胺竞争同一受体,且与组胺受体的结合力应大于组胺,但又不能激活受体使其产生生理作用,因此这类拮抗剂必须具有组胺的某些特征,但在结构上不完全与组胺相似。研究人员以组胺的结构为基础,保留组胺的咪唑环,改变侧链,通过筛选得到胍基组胺,具有微弱的抑制组胺刺激胃酸分泌的作用,提供急需的先导化合物。

在这个先导化合物的基础上对胍基进行改造,由于胍基是一个碱性较强的基因,在体内容易质子化形成电荷。故用同样具有极性但不带电荷的非碱性基团硫脲基取代强碱性胍基,并延长烷基侧链,不久合成布立马胺(又称咪丁硫脲),布立马胺是第一个 $H_2$ 受体拮抗药,这一发现证明了

$H_2$受体的存在。

布立马胺仍缺乏作为一个药物所应有的口服活性。研究者通过采用动态构效分析方法进行研究，选用亚甲基的电子等排体硫（—S—）代替原侧链上的第二个亚甲基（—$CH_2$—），并在其咪唑环的 5 位引入供电子的甲基，获得活性更高的甲硫米特。

甲硫米特在体内外均有较强的 $H_2$受体拮抗活性，然而临床研究中发现有少数患者出现粒细胞减少的症状。研究表明，甲硫米特所产生的毒性可能与分子结构中硫脲基有关，于是将硫脲基用其生物电子等排体胍基替代，并在胍基的亚氨基氮上引入吸电子的氰基，以降低胍基碱性，最后得到西咪替丁（cimetidine）。西咪替丁的活性和安全性均达到临床要求，成为第一个高活性的 $H_2$受体拮抗药。

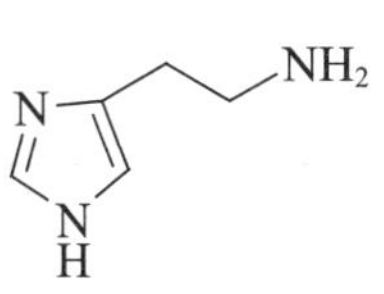

组胺

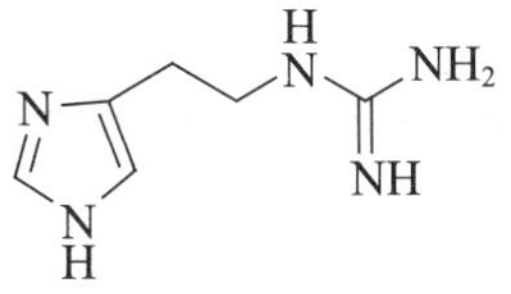

*N*-胍基组胺

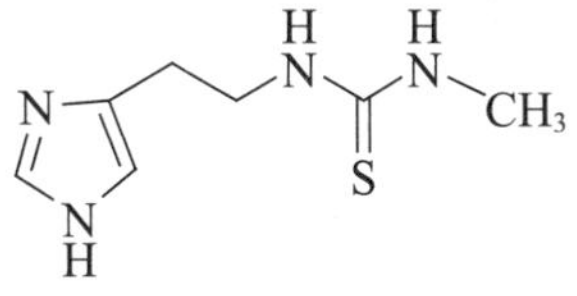

布立马胺

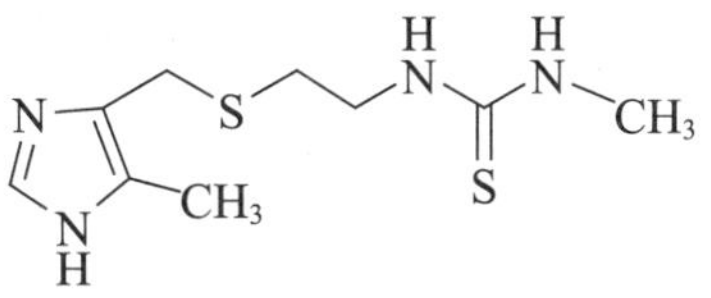

甲硫米特

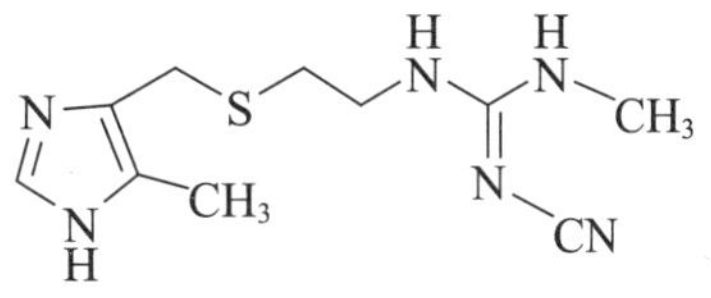

西咪替丁

组胺 $H_2$受体拮抗药的研究到发现新药是合理药物设计的典型案例。西咪替丁上市后很快取代了传统的抗酸药，成为当时治疗消化性溃疡的首选药物，使胃溃疡的治疗有了根本性的突破。这是市场上第一个年销售额超过 10 亿美元的药物，称为重磅炸弹（blockbuster drug）。

由于西咪替丁抑制依赖肝的 CYP-450 的代谢过程，因此可减少多种药物的代谢速率。此外，西咪替丁有轻度的拮抗雄性激素的作用，长期应用可引起男性乳腺发育和勃起功能障碍，妇女溢乳等不良反应。

用呋喃环置换西咪替丁结构中的咪唑环，在环上引入二甲氨基亚甲基，以保持碱性，将侧链末端的氰基胍置换为硝基乙脒，得到了呋喃类 $H_2$受体拮抗药雷尼替丁（ranitidine），于 1982 年上市，其抑制胃酸分泌作用比西咪替丁强 5～8 倍，无西咪替丁的抗雄激素等作用，不良反应比西咪替丁少，上市后不久其销量就超过西咪替丁而跃居 $H_2$受体拮抗药的首位，被称为第二代 $H_2$受体拮抗药。

以噻唑环代替西咪替丁结构中的咪唑环，相继开发了噻唑类药物法莫替丁（famotidine）和尼扎替丁（nizatidine）。法莫替丁用胍基取代的噻唑环取代西咪替丁的咪唑环，侧链用 N-氨基磺酰基脒取代氰基胍的平面结构。法莫替丁的抑制胃酸分泌作用比西咪替丁强 30～100 倍，比雷尼替丁强 6～10 倍，且无西咪替丁的抗雄激素作用。尼扎替丁的结构与雷尼替丁的结构相似，差异之处只是把雷尼替丁的呋喃环换成噻唑环。本品抗溃疡作用比西咪替丁强 3～4 倍，口服持续时间长达 8 小时。法莫替丁和尼扎替丁被称为第三代 $H_2$受体拮抗药。

综上所述，经典的 $H_2$受体拮抗药的化学结构一般由碱性或碱性基团取代的芳杂环通过一条易曲折的含硫四原子链与含氮的平面极性基团相连接组成。20 世纪 80 年代中期出现的罗沙替丁（roxatidine）的结构与上述经典的 $H_2$受体拮抗药不同，但仍可与经典结构比较，哌啶甲苯替代碱性基团取代的芳杂环，含氧链替代含硫四原子链，酰胺结构替代原脒（或胍），仍有含双键的平面结构。本品具有强效的抑制胃酸分泌作用，生物利用度在 90%以上。

**知识链接**

**模仿药物**

西咪替丁之后发现的雷尼替丁和法莫替丁等的开发都是按照西咪替丁的研究过程进行的，在药品开发中把这类药物称为模仿药物(me-too drug)，而首创药物相应称为原创药物或母体药物(parent drug)，模仿药物只要疗效好于原创药物，或在某方面上有优点，在市场上同样能够成功，而且往往后来居上。模仿药物的研制是药物研究中的普遍行为。

$H_2$受体拮抗药的临床常用药物如表6-1。

**表6-1 临床常用$H_2$受体拮抗药**

| 结构类型 | 药物名称 | 药物结构 | 作用特点 |
|---|---|---|---|
| 咪唑类 | 西咪替丁 (cimetidine) | 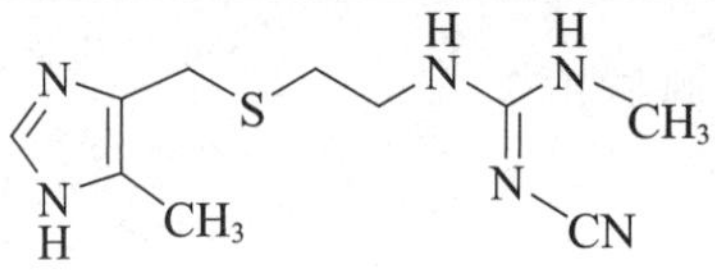 | 第一个用于临床的$H_2$受体拮抗药，用于治疗十二指肠溃疡、胃溃疡、上消化道出血 |
| 呋喃类 | 雷尼替丁 (ranitidine) | 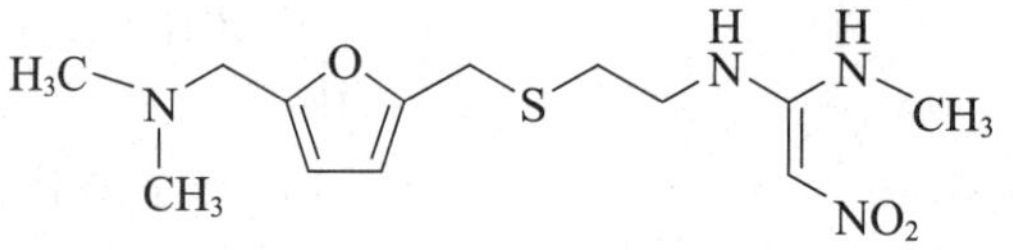 | 作用比西咪替丁强5～8倍，不良反应少，具有长效、速效的特点 |
| 噻唑类 | 法莫替丁 (famotidine) | 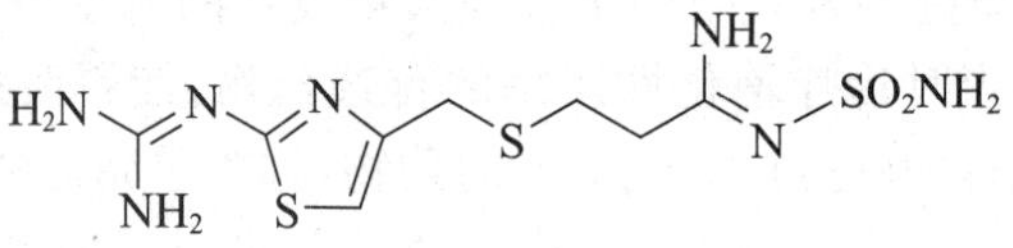 | 作用比雷尼替丁强6～10倍 |
| | 尼扎替丁 (nizatidine) | 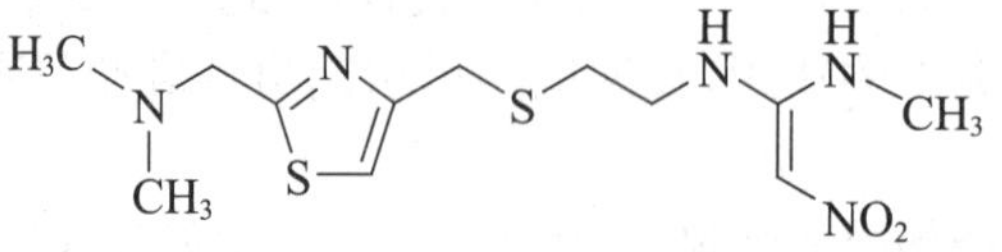 | 作用与雷尼替丁相似，口服生物利用度大于90%，超过雷尼替丁和法莫替丁 |
| 哌啶类 | 罗沙替丁 (roxatidine) | 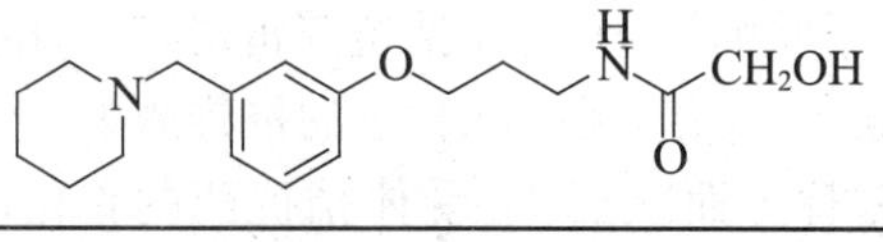 | 本品及其醋酸酯为选择性$H_2$受体拮抗药，生物利用度高 |

## 盐酸雷尼替丁

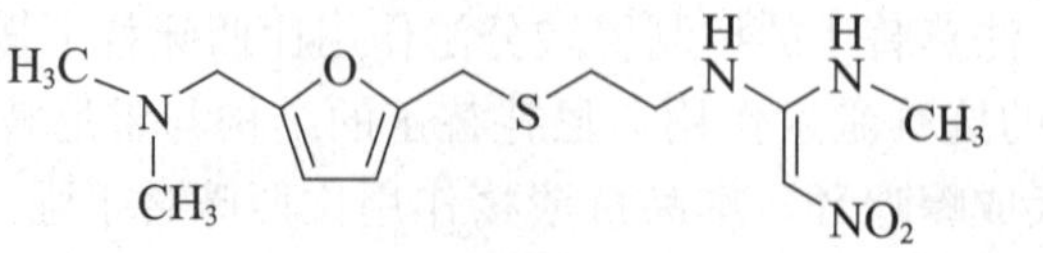
· HCl

盐酸雷尼替丁(ranitidine hydrochloride)化学名为*N*′-甲基-*N*-[2-[[[5-[(二甲氨基)甲基]-2-呋喃基]甲基]硫代]乙基]-2-硝基-1,1-乙烯二胺盐酸盐，又称呋喃硝胺、甲硝呋胍。

本品为类白色或淡黄色结晶性粉末；有异臭，味微苦带涩；极易潮解，吸潮后颜色变深，应遮光、密封，在凉暗干燥处保存。本品为反式，顺式无活性。

本品易溶于水或甲醇，略溶于乙醇，几乎不溶于丙酮。本品熔点为137～143 ℃，熔融时同时分解。本品在注射用含氨基酸的营养液中，置于室温下24小时内可保持稳定，溶液的颜色、pH、药物的含量等均无明显变化。

本品用小火慢慢加热，产生硫化氢气体，能使湿润的醋酸铅试纸显黑色。

本品作用比西咪替丁强 5～8 倍，具有高效、速效和长效的特点，无抗雄激素作用，不抑制 CYP450 氧化酶，与其他药物的相互作用较小，不良反应较少。本品用于治疗十二指肠溃疡、良性胃溃疡、术后溃疡、反流性食管炎等。

## 二、质子泵抑制剂

质子泵 $H^+$,$K^+$-ATP 酶催化胃酸分泌过程的最后一步，使氢离子和钾离子交换。抑制质子泵而致胃酸分泌减少的药物称为质子泵抑制剂，又称 $H^+$,$K^+$-ATP 酶抑制剂。

质子泵抑制剂直接作用于分泌胃酸的最后一个环节，能够抑制各种因素引起的胃酸分泌，比 $H_2$受体拮抗药的作用面广，是已知的对胃酸分泌作用最强的抑制剂。质子泵仅存在于胃壁细胞表面，$H_2$受体不但存在于胃壁表面，还存在于其他组织。因此，与 $H_2$受体拮抗药相比，质子泵抑制剂具有作用专一、选择性高、不良反应较小等优点。

根据 $H^+$,$K^+$-ATP 酶作用方式的不同，质子泵抑制剂可分为可逆型与不可逆型两大类，目前临床应用的主要是不可逆型的质子泵抑制剂。

奥美拉唑(omeprazole)是第一个上市的质子泵抑制剂，对各种原因引起的胃酸分泌过多有强而持久的抑制作用。其上市后，一系列的模仿药物出现，它们的结构都十分相似，只是在苯并咪唑环和吡啶环上的取代基有所不同，如兰索拉唑(lansoprazole)、泮托拉唑(pantoprazole)和雷贝拉唑(rabeprazole)等。临床常用质子泵抑制剂的结构、作用特点如表 6-2。

拓展阅读

**表 6-2 临床常用质子泵抑制剂**

| 药物名称 | 药物结构 | 作用特点 |
|---|---|---|
| 奥美拉唑(omeprazole) | 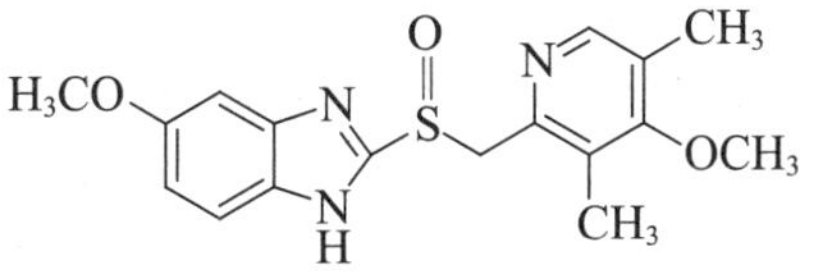 | 对胃酸分泌抑制剂强而持久，对十二指肠溃疡治愈率高 |
| 兰索拉唑(lansoprazole) | 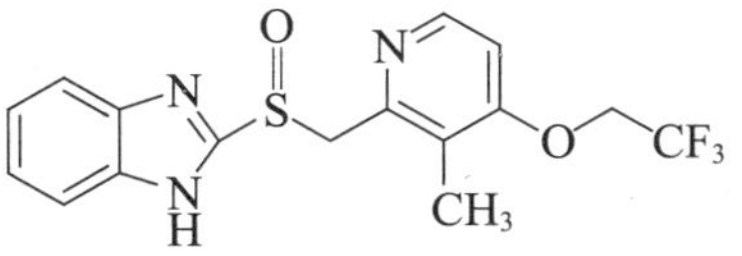 | 含氟化合物，抑酸作用比奥美拉唑强，口服可快速吸收，生物利用度超过 80% |
| 泮托拉唑(pantoprazole) | 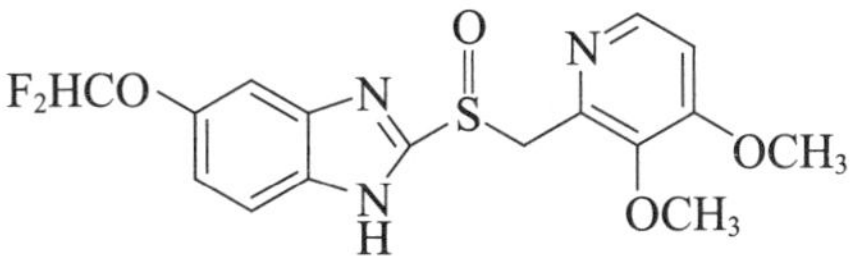 | 与奥美拉唑相比，与质子泵的结合选择性更高，稳定性更强，具有一定的抗幽门螺杆菌作用 |
| 雷贝拉唑(rabeprazole) | 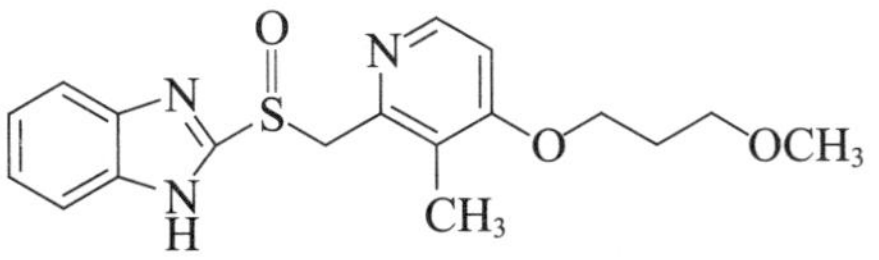 | 与奥美拉唑相比，本品是更有效的质子泵和酸分泌抑制剂，对质子泵的抑制速度快于其他产品，具有很强的胃酸分泌抑制作用和较强的抗幽门螺杆菌作用。因药效学和药动学的突出优点，被誉为"质子泵抑制剂的新突破" |
| 艾司奥美拉唑(esomeprazole) | 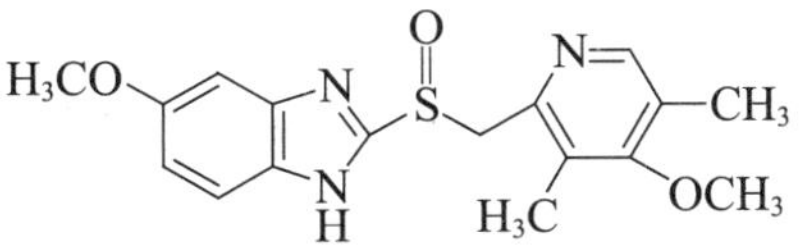 | 奥美拉唑的 S-(-)型异构体，但与奥美拉唑相比，生物利用度更大，代谢速率更慢，代谢的个体差异更小 |

## 奥美拉唑

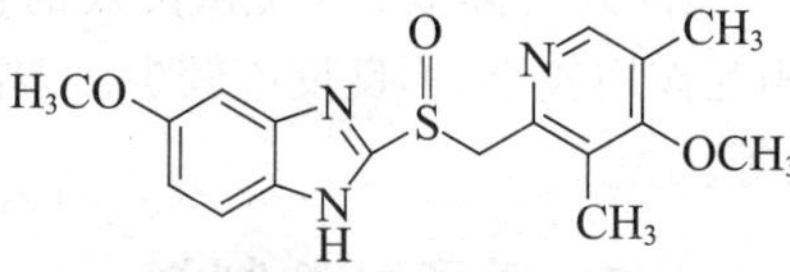


奥美拉唑(omeprazole)化学名为5-甲氧基-2-[[(4-甲氧基-3,5-二甲基-2-吡啶基)甲基]亚磺酰基]-1*H*-苯并咪唑，又称洛赛克、奥克。

本品为白色或类白色结晶粉末，无臭，遇光易变色；略溶于甲醇或乙醇，微溶于丙酮，不溶于水。

本品的化学结构由苯并咪唑环、吡啶环和连接两个环系的甲基亚磺酰基三部分构成。因亚砜基上的硫原子有手性而具光学活性，药用其外消旋体。其*S*-异构体艾司奥美拉唑现已用于临床。

本品为酸碱两性化合物，可溶于碱液，在强碱性水溶液中不稳定，很快分解。

---

**案例分析**

患者，女，38岁。两周前无明显诱因上腹部疼痛，伴有反酸，饥饿时疼痛明显，饭后缓解。被诊断为消化性溃疡。医师开具了下列处方：

复合氨基酸注射液　100 mL
奥美拉唑注射液　40 mg

[**分析**]　不合理，奥美拉唑在酸性溶液中不稳定，会迅速分解。

---

奥美拉唑为前药，体外无活性。在强碱性水溶液中不稳定，口服后在十二指肠吸收，选择性地聚集在胃壁细胞的酸性环境中，经氢离子催化重排为活性代谢产物次磺酰胺，与$H^+$,$K^+$-ATP酶上的巯基通过二硫键共价结合，形成酶-抑制剂复合物，使$H^+$,$K^+$-ATP酶失活，产生不可逆抑制作用，阻断胃酸分泌的最后环节，使胃液中酸的含量大为降低。

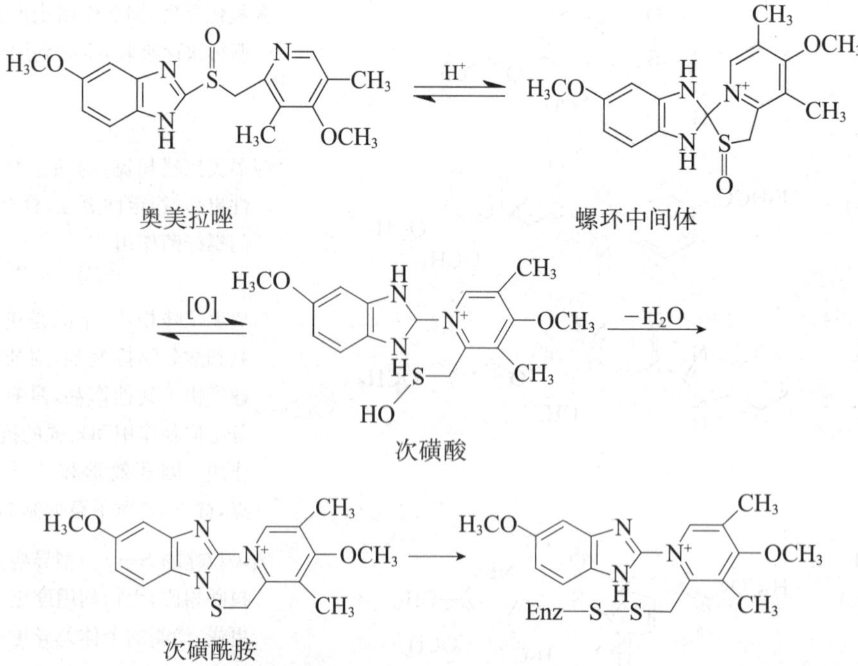


本品主要用于治疗十二指肠溃疡和卓-艾综合征(胃泌素瘤)，也可用于胃溃疡和反流性食管炎。本品与阿莫西林和克拉霉素，或与甲硝唑、克拉霉素合用，可有效地杀灭幽门螺杆菌。

长期使用奥美拉唑等不可逆性质子泵抑制剂易引起胃酸缺乏，会诱发胃窦反馈机制而导致高胃泌素血症；还有可能在胃体内引起内分泌细胞的增生，形成胃癌，故在临床上不宜长期连续使用。

# 第二节　促胃肠动力药和止吐药

## 一、促胃肠动力药

促胃肠动力药(prokinetics)是一类能增加胃肠推进性蠕动，促使胃肠道内容物向前移动的药物。胃动力低下时，胃内容物排空延缓，表现为腹胀、恶心、呕吐、胃灼热感、饭后不适及消化不良等，并可引起胃食管反流，导致食管溃疡。胃肠推进性蠕动受神经、体液等因素调节，其中乙酰胆碱、多巴胺、5-羟色胺(5-HT)等神经递质起重要作用。

目前临床上常用的促胃肠动力药已发展到第三代。第一代常用药物为甲氧氯普胺(metoclopramide)，第二代为多潘立酮(domperidone)，第三代为西沙必利(cisapride)、伊托必利(itopride)等。

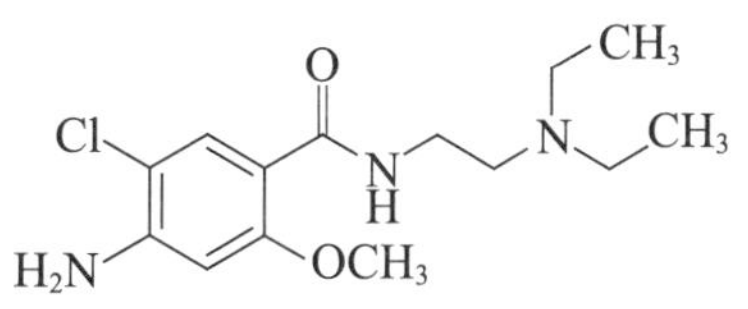

甲氧氯普胺

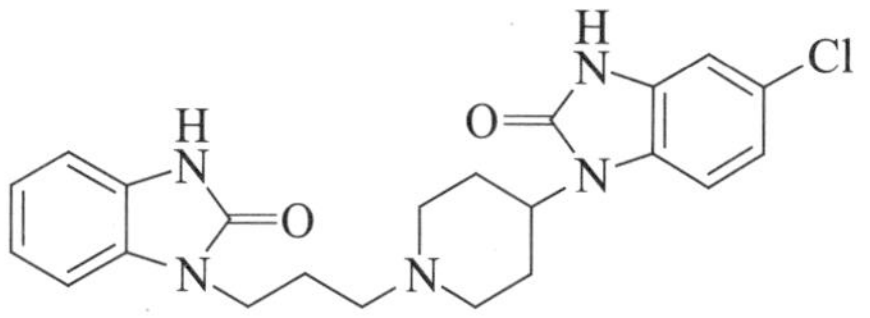

多潘立酮

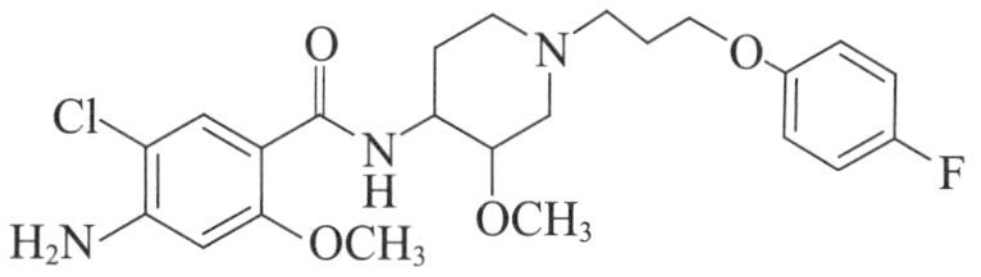

西沙必利

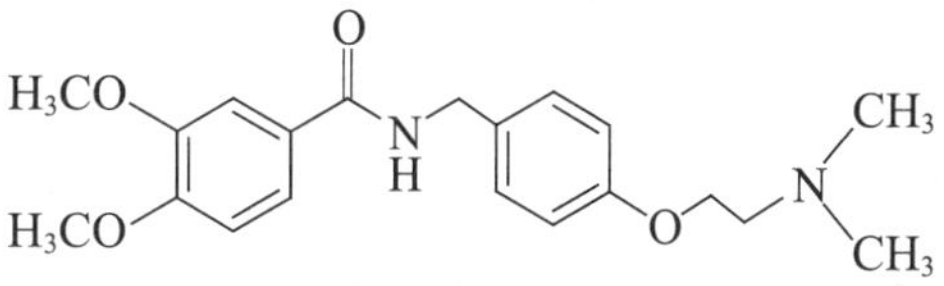

伊托必利

甲氧氯普胺又称胃复安，属于苯甲酰胺类化合物，为普鲁卡因胺的衍生物。

多潘立酮为作用较强的外周多巴胺受体拮抗药，故对中枢系统的不良反应较少。

西沙必利是第一个5-$HT_4$受体激动剂，属于苯甲酰胺的衍生物，是从早期的甲氧氯普胺发展而来。本品能促进食管、胃、小肠甚至结肠的运动，用于治疗功能性消化不良、反流性食管炎等。在本品上市后的不良反应监测中，发现可引起罕见的、能危及生命的室性心律失常，这限制了西沙必利的使用。伊托必利也是一种新型的促胃肠动力药，具有阻断多巴胺$D_2$受体和抑制乙酰胆碱酯酶活性的双重功能，其中枢神经系统分布少，无锥体外系症状，无致室性心律失常及其他严重不良反应，安全性高。本品固体与丙二酸和乙酸混合加热，颜色呈赤褐色，可用于鉴别。

---

**知识链接**

**红霉素的老药新用**

红霉素是从红色链丝菌中提取的一种大环内酯类抗生素，主要作用于革兰氏阳性球菌，对支原体、衣原体和军团菌也有良好的抑制作用。自1952年应用于临床以来，其胃肠道反应(如恶心、呕吐、肠痉挛、上腹痛及腹泻等)较为常见，后来研究发现红霉素可以促进胃肠道运动，在小于抗感染剂量时可诱发胃肠道平滑肌收缩。目前，红霉素已作为供选择的促胃肠动力药物应用于临床。

---

### 甲氧氯普胺

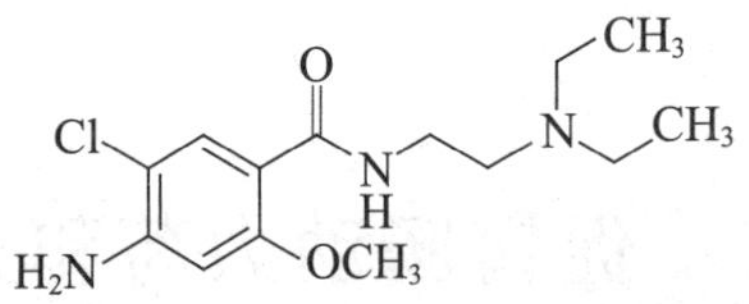

甲氧氯普胺(metoclopramide)化学名为$N$-[(2-二乙氨基)乙基]-4-氨基-2-甲氧基-5-氯-苯甲酰胺，又称胃复安。

本品为白色至淡黄色结晶性粉末，溶于水及乙醇，不溶于苯、乙醚，略溶于丙酮。

本品含叔胺和芳香伯胺结构，具有碱性。本品与硫酸共热，显紫黑色，加水有绿色荧光，碱化后消失。

本品为多巴胺$D_2$受体拮抗药，同时还具有5-$HT_4$受体激动效应，对5-$HT_3$受体有轻度抑制作用。可作用于延髓催吐化学感受区(CTZ)中的多巴胺受体，具有强大的中枢性镇吐作用。对于胃肠道的作用主要在上消化道，能促进胃及上部肠段的运动，加强胃和食管蠕动，促进胃的排空，促进幽门、十二指肠及上部空肠的松弛，形成胃窦、胃体与上部小肠间的功能协调。本品有较常见的昏睡、烦躁不安、倦怠无力等不良反应，少见严重口渴、恶心、便秘、腹泻、睡眠障碍、眩晕、头痛、乳腺肿痛及皮疹等。

### 多潘立酮

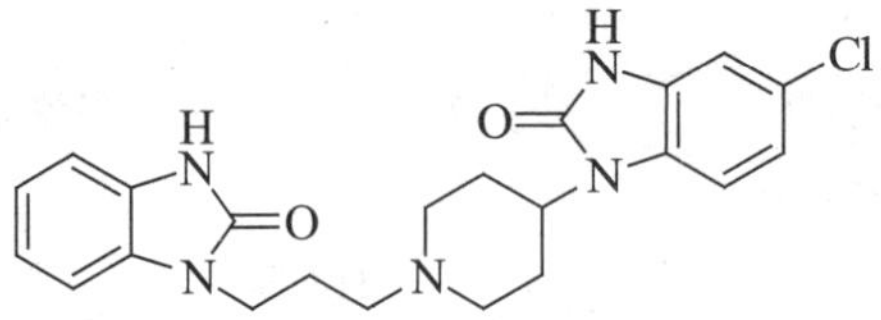

多潘立酮(domperidone)化学名为5-氯-1-[1-[3-(2,3-二氢-2-氧代-1$H$-苯并咪唑-1-基)丙基]-4-哌啶]-2,3-二氢-1$H$-苯并咪唑-2-酮，又名吗丁啉。

本品为苯并咪唑衍生物，为作用较强的外周多巴胺$D_2$受体拮抗药，有促进胃肠道的蠕动及止吐的作用，使胃排空速率加快，并抑制各种原因所致的恶心、呕吐。临床用于治疗胃排空延缓、反流性胃炎、慢性胃炎、反流性食管炎引起的消化不良及各种原因所致的恶心、呕吐。

## 二、止 吐 药

止吐药(antiemetic)是通过不同环节抑制呕吐反应的药物，用于胃肠道疾病、晕动病、外科手术后、放射治疗及某些药物治疗引起的恶心、呕吐等。常用药物包括：①多巴胺$D_2$受体拮抗药，如甲氧氯普胺、多潘立酮等，有镇吐和促胃肠动力两方面作用；②组胺$H_1$受体拮抗药，通过阻断组胺受体产生中枢镇静和止吐作用，常用药物有苯海拉明；③胆碱受体拮抗药，主要用于各种原因引起的眩晕、恶心、呕吐等症状，常用药物有地芬尼多；④5-羟色胺3亚型(5-$HT_3$)受体拮抗药，可有效地防止癌症放化疗引起的恶心、呕吐，常用药物有昂丹司琼、格拉司琼、托烷司琼等；⑤神经激肽受体拮抗药，对化疗引起的急性呕吐的止吐作用与5-$HT_3$受体拮抗药相当，对延迟性呕吐疗效更优，常用药物有阿瑞匹坦等。

本节主要介绍5-$HT_3$受体拮抗药类止吐药。

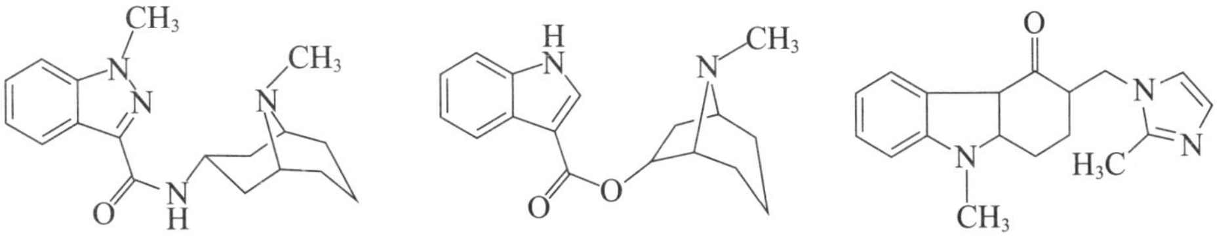

格拉司琼　　　　托烷司琼　　　　昂丹司琼

5－$HT_3$受体是 5－羟色胺(5－HT)受体的一个亚型，主要分布于肠道。癌症化疗药物及放射治疗作用于胃肠道的黏膜组织，是胃肠道的类嗜铬细胞释放多巴胺及 5－HT，5－HT 与 5－$HT_3$受体结合，通过神经反射作用于呕吐中枢而引起恶心、呕吐。昂丹司琼(ondansetron)是第一个用于治疗放、化疗呕吐的 5－$HT_3$受体拮抗药，该药于 1990 年上市，解决了众多癌症患者进行放、化疗时剧烈呕吐的不良反应。由于其疗效确切、不良反应少，各种新的 5－$HT_3$受体拮抗药陆续推出，如格拉司琼(granisetron)、托烷司琼(tropisetron)等。

### 盐酸昂丹司琼

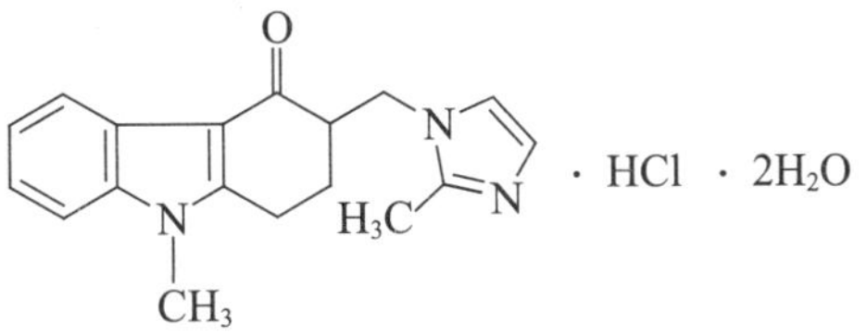

盐酸昂丹司琼(ondansetron hydrochloride)化学名为 2,3－二氢－9－甲基－3－[(2－甲基咪唑－1－基)甲基]－4(1*H*)－咔唑酮盐酸盐二水合物，又称奥丹西隆、枢复宁。

本品为白色或类白色结晶性粉末；无臭，味苦；在甲醇中易溶，在水中略溶，在丙酮中微溶。

本品咔唑酮(吲哚并环己酮)环上的 3 位碳原子具有手性，其中 *R*－异构体的活性较大，临床上使用其外消旋体。

本品为高强度、高选择性的 5－$HT_3$受体拮抗药。本品适用于治疗化疗和放疗引起的恶心、呕吐，也用于预防和治疗手术后引起的恶心、呕吐。

本品不引起锥体外系反应，不良反应极少而且较轻。

# 习　题

## 一、选择题

### (一) A 型题

1. 下列属于呋喃类抗溃疡药物的是(　　)

　A. 西咪替丁　B. 雷尼替丁　C. 法莫替丁　D. 罗沙替丁　E. 奥美拉唑

2. 组胺 $H_2$受体拮抗药主要用于(　　)

　A. 抗过敏　B. 抗溃疡　C. 抗高血压　D. 抗肿瘤　E. 抗生素

3. 下列属于质子泵抑制剂的是(　　)

　A. 盐酸昂丹司琼　B. 法莫替丁　C. 奥美拉唑

　D. 多潘立酮　E. 甲氧氯普胺

4. 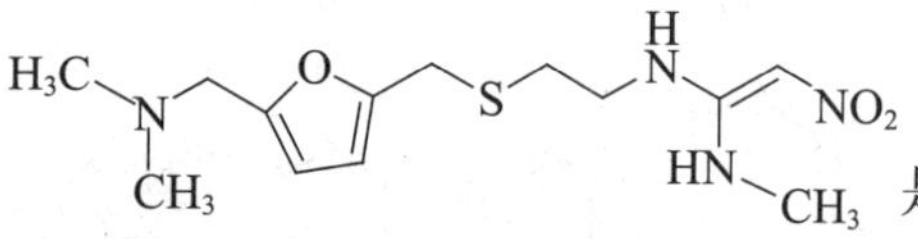 是下列何种药物的化学结构（ ）

A. 雷尼替丁 B. 西咪替丁 C. 奥美拉唑 D. 多潘立酮 E. 甲氧氯普胺

5. 下列属于前药的是（ ）

A. 雷尼替丁 B. 甲氧氯普胺 C. 奥美拉唑 D. 多潘立酮 E. 盐酸昂丹司琼

6. 经灼烧后，遇醋酸铅试纸可生成黑色硫化铅沉淀的药物是（ ）

A. 奥美拉唑 B. 甲氧氯普胺 C. 多潘立酮 D. 雷尼替丁 E. 盐酸昂丹司琼

7. 下列属于5－$HT_3$受体拮抗药类止吐药的是（ ）

A. 昂丹司琼 B. 甲氧氯普胺 C. 氯丙嗪 D. 多潘立酮 E. 雷尼替丁

8. 以下关于甲氧氯普胺的叙述，错误的是（ ）

A. 为多巴胺$D_2$受体拮抗药 B. 结构与普鲁卡因相似，为苯甲酰胺的类似物

C. 有中枢神经的不良反应 D. 可用于局部麻醉

E. 为$H_1$组胺受体拮抗剂

**（二）B型题**

A. 地芬尼多 B. 硫乙拉嗪 C. 西咪替丁 D. 格拉司琼 E. 多潘立酮

9. 属于5－$HT_3$受体拮抗药的是（ ）

10. 属于$H_1$组胺受体拮抗药的是（ ）

11. 属于多巴胺受体拮抗药的是（ ）

12. 属于乙酰胆碱受体拮抗药的是（ ）

13. 属于$H_2$组胺受体拮抗药的是（ ）

**（三）X型题**

14. 能抑制胃酸分泌的抗溃疡药物有（ ）

A. 雷尼替丁 B. 法莫替丁 C. 奥美拉唑 D. 兰索拉唑 E. 氢氧化铝

15. $H_2$受体拮抗药的结构类型有（ ）

A. 咪唑类 B. 磺胺类 C. 噻唑类 D. 哌啶类 E. 呋喃类

16. 奥美拉唑的性质包括（ ）

A. 具有弱碱性和弱酸性 B. 含有吡啶环和亚砜结构

C. 属于前体药物 D. 具有旋光性，目前药用外消旋体

E. $H^+$，$K^+$-ATP酶抑制剂

**二、问答题**

1. 常用的抗溃疡药有哪些类型？各举一例，并说明其作用机制。
2. 何谓质子泵抑制剂？根据奥美拉唑的性质分析其为什么是前药。
3. 简述止吐药的分类和作用机制。
4. 分析比较西咪替丁、雷尼替丁和法莫替丁的结构特点、作用特点。
5. 试从化学结构上分析多潘立酮比甲氧氯普胺引起的中枢神经系统不良反应较少的原因。

第六章
参考答案

（戴淑娟 陈智娴）

# 第七章　化学治疗药

第七章课件

**学习目标**

1. 掌握诺氟沙星、磺胺嘧啶、甲硝唑、异烟肼的名称、化学结构、理化性质及临床用途。
2. 熟悉盐酸环丙沙星、左氧氟沙星、磺胺甲噁唑、甲氧苄啶、盐酸乙胺丁醇、硝酸咪康唑、阿昔洛韦、齐多夫定、盐酸小檗碱、阿苯达唑、吡喹酮、青蒿素的名称、结构特点、理化性质及临床用途，喹诺酮类药物的发展、分类、作用机制和构效关系，磺胺类药物的基本结构和构效关系。
3. 能熟练应用典型药物的结构特点、理化性质和临床应用，解决该类药物的调剂、制剂、分析检验、储存保管和使用等问题。
4. 学会分析喹诺酮类药物、磺胺类药物的结构与疗效之间的关系。

化学治疗药的概念是1908年德国细菌学家埃尔利希(Paul Ehrlich)发现砷凡纳明(salvarsan)治疗原虫的感染后提出来的。1932年磺胺类药物的先驱百浪多息(prontosil)的发现，使化学治疗药的概念被界定为用化学物质来治疗微生物感染疾病。抗感染药就是指一类抑制或杀灭病原微生物或寄生虫的药物。由于细菌、病毒等各种病原微生物所致的感染性疾病越来越多，在人类与感染性疾病的抗争中，抗感染药得到了广泛的应用和快速的发展。随着抗生素的应用，目前被普遍接受的化学治疗药的概念为除抗生素外的合成抗微生物感染药物。本章重点讨论合成抗感染药：磺胺类药物及抗菌增效剂、喹诺酮类药物、抗结核病药物、抗真菌药物、抗病毒药物、其他合成抗菌药物。

## 第一节　磺胺类药物和抗菌增效剂

磺胺类药物(sulfonamides)是一类具有对氨基苯磺酰胺结构的化学治疗药，通过抑制细菌繁殖而抗菌。本类药物抗菌谱广，对多种球菌及某些杆菌都有抑制作用，可用于治疗上呼吸道、泌尿道、肠道感染及流行性脑脊髓膜炎等细菌感染性疾病。

**知识链接**

**谁发现了磺胺药**

20世纪初，人们对细菌感染性疾病还束手无策，当时各国科学家正热衷于从染料中寻找抗菌药。1932年，32岁的德国生物化学家多马克(Gerhard Domagk)用一个名叫百浪多息的橘红色染料做实验，发现感染溶血性链球菌的小白鼠注射百浪多息后奇迹般地活了下来。后来，他又用兔、狗进行试验，都获得成功。此后不久，他的女儿因手指被刺破感染链球菌而高热昏迷，在用百浪多息后起死回生。多马克于1933年报告了用百浪多息治疗链球菌引起的败血症的第一个病例，引起了世界范围的极大兴趣。此后研究发现，百浪多息在体内代谢成为磺胺而产生抗菌作用，磺胺的名字很快在医学界广泛传播，一系列磺胺类药物开始用于临床。1939年，多马克获得诺贝尔生理学或医学奖。目前，磺胺家族的不少成员虽然已经完成了它们的使命"退休"了，但是人类将永远记住第一个磺胺药百浪多息的发现者多马克。

目前磺胺类药物的临床应用已不多，但磺胺类药物的发现和应用在药物化学史上有里程碑的意义。它的发现开创了细菌感染性疾病化学治疗的新纪元，使病死率很高的细菌性传染病得到了控制；通过对其作用机制研究提出的"抗代谢学说"开辟了一条从代谢拮抗寻找新药的途径，如抗肿瘤药、抗疟药及抗病毒药等的研究，对药物化学的发展起到了很重要的作用。

## 一、磺胺类药物

### (一) 概述

磺胺类药物的母体对氨基苯磺酰胺于1908年合成，当时作为合成工业偶氮染料的中间体，无人意识到它的医疗价值，直到1932年多马克发现百浪多息可使鼠、兔免受链球菌和葡萄球菌感染，并报道用百浪多息治疗细菌感染引起的败血症。其后发现百浪多息在体外无效，只有在动物体内显效，又从服药患者的尿液中分离得到对乙酰氨基苯磺酰胺，由于乙酰化是药物在体内代谢常见反应，因此推断百浪多息在体内代谢生成了对氨基苯磺酰胺而产生抗菌作用，并确证它在体内外均有抑菌作用，由此确认了磺胺类药物的基本结构。

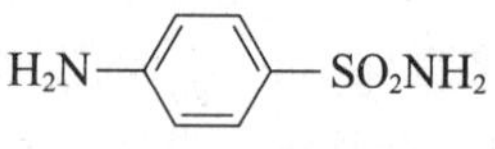

对氨基苯磺酰胺

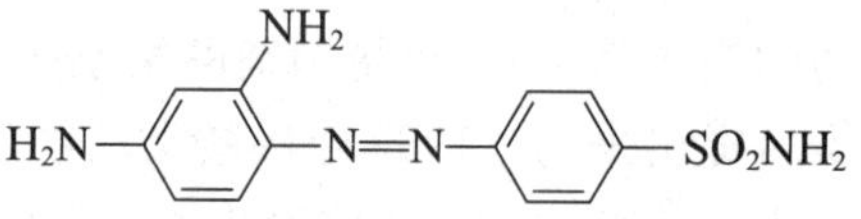

百浪多息

自此之后，磺胺类药物的研究达到了一个高峰，到1946年共合成了5500多种磺胺类化合物，筛选出20余种应用于临床，代表药有磺胺异噁唑(sulfurazole)、磺胺醋酰(sulfacetamide)、磺胺嘧啶(sulfadiazine)、磺胺噻唑(sulfathiazole)等。20世纪50年代以后，又开发了长效磺胺类药物，如磺胺甲噁唑(sulfamethoxazole)半衰期为11小时，抗菌作用强，抗菌谱广；磺胺地索辛(sulfadimethoxine)半衰期为40小时。近年来开发的柳氮磺吡啶(sulfasalazine)治疗溃疡性结肠炎疗效显著，还可用于治疗类风湿关节炎。通过对磺胺类药物的深入研究，从其不良反应中发现了具有磺胺结构的利尿药和降血糖药。

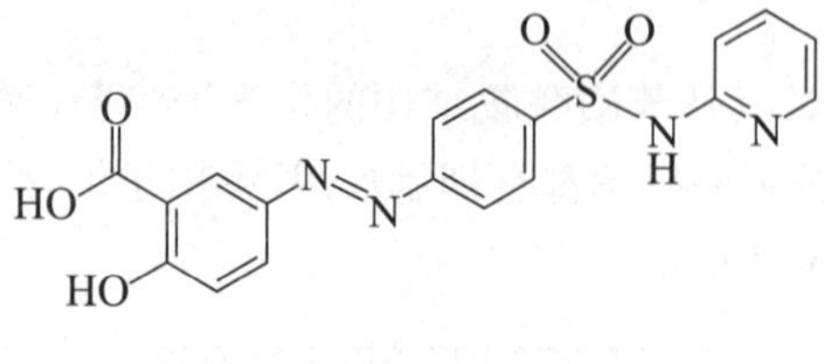

柳氮磺吡啶

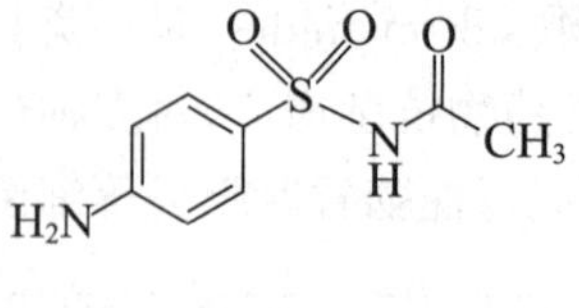

磺胺醋酰

近年来，由于多种抗生素的临床应用及其他合成抗菌药发展，加之磺胺类药物不能杀灭细菌而只能抑制细菌繁殖，使该类药物的临床应用受到了很大限制。目前临床仍在使用的药物主要有磺胺甲噁唑、抗菌增效剂甲氧苄啶、磺胺嘧啶、磺胺醋酰钠、柳氮磺吡啶等。

磺胺类药物都是对氨基苯磺酰胺(简称磺胺)的衍生物,通用名一般是磺胺加上 $N^1$ 上的杂环取代基名称,如磺胺嘧啶、磺胺醋酰等;化学名称则是以对氨基苯磺酰胺为母体,再注明取代基的位置及名称。例如,磺胺嘧啶的化学名为 *N*-2-嘧啶基-4-氨基苯磺酰胺。

### (二)作用机制和构效关系

磺胺类药物能与细菌生长繁殖必需的对氨基苯甲酸(PABA)产生竞争性拮抗,取代 PABA 与二氢叶酸合成酶结合,使细菌不能合成二氢叶酸,导致细菌生长受阻而产生抑菌作用。

---

**知识链接**

**Wood-Fields 代谢拮抗学说**

磺胺类药物的作用机制以 Wood-Fields 代谢拮抗学说被公认,并且被实验所证实。该学说认为磺胺类药物之所以能抑制细菌生长,是因为这一类药物能与细菌竞争细菌生长必需的对氨基苯甲酸(PABA),使其蛋白质合成受阻。这一学说得到了近代分子模型实验的支持,即磺胺类药物的分子形状、大小及电荷分布与 PABA 相似,因此可以取代 PABA 与二氢叶酸合成酶结合,抑制该酶的活性,使细菌二氢叶酸的合成受到干扰,阻碍其生长。

---

磺胺类药物都是对氨基苯磺酰胺衍生物,其基本结构通式为:

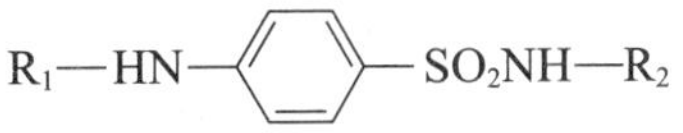


$N^4$　　　$N^1$

$R_1$ 多为—H,$R_2$ 多为杂环,如嘧啶、异噁唑等,环上取代甲基或甲氧基。

对氨基苯磺酰胺为必需结构,即苯环上两个取代基彼此处在对位,在邻位或间位均无抑菌作用。

苯环若被其他芳环取代或在苯环上引入其他基团,抑菌作用降低或消失。

磺酰胺基上 $N^1$ 单取代化合物使抑菌作用增强,大多为吸电子基团杂环取代作用较强,而 *N*,*N*-双取代物则活性消失。

芳香伯胺为抑菌作用必要基团,若 $N^4$ 上有取代基,则必须在体内易被酶分解或还原为游离的氨基才有效。

### (三)理化性质

磺胺类药物多为白色或淡黄色结晶或结晶性粉末,无臭,几乎无味,难溶于水,易溶于乙醇、丙酮,具有一定的熔点。

1. 酸碱两性　磺胺类药物均具有酸碱两性,分子中芳香伯胺显弱碱性,磺酰胺基显弱酸性,可溶于酸或碱溶液(氢氧化钠和碳酸钠)中,但其酸性比碳酸弱,所以磺胺类药物钠盐注射液与其他酸性注射液不能配伍使用。

2. 还原性　磺胺类药物的芳香伯胺易被空气中的氧氧化,在日光及重金属催化下,氧化反应加速,特别是其钠盐在碱性条件下更易氧化,氧化产物主要为偶氮化合物和氧化偶氮化合物。因此,本类药物应遮光、密封保存。

3. 重氮化-偶合反应　本类药物含有芳香伯胺,可发生重氮化-偶合反应,在酸性溶解中与亚硝酸钠进行重氮化反应生成重氮盐,重氮盐在碱性的条件下与 β-萘酚偶合,生成橙红色或猩红色偶氮化合物沉淀。

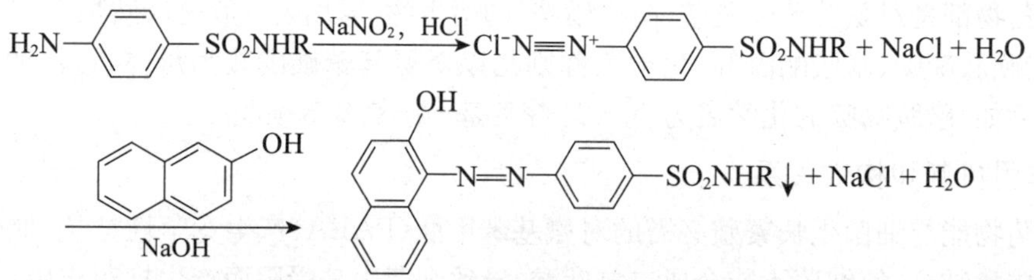

4. 与金属离子反应 本类药物分子中的磺酰氨基上的氢原子比较活泼。与氢氧化钠成钠盐后可被金属离子(如银、铜等)取代,生成不同颜色的金属盐沉淀,可利用此性质进行该类药物的鉴别。如磺胺嘧啶的钠盐水溶液与硫酸铜反应生成黄绿色沉淀,放置后生成紫色沉淀;磺胺甲噁唑钠盐水溶液与硫酸铜生成草绿色沉淀。

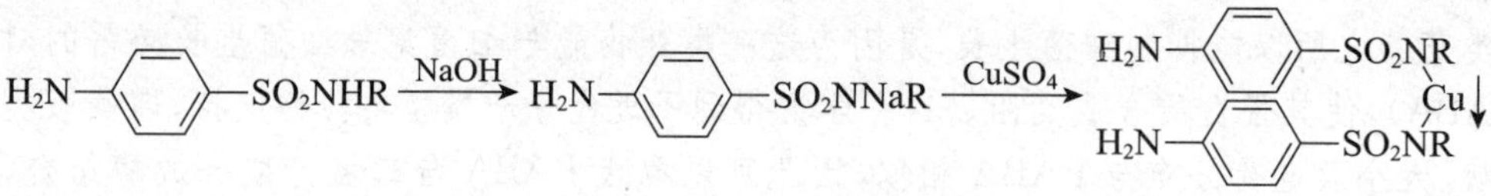

**课堂互动:** 磺胺类药物结构中的芳香伯胺和磺酰胺基具有哪些性质?该性质有何应用?

### (四)典型药物

#### 磺胺嘧啶

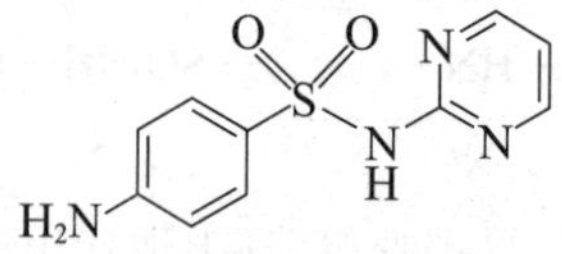

磺胺嘧啶(sulfadiazine)化学名为 *N*-2-嘧啶基-4-氨基苯磺酰胺,简称 SD。

本品为白色或类白色的结晶或粉末;无臭,无味。本品微溶于乙醇、丙酮,不溶于水,易溶于氢氧化钠试液和氨试液,溶于稀盐酸。本品具有磺胺类药物的理化通性。

本品的钠盐水溶液能吸收空气中的二氧化碳,析出磺胺嘧啶沉淀;与硝酸银反应生成的磺胺嘧啶银,具有抗菌和收敛作用,用于灼伤、烫伤创面的感染,对铜绿假单胞菌有抑制作用。

本品抗菌作用和疗效均好,优点为血中有效浓度高,血清蛋白结合率低,药物易透过血-脑脊液屏障,为预防和治疗流行性脑脊髓膜炎的首选药物。

---

**案例分析**

医师为某流行性脑脊髓膜炎的患者开出了下列处方,分析处方中药物配伍的合理性。

| | | |
|---|---|---|
| 10%磺胺嘧啶钠注射液 | 2 mL | |
| 10%葡萄糖注射液 | 500 mL | iv gtt qd |
| 维生素 C 注射液 | 3.0 g | |

[分析] 不合理。因为磺胺嘧啶钠为强碱弱酸盐,磺胺嘧啶的酸性比维生素 C 弱,两种药液混合后会产生沉淀,因此应将两种注射液分别注射。

---

#### 磺胺甲噁唑

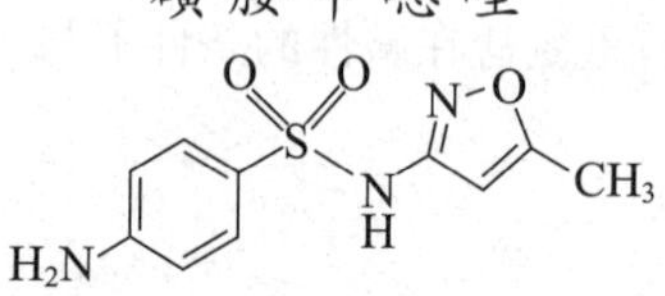

磺胺甲噁唑(sulfamethoxazole)化学名为 *N*-(5-甲基-3-异噁唑基)-4-氨基苯磺酰胺，又称新诺明，简称 SMZ。

本品为白色结晶性粉末；无臭，味微苦。本品几乎不溶于水，易溶于稀盐酸、氢氧化钠和氨试液。

本品为磺胺类广谱抗菌药，临床主要用于尿路感染、外伤及软组织感染、呼吸道感染。

本品与甲氧苄啶(TMP)合用制成复方磺胺甲噁唑(又称复方新诺明，SMZco)，其抗菌作用更强，一次给药后有效浓度可维持 16 小时，是目前临床应用较广的磺胺类药物。

---

**知识链接**

**磺胺甲噁唑的合理应用**

磺胺甲噁唑在体内乙酰化率高，乙酰化物溶解度小，易在泌尿系统析出结晶，引起血尿、闭尿等症状。长期使用本品，应与碳酸氢钠(小苏打)同服，以碱化尿液，提高乙酰化物在尿液中的溶解度。服药期间应注意多饮水。

---

## 二、抗菌增效剂

抗菌增效剂(antibacterial synergists)是指与抗菌药配伍使用后，能增强抗菌药抗菌活性的药物。目前临床上使用的抗菌增效剂种类不多，增效的作用机制亦各不相同。

甲氧苄啶(trimethoprim，TMP)为广谱抗菌药，主要作为抗菌增效剂使用。其作用机制是可逆性地抑制二氢叶酸还原酶，阻碍二氢叶酸还原为四氢叶酸，影响细菌 DNA、RNA 及蛋白质的合成，抑制细菌的生长繁殖。

由于磺胺类药物能竞争性地与二氢叶酸合成酶结合，使细菌不能合成二氢叶酸，而甲氧苄啶可抑制二氢叶酸还原酶，阻碍二氢叶酸还原为四氢叶酸，两者可产生协同作用，使细菌体内叶酸代谢受到双重阻断，抗菌作用增强数倍至数十倍。人和微生物的体内代谢均需二氢叶酸，且人体作为微生物的宿主，可以从食物中摄取二氢叶酸。因此，磺胺类药物不影响人体正常叶酸代谢。

磺胺类药物和 TMP 协同抑菌机制如图 7-1。

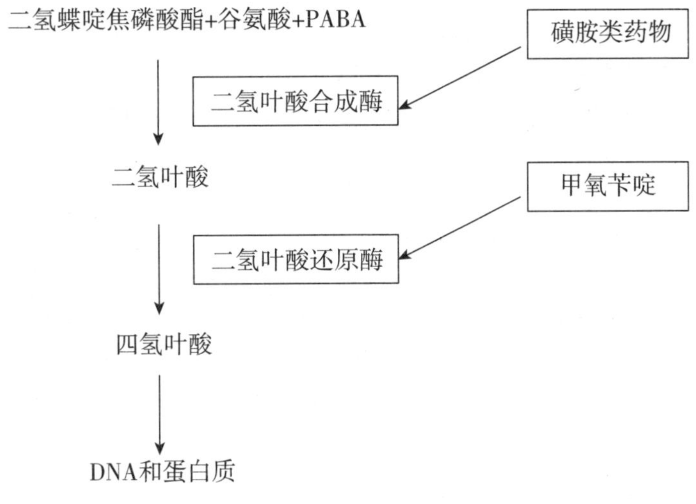


图 7-1　磺胺类药物和甲氧苄啶协同抑菌机制

甲氧苄啶

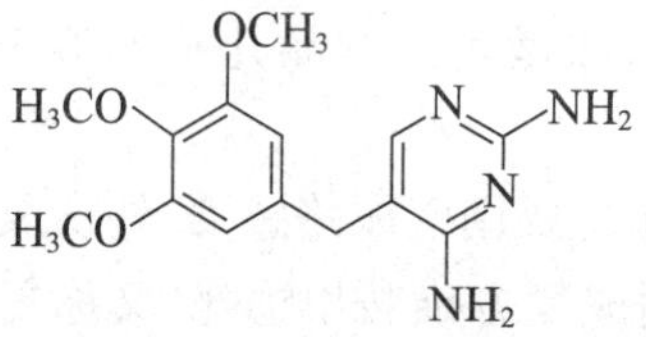


甲氧苄啶(trimethoprim)化学名为5-[(3,4,5-三甲氧基苯基)甲基]-2,4-嘧啶二胺,又称甲氧苄胺嘧啶、磺胺增效剂、TMP。

本品为白色或类白色结晶性粉末;无臭,味苦。

本品略溶于三氯甲烷,微溶于乙醇和丙酮,几乎不溶于水,易溶于冰醋酸。

本品具芳香伯胺,在空气中易发生自动氧化,在日光及重金属催化下,氧化加速。因此,本品应遮光、密封保存。

本品常与磺胺甲噁唑或磺胺嘧啶合用,治疗呼吸道感染、尿路感染、肠道感染、脑膜炎和败血症等;也可以与长效磺胺药物合用,用于耐药恶性疟的防治。

[要点:磺胺类药物的基本结构与性质]

# 第二节 喹诺酮类药物

### (一) 概述

喹诺酮类抗菌药(quinolone antimicrobial agents)是一类具有1,4-二氢-4-氧代吡啶-3-羧酸基本结构的合成抗菌药,又称吡酮酸类药物。自1962年萘啶酸被合成以来,经过40多年的发展,特别是20世纪80年代氟喹诺酮类药物的快速发展,其中一些药物的抗菌作用完全可与优良的半合成头孢菌素相媲美。这类药物具有抗菌谱广、活性强、生物利用度高、使用方便、与其他抗菌药无交叉耐药性等特点,在临床上广泛用于消化系统、呼吸系统及泌尿系统等疾病的治疗。喹诺酮类药物的发展可以分为四个阶段。

第一阶段(1962—1969年):第一代喹诺酮类代表药物为萘啶酸(nalidixic acid),1960年在合成抗疟药氯喹衍生物的过程中,分离得到一个具有抗菌活性的副产物,对它进行结构改造后得到萘啶酸,对革兰氏阴性菌有明显的抑制作用,1963年作为治疗尿路感染的药物上市,因其抗菌谱窄,口服吸收差,易产生耐药性,中枢不良反应较大,现已淘汰。

第二阶段(1970—1977年):第二代代表药物为吡哌酸(pipemidic acid),结构特点是在分子的7位引入哌嗪基,一是分子的碱性和水溶性增加,药物对DNA螺旋酶的亲和力增加;二是组织的渗透性增加,在大多数组织中的浓度大于血药浓度。因此,以后的喹诺酮类药物都保留了7位碱基基团。这类药物对铜绿假单胞菌及变形杆菌有效,抗菌谱从革兰氏阴性菌扩大到阳性菌。如吡哌酸对尿路感染及肠道感染的疗效较好,且毒性低、不良反应小。

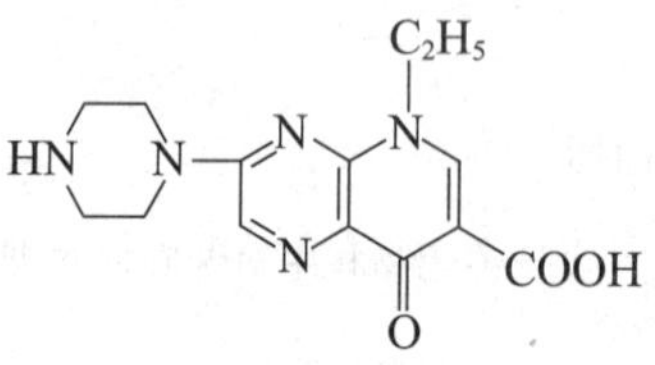


吡哌酸

第三阶段(1978—1998 年)：以诺氟沙星(norfloxacin)的问世为起点，形成了第三代喹诺酮类药物，代表药物有诺氟沙星、环丙沙星(ciprofloxacin)、氧氟沙星(ofloxacin)等。第三代喹诺酮类药物是 6 位氟取代和 7 位哌嗪环取代的含氟喹诺酮类药物，抗菌谱进一步扩大，对革兰氏阴性菌和革兰氏阳性菌均有明显的抑制作用。有些药物对支原体、衣原体、军团菌以及分枝杆菌也有效，耐药性低，不良反应小，在大多数组织(除脑组织和脑脊液外)和体液中均有较好的分布，用于治疗泌尿系统感染、肠道感染及呼吸道感染等，是目前最常用的合成抗菌药。

第四阶段(1999 年至今)：以莫西沙星(moxifloxacin)、加替沙星(gatifloxacin)、司帕沙星(sparfloxacin)和吉米沙星(gemifloxacin)为代表的第四代喹诺酮类药物相继上市，又称新喹诺酮类，其抗菌谱进一步扩大，对革兰氏阴性菌的抗菌活性与环丙沙星相似或略优，对结核杆菌、军团菌、幽门螺杆菌等亦有良好活性，具有生物利用度好、半衰期较长等优点，为喹诺酮类药物的临床应用打开了更广阔的空间。

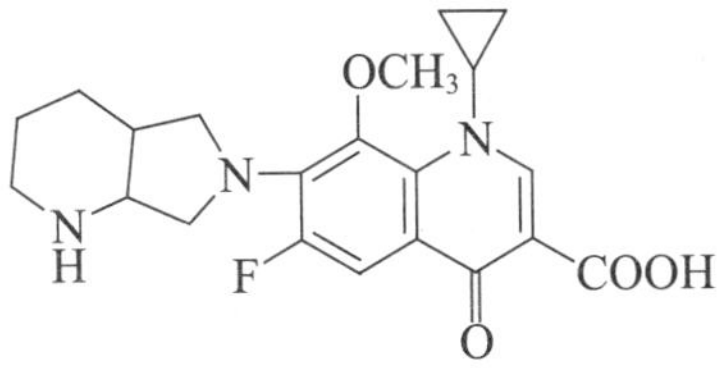

莫西沙星

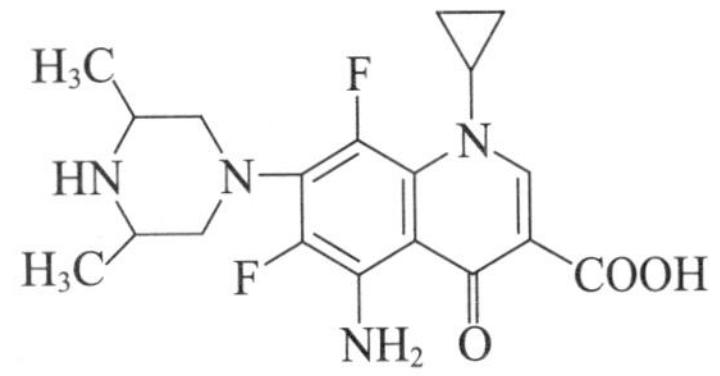

司帕沙星

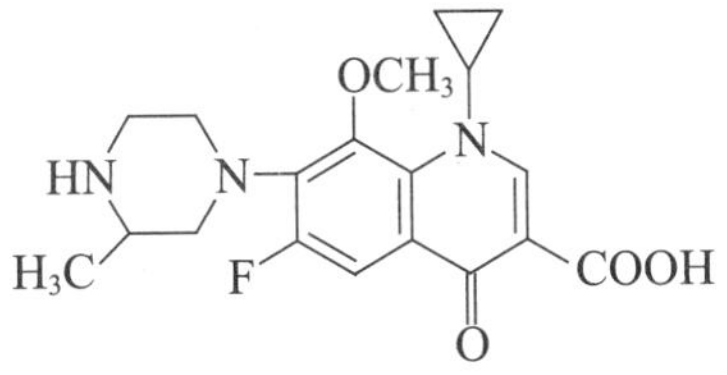

加替沙星

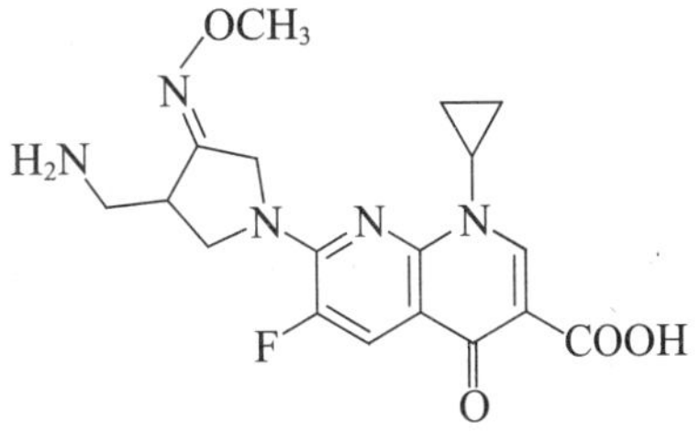

吉米沙星

DNA 螺旋酶(又称拓扑异构酶Ⅱ)和拓扑异构酶Ⅳ在细菌 DNA 自身的合成(复制)、转录过程中发挥重要作用，是细菌生长所必需的酶。喹诺酮类药物以氢键与以上两种酶形成稳定的拓扑异构酶-DNA-药物三重复合物，使细菌 DNA 超螺旋受阻，干扰细菌细胞的 DNA 复制而呈现杀菌作用。

### (二) 构效关系

1. 结构与活性的关系　喹诺酮类抗菌药物具有 4-吡啶酮-3-羧酸基本结构(图 7-2)，其构效关系如下：

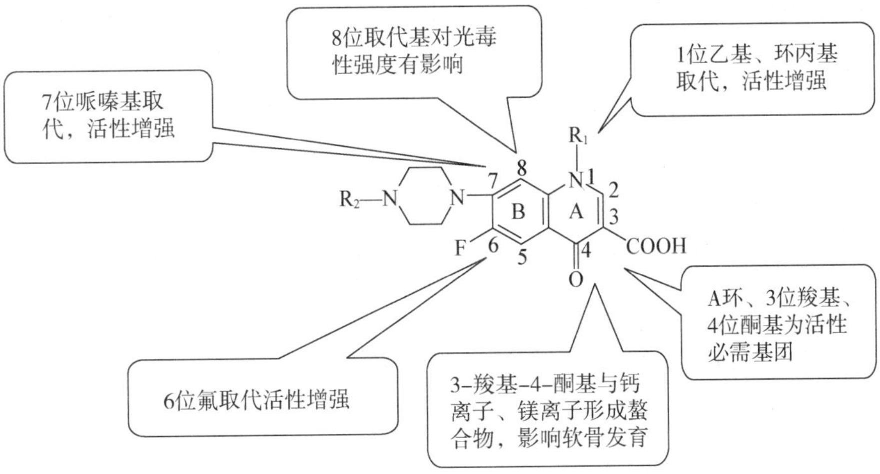


图 7-2　喹诺酮类抗菌药物结构与活性的关系

喹诺酮类基本结构中吡酮酸环(A 环)是抗菌作用必需的基本结构,其中 3 位羧基和 4 位酮基是抗菌活性不可缺少的部分。而 B 环可做较大改变,可以是苯环、吡啶环和嘧啶环等。

1 位取代基对抗菌活性影响较大。若为脂肪烃基,以乙基或与乙基体积相近的取代基(如氟乙基)取代活性较好;若为脂环烃基,以环丙基取代活性最好;若为芳烃基,以 2,4-二氟苯基和 4-羟基苯基为佳。若 1 位和 8 位间成环状化合物时,产生光学异构体,以 S-异构体作用最强,氧氟沙星的 S-异构体左氧氟沙星的抗菌活性为其外消旋体的两倍。

2 位引入取代基,其活性消失或减弱。

5 位取代基中以氨基为最好,可提高吸收或组织分布,其他基团取代则活性下降。

6 位引入氟原子,可使活性显著增强,可使药物增加对 DNA 螺旋酶的结合力,增加对细菌细胞壁的穿透性。

7 位引入五元杂环或六元杂环,抗菌活性明显增强,以哌嗪基为最好,哌嗪基的 4 位被甲基取代可提高抗革兰氏阳性菌的活性。

8 位引入—F、—Cl、—$OCH_3$,可降低最小抑菌浓度,—$OCH_3$取代抗厌氧菌活性增加,但—F取代光毒性也增加,最可能引起光毒性的是 6,8-二氟喹诺酮类。

**课堂互动:**为什么环丙沙星比吡哌酸抗菌作用强,莫西沙星比司帕沙星光毒性小?

2. 结构与毒性的关系

(1) 软骨毒性:喹诺酮类药物结构中 3 位羟基和 4 位酮基,极易和钙、镁、锌等金属离子生成螯合物,不仅降低药物的抗菌活性,也使体内的金属离子流失。由于本类药物可影响软骨发育,因此孕妇、哺乳期妇女、18 岁以下未成年人禁用这类药物,同时该类药物不宜与牛奶等含钙、铁等元素丰富的食物和药品同时服用。近年来发现,该类药物引起的肌腱病损也与药物引起镁离子浓度下降有关。

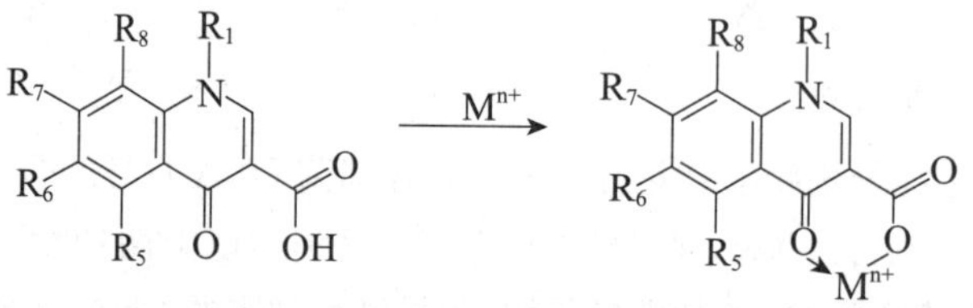


(2) 光毒性:少数喹诺酮类药物易产生光敏反应及光毒性。光毒性产生的原因可能是由于药物对光的不稳定,经紫外线照射,药物结构发生变化,诱导机体产生自由基而致,结构中 8 位取代基对光毒性强度有影响,如司帕沙星、氟罗沙星较易发生,因此使用喹诺酮类期间及最后一次用药 3 天之内应避免紫外线和日光照射。

此外,喹诺酮类药物还可引起胃肠道反应、中枢神经系统反应、结晶尿、肝损害、心脏毒性以及与其他药物相互作用,以上反应都与药物的化学结构有关。

---

**案例分析**

某患者因患支气管炎,连续服用喹诺酮类药物数日以后,尿中出现了浑浊现象,且外出后皮肤出现红斑,并伴有水疱。

**[分析]** 由于喹诺酮类药物的水溶性较小,服药期间饮水少就容易产生结晶尿,使尿出现浑浊现象,尤其在碱性尿液中更易发生,少数药物经日光照射出现光敏反应,使皮肤出现过敏反应症状,因此用药期间应多饮水,保持 24 小时排尿量在 1200 mL 以上,且应尽量避免在阳光下暴露。

---

### (三) 典型药物

#### 诺氟沙星

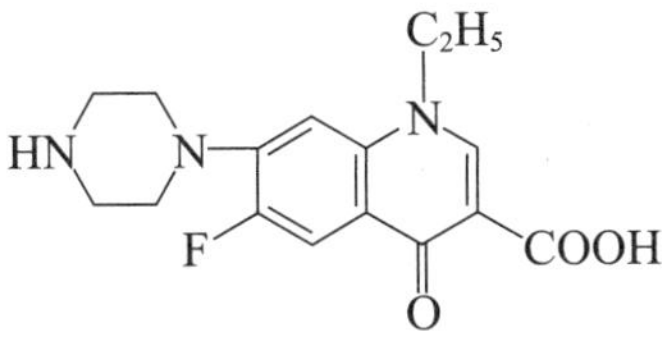

诺氟沙星(norfloxacin)化学名为1-乙基-6-氟-1,4-二氢-4-氧代-7-(1-哌嗪基)-3-喹啉羧酸,又称氟哌酸。

本品为类白色至淡黄色结晶性粉末;无臭,味微苦;在空气中能吸收水分,遇光色渐变深。

本品略溶于二甲基酰胺(DMF),微溶于水和乙醇;本品为酸碱两性化合物,易溶于醋酸、盐酸和氢氧化钠溶液。

本品分子中的叔胺基团可与丙二酸和乙酸酐在80~90 ℃发生反应,显红棕色。

本品具有氟化物的反应,经氧瓶燃烧破坏后,吸收液与茜素氟蓝和硝酸亚铈试液作用生成蓝紫色配合物。

本品在室温、干燥条件下相对稳定,在光照下可分解得到7-哌嗪环开环产物,使其颜色变深。本品在酸性条件下回流可发生脱羧,生成3-脱羧产物。故本品应遮光、密封,置于干燥处保存。

本品具有较好的组织渗透性,抗菌谱广,对革兰氏阴性菌与阳性菌均有较好的抑制作用,特别是对铜绿假单胞菌在内的革兰氏阴性菌作用比庆大霉素等氨基糖苷类抗生素还强,口服后部分吸收,血药浓度较低,在脑组织和骨组织中浓度低,但尿中、肠道内药物浓度高,在体内几乎不被代谢,绝大部分自尿排出,临床上主要用于治疗敏感杆菌引起的肠道感染和尿道感染。

#### 盐酸环丙沙星

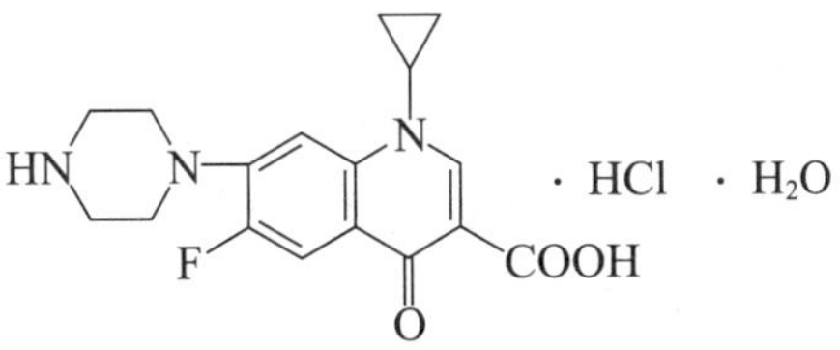

盐酸环丙沙星(ciprofloxacin hydrochloride)化学名为1-环丙基-6-氟-1,4-二氢-4-氧代-7-(1-哌嗪基)-3-喹啉羧酸盐酸盐一水合物。

本品为白色或微黄色结晶性粉末;几乎无臭,味苦。

本品溶于水,微溶于甲醇,极微溶解于乙醇,几乎不溶于三氯甲烷,易溶于氢氧化钠溶液。

本品抗菌谱与诺氟沙星相似,但对大肠埃希菌、铜绿假单胞菌、流感嗜血杆菌、军团菌、金黄色葡萄球菌、脆弱拟杆菌的最低抑菌浓度较低,优于其他同类药物、半合成头孢菌素和氨基糖苷类抗生素。此外,对耐β-内酰胺酶抗生素或耐庆大霉素的病原菌也有效,因而在临床上被广泛应用于敏感菌所致的呼吸道、泌尿道及消化道等部位的感染。

#### 左氧氟沙星

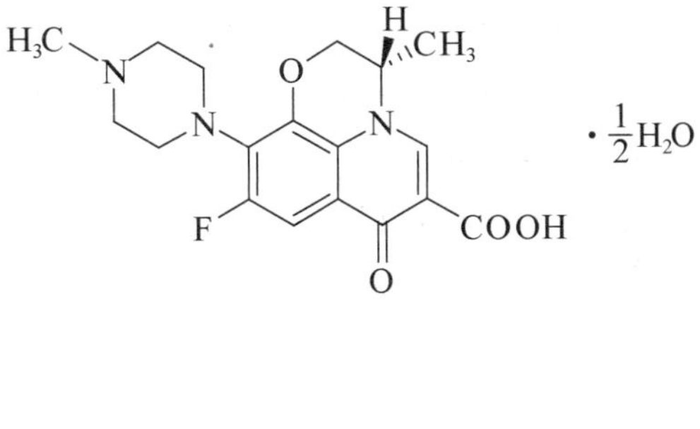

左氧氟沙星(levofloxacin)化学名为(—)-(*S*)-3-甲基-9-氟-2,3-二氢-10-(4-甲基-1-哌嗪基)-7氧代-7*H*-吡啶并[1,2,3-*de*]-1,4-苯并噁嗪-6-羧酸半水合物,又称氟嗪酸。

本品为类白色至淡黄色结晶性粉末,无臭。本品在水中微溶,在乙醇中极微溶解,在乙醚中不溶;在冰醋酸中易溶,在0.1 mol/L盐酸溶液中略溶。

本品为氧氟沙星的左旋体,为手性药物,其体外抗菌活性是氧氟沙星的2倍。

本品水溶性好,更易制成注射剂,通常制成盐酸盐供注射。本品毒副作用小,抗菌谱及抗菌活性与环丙沙星基本相同,且口服吸收完全,广泛分布于各组织中,主要以原形自肾排泄。适用于敏感菌引起的泌尿生殖系统、呼吸道及胃肠道等感染。

[要点:喹诺酮类药物的基本结构、构效关系、性质]

## 第三节 抗结核病药物

### (一)概述

结核病是由结核杆菌感染引起的一种常见的慢性传染病,可累及全身各个器官和组织,其中以肺结核最为常见。用于治疗结核病的药物称为抗结核病药物(tuberculostatics)。由于结核杆菌是具有特殊细胞壁的耐酸杆菌,其细胞壁有高度亲水性类脂,因此对醇、酸、碱和某些消毒剂高度稳定,所以抗结核病药物用药周期长,且易产生耐药性,临床上以联合用药为主。

链霉素(streptomycin)是20世纪40年代最早用于临床的有效抗结核病药物,之后氨基水杨酸(sodium aminosalicylate)开始用于临床,但易产生胃肠道反应。20世纪50年代研究异烟醛缩氨硫脲时发现的中间体异烟肼(isoniazid)对结核杆菌显示出强大的抑制和杀灭作用,现已成为抗结核的首选药物之一。盐酸乙胺丁醇(ethambutol hydrochloride)是采用随机筛选方法得到的抗结核病药物,药用为右旋体。吡嗪酰胺(pyrazinamide)为烟酰胺的生物电子等排体,该药物在抗结核联合用药中发挥了较好的作用,特别是近年来通过对定量构效关系的研究,对它的杀菌作用又有了新的认识。20世纪70年代发现了大环内酰胺类抗生素利福平(rifampin)具有抗结核活性强的优点,以后又相继产生了利福定(rifandin)、利福喷丁(rifapentin)等利福霉素衍生物。2000年以来,含氟喹诺酮类药物(如氧氟沙星、环丙沙星和莫西沙星等)具有较高的抗结核杆菌作用和较低的不良反应,与其他抗结核病药物无交叉耐药性,现已成为耐药结核病的主要选用药物。

抗结核病药物根据来源可分为合成抗结核病药和抗结核抗生素。合成抗结核病药主要有异烟肼、对氨基水杨酸钠、盐酸乙胺丁醇等。抗生素类抗结核病药详见“第八章抗生素”。

### (二)典型药物

#### 异 烟 肼

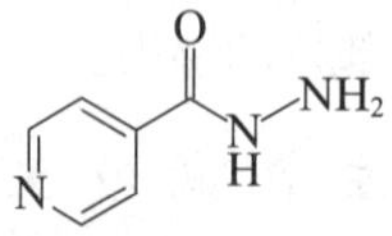

异烟肼(isoniazid)化学名为4-吡啶甲酰肼,又称雷米封。

本品为无色结晶或白色的结晶性粉末;无臭,味微甜后苦,遇光渐变质。

本品易溶于水,微溶于醇,极微溶于乙醚。

本品含有肼的结构,具有较强的还原性,可被多种弱氧化剂氧化。例如,在酸性条件下可与溴、碘、硝酸银、溴酸钾反应,生成异烟酸,同时放出氮气。如果与氨制硝酸银作用,既放出氮气又有银镜生成。本品碱性水溶液接触空气及金属离子易发生氧化反应而变质，注意遮光、密闭储存。

本品含酰肼结构，受光、重金属离子、温度、pH 等因素影响变质后，分解生成异烟酸和游离肼，后者毒性较大，故变质后的异烟肼不可供药用。本品在碱性溶液、氧气和金属离子存在时，可分解产生异烟酸盐、异烟酰胺及异烟酰肼等。

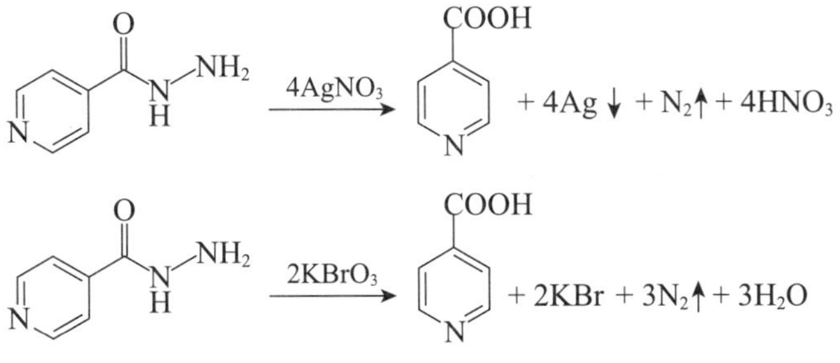


本品可与 $Cu^{2+}$、$Fe^{3+}$、$Zn^{2+}$ 等金属离子发生配位反应，生成有色的配合物。因此，微量金属离子的存在可使本品水溶液变色，故配置注射液时应避免与金属器皿接触。

本品水溶液加香草醛的乙醇溶液，会析出黄色结晶，可用于鉴别。

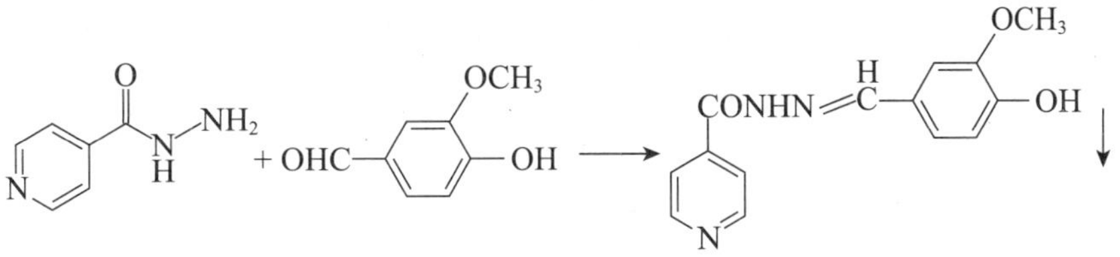


**案例分析**

某肺结核患者，口服异烟肼 1 周后开始出现乏力、食欲缺乏、恶心等症状，继而出现黄疸、血清氨基转移酶升高等肝损害临床表现，停药后血清氨基转移酶很快恢复正常，黄疸于 2 周后完全消失。

［分析］　异烟肼口服吸收后主要在肝进行乙酰化代谢反应，生成无活性的 *N*-乙酰异烟肼，由尿液排出。少部分水解代谢为异烟酸和肼，或者由 *N*-乙酰异烟肼水解产生异烟酸和乙酰肼，乙酰肼可被肝微粒体酶系 CYP450 氧化，进而生成酰基自由基或酰基阳离子，与肝蛋白反应形成乙酰肝蛋白，引起肝坏死。因此，在使用异烟肼过程中要注意检查肝功能。

本品适用于各型肺结核和肺外结核，对结核杆菌有强大抑制和杀灭作用，对细胞内外的结核杆菌均有效，除预防用药时单独使用外，对各种类型结核病治疗，作为首选药物之一均需与其他第一线药物联合应用，以增加疗效和避免细菌产生耐药性，由于较易通过血-脑脊液屏障，故对结核性脑膜炎疗效较好。本品口服吸收快，食物及各种耐酸药物可以干扰或延误其吸收，因此应空腹服用。

## 盐酸乙胺丁醇

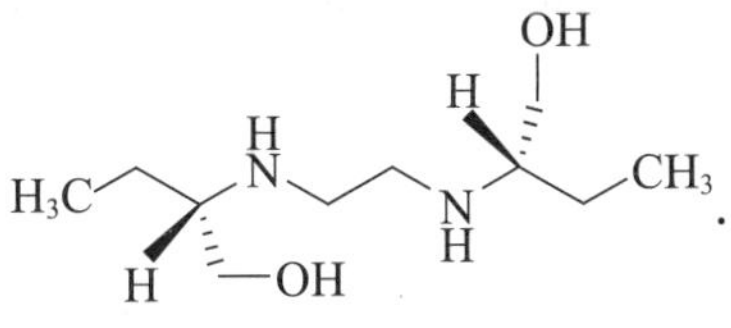





盐酸乙胺丁醇（ethambutol hydrochloride）为白色结晶性粉末；无臭或几乎无臭，略有引湿性。

本品分子中含有两个手性碳原子，但因分子存在对称性，只有三个光学异构体，右旋体的活性是内消旋体的12倍，为左旋体的200～500倍，药用为右旋体。

本品易溶于水，略溶于乙醇，几乎不溶于乙醚。

本品为二线抗结核病药，主要用于治疗对异烟肼、链霉素有耐药性的各型肺结核及肺外结核，与其他抗结核病药联合应用，以增强疗效并延缓细菌耐药性的产生。

## 第四节 抗真菌药物

### (一) 概述

真菌感染一般分为浅表真菌感染和深部真菌感染两大类。发生在皮肤、黏膜、皮下组织的感染称为浅表真菌感染。浅表感染是一种传染性强的常见病和多发病，占真菌病患者的90%，如脚癣、股癣、花斑癣等，但一般不会引起严重的后果。侵害人体黏膜深处、内脏、泌尿系统、脑和脊髓等的感染称为深部真菌感染。近年来，广泛应用抗生素破坏了真菌与细菌间正常菌丛的共生关系，糖皮质激素、免疫抑制剂、抗肿瘤药物等的应用使机体对真菌的抵抗力降低，深部真菌感染的发病率呈逐年上升趋势，真菌感染已成为癌症患者、艾滋病患者及免疫丧失患者死亡的因素之一。因此，对抗真菌药物的研究与开发日益受到重视。

目前临床上使用的抗真菌药物(antifungal drugs)按化学结构可分为抗真菌抗生素、氮唑类抗真菌药物、其他抗真菌药物。

1. 抗真菌抗生素 分为多烯和非多烯两类，多烯类主要对深部真菌感染有效，因结构中含有共轭多烯基团，遇光、热、氧等迅速被破坏。主要药物有两性霉素B(amphotericin B)、制霉菌素(nystatin)等。

1966年上市的两性霉素B是第一个用于临床的全身性治疗用抗真菌药。其作用机制是与真菌细胞膜的麦角固醇结合，形成跨膜的孔洞，膜的通透性改变，内容物外泄导致真菌死亡。该药抗菌谱广，几乎对所有的真菌都有较强作用，至今仍是许多危重深部真菌感染治疗的首选药物；缺点是不良反应较重，包括肾毒性、肝毒性及输液相关毒性(如寒战、发热、头痛、血栓性静脉炎等)。

非多烯类抗生素主要有灰黄霉素(griseofulvin)和西卡宁(siccanin)，主要用于浅表真菌感染。由于毒性较大，且生物利用度低，现已少用。

---

**知识链接**

**两性霉素B复合体**

将两性霉素B与脂质或胆固醇等载体结合形成复合体后，用药后选择性地作用于真菌细胞膜的麦角固醇，而对人体细胞膜的胆固醇的亲和性较低，从而减轻对人体细胞膜的毒性，患者使用两性霉素B脂质复合体或两性霉素B胆固醇复合体后对人体的毒性大大降低。

---

2. 氮唑类抗真菌药物 为20世纪60年代后发展起来的一类合成抗真菌药，是抗真菌药物中最大的一类。咪唑类主要药物有克霉唑(clotrimazole)、益康唑(econazole)、咪康唑(miconazole)和酮康唑(ketoconazole)；三氮唑类药物主要有氟康唑(fluconazole)、伊曲康唑(itraconazole)等。

克霉唑是第一个上市的抗真菌药，由于结构新颖而备受关注。最初的咪唑类抗真菌药由于其毒性反应，只能用于浅表真菌感染的治疗。酮康唑是第一个可以口服的用于治疗深部真菌感染的药物，主要缺点是肝毒性大，限制其应用。对咪唑类药物进行结构改造，发现以1,2,4-三氮唑环替换咪唑环具有很好的应用价值。1988 年上市的伊曲康唑，抗菌谱广，活性比酮康唑、氟康唑高，口服吸收好，广泛分布于各种组织，生物利用度高，临床上用于外阴阴道假丝酵母菌病及皮肤真菌病，如股癣、足癣、体癣和手癣等。氟康唑是同期开发的具有叔醇结构的双三氮唑类药物，其抗真菌活性是酮康唑的 5～20 倍，具有蛋白质结合率低、生物利用度高，并能穿透血-脑脊液屏障的特点，胃液的酸性不影响其吸收。该药可口服，也可静脉注射，无致畸性、肝毒性较小。该药物通过咪唑环的 3 位或三氮唑环的 4 位氮原子与细胞色素 P450 酶系的血红蛋白辅基中 3 价铁离子形成配位键结合，竞争抑制酶的活性，抑制真菌细胞内麦角甾醇的生物合成而起作用。

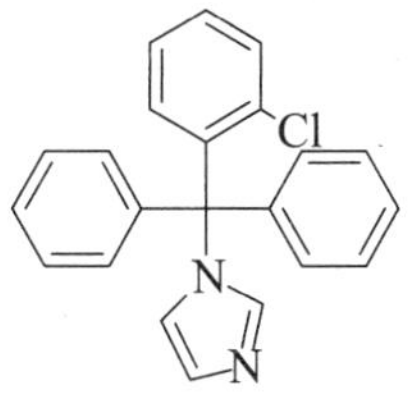

克霉唑

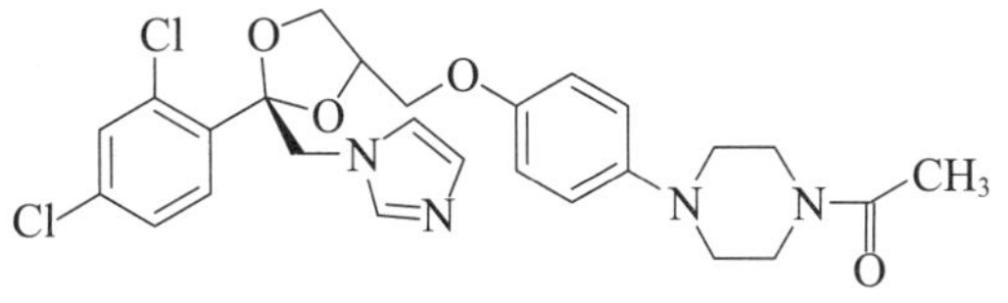

酮康唑

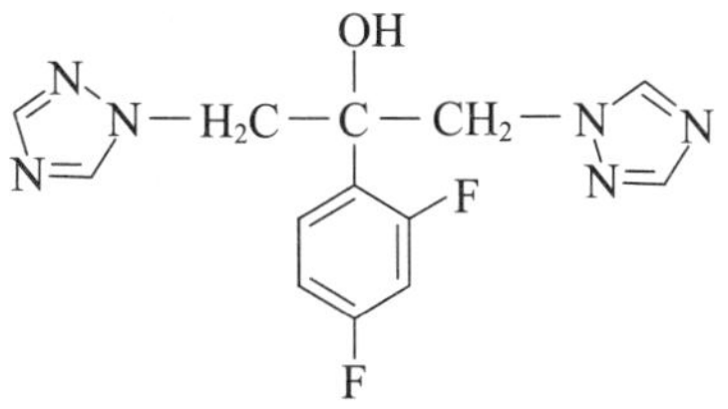

氟康唑

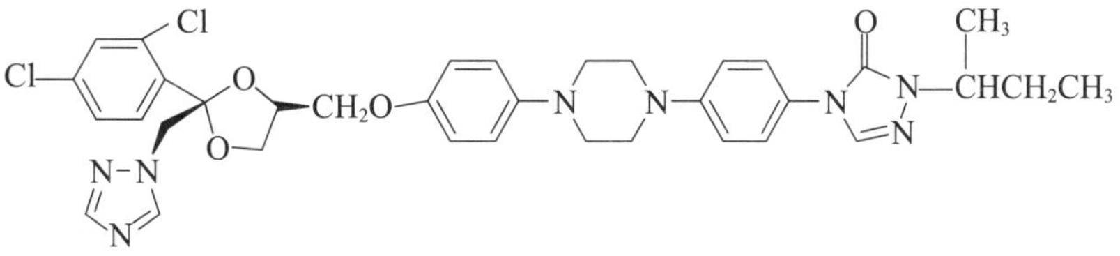

伊曲康唑

氮唑类抗真菌药可用以下结构通式表示，其构效关系为：

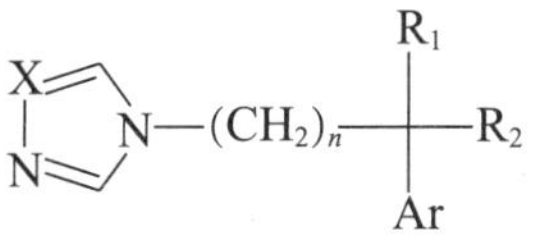

$n$=0，1
X=N，CH

氮唑类抗真菌药的结构通式有以下特点：①分子中至少有一个唑环，可以是咪唑环和三氮唑环；②都是以唑环 1 位氮原子通过中心碳原子与芳烃基相连；③芳烃基一般为一卤代苯环或二卤代苯环。

3. 其他类抗真菌药物　1981 年发现烯丙胺型化合物萘替芬（naftifine），随后又发现抗真菌活性更高、毒性更低的特比萘芬（terbinafine）和布替萘芬（butenafine）。萘替芬类药物具有较高的抗真菌活性，局部外用治疗皮肤癣菌的效果优于益康唑，治疗白假丝酵母菌病的效果同克霉唑。特比萘芬与萘替芬相比，其抗菌谱更广，抗菌活性更强。这类药物不仅可以外用，还可以口服，主要作用于真菌细胞内的角鲨烯环氧化酶，使角鲨烯环氧化反应受阻，使麦角甾醇合成减少，真菌细胞膜的形成受到破坏，而达到杀死或抑制真菌作用。1991 年上市的二甲吗丁啉类广谱抗真菌药阿莫罗芬（amorolfine），抗浅表真菌有长效作用，可每周一次，用于指甲癣的治疗。

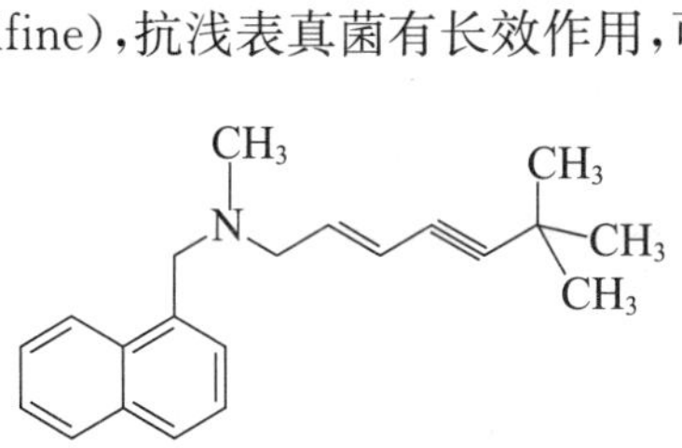

特比萘芬

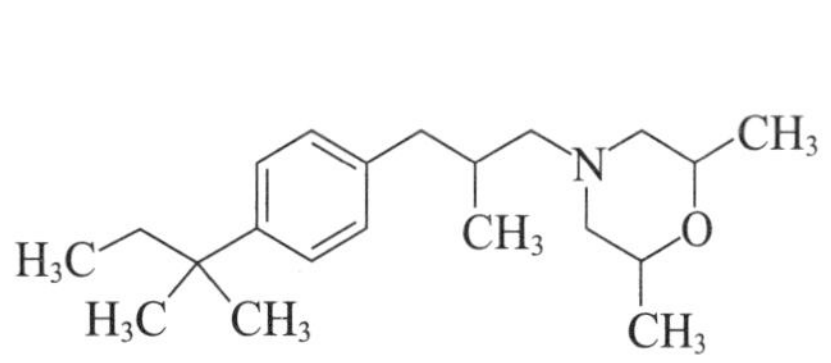

阿莫罗芬

氟胞嘧啶（flucytosine）原为抗肿瘤药，后发现有抗真菌活性，其特点是口服吸收好，并在脑脊液中可达到一定的药物浓度，但毒性大，易产生耐药性。临床上多与氟康唑及两性霉素 B 等合并使用。

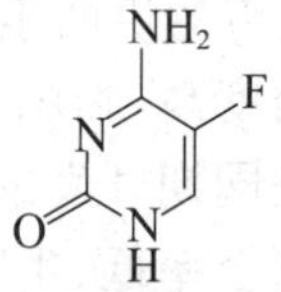

氟胞嘧啶

棘白菌素类药物是21世纪初开始在临床应用一类新型的广谱抗真菌药，对耐氟康唑的假丝酵母菌及曲霉菌等真菌均有较好的活性。目前，已上市的药物包括卡泊芬净(caspofungin)、米卡芬净(mica fungin)，均为天然或半合成的脂肽。该类药物具有独特的作用机制，通过干扰真菌细胞壁β-(1,3)-D葡聚糖合成，导致细胞壁渗透性改变而杀菌，为葡聚糖合成酶抑制剂，由于哺乳动物细胞不产生β-(1,3)-D葡聚糖，因此不会产生类似两性霉素B样的细胞毒性。该类药物不经细胞色素P450系统代谢，与其他药物的相互作用较少，是一类发展前景很好的药物。

#### (二) 典型药物

硝酸咪康唑

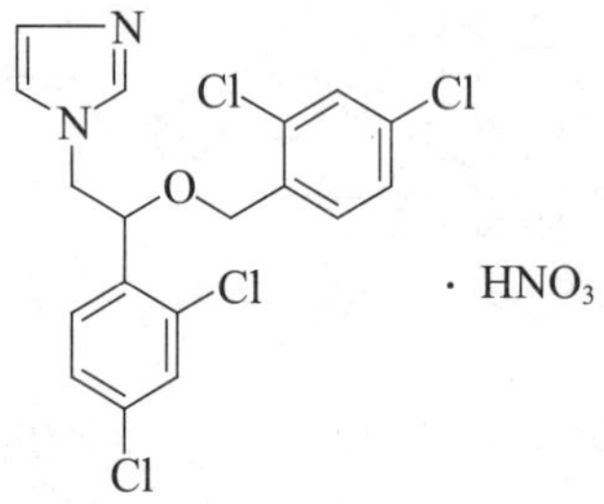

硝酸咪康唑(miconazole nitrate)化学名为1-[2-(2,4-二氯苯基)-2-[(2,4-二氯苯基)甲氧基]乙基]-1*H*-咪唑的硝酸盐。

本品为白色或类白色的结晶或结晶性粉末，无臭或几乎无臭。

本品在甲醇中略溶，在氯仿或乙醇中微溶，在水或乙醚中不溶。

本品在常温常压下稳定，避免接触强氧化剂。

本品显有机氯化物的鉴别反应。

本品应放入紧密的贮藏器内，置于阴凉、干燥处保存。

本品为广谱抗真菌药，治疗深部真菌感染。可抑制大部分真菌生长，芽生菌属、组织浆胞菌属对其呈现高度敏感，隐球菌属、假丝酵母菌属、球孢子菌属等亦对本品敏感。可通过干扰细胞色素P450的活性，从而抑制真菌细胞膜主要固醇类-麦角固醇的生物合成；也可抑制真菌的三酰甘油和磷脂的生物合成，引起细胞内过氧化氢积聚而导致细胞亚微结构变性和细胞坏死。对白假丝酵母菌则可抑制其自芽孢转变为侵袭性菌丝的过程。

## 第五节 抗病毒药物

#### (一) 概述

病毒是病原微生物中最小的一种，大小为0.02～0.40 μm，结构简单，其核心是核酸(DNA或RNA)，外壳是蛋白质。病毒分为RNA病毒或DNA病毒，本身不具有细胞结构，没有细胞器和完整的酶系统，因此无法独立进行繁殖，它必须寄生在宿主(动物、植物或微生物)活细胞内，完全依赖宿主细胞的核酸、蛋白质、酶等作为自身繁殖的必需物质和能源，完成繁殖(复制)过程。病毒一且进入宿主细胞，则立即开始循环式感染或停留在宿主细胞内，待被某种发病因子激活，就可以在人体内产生细胞毒性或引起各种疾病。

病毒的种类繁多，约60%流行性传染病由病毒感染引起，常见的有流行性感冒、脑炎、病毒性肝炎、麻疹、水痘、流行性腮腺炎、脊髓灰质炎、狂犬病、严重急性呼吸综合征(SARS)、人感染禽流感等，某些病毒感染的致死率或致残率很高，并发症严重，如20世纪80年代的人免疫缺陷病毒(HIV)所致的艾滋病是危害性极大、病死率很高的传染病。

---

**知识链接**

**新冠肺炎疫情中的抗病毒药物**

2019年12月以来，新型冠状病毒(severe acute respiratory syndrome coronavirus 2, SARS-CoV-2，简称新冠病毒)引发的急性呼吸道传染病造成了全球大流行的新型冠状病毒肺炎(COVID-19，简称新冠肺炎)疫情，对世界公共卫生安全构成了严重威胁。当时面对突如其来的疫情，为了节省临床前和部分临床研究时间，大大缩短药物研发的时间，中国多个攻关团队率先采用"老药新用"研发思路，发现了数个治疗COVID-19有效的候选药物，在控制COVID-19疫情中做出了重要贡献。

---

抗病毒药物(antiviral agents)的作用主要是通过影响病毒复制周期的某个环节而实现。理想的抗病毒药物应能有效地干扰病毒的复制而不影响正常细胞的代谢，遗憾的是至今还没有一种抗病毒药物可达到此目的。由于病毒宿主相互作用的复杂性，大多数抗病毒药物在达到治疗剂量时，总会对人体产生毒性，某些流行性传染病至今没有治疗药物，只能用疫苗预防。随着对分子生物学、病毒基因组序列和病毒宿主细胞相互作用的深入研究，抗病毒药物按结构分为三类，即三环胺类、核苷类和其他类。三环胺类药物主要有金刚烷胺(amantadine)；核苷类药物分为开环和非开环核苷类，主要药物有利巴韦林(ribavirin)、阿昔洛韦(acyclovir)、泛昔洛韦(famciclovir)、伐昔洛韦(valacyclovir)和齐多夫定(zidovudine)等；其他类药物主要有膦甲酸钠(foscarnet sodium)、奈韦拉平(nevirapine)、干扰素(interferon)等。

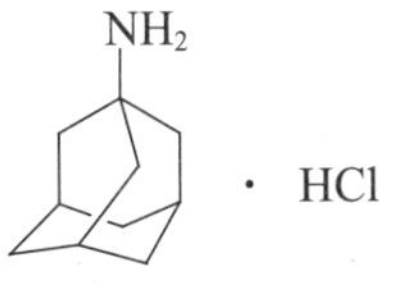


盐酸金刚烷胺

抗病毒药物根据其作用部位分为抑制病毒复制初始时期的药物(盐酸金刚烷胺)、影响病毒核酸复制的药物(阿糖胞苷、利巴韦林、阿昔洛韦等)和影响核糖体转录的药物。

**课堂互动**：天然核苷由碱基和糖两部分组成，是组成DNA或RNA链的基本组成单位。如何根据天然鸟苷和胸苷的结构进行改造得到核苷类抗病毒药？

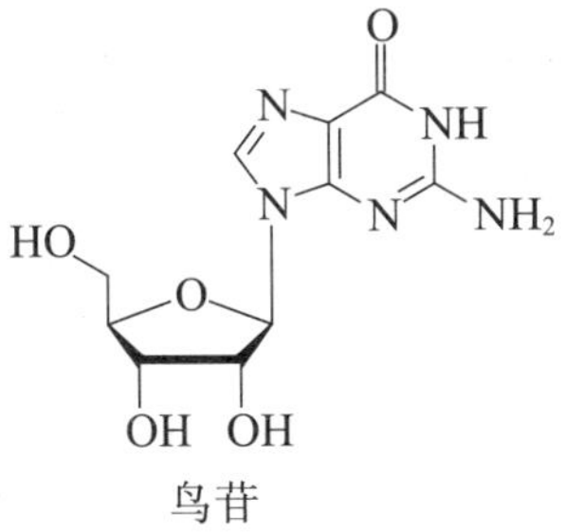


鸟苷

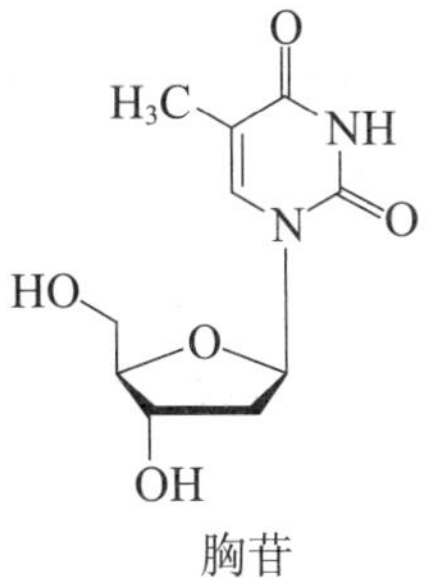


胸苷

核苷类药物是抗病毒药物中数量最多、发展最快的一类，它们模拟天然核苷的结构，通过化学修饰改变天然碱基或糖基中的基团后形成人工合成的核苷，为天然核苷的抑制剂，其作用靶点是RNA病毒的反转录酶或DNA病毒的DNA聚合酶，竞争性作用于酶活性中心，嵌入正在合成的病毒DNA链中，终止DNA链的延长，从而抑制病毒复制。核苷类抗病毒药物的结构式如下：

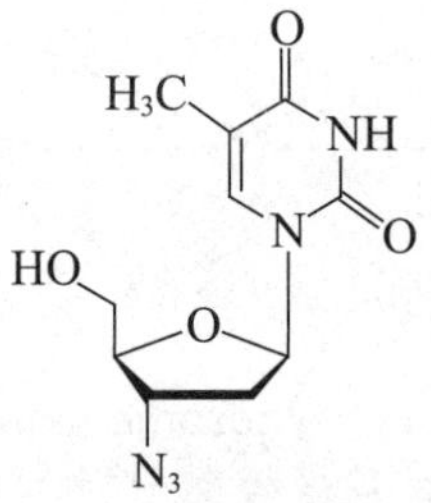

齐多夫定

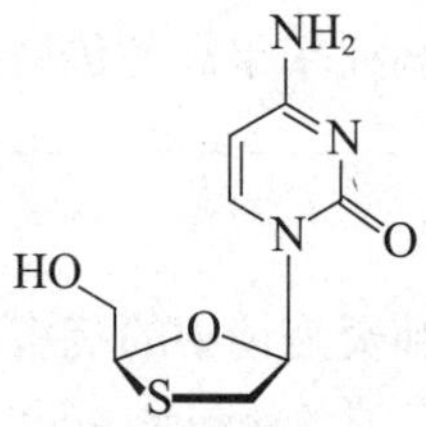

拉米夫定

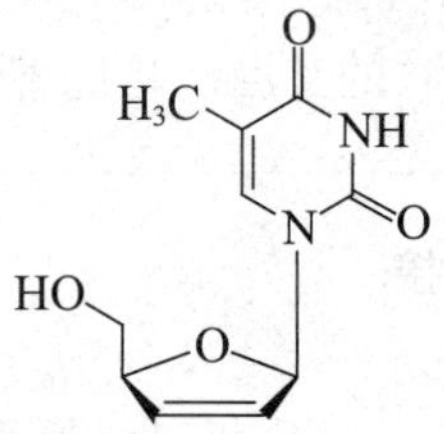

司他夫定

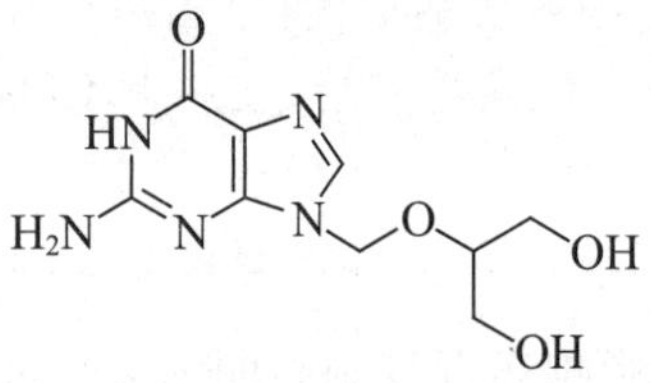

更昔洛韦

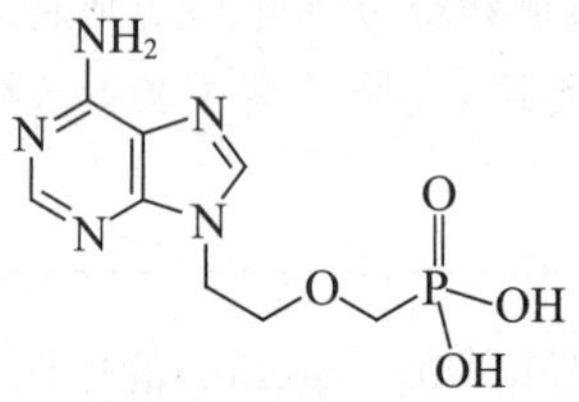

阿德福韦

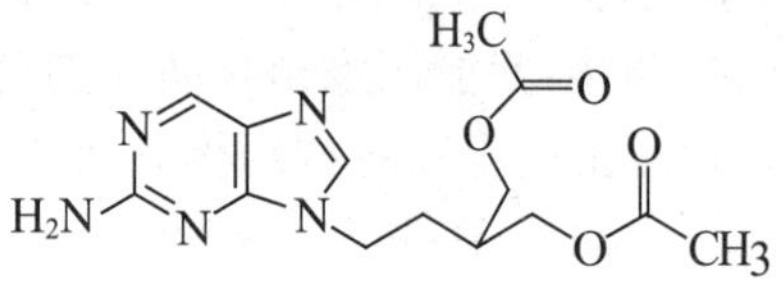

泛昔洛韦

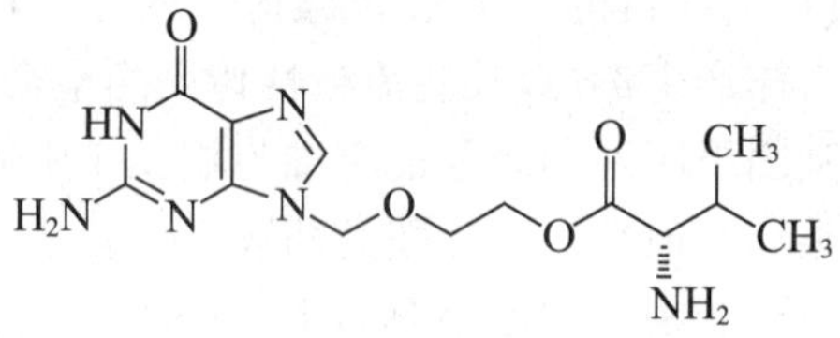

伐昔洛韦

**（二）典型药物**

## 阿 昔 洛 韦

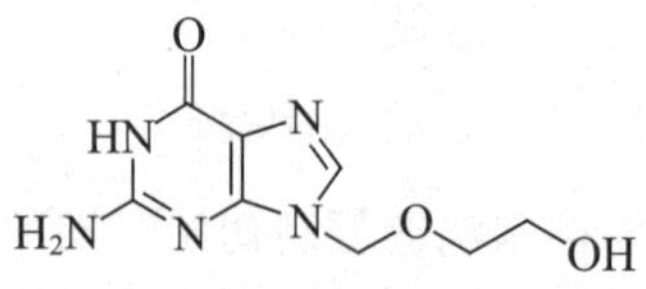

阿昔洛韦(acyclovir)化学名为9-(2-羟乙氧甲基)鸟嘌呤，又称无环鸟苷，缩写为ACV。

本品为白色结晶性粉末；无臭，无味。

本品略溶于冰醋酸和热水，极易溶解于水，几乎不溶于乙醚和三氯甲烷，溶解于稀氢氧化钠溶液。熔点为256～257 ℃。

本品可口服或制成盐供配制注射用。宜遮光、密封保存。

本品为去氧鸟苷的类似物，与其他核苷类抗病毒药物结构不同，因此具有独特的作用机制。本品可选择性地被感染细胞摄取，进而抑制病毒的DNA多聚酶，并将自身掺入到正在延伸的病毒DNA链中，从而抑制病毒DNA的复制和生长。

本品为开环核苷类抗病毒药物，为广谱抗病毒药物，毒性低，几乎无全身毒性。现已作为抗疱疹病毒首选药物，广泛用于治疗疱疹性角膜炎、生殖器疱疹、全身性带状疱疹、疱疹性脑炎及病毒性乙型肝炎。本品除局部给药外，还可口服及静脉注射。

为克服本品水溶性差、口服吸收少（约 15%）的缺点，将本品与 L-缬氨酸制成脂类前药伐昔洛韦，胃肠道吸收好，在体内经肠壁或肝代谢生成阿昔洛韦，继而转化为三磷酸酯而产生作用，克服阿昔洛韦生物利用度低的缺点，临床用于治疗急性局部带状疱疹。

### 齐多夫定

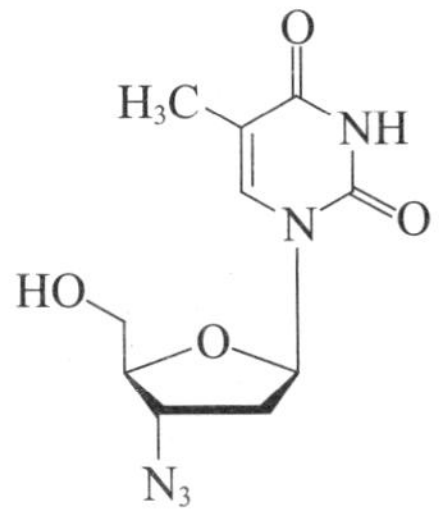


齐多夫定（zidovudine）化学名为 3′-叠氮-3′-脱氧胸腺嘧啶，又称叠氮胸苷，缩写为 AZT。

本品为白色或类白色结晶粉末，无臭。

本品微溶于水，溶于乙醇。对光、热敏感，应低温、避光保存。

本品为胸苷类似物，有叠氮基取代，对艾滋病病毒和引起 T 细胞白血病的 DNA 病毒有抑制作用，具有反转录酶作用，为美国食品药品监督管理局（FDA）批准的第一个用于抗艾滋病及相关症状的药物。

---

**知识链接**

**艾滋病与抗艾滋病药物发展**

艾滋病（AIDS）全称为获得性免疫缺陷综合征，是由人免疫缺陷病毒（简称 HIV，为 RNA 反转录病毒）感染引起的传染性疾病。自 1981 年首例艾滋病患者在美国被诊断以来，其传播速度惊人。HIV 病毒主要通过性接触、血液和母婴三种途径传播，在体外不能繁殖，借助人体细胞复制再生。其复制过程可分为病毒进入细胞、融合、反转录、整合、转录、翻译、组合并溢出七个步骤。HIV 进入细胞每天产生 1010～1012 个病毒颗粒，每年大约可繁殖 140 代。

抗艾滋病药物是近年来抗病毒药物中发展最为迅速的一类药物。临床用药物按作用机制分为核苷类逆转录酶抑制剂（如齐多夫定）、非核苷类逆转录酶抑制剂（奈韦拉平）、蛋白酶抑制剂（如沙奎那韦）、整合酶抑制剂（如雷特格韦）和进入抑制剂五大类。新结构、新作用机制的抗艾滋病药物的不断问世，为艾滋病患者提供新治疗途径和更多选择，使艾滋病得到有效控制。

---

## 第六节　其他合成抗菌药物

其他合成抗菌药物主要包括硝基呋喃类、硝基咪唑类、异喹啉类和噁唑烷酮类抗菌药。本节主要介绍硝基咪唑类和异喹啉类抗菌药。

### 一、硝基咪唑类

硝基咪唑类抗菌药主要有甲硝唑（metronidazole）、替硝唑（tinidazole），临床上除用于抗滴虫病和抗阿米巴原虫病外，近年来广泛用于厌氧菌引起的系统局部感染。药物结构中的硝基在无氧环境中还原成氨基而显示抗厌氧菌作用，对需氧菌或兼性需氧菌则无效。

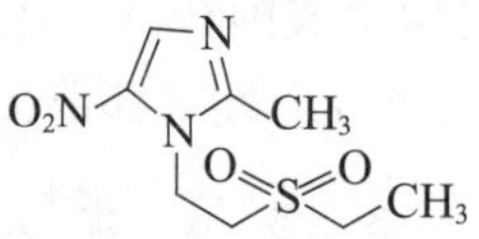

替硝唑

甲　硝　唑

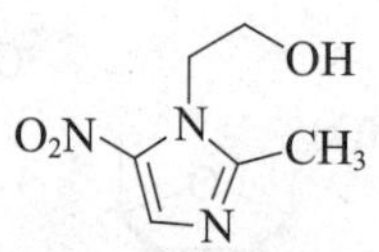

甲硝唑(metronidazole)化学名为 2-甲基-5-硝基咪唑-1-乙醇，又称灭滴灵、灭滴唑。

本品为白色或微黄色的结晶或结晶性粉末；有微臭，味苦而略咸。

本品在乙醇中略溶，在水或氯仿中微溶，在乙醚中极微溶。熔点为 159～163 ℃。

本品加氢氧化钠试液温热后即显紫红色，滴加稀盐酸成酸性后变成黄色，再滴加氢氧化钠试液则变成橙红色，此反应为芳香性硝基化合物的鉴别反应。

本品为含氮杂环化合物，具有弱碱性，加硫酸溶解后加三硝基苯酚试液，生成黄色沉淀。

本品为抗阿米巴药、抗滴虫药、抗厌氧菌药。口服吸收好，生物利用度高，作用强，毒性小。

本品应遮光、密闭保存。

### 二、异 喹 啉 类

异喹啉类抗菌药的典型药物为盐酸小檗碱(berberine hydrochioride)。盐酸小檗碱是黄连和三颗针等植物中的生物碱，又称盐酸黄连素，外观为黄色晶体性粉末，味极苦，具有抗菌活性强、毒性低、不良反应小的特点，主要用于肠道感染的治疗。

盐 酸 小 檗 碱

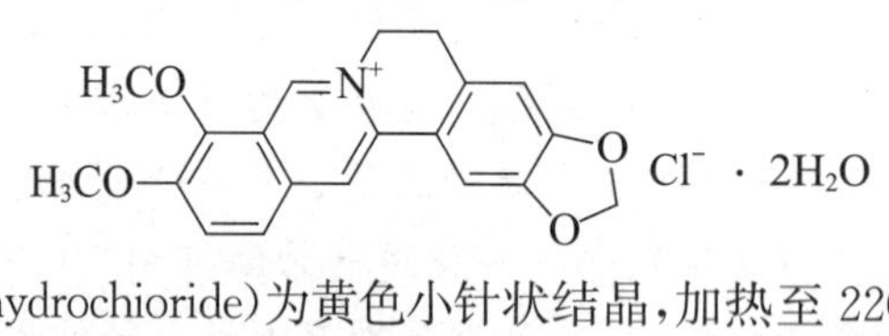

盐酸小檗碱(berberine hydrochioride)为黄色小针状结晶，加热至 220 ℃左右分解，生成红棕色小檗红碱，继续加热至 280 ℃左右完全溶解，故盐酸小檗碱干燥时，温度不宜过高，一般不超过 80 ℃。

本品是苄基异喹啉类衍生物，属于季铵型生物碱，可离子化而呈强碱性，其 $pK_a$ 为 11.5。

本品在水中溶解度较小，为 1∶500，较易溶于沸水，难溶于乙醇。

在本品的水溶液中，加入氢氧化钠，使其呈强碱性，然后滴加数滴丙酮，即生成黄色结晶性小檗碱丙酮加成物，有一定的熔点，可供鉴别。

本品为抗菌药，临床主要用于治疗肠道感染及细菌性痢疾等，对痢疾杆菌、大肠埃希菌、肺炎双球菌、金黄色葡萄球菌等有抑制作用。

## 第七节　抗寄生虫病药物

抗寄生虫病药物(antiparasitic drugs)是用于预防和治疗寄生在人体或其他动物体内肠虫、血肠虫、疟原虫、丝虫、阿米巴原虫及滴虫等寄生虫引起的疾病的药物。寄生虫病在热带、亚热带一些卫生条件落后的地区和国家，疫情比较严重。1949 年前，我国南方地区寄生虫病流行，主要有血吸虫病、疟疾等，严重危害人民的身体健康。1949 年后，我国政府十分重视寄生虫病防治工作，自 20 世纪 80 年代以来，我国寄生虫病发病率已明显下降，抗寄生虫病药的市场份额也越来越小。抗寄生虫病药物主要包括驱肠虫药、抗疟药、抗滴虫病药、抗血吸虫病药和抗丝虫病药等。本节主要介绍驱肠虫药、抗血吸虫病药和抗疟药。

## 一、驱 肠 虫 药

驱肠虫药作用于肠道蛔虫、钩虫、蛲虫及绦虫等，能麻痹虫体的神经-肌肉系统，使其失去附着肠壁的能力而被排出体外，主要包括哌嗪类、咪唑类、嘧啶类、三萜类和酚类。目前临床使用的多为咪唑类药物，如盐酸左旋咪唑、阿苯达唑、甲苯达唑等。

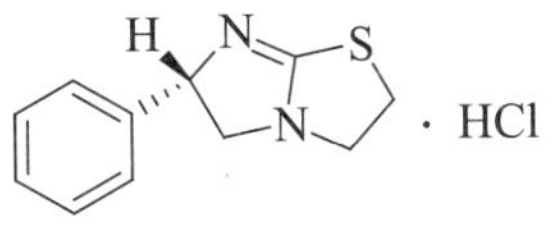

盐酸左旋咪唑

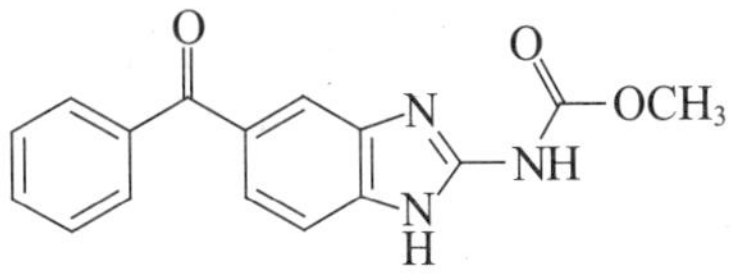

甲苯达唑

### 阿 苯 达 唑

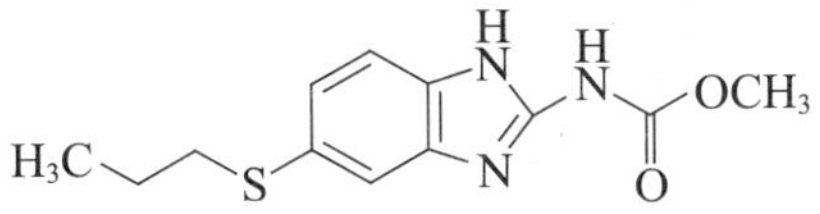

阿苯达唑(albendazole)化学名为 $N$-(5-丙硫基-1$H$-苯并咪唑-2-基)氨基甲酸甲酯，又称丙硫咪唑、肠虫清。

本品为白色或类白色粉末；无臭，无味。本品在水中不溶，在冰醋酸中溶解，在乙醇中几乎不溶，在丙酮和三氯甲烷中微溶。熔点为 206～212 ℃。

本品具叔胺的性质，稀硫酸加碘化铋钾试液产生红棕色沉淀。

结构中硫原子灼烧后产生的气体可使醋酸铅试纸显黑色。

本品口服后胃肠吸收较少，有利于其发挥抗肠道寄生虫作用。本品在肝中被代谢为亚砜和砜类化合物，亚砜仍有较强的驱虫活性。

本品为高效广谱驱肠虫药，对蛔虫、蛲虫、钩虫、鞭虫有作用，对成虫和虫卵均有活性。由于实验发现本品治疗剂量有致畸作用和胚胎毒性，因此孕妇、哺乳期妇女及 2 岁以下小儿禁用。

## 二、抗血吸虫病药

血吸虫病是全世界流行最广、危害人民健康最严重的寄生虫病。血吸虫分为曼氏血吸虫、埃及血吸虫及日本血吸虫三种。我国流行的血吸虫病为日本血吸虫引起。

血吸虫病治疗药可分为锑剂和非锑剂两类。锑剂的毒性较大，现已较少使用。非锑剂药物主要有吡喹酮(praziquantel)、硝硫氰胺(amoscanate)及其衍生物硝硫氰酯(nitroscanate)。

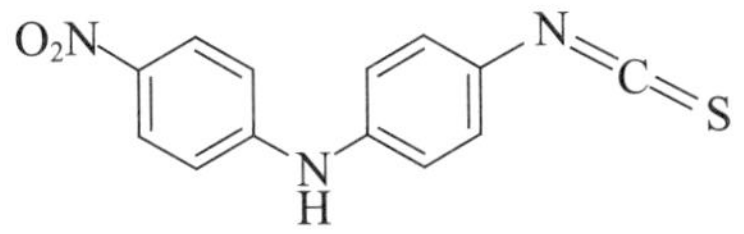

硝硫氰胺

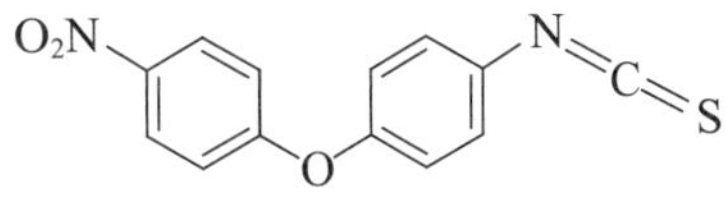

硝硫氰酯

**吡 喹 酮**

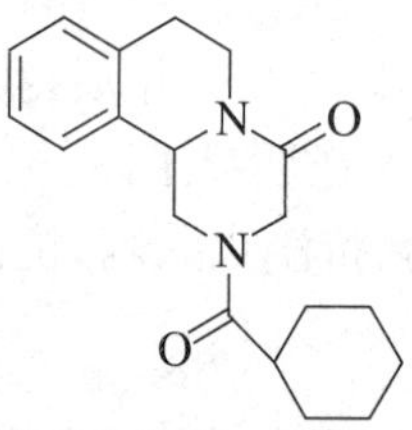

吡喹酮(praziquantel)化学名为2-环己基羟基-1,2,3,6,7,11*b*-六氢-4*H*-吡嗪并[2,1-*a*]异喹啉-4-酮。

本品为白色或类白色结晶性粉末,味苦。在氯仿中易溶,在乙醇中溶解,在乙醚或水中不溶。

吡喹酮口服后易由肠道吸收,吡喹酮结构中有两个手性中心,左旋体的疗效高于消旋体,但临床上仍使用其外消旋体。

吡喹酮为一新型的广谱抗寄生虫病药,对日本血吸虫有杀灭作用。另外,该药对钩虫病和姜片虫病也有效。临床上用于治疗各种类型的血吸虫病,但由于排泄慢,可引起蓄积中毒。

本品应遮光、密封保存。

## 三、抗 疟 药

抗疟药是指能预防、治疗或控制疟疾传播的药物。疟疾是由已感染疟原虫的雌性蚊子所传染给人类的一种传染性疾病。临床常见的疟疾有恶性疟、间日疟和三日疟等。

抗疟药按化学结构分为喹啉类、嘧啶类和萜内酯类。喹啉类第一个用于临床的药物奎宁(quinine)是从茜草科植物金鸡纳树皮中提取分离出的一种生物碱,对红细胞内期的疟原虫有较强的杀灭作用,可控制疟疾症状。对奎宁进行结构改造得到氯喹(chloroquine)和伯胺喹(primaquine),氯喹具有速效杀虫作用,伯胺喹能杀灭人体血液中各型疟原虫的配子体,可作为防止疟疾复发和传播的首选药物。嘧啶类代表药物乙胺嘧啶(pyrimethamine)能抑制疟原虫的二氢叶酸还原酶,对多数疟原虫有较强的抑制作用,临床上作为疟疾的预防用药。

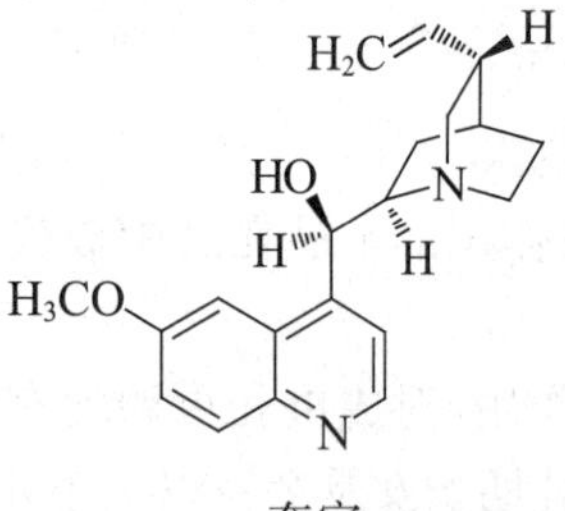

奎宁

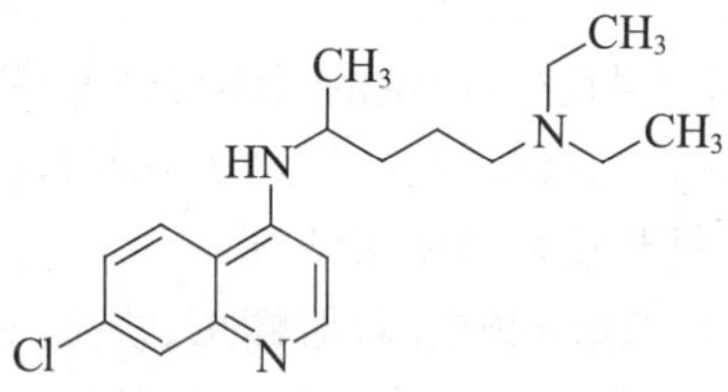

氯喹

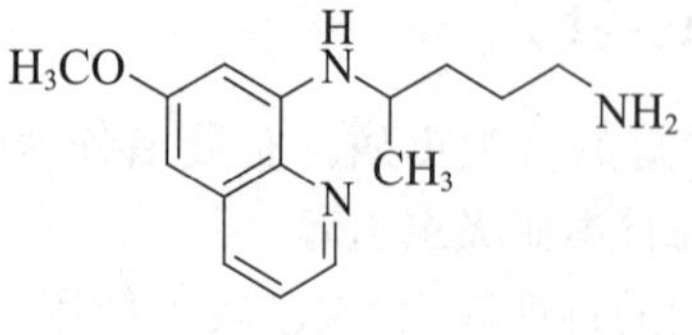

伯胺喹

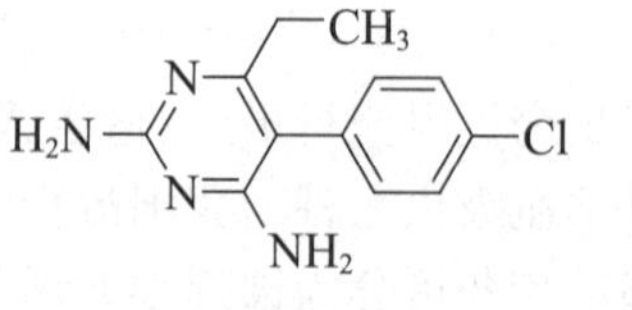

乙胺嘧啶

**青 蒿 素**

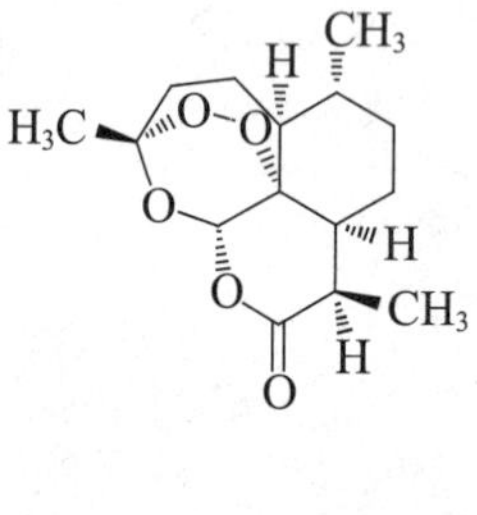

青蒿素(artemisinin)为无色针状结晶,味苦。本品在水中几乎不溶,在冰醋酸中易溶,在丙酮和三氯甲烷中易溶,在甲醇、乙醇和乙醚中溶解。熔点为 150～153 ℃。本品分子中含有七个手性碳原子,药用为右旋体。

本品结构中的过氧键在酸性条件下可将碘化钾试液氧化析出碘,与淀粉指示剂即显紫色。本品的倍半萜内酯结构,加氢氧化钠试液加热水解,与盐酸羟胺试液及三氯化铁试液可生成深紫色的异羟肟酸铁。

青蒿素为我国科学家在 1971 年首次从菊科植物黄花蒿中分离得到的新型结构的过氧化物倍半萜内酯,为速效、高效抗疟药,脂溶性大,易通过血-脑脊液屏障,对恶性疟尤其是对氯喹耐药的脑型疟原虫有迅速杀灭作用。本品口服活性低、溶解度小,由于在体内代谢及排泄速度快,半衰期短,不利于彻底杀灭疟原虫,因此复发率较高。

拓展阅读

**课堂互动:**如何把天然青蒿素进行结构改造以开发疗效更好的新药?

研究表明,青蒿素结构中的内过氧化结构对产生抗疟活性是必需的,以青蒿素为先导化合物,相继合成作用更好的衍生物。如将 $C_{10}$ 位羰基还原得到的双氢青蒿素(dihydroartemisinin)抗疟作用比青蒿素强 1 倍;双氢青蒿素的 $C_{10}$ 位羟基醚化后得到蒿甲醚(artemether),与氯喹几乎无交叉耐药性;双氢青蒿素的羟基与琥珀酸成酯得到青蒿琥酯(artesunate),其钠盐可制成粉针剂用于静脉注射,作用强度与氯喹相当,但起效快,适用于抢救脑型疟和危重疟疾患者。

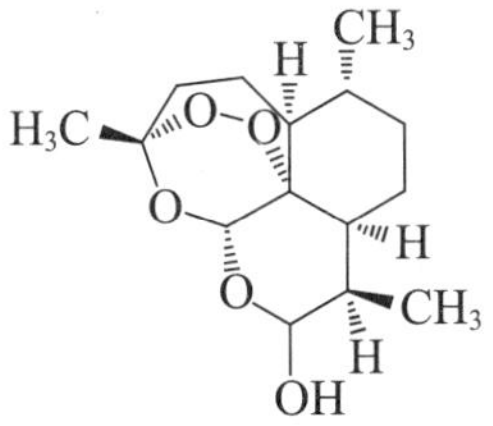

双氢青蒿素

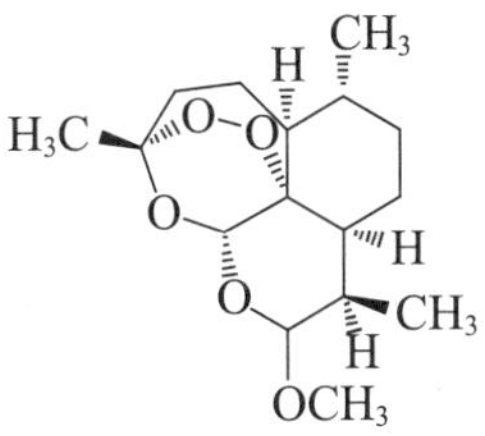

蒿甲醚

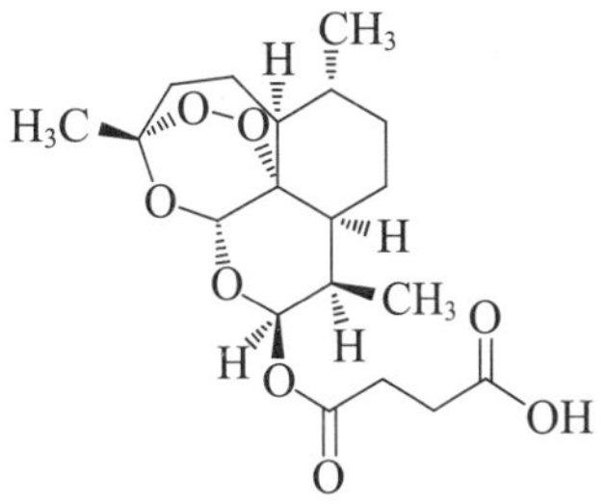

青蒿琥酯

# 习　题

## 一、选择题

### (一) A 型题

1. 磺胺类药物能对抗细菌生长所必需的物质是(　　)
   A. 多巴胺　B. 对氨基苯甲酸　C. 组胺酸
   D. 乙酰胆碱　E. 蛋白质
2. 磺胺类药物的作用机制是抑制(　　)
   A. 二氢叶酸合成酶　B. 二氢叶酸还原酶　C. 叶酸合成酶
   D. 叶酸还原酶　E. 四氢叶酸合成酶
3. 甲氧苄啶属于(　　)
   A. 抗生素　B. 抗菌增效剂　C. 抗病毒药
   D. 抗高血压药　E. 抗疟药
4. 最早用于治疗细菌感染性疾病的磺胺类药物是(　　)
   A. 对氨基苯磺酰胺　B. 百浪多息　C. 磺胺醋酰
   D. 磺胺嘧啶　E. 磺胺甲噁唑

5. 复方新诺明由( )
A. 磺胺醋酰与甲氧苄啶组成 B. 磺胺嘧啶与甲氧苄啶组成
C. 磺胺甲噁唑与甲氧苄啶组成 D. 对氨基苯磺酰胺与甲氧苄啶组成
E. 百浪多息与甲氧苄啶组成
6. 下列不属于第三代喹诺酮类抗菌药物的是( )
A. 氧氟沙星 B. 加替沙星 C. 诺氟沙星 D. 环丙沙星 E. 左氧氟沙星
7. 左氧氟沙星具有的性质是( )
A. 酸性 B. 碱性 C. 中性 D. 酸碱两性 E. 还原性
8. 异烟肼保存不当时,产生的毒性较大的物质是( )
A. 异烟酸 B. 游离肼 C. 异烟腙 D. 吡啶 E. 苯肼
9. 外观为黄色结晶的药物是( )
A. 盐酸小檗碱 B. 利福平 C. 青蒿素 D. 异烟肼 E. 左氧氟沙星
10. 抗疱疹病毒的首选药物是( )
A. 齐多夫定 B. 阿昔洛韦 C. 利巴韦林 D. 利奈唑胺 E. 金刚烷胺

**(二) B 型题**

A. 抑制二氢叶酸还原酶 B. 抑制二氢叶酸合成酶 C. 抑制 DNA 回旋酶
D. 抑制蛋白质合成 E. 抑制依赖 DNA 的 RNA 聚合酶

11. 磺胺甲噁唑( )
12. 甲氧苄啶( )
13. 利福平( )
14. 链霉素( )
15. 环丙沙星( )

**(三) X 型题**

16. 磺胺类药物的结构特点包括( )
A. 哌嗪环 B. 芳香伯胺 C. 三氮唑环 D. 磺酰胺基 E. 苯环
17. 以下关于喹诺酮类药物构效关系的描述,正确的是( )
A. 吡酮酸环是抗菌作用必需的基本结构
B. 1 位取代基为烃基或环烃基活性较佳,其中以乙基或与乙基体积相近的氟乙基或环丙基的取代活性较好
C. 3 位羧酸和 4 位酮基是抗菌活性的必需基团
D. 在 6 位引入氟原子抗菌活性增加
E. 在 7 位上引入哌嗪基使活性增加

## 二、问答题

1. 简述磺胺类药物的结构与活性的关系。
2. 从结构分析,什么情况可以使喹诺酮类药物的疗效增加?
3. 何谓前药?请举例说明。
4. 用化学方法鉴别下列两组药物:①磺胺嘧啶与左氧氟沙星;②异烟肼与青蒿素。
5. 磺胺类药物的抗菌作用机制学说对药物化学的发展有何贡献?
6. 简述异烟肼产生肝毒性的主要原因。
7. 分析比较吡哌酸、诺氟沙星、莫西沙星的结构特点和作用特点。
8. 分析磺胺类药物和甲氧苄啶协同抗菌作用的原因。
9. 分析喹诺酮类药物可能产生的毒性。如何合理使用该类药物?
10. 分析天然青蒿素的优缺点。如何进行结构改造得到更好的半合成抗疟药?

第七章
参考答案

(余松华 杨笛笑 钟力群)

# 第八章　抗　生　素

**学习目标**

1. 掌握β-内酰胺类抗生素的分类、结构特征；耐酸、耐酶及广谱青霉素的结构特点；代表药物：青霉素、氨苄西林、阿莫西林、哌拉西林、头孢噻吩钠、头孢氨苄、头孢噻肟钠、红霉素、链霉素、庆大霉素、多西环素、氯霉素、利福平的结构、主要性质及临床应用。
2. 熟悉大环内脂类、四环素类抗生素的结构特点、理化性质及结构改造。
3. 了解抗生素和β-内酰胺类抗生素的发展，氯霉素及其他抗生素的结构特点和主要理化性质。

第八章课件

抗生素是指某些微生物（包括细菌、放线菌、真菌等）的次级代谢产物或合成类似物，在小剂量情况下对各种病原微生物或肿瘤细胞有强力杀灭、抑制作用或有其他药理作用的药物，而对宿主不会产生严重的不良反应。多数抗生素临床上用于治疗细菌感染性疾病，也用于抗肿瘤、抗病毒、抗立克次体、免疫抑制剂和刺激植物生长等方面。本章仅介绍抗病原微生物作用的抗生素。

拓展阅读

抗生素的主要来源为生物合成（发酵），也可通过半合成或全合成制得。抗生素按化学结构可分为β-内酰胺类、大环内酯类、氨基糖苷类、四环素类、氯霉素类和利福霉素类。

## 第一节　β-内酰胺类抗生素

### 一、概　述

β-内酰胺类抗生素是指分子中含有四元的β-内酰胺环的抗生素。其通过与细菌细胞壁合成有关的青霉素结合蛋白形成共价键结合，不可逆抑制黏肽转肽酶，破坏多糖链的交联，导致细菌细胞壁的不能合成而死亡。细胞壁是细菌细胞所特有的，哺乳动物细胞无细胞壁，所以β-内酰胺类抗生素对哺乳动物毒性很小，选择性高，为临床应用较广的抗感染药物。

根据β-内酰胺环是否连接有其他杂环以及所连接杂环的化学结构，β-内酰胺类抗生素又可分为青霉素类（penicillins）、头孢菌素类（cephalosporins）以及非经典的β-内酰胺抗生素。非经典β-内酰胺抗生素主要有碳青霉烯（carbapenem）、青霉烯（penem）、氧青霉烷（oxypenam）和单环β-内酰胺类（monobactam）等。

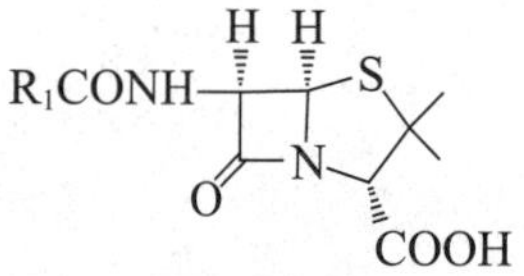

青霉素类

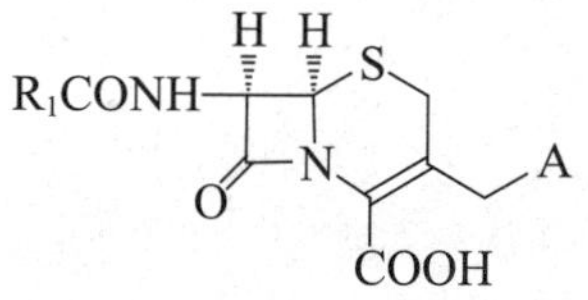

头孢菌素类

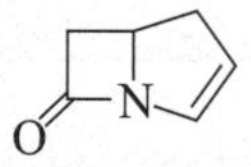

碳青霉烯

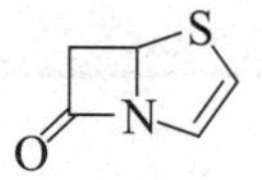

青霉烯

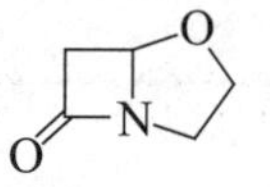

氧青霉烷

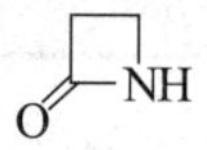

单环β-内酰胺类

β-内酰胺环为该类抗生素发挥生物活性的必需基团，由于其为四元环，张力比较大，使其化学性质极不稳定，易发生开环导致失活；也易被细菌体内的β-内酰胺酶水解开环，是细菌产生耐药性的原因所在。

β-内酰胺类抗生素(除了单环β-内酰胺类)共同的结构特征如下：

(1) 分子中均含有四元的β-内酰胺环，通过N原子和邻近的第3碳原子与另一个五元环或六元环稠合，青霉素为β-内酰胺环与氢化噻唑环拼合，而头孢菌素则为β-内酰胺环和氢化噻嗪环拼合，拼合后的β-内酰胺环张力减小，相对稳定。

(2) 分子中均含有羧基，其酸性足以与碱金属离子(如钾、钠)形成水溶性盐，或与普鲁卡因等有机碱形成盐，使稳定性提高。

(3) β-内酰胺环羰基的α位均含有伯氨基，青霉素类母核为6-氨基青霉烷酸(6-APA)，而头孢菌素类母核为7-氨基头孢烷酸(7-ACA)。通过引入不同的酰基侧链，调节其抗菌谱、对酶的作用方式、抗菌作用的强度及理化性质，形成各种半合成β-内酰胺类抗生素。

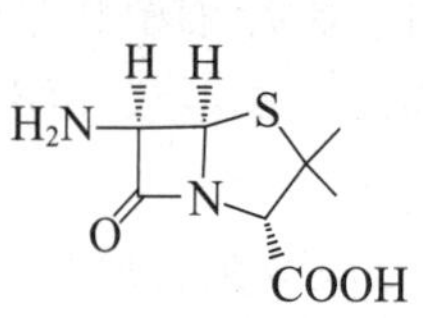

6-APA

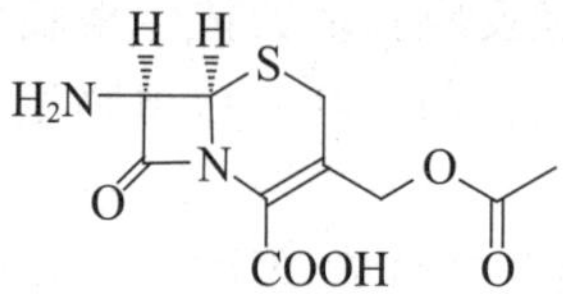

7-ACA

(4) 含有多个不对称碳原子，均有旋光性。

## 二、青霉素及半合成青霉素类

### (一) 天然青霉素

青霉素类是霉菌属的青霉菌所产生的一类结构相似的抗生素。天然的青霉素有七种，其中以青霉素G含量最高，疗效最好，临床上常用其钠盐或钾盐。

---

**知识链接**

**青霉素的发现**

1928年，英国细菌学家弗莱明偶然发现一只细菌培养皿里的培养基发霉，长出一团青色的霉花。在青色霉菌的周围出现一圈空白，原来生长的葡萄状球菌消失。于是他将这种青色霉菌专门培养。实验证明，青霉菌培养液对葡萄状球菌、白喉杆菌、肺炎链球菌、炭疽杆菌都有杀灭作用。1929年，弗莱明在他的论文中把这种青霉菌分泌的杀菌物质称为青霉素。1945年，弗莱明因此贡献获得诺贝尔生理学或医学奖。

---

## 青霉素钠

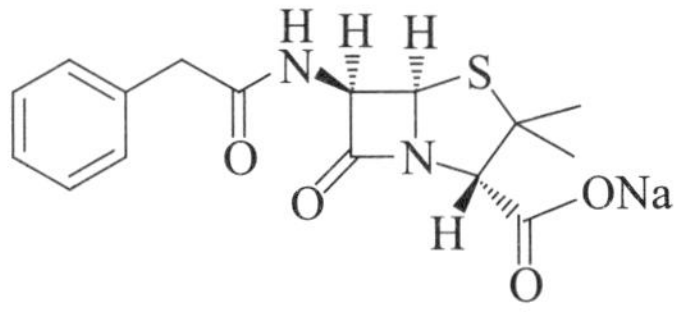

青霉素钠(benzylpenicillin sodium)化学名为(2*S*,5*R*,6*R*)-3,3-二甲基-6-(2-苯乙酰氨基)-7-氧代-4-硫杂-1-氮杂双环[3.2.0]庚烷-2-甲酸钠盐,又称青霉素G钠、苄青霉素钠。

本品为白色结晶性粉末;无臭或微有特异性臭;有吸湿性;极易溶于水,溶于乙醇,不溶于脂肪油或液状石蜡。

本品是青霉素的钠盐,羧基成盐的目的是增强其水溶性,钠盐的刺激性较钾盐小,故临床使用较多。

本品干燥时较稳定,可在室温下保存。水溶液在室温下不稳定,易水解失效,因此临床上使用其粉针,注射前用注射用水现配现用。

本品遇酸、碱等即迅速失效。在强酸(pH 2.0)下加热或在氯化汞的作用下,发生裂解反应生成青霉酸(penicillic acid)和青霉醛酸(penaldic acid)。青霉醛酸不稳定,可进一步分解为青霉醛(penicilloaldehyde)和青霉胺(penicillamine)。故本品不能口服,应肌内注射或静脉用药。

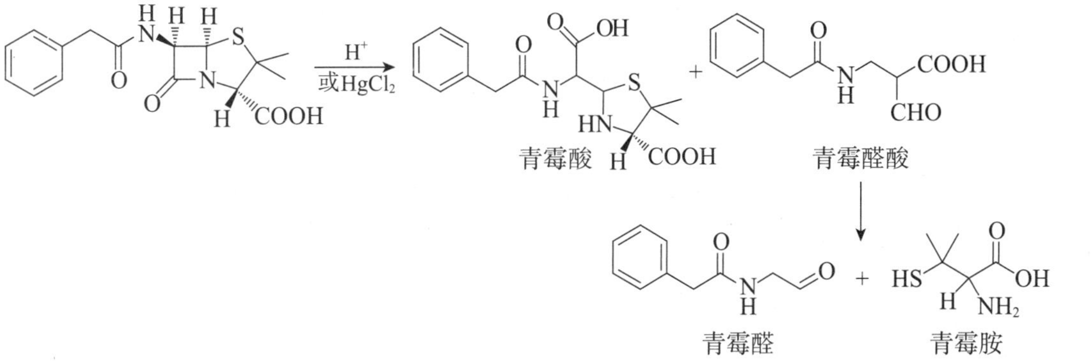


在室温条件下,于稀酸溶液中(pH 4.0),β-内酰胺环开环,产物经重排生成青霉二酸(penillic acid),青霉二酸可进一步分解生成青霉醛和青霉胺。

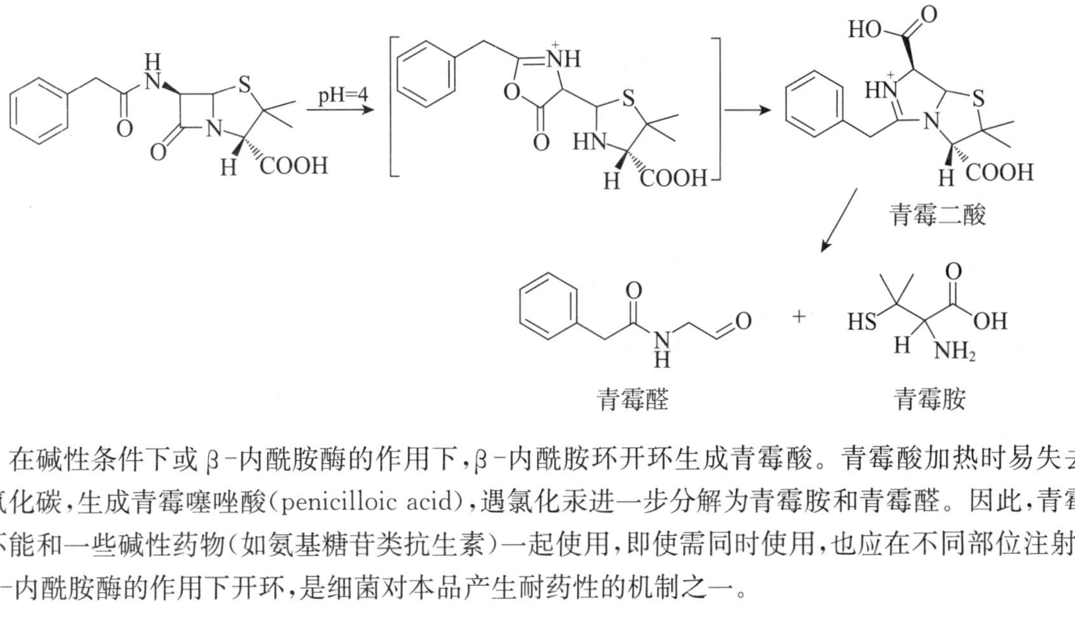


在碱性条件下或β-内酰胺酶的作用下,β-内酰胺环开环生成青霉酸。青霉酸加热时易失去二氧化碳,生成青霉噻唑酸(penicilloic acid),遇氯化汞进一步分解为青霉胺和青霉醛。因此,青霉素不能和一些碱性药物(如氨基糖苷类抗生素)一起使用,即使需同时使用,也应在不同部位注射。在β-内酰胺酶的作用下开环,是细菌对本品产生耐药性的机制之一。

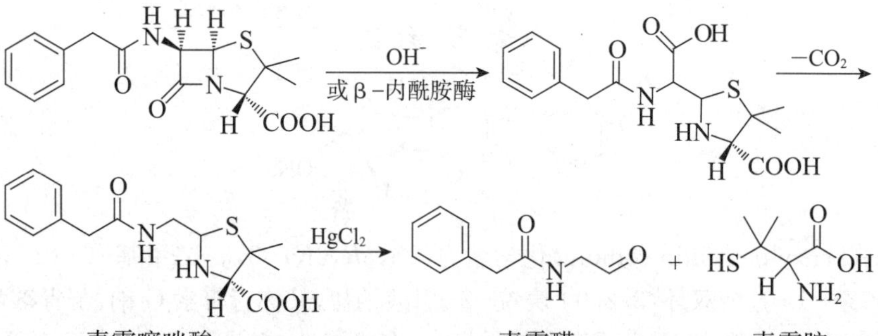


青霉素遇到胺和醇类药物时，胺和醇中的胺基或羟基也同样会向β-内酰胺环进攻，生成青霉酰胺和青霉酸酯，使其开环。金属离子、温度和氧化剂均可催化上述反应。

本品水溶液加稀盐酸，即析出青霉素白色沉淀，此沉淀能溶于乙酸戊酯、乙醇、乙醚、氯仿或过量的盐酸中。游离的青霉素是一种有机酸（$pK_a$ 2.65～2.70），不溶于水。

本品在碱性条件下与羟胺作用，β-内酰胺环破裂生成羟肟酸，后者在酸性溶液中与三价铁离子生成酒红色配合物。

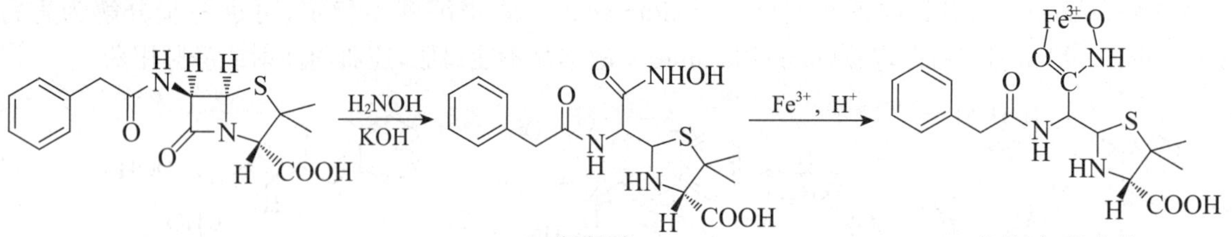


青霉素对热敏感。在生产过程中，如制成钠盐、冷冻或喷雾干燥时，也易引起β-内酰胺环破环，发生分子间聚合反应，形成高分子聚合物等内源性致敏物质，此为青霉素引起超敏反应的主要致敏原。pH、温度及浓度均可影响聚合反应。

本品主要用于各种敏感的球菌、革兰氏阳性杆菌及螺旋体等引起的各种感染，如肺炎、支气管炎、心内膜炎、脑膜炎、中耳炎、菌血症、白喉、淋病、梅毒、鼠咬热、气性坏疽、炭疽等。对某些患者易引起危及生命的超敏反应，即青霉素过敏性休克，在临床应用中需严格按规定进行皮试后再使用。

**知识链接**

### β-内酰胺类抗生素的过敏反应

少数人在使用β-内酰胺类抗生素时，易引起过敏反应，严重时会导致死亡。经研究发现，引起过敏反应的基本物质有外源性和内源性两种，外源性过敏原主要来自β-内酰胺类抗生素在生物合成中引入的蛋白多肽类和青霉噻唑蛋白。

内源性过敏原来自β-内酰胺类抗生素在生产、储存及使用过程中β-内酰胺环开环自身聚合，生成具有致敏性的高分子聚合物（如青霉素生成的高聚物）。聚合程度越高，过敏反应越强，因此只有提高药品质量，降低多聚物，才能减少过敏反应。

头孢菌素中过敏原的主要抗原决定簇是7位侧链为主的衍生物，因此头孢菌素类之间、头孢菌素类和青霉素类之间的交叉过敏反应取决于侧链是否相同和相似。

单环β-内酰胺类抗生素的过敏反应发生率较青霉素低。

**案例分析**

某患者肺部感染，发热数日，出现代谢性酸中毒症状。判断是否可用青霉素G钠粉针剂与5%

碳酸氢钠合用静脉滴注。

［分析］ 不能混合。因为青霉素如遇碱性药物，β-内酰胺环破裂，分解为青霉酸，从而失去抗菌活性。

### (二) 半合成青霉素

青霉素对各种球菌和革兰氏阳性菌疗效好，毒性低，但抗菌谱窄，易产生耐药性，对酸不稳定，少数人严重过敏。为了克服这些缺点，利用从青霉素发酵液中得到的 6-氨基青霉烷酸(6-APA)为原料，将各种类型的侧链与 6-氨基青霉烷酸缩合，制得耐酸、耐酶或广谱抗菌作用的半合成青霉素(表 8-1)。

**表 8-1 半合成青霉素类抗生素**

| 药物名称 | 药物结构 | 作用特点 |
| --- | --- | --- |
| 非奈西林 (phenethicillin) | 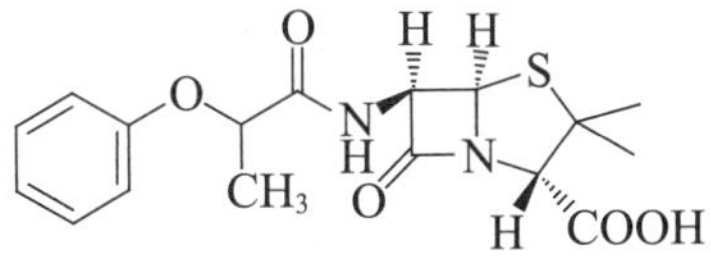 | 耐酸性强于青霉素 V，可口服，主要用于治疗肺炎、咽炎、扁桃体炎、中耳炎等感染 |
| 丙匹西林 (propicillin) | 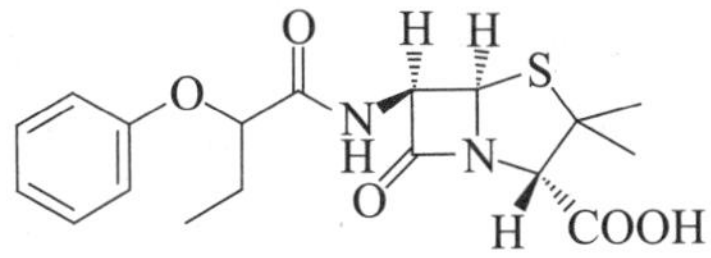 | 对酸稳定，用于耐药治疗金黄色葡萄球菌感染 |
| 苯唑西林 (oxacillin) | 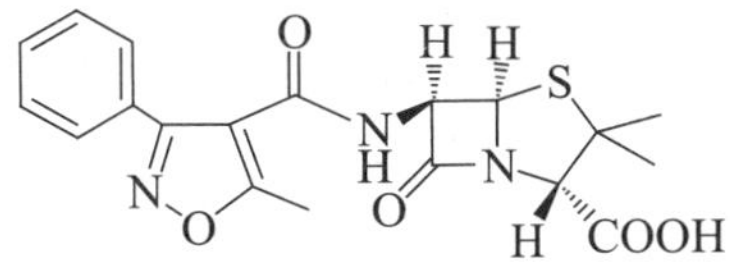 | 第一个发现的耐酶、耐酸青霉素，既可口服，也可注射 |
| 氯唑西林 (cloxacillin) | 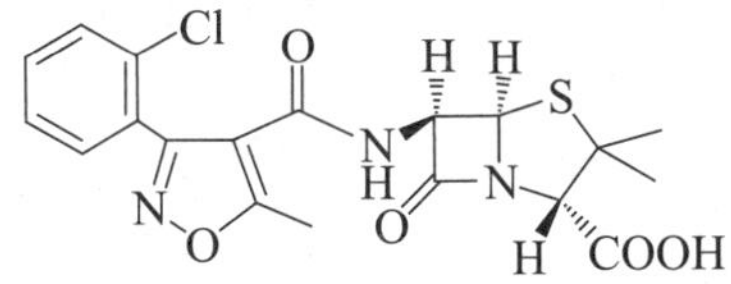 | 耐酶耐酸的性能及血药浓度均高于苯唑西林 |
| 氨苄西林 (ampicillin) | 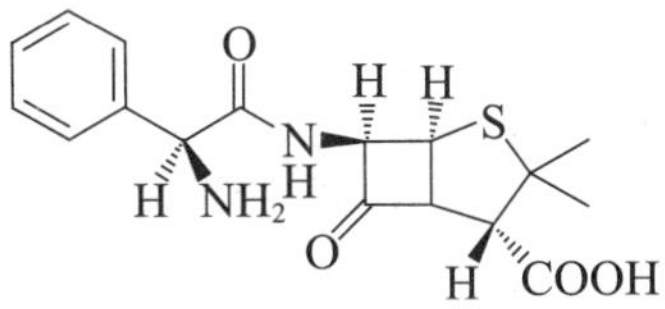 | 广谱青霉素，对革兰氏阳性菌作用同青霉素，对革兰氏阴性菌中脑膜炎球菌、流感杆菌、大肠埃希菌等敏感。口服吸收差 |
| 磺苄西林 (sulbenicillin) | 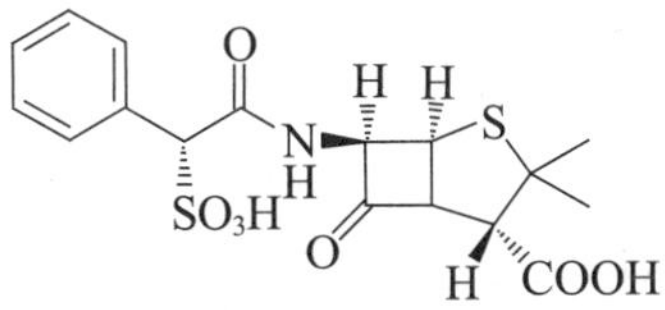 | 分别为 α-磺酸基和 α-羧基取代的广谱青霉素，除对革兰氏阳性菌和革兰氏阴性菌有效外，对铜绿假单胞菌和变形杆菌也有较强的抑制作用，口服不吸收，需注射给药 |
| 羧苄西林 (carbenicillin) | 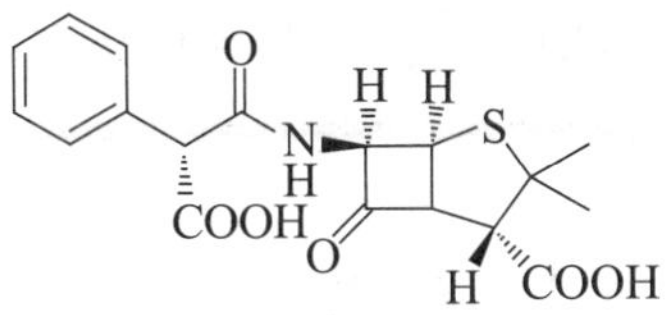 | |
| 替莫西林 (temocillin) | 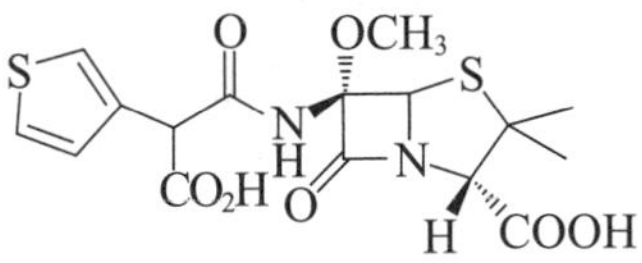 | 6α-位引入甲氧基，侧链上引入杂环使药物半衰期延长，并具有广谱耐酶双重作用 |

1. 耐酸青霉素 在青霉素侧链酰胺α-碳原子上引入吸电子基，如非奈西林、丙匹西林等，由于吸电子诱导效应，阻碍青霉素在酸性条件下侧链羰基电子向β-内酰胺环的转移而产生的酸性分解反应，因此对酸较稳定，可以口服。

2. 耐酶青霉素 在改造青霉素的过程中，在侧链酰胺羰基上引入体积较大的基团，有较大的空间位阻，阻止药物与酶作用，从而保护分子中的β-内酰胺环。于是合成了侧链为大体积基团的半合成青霉素，如苯唑西林、氯唑西林等。

3. 广谱青霉素 在青霉素酰胺侧链α-碳原子上引入氨基，对革兰氏阴性菌有较强的抑制作用，于是合成了一系列具有氨基侧链的半合成青霉素。如对革兰氏阴性菌和革兰氏阳性菌都有较强抑制作用的氨苄西林，因口服效果差，在其苯环对位上引入羟基，得到口服吸收较好的阿莫西林。后来又将羧基或磺酸基替代氨基，得到羧苄西林和磺苄西林。相继以噻吩代替羧苄基中的苯环及在$C_6$-α位上引入甲氧基，得到替莫西林。

## 阿 莫 西 林

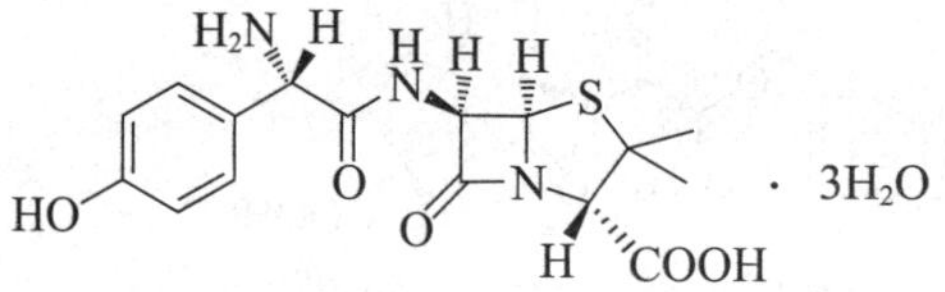


阿莫西林(amoxicillin)化学名为(2*S*,5*R*,6*R*)-3,3-二甲基-6-[(*R*)-(−)-2-氨基-2-(4-羟基苯基)乙酰氨基]-7-氧代-4-硫杂-1-氮杂双环[3.2.0]庚烷-2-甲酸三水合物，又称羟氨苄西林。

本品为白色或类白色结晶性粉末；味微苦；微溶于水，不溶于乙醇；比旋度为+290°～+310°(1 mg/mL水溶液)。

本品分子中含有酸性的羧基、弱酸性的酚羟基、碱性的氨基，呈酸碱两性。

本品的水溶液在pH为6时比较稳定，但在一定条件下，也会发生降解反应和聚合反应。

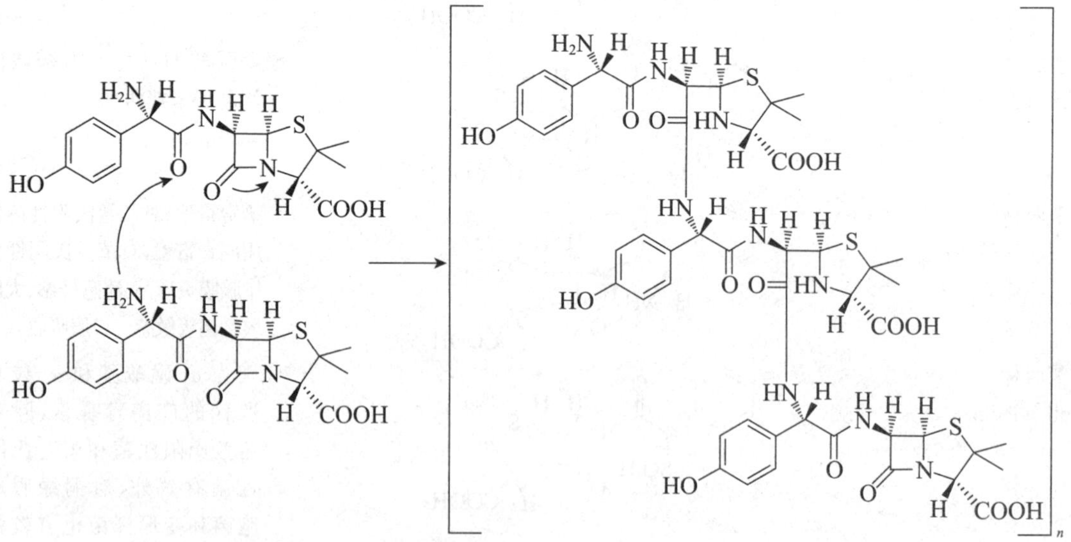

本品水溶液中若有磷酸盐、山梨醇、硫酸锌、二乙醇胺等存在时，则会发生分子内成环反应，生成2,5-吡嗪二酮衍生物。

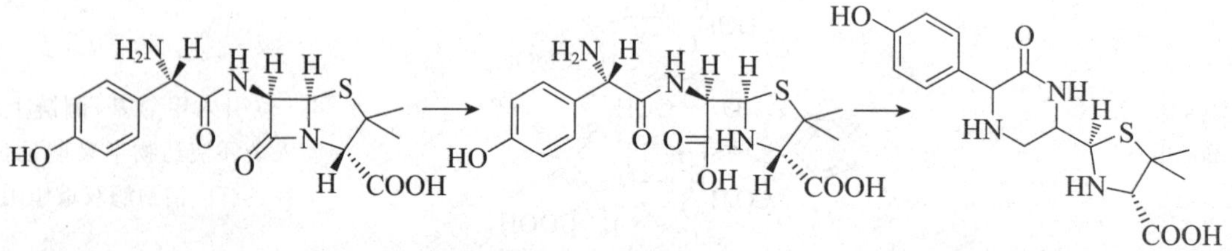

本品结构中的酚羟基具有三氯化铁的显色反应，同时由于酚羟基的存在，本品易发生自动氧化，在光、热及重金属催化下，氧化反应加速。因此，本品应遮光、密封保存。

本品为氨苄西林的衍生物，和氨苄西林具有相同的抗菌谱，对革兰氏阳性菌的作用与青霉素相同或稍低，对革兰氏阴性菌的作用较强，使用后易产生耐药性。临床上本品主要用于泌尿系统、呼吸系统、胆道等的感染，口服吸收较好。

## 三、头孢菌素及半合成头孢菌素类

头孢菌素类(cephalosporins)包括天然头孢菌素和半合成头孢菌素。天然的头孢菌素 C 是由头孢菌属的真菌所产生的抗生素，其结构由 D-α-氨基己二酸和 7-氨基头孢烷酸(7-ACA)缩合而成。

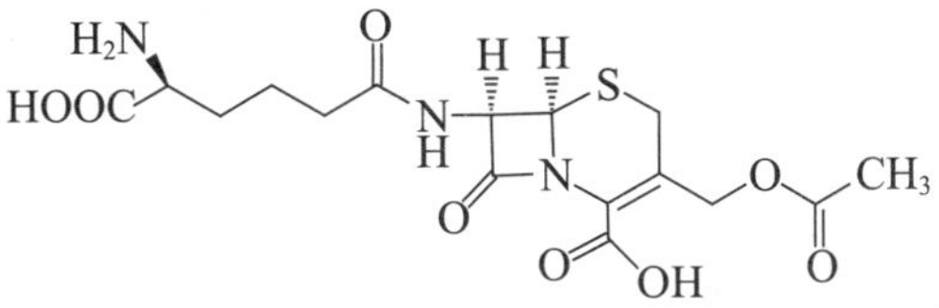

头孢菌素C

7-氨基头孢烷酸(7-ACA)是抗菌活性的基本母核，为 β-内酰胺环与氢化噻嗪环的稠合体系，其张力较青霉素小，由于氢化噻嗪环中双键与内酰胺中氮原子的未共用电子对形成共轭。因此，头孢菌素 C 对酸比较稳定，对革兰氏阳性菌和革兰氏阴性菌均有活性，但抗菌活性较低。头孢菌素 7 位氨基上的侧链对其抗菌作用可产生极大的影响，但在头孢菌素分子中的 $C_3$ 位存在乙酰氧基，对此部位的修饰明显改善其抗菌效力和药代动力学性质。在 7 位或 3 位用不同基团取代得到一系列半合成的头孢菌素类抗生素，提高其抗菌活性，扩大抗菌谱，发展了第一、第二、第三、第四代半合成头孢菌素(表 8-2)。已有 60 余个头孢菌素类抗生素在临床使用，是化学治疗药中上市数量最多的一类。

**表 8-2 半合成头孢菌素类抗生素**

| 药物名称 | 药物结构 | 作用特点 |
|---|---|---|
| 头孢氨苄<br>(cefalexin) | 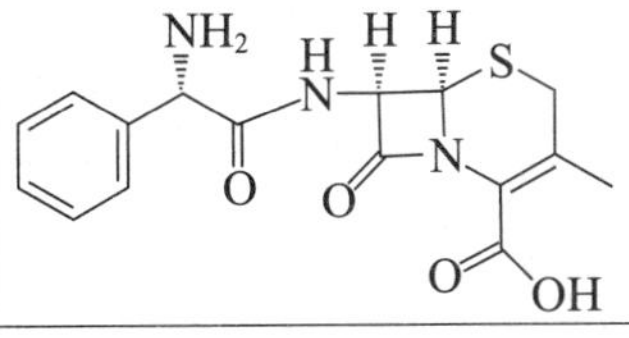 | 第一代头孢菌素。它是 20 世纪 60 年代开始上市的。对革兰氏阳性菌的作用较第二、第三代强，而对革兰氏阴性菌的作用较差，对破坏青霉素的 β-内酰胺酶稳定，但仍可为革兰氏阴性菌的 β-内酰胺酶所破坏。因此，革兰氏阴性菌对第一代头孢菌素较易产生耐药性。第一代头孢菌素主要用于耐药金黄色葡萄球菌感染，口服品种主要用于轻中度感染和尿路感染，对肾有一定的毒性 |
| 头孢唑啉<br>(cefazolin) | 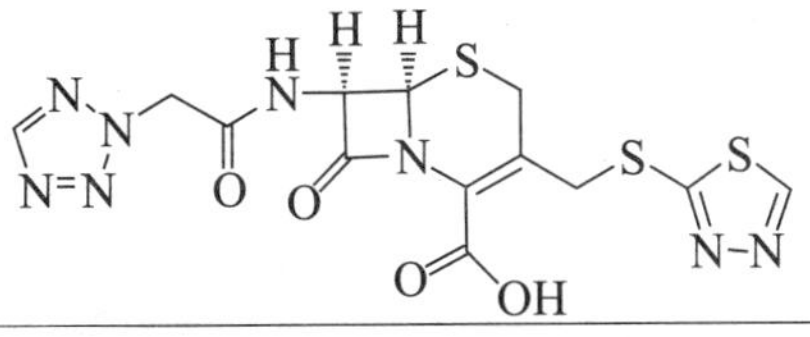 | |
| 头孢拉定<br>(cefradine) | 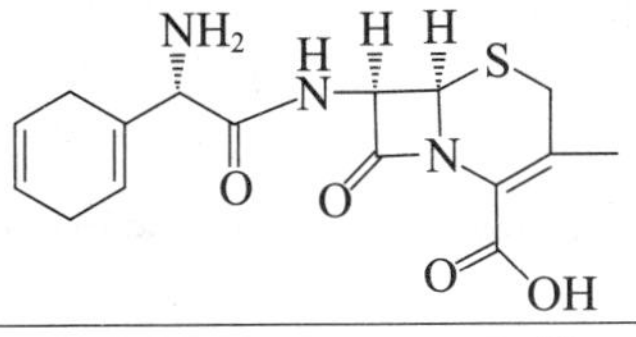 | |
| 头孢羟氨苄<br>(cefadroxil) | 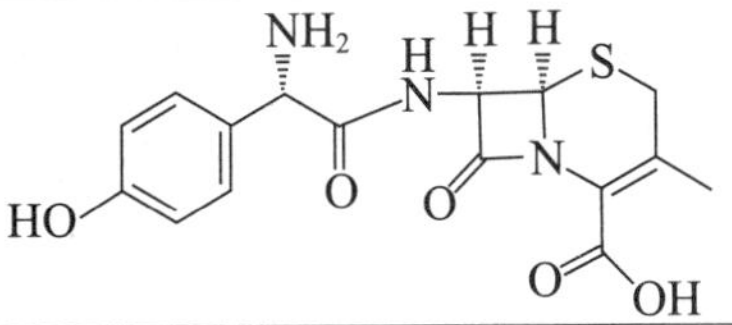 | |

续表

| 药物名称 | 药物结构 | 作用特点 |
| --- | --- | --- |
| 头孢孟多<br>(cefamandole) | 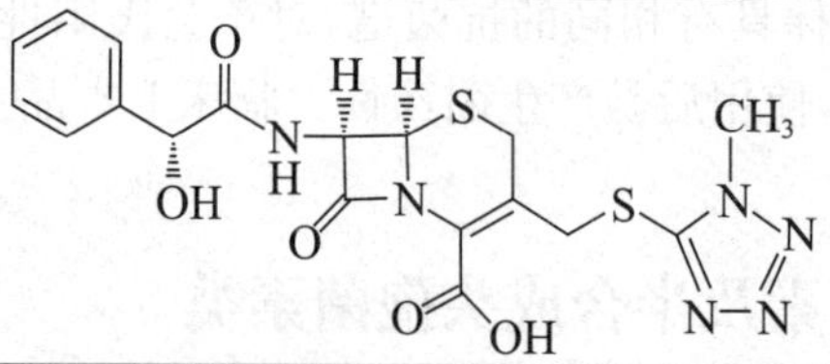 | 第二代头孢菌素。对革兰氏阳性的抗菌作用与第一代相近或较低，而对革兰氏阴性的抗菌作用较为优异。其特点为抗酶性能强，可用于对第一代头孢菌素产生耐药性的一些革兰氏阴性菌；抗菌谱广，抗菌谱较第一代头孢菌素有所扩大 |
| 头孢呋辛<br>(cefuroxime) | 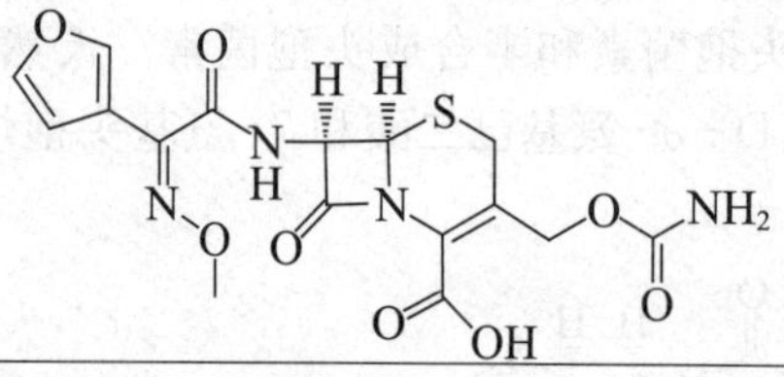 | |
| 头孢克洛<br>(cefaclor) | 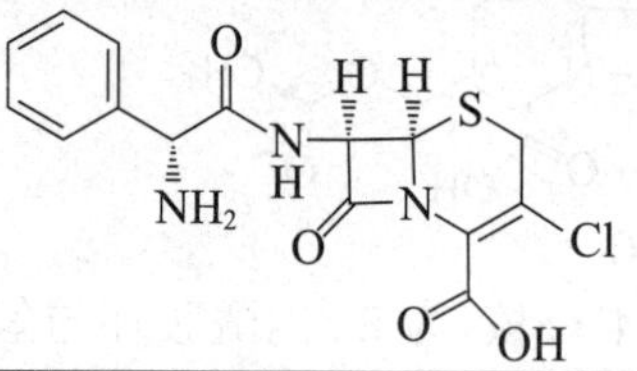 | |
| 头孢噻肟<br>(cefotaxime) | 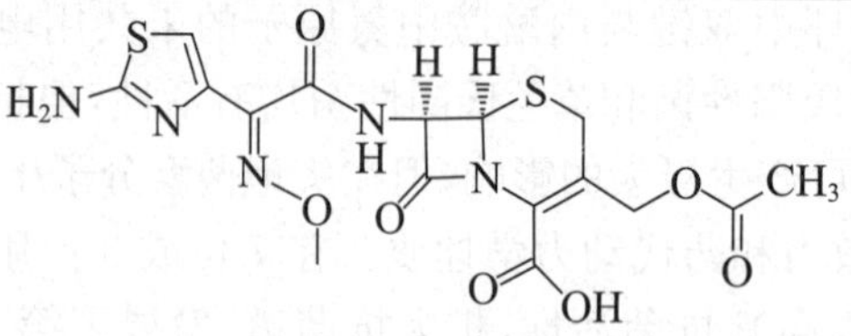 | 第三代头孢菌素。其7位多为2-氨基噻唑-α-甲氧亚胺基乙酰基及类似侧链，具有顺反异构，顺式的侧链与β-内酰胺环接近，对β-内酰胺酶具有高度稳定性，反式则不稳定。对革兰氏阳性抗菌活性不及第一、第二代，对革兰氏阴性的抗菌作用较第二代更为优越。抗菌谱扩大，对铜绿假单胞菌、沙雷杆菌、不动杆菌等有效；可用于对第一代或第二代头孢菌素耐药的一些革兰氏阴性菌株 |
| 头孢克肟<br>(cefixime) | 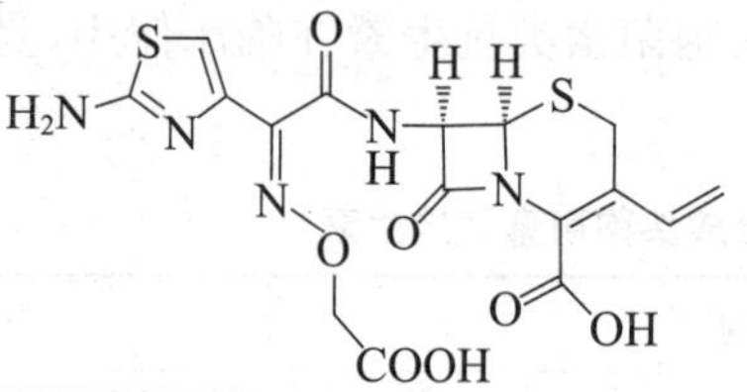 | |
| 头孢他啶<br>(ceftazidime) | 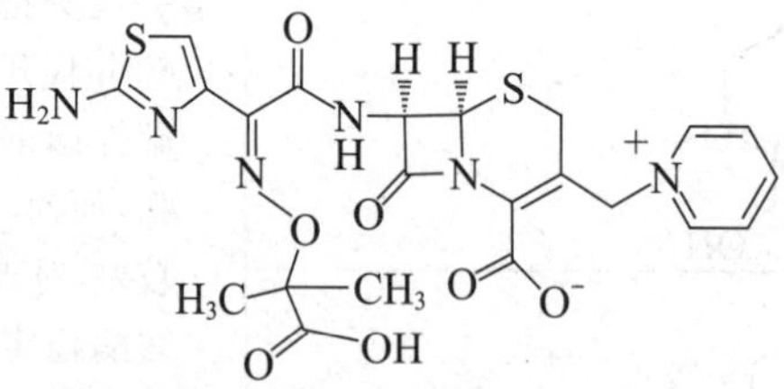 | |
| 头孢吡肟<br>(cefepime) | 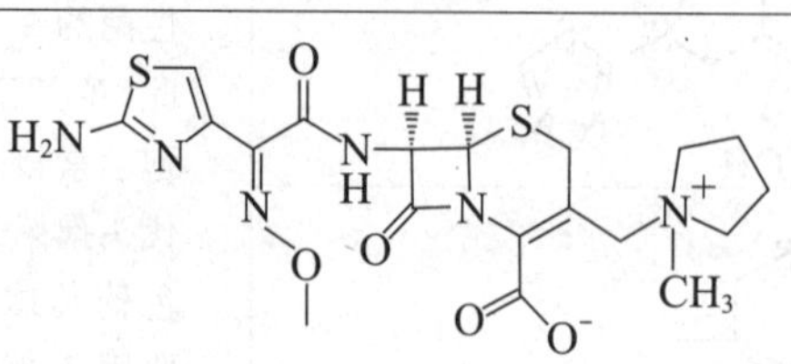 | 第四代头孢菌素。3位含有带正电荷季铵基团，使药物能更快地通过革兰氏阴性外膜，对青霉素结合蛋白的亲和力更强，对β-内酰胺酶更为稳定，具有较强的抗菌活性，无肾毒。从抗菌谱来说，它对革兰氏阳性球菌有更强的抗菌活性 |
| 头孢匹罗<br>(cefepime) | 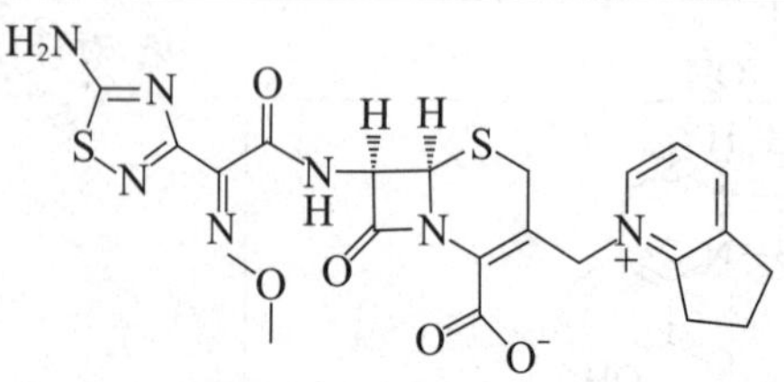 | |

头孢氨苄

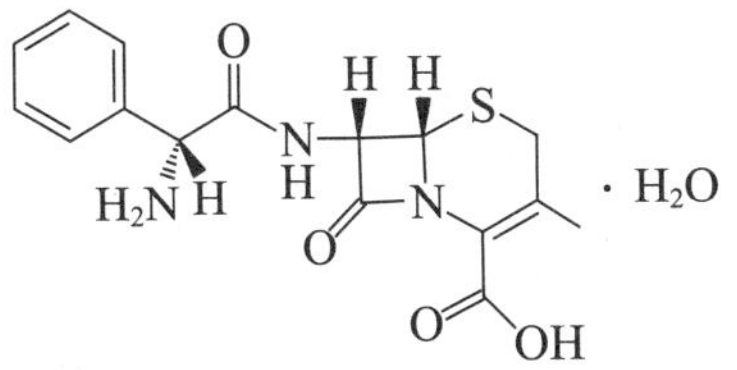

头孢氨苄(cefalexin)化学名为(6*R*,7*R*)-3-甲基-7-[(*R*)-2-氨基-2-苯乙酰氨基]-8-氧代-5-硫杂-1-氮杂双环[4.2.0]辛-2-烯-2-甲酸一水合物,又称先锋霉素Ⅳ、头孢力新。

本品为白色或微黄色结晶性粉末,微臭。微溶于水,不溶于乙醇、氯仿或乙醚。

本品在固态时比较稳定。因 $C_3$ 位为甲基,使其在酸性条件下稳定,在 pH 8.5 以下的水溶液中不会水解,因而可以口服,但在 pH 9 以上则迅速被破坏。

头孢氨苄与含硝酸的硫酸溶液混合,可被氧化而显黄色。

头孢氨苄口服吸收好,对革兰氏阳性菌效果较好,对革兰氏阴性菌效果较差,临床上主要用于大肠埃希菌、链球菌等敏感菌所致的呼吸道、泌尿道、皮肤和软组织等部位的感染。

头孢氨苄易氧化,贮藏应遮光、密封,在不超过 30 ℃的阴暗处保存。

头孢噻肟钠

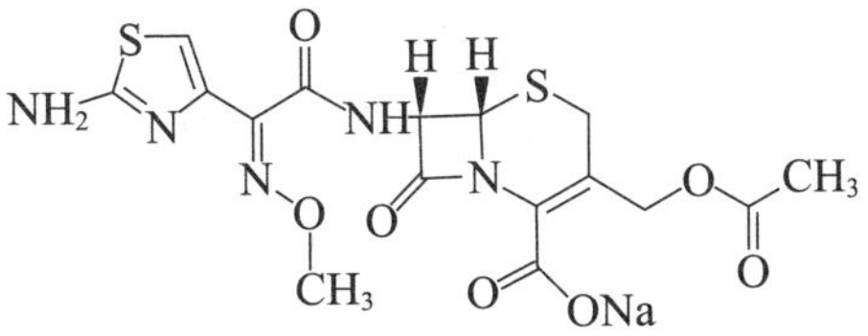

头孢噻肟钠(cefotaxime sodium)化学名为(6*R*,7*R*)-3-[(乙酰氧基)甲基]-7-[(2-氨基-4-噻唑基)-(甲氧亚氨基)乙酰氨基]-8-氧代-5-硫杂-1-氮杂双环[4.2.0]辛-2-烯-2-甲酸钠盐。

本品为白色、类白色或微黄白色结晶;无臭或微有特殊臭;易溶于水,微溶于乙醇,不溶于氯仿;比旋度为+56°~+64°(10 mg/mL 水溶液)。

本品 7 位侧链的 α 位分别连有顺式的甲氧肟基和 2-氨基噻唑的基团。甲氧肟基对 β-内酰胺酶有高度的稳定作用。而 2-氨基噻唑基团可以增加药物与细菌青霉素结合蛋白的亲和力,这两个有效基团的结合使该药物具有耐酶和广谱的特点。

本品结构中的甲氧肟基为顺式结构,抗菌活性较反式结构强 40~100 倍。在光照下,会向反式异构体转化。因此,本品通常在临用前用注射水溶解后立即使用,且需避光保存。

本品对革兰氏阴性菌的抗菌活性比较高,临床上主要用于治疗敏感细菌引起的败血症、脑膜炎以及呼吸道、胆道、消化道、皮肤和软组织等部位的感染。

## 四、非典型的β-内酰胺抗生素

### (一) 碳青霉烯类

与青霉素类结构相比,碳青霉素类结构上的 4 位以亚甲基取代硫原子,2,3 位引入双键。沙纳霉素(thienamycin)又称硫霉素,从链霉菌发酵液中分离得到的第一个碳青霉烯化合物,其抗菌谱广、抗菌作用强,且对 β-内酰胺酶也有较强的抑制作用。由于化学稳定性差,在很稀的浓度下便可自身分解,因此无临床实用价值。

通过对沙纳霉素进行结构改造得到亚胺培南(imipenem),对革兰氏阳性菌、革兰氏阴性菌和厌氧菌有广泛的抗菌活性,尤其对铜绿假单胞菌等有显著的抗菌活性。其单独使用时,在肾中受到肾肽酶代谢而分解失活。临床上亚胺培南通常与肾肽酶抑制剂西司他丁（cilastatin）合并使用，以增加疗效，减少肾毒性。

美罗培南（meropenem）是临床上第一个能单独使用的碳青霉素类抗生素。对肾脱氢肽酶稳定，不需与肾肽酶抑制剂合用，对革兰氏阳性菌、革兰氏阴性菌均敏感，尤其对革兰氏阴性菌有很强的抗菌活性。

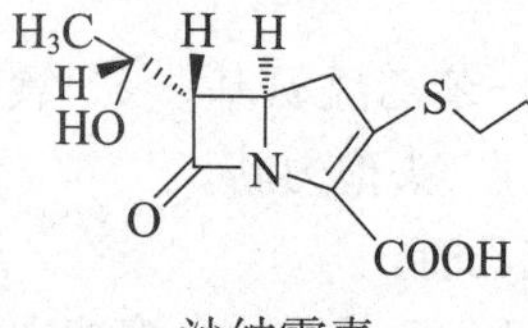

沙纳霉素

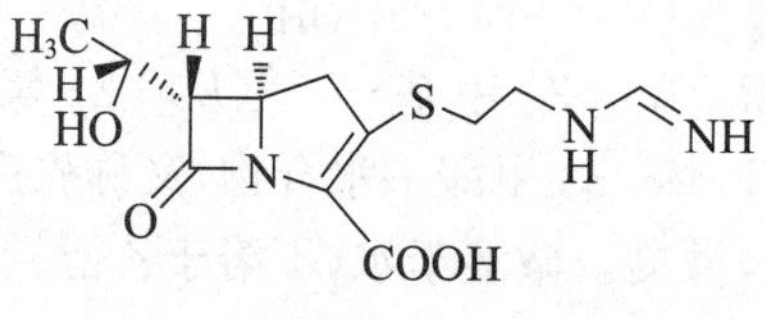

亚胺培南

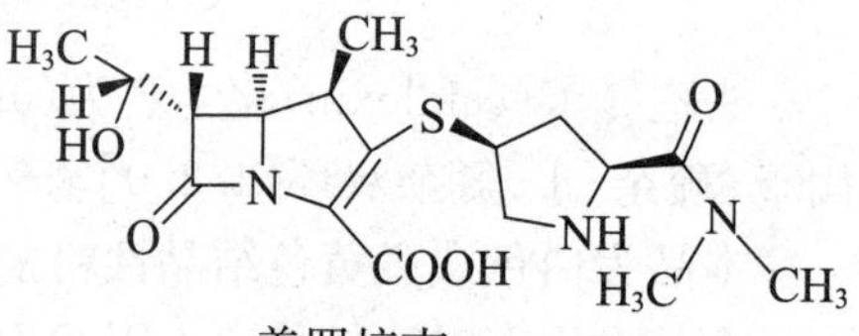

美罗培南

**（二）单环 β-内酰胺类**

单环 β-内酰胺类又称单环菌素，由于结构较其他 β-内酰胺类抗生素简单，利于全合成，与青霉素和头孢菌素都不发生交叉过敏反应，并且对 β-内酰胺酶稳定，因此临床运用效果较好。

### 氨 曲 南

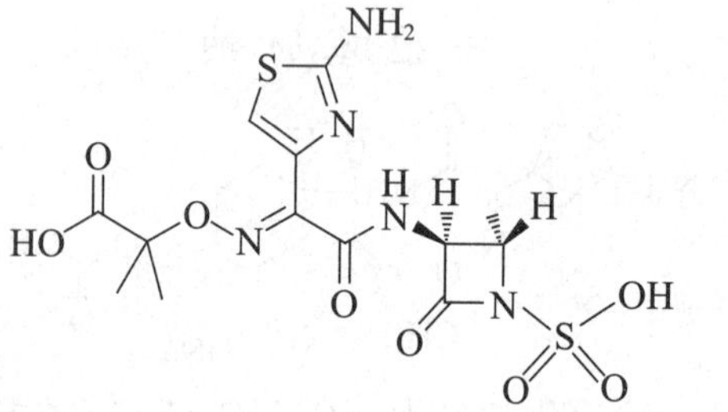

氨曲南（aztreonam）化学名为[2*S*-[2*α*,3*β*-(*Z*)]]-2-[[[1-(2-氨基-4-噻唑基)-2-[(2-甲基-4-氧代-1-磺基-3-氮杂环丁烷基)氨基]-2-氧代亚乙基]氨基]氧]-2-甲基丙酸，属于单环 β-内酰胺抗生素。

本品为白色晶体；无臭；加水猛烈振摇溶解，生成无色或浅灰黄色溶液，放置时可显浅品红色，pH 为 4.5～7.5。溶解于 DMF、DMSO，微溶于甲醇，极微溶于乙醇，几乎不溶于甲苯、氯仿、乙酸乙酯。

本品为第一个上市的全合成单环 β-内酰胺抗生素，对酸、碱都比较稳定，这与 β-内酰胺类抗生素相比是个很大的优点。在其分子中的氮原子上连有强吸电子磺酸基团，更有利于 β-内酰胺环发挥治疗作用。$C_2$位的 α-甲基可以增加氨曲南对 β-内酰胺酶的稳定性。

本品是通过抑制细菌细胞壁形成而杀灭细菌的，对革兰氏阴性菌外膜具有良好的穿透力。对需氧的革兰氏阴性菌包括铜绿假单胞菌有很强的活性，对需氧的革兰氏阳性菌和厌氧菌作用较小，对各种 β-内酰胺酶稳定，能通过血-脑脊液屏障，不良反应少。

本品临床用于呼吸道感染、尿路感染、软组织感染、败血症等，疗效良好，耐受性好，不良反应发生机会少。

## 五、β-内酰胺酶抑制剂

β-内酰胺抗生素主要是抑制黏肽转肽酶的活性，阻止细胞壁的合成。某些细菌能产生 β-内酰胺酶。这种酶能使 β-内酰胺类抗生素在未达到菌体作用部位前，将其分解失活，从而产生耐药性。在研究 β-内酰胺酶抑制剂时首先发现了克拉维酸（clavulanic acid），又称棒酸，属于氧青霉烷类。其与 β-内酰胺类抗生素联合使用，可起协同作用，如克拉维酸钾-阿莫西林组成复合制剂，用于治疗耐细菌所引起的感染。

舒巴坦(sulbactam)是一种不可逆竞争性β-内酰胺酶的抑制剂，属青霉烷砜类。与β-内酰胺类抗生素合用有明显的抗菌协同作用，临床上将氨苄西林与舒巴坦以次甲基相连形成双酯结构的前体药物，称为舒他西林(sultamicillin)，具有抗菌和抑制β-内酰胺酶双重作用，口服后可迅速吸收，在体内非特定酯酶的作用下使其水解，生成氨苄西林和舒巴坦。

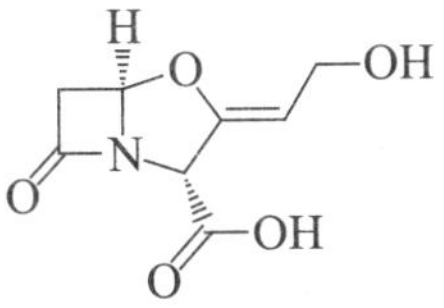

克拉维酸

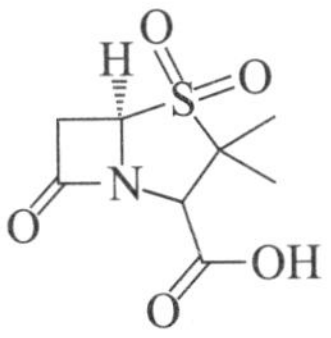

舒巴坦

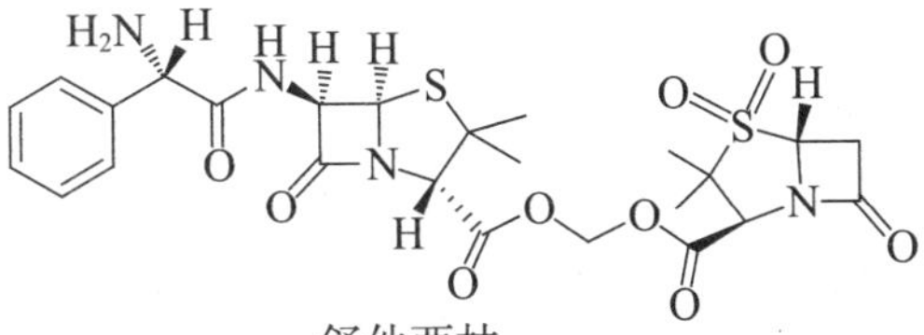

舒他西林

# 第二节　大环内酯类抗生素

## (一) 概述

大环内酯类抗生素是由链霉菌产生的一类弱碱性抗生素，其结构特征都是以一个大环内酯为母体，通过内酯环上的羟基与去氧氨基糖或6-去氧糖缩合成碱性苷。按内酯环大小，一般分为十四元环和十六元环两个系列。十四元环的抗生素有红霉素(erythromycin)及其衍生物；十六元环的抗生素有麦迪霉素(midecamycin)、螺旋霉素(spiramycin)及交沙霉素(josamycin)等。将红霉素的十四元环重排可得到十五元环类似物阿奇霉素(azithromycin)。

大环内酯抗生素作用机制主要为抑制细菌蛋白质的合成。因此，这类抗生素的抗菌谱和抗菌活性相似，即对革兰氏阳性菌，某些革兰氏阴性菌、支原体等有较强的作用；与临床常用的其他抗生素之间无交叉耐药性，但细菌对同类药物仍可产生耐药性；该类抗生素毒性较低，无严重不良反应。

## (二) 典型药物

### 红　霉　素

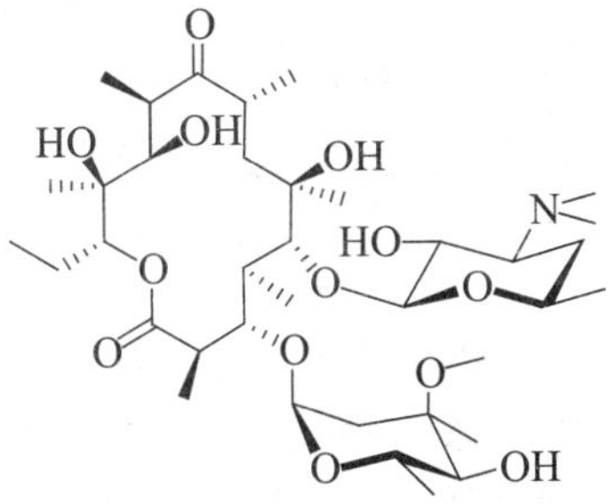

红霉素(erythromycin)化学名为(2*R*,3*S*,4*R*,5*R*,6*R*,8*R*,10*R*,11*R*,12*R*,13*R*)-5-[(3-氨基-3,4,6-三脱氧-*N*,*N*-二甲基-*β*-D-吡喃木糖基)]-3-[(2,6-二脱氧-3-*C*-甲基-3-*O*-甲基-*α*-L-吡喃糖基)氧]-13-乙基-6,11,12-三羟基-2,4,6,8,10,12-六甲基-9-氧代十三内酯。

本品是红色链丝菌产生的抗生素，包括红霉素A、红霉素B和红霉素C。通常所说的红霉素即指红霉素A，其他两个组分红霉素B和红霉素C则被视为杂质。红霉素A是由红霉素内酯与去氧氨基糖和红霉糖缩合而成的碱性苷。

本品为白色或类白色结晶或粉末；无臭，味苦；微有引湿性。易溶于甲醇、乙醇或丙酮，微溶于水。

本品饱和水溶液对石蕊试纸呈中性或弱碱性反应，能与酸成盐。

本品在干燥状态时稳定，水溶液则在中性（pH 约为 7.0）时稳定，过酸、过碱或遇热，分子中内酯环、苷键均可水解。

本品丙酮溶液加入盐酸，即显橙黄色，渐渐变为紫红色，再加氯仿振摇，氯仿层显蓝色。本品加硫酸呈红棕色。

临床上主要用于对青霉素耐药的葡萄球菌感染，也可用于链球菌、部分革兰氏阴性菌、支原体、衣原体等病原菌感染。本品是耐金黄色葡萄球菌和溶血性链球菌感染的首选药物。

本品水溶性较小，且在酸中不稳定，易被胃酸破坏。为了增加其在水中的溶解性，用红霉素与乳糖醛酸成盐，得到的盐可供注射使用。

由于红霉素存在抗菌谱窄、口服吸收差、胃肠道反应大、对酸极不稳定等缺点，因此将其结构进行了修饰。将红霉素的 6 位羟基经甲基化制得克拉霉素（clarithromycin），抗菌活性比红霉素强，耐酸，血药浓度高，对需氧菌、厌氧菌、支原体、衣原体均有效。将红霉素的 9 位上羰基转化成肟，再对其进行醚化，引入氮、氧的基团可制得罗红霉素（roxithromycin），具有对酸稳定、口服吸收快、不良反应小等优点。利用电子等排原理，在红霉素的 8 位上以氟原子代替氢，可得氟红霉素（flurithromycin），其对酸稳定，半衰期长，对肝无损害。

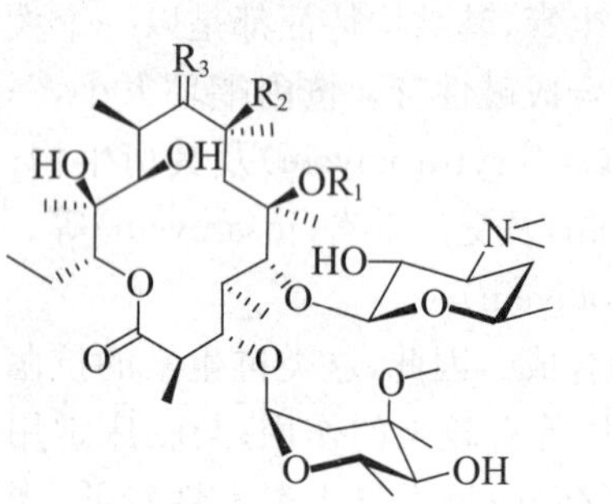

| | $R_1$ | $R_2$ | $R_3$ |
|---|---|---|---|
| 克拉霉素 | $—CH_3$ | —H | =O |
| 罗红霉素 | —H | —H | $=N-O-CH_2-O-CH_2CH_2-O-CH_3$ |
| 氟红霉素 | —H | —F | =O |

## 麦 迪 霉 素

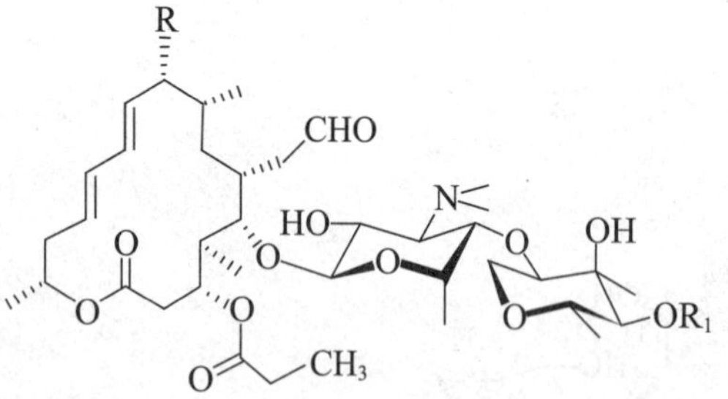

| | R | $R_1$ |
|---|---|---|
| 麦迪霉素$A_1$ | —OH | $—COC_2H_5$ |
| 麦迪霉素$A_2$ | —OH | $—COC_3H_7$ |
| 麦迪霉素$A_3$ | =O | $—COC_2H_5$ |
| 麦迪霉素$A_4$ | =O | $—COC_3H_7$ |

麦迪霉素（mydecamycin）化学名为（3*R*，4*S*，5*S*，6*R*，8*R*，9*R*，10*E*，12*E*，15*R*）- 9 -乙酰氧基-5 -[[3，6 -二脱氧- 4 - *O* -（3 - *O* -乙酰基- 2，6 -二脱氧- 3 - *C* -甲基- 4 - *O* -丙酰基- *β* - L -核糖-己吡喃糖基）- 3 -（二甲胺基）- *β* - D -吡喃葡萄糖基]氧基]- 4 -甲氧基- 8，15 -二甲基- 3 -丙酰氧基- 1 -氧代-氧杂环十碳- 10，12 -二烯- 6 -乙醛。

本品是米加链霉菌产生的，包括麦迪霉素 $A_1$、麦迪霉素 $A_2$、麦迪霉素 $A_3$、麦迪霉素 $A_4$，其中麦迪霉素 $A_1$ 为主要抗菌成分。它们都是由十六元环内酯与碳霉胺糖和碳霉糖缩合成的碱性苷。

本品为白色结晶性粉末；无臭，味苦。微溶于水，溶于乙醇、甲醇、氯仿和丙酮。本品性质稳定，其酒石酸盐可配制成静脉滴注注射剂。

本品对革兰氏阳性菌、奈瑟菌和支原体有较好的抗菌作用，主要用于治疗敏感菌所致的呼吸道感染、皮肤感染、软组织感染。麦迪霉素不良反应较小，可制成片剂及静脉注射液。

# 第三节　氨基糖苷类抗生素

## (一) 概述

氨基糖苷类抗生素是由微生物(链霉菌、小单孢菌及放线菌)或经半合成制取的抗生素,其结构为由氨基醇与氨基糖(单糖或双糖)形成的碱性苷。由于此类抗生素含多个羟基,为极性化合物,水溶性较高,脂溶性较低,口服给药时吸收不足10%,需注射给药。此类抗生素与血清蛋白结合率低,绝大多数在体内不代谢失活,以原药形式经肾小球滤过排出,产生肾毒性。另一较大毒性是对第Ⅷ对脑神经的损害作用,可引起不可逆性耳聋,尤其对儿童毒性大。

该类药物抗菌谱广,对需氧革兰氏阴性菌有强大的抗菌活性,部分氨基糖苷类抗生素对耐酸性结核分枝杆菌也有抑制作用。由于细菌易产生对这类抗生素的钝化酶(磷酸转移酶、核苷转移酶、乙酰转移酶),而易导致耐药性。临床常用的氨基糖苷类抗生素主要有链霉素(streptomycin)、庆大霉素(gentamycin)和阿米卡星(amikacin)等。

## (二) 典型药物

### 硫酸链霉素

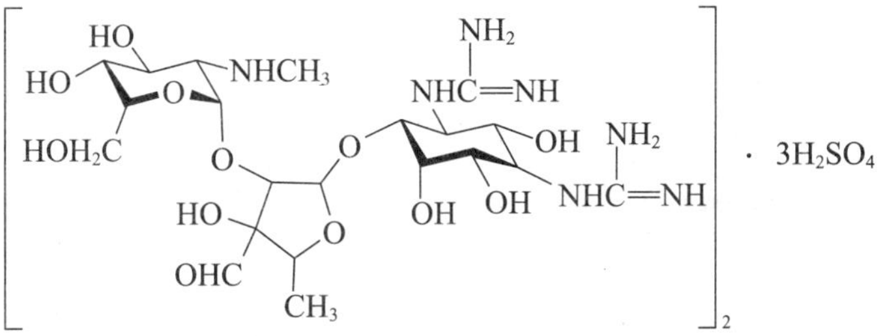

硫酸链霉素(streptomycin sulfate)化学名为 *O*-2-甲氨基-2-脱氧-α-L-葡吡喃糖基-(1→2)-*O*-5-脱氧-3-*C*-甲酰基-α-L-来苏呋喃糖基-(1→4)-$N^1$,$N^3$-二脒基-D-链霉胺硫酸盐。

本品为白色或类白色粉末;几乎无臭,味微苦,有引湿性。易溶于水,几乎不溶于乙醚,不溶于乙醇或氯仿。

链霉素是第一个发现的氨基糖苷类抗生素,是从放线菌属的灰色链丝菌的发酵液中分离得到的。其结构是由链霉胍、链霉糖和 *N*-甲基葡萄糖胺组成的碱性苷。其分子结构中有三个碱性中心,可以和各种酸生成盐,临床用其硫酸盐。

本品的干燥品在室温条件下性质较稳定,潮解后易变质。最稳定 pH 为 5.0～7.5,过酸或过碱均能水解失效。因此,本品宜密封,在干燥处保存。

本品加氢氧化钠试液后发生水解生成链霉胍,加 8-羟基喹啉乙醇液和次溴酸钠试液,显橙红色,称为坂口反应。

本品分子中具有醛基,易被氧化剂氧化成链霉素酸而使链霉素失效,也可被还原剂(如葡萄糖、维生素 C 等)还原成双氢链霉素,使药物的毒性增加。

本品在酸性条件下可水解生成链霉胍和链霉双糖胺,链霉双糖胺可进一步水解生成链霉糖和 *N*-甲基葡萄糖胺。本品在碱性条件下水解产生的链霉糖经脱水和分子重排生成麦芽酚,麦芽酚在酸性条件下与三价铁离子作用生成紫红色配合物。

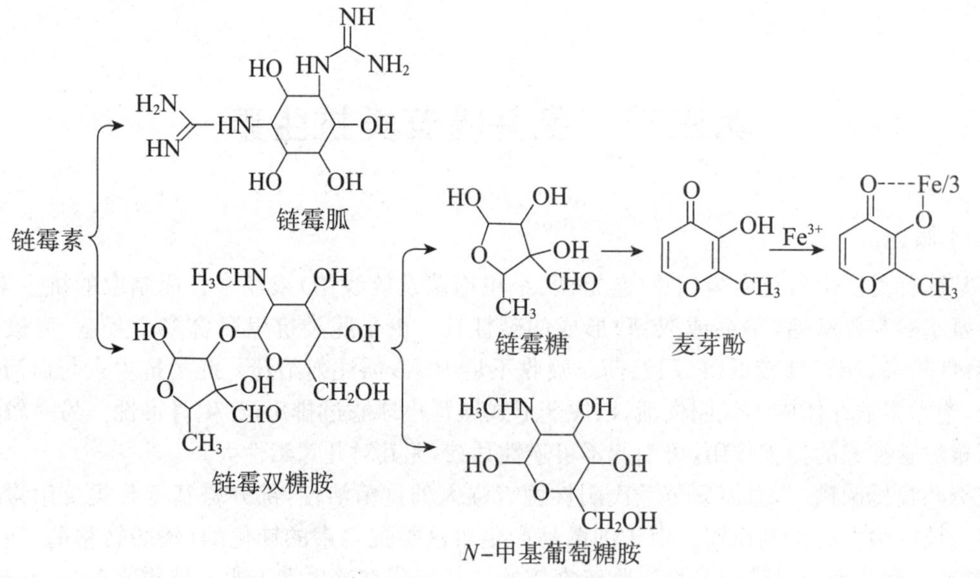


临床上主要用于治疗各种结核病，对结核杆菌有很好的疗效，对肠道感染、尿道感染和败血症也有效。易产生耐药性，对第Ⅷ对脑神经有损害，严重的可能产生眩晕、耳聋等。一般制成粉针剂，临用前溶解。

## 硫酸庆大霉素

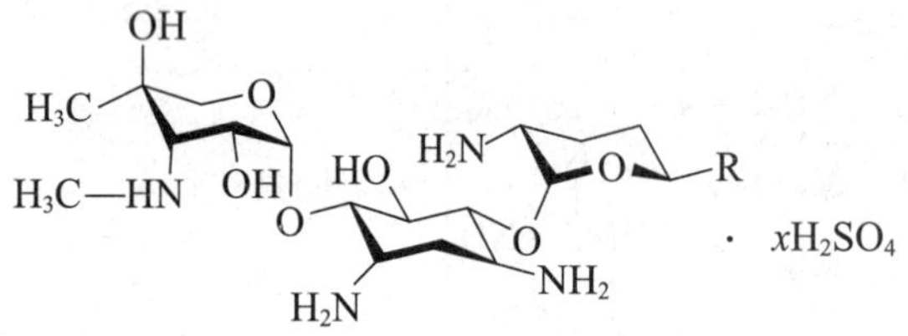

| | R |
|---|---|
| 庆大霉素$C_1$ | $—CH(CH_3)NHCH_3$ |
| 庆大霉素$C_{1a}$ | $—CH_2NH_2$ |
| 庆大霉素$C_2$ | $—CH(CH_3)NH_2$ |

硫酸庆大霉素(gentamycin sulfate)化学名为 N-(5-甲氧基-2-嘧啶基)-4-氨基苯磺酰胺硫酸盐。

本品庆大霉素是小单孢菌产生的抗生素，包括庆大霉素 $C_1$、庆大霉素 $C_{1a}$、庆大霉素 $C_2$，三者均是由脱氧链霉胺、紫素胺和 N-甲基-3-去氧-4-甲基戊糖胺综合而成的苷。药用其混合物的硫酸盐。

本品为白色或类白色粉末，无臭，有引湿性。易溶于水，不溶于乙醇、丙酮、氯仿或乙醚。

本品水解后生成 N-甲基戊糖胺，在碱性溶液中与乙酰丙酮作用生成吡咯衍生物，再加入对二甲氨基苯甲醛试液，即显粉红色。

本品水解后可与茚三酮反应，生成紫蓝色的化合物。

临床上主要用于革兰氏阴性菌、铜绿假单胞菌、大肠埃希菌、痢疾杆菌、肺炎杆菌等引起的尿路感染，以及脑膜炎、烧伤并发感染等均有较好的疗效。与磺胺增效剂合用，能增强疗效。

## 硫酸阿米卡星

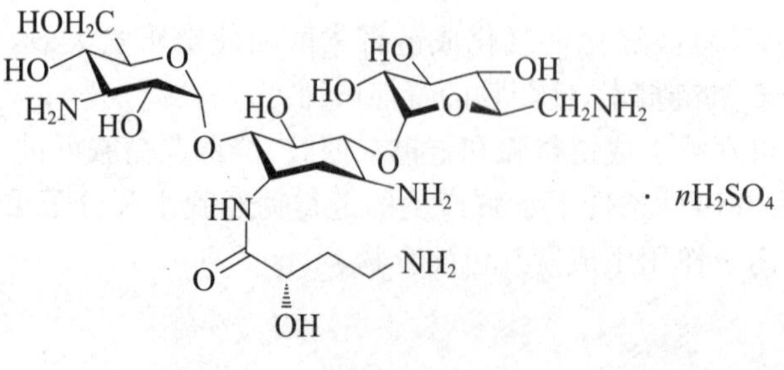

硫酸阿米卡星(amikacin sulfate)化学名为 *O*-3-氨基-3-脱氧-α-D-葡吡喃糖基-(1→6)-*O*-[6-氨基-6-脱氧-α-D-葡吡喃糖基-(1→4)]-*N*-(4-氨基-2-羟基-1-氧丁基)-2-脱氧-D-链霉胺硫酸盐。

本品为白色或类白色结晶性粉末。几乎无臭,无味。极易溶于水,几乎不溶于甲醇、丙酮、乙醚或氯仿。

本品与蒽酮的硫酸溶液反应显蓝紫色。

本品在碱性条件下与硝酸钴试液作用,即产生紫色絮状沉淀;与茚三酮显颜色反应。

阿米卡星是卡那霉素分子中氨基酰化后的衍生物,引入4-氨基-2-羟基丁酰基具有立体位阻效应,可避免卡那霉素耐药菌产生的氨基糖苷钝化酶的灭活作用。主要用于对卡那霉素或庆大霉素耐药的革兰氏阴性菌所致尿道、呼吸道及生殖系统等部位的感染,对败血症也有疗效。

# 第四节　四环素类抗生素

### (一) 概述

四环素类抗生素(tetracycline antibiotics)是由放线菌产生的一类可以口服的广谱抗生素,其基本结构相似,均具有氢化并四苯的基本骨架。本类抗生素可分为天然品及半合成衍生物两类,天然品包括金霉素(chlotetracycline)、土霉素(oxytetracycline)和四环素等。主要用于革兰氏阳性菌感染和革兰氏阴性菌感染,对立克次体、支原体等也有效;细菌对这类抗生素耐药现象比较严重,不良反应也比较多,临床应用受到限制。

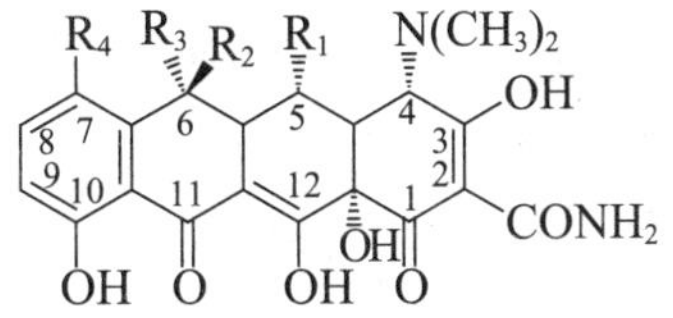


| | | | | |
|---|---|---|---|---|
| 金霉素 | $R_1$=—H | $R_2$=—OH | $R_3$=—$CH_3$ | $R_4$=—Cl |
| 土霉素 | $R_1$=—OH | $R_2$=—OH | $R_3$=—$CH_3$ | $R_4$=—H |
| 四环素 | $R_1$=—H | $R_2$=—OH | $R_3$=—$CH_3$ | $R_4$=—H |
| 多西环素 | $R_1$=—OH | $R_2$=—H | $R_3$=—$CH_3$ | $R_4$=—H |
| 米诺环素 | $R_1$=—H | $R_2$=—H | $R_3$=—H | $R_4$=—$N(CH_3)_2$ |

对四环素结构进行改造,得到半合成四环素类抗生素。将四环素分子中6位的羟基除去,不仅不影响抗菌活性,而且提高脂溶性,改善吸收,增加稳定性。由此得到一系列半合成四环素如多西环素(doxycycline);继而将多西环素6位的甲基除去,7位引入二甲氨基则得到米诺环素(minocycline),抗菌活性强。

### (二) 理化共性

本类药物由于结构的共性较大,因此其理化性质也很相近。本类药物均为黄色结晶性粉末,味苦,在水中的溶解度很小。在干燥条件下较稳定,遇日光可变色,应避光保存。其水溶液则在酸性溶液及碱性溶液中均不稳定,易发生水解。

1. 酸性条件下不稳定　因为 $C_6$ 上的羟基与 $C_5$-α 上的氢处于反式构型,在酸性条件下,$C_6$ 上的羟基发生消除反应,生成无活性的橙黄色脱水物。

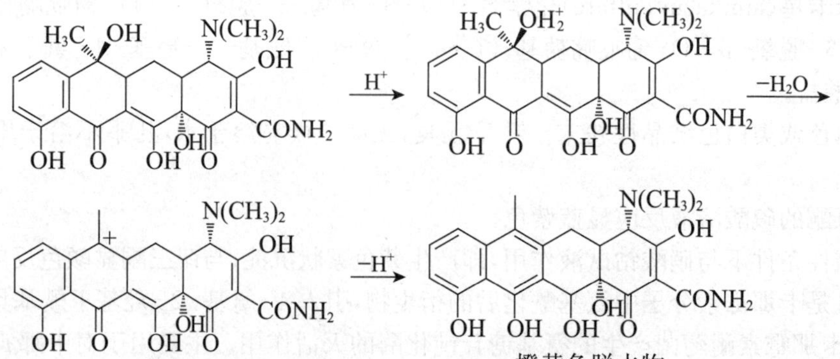

橙黄色脱水物

另外，pH 为 2～6 时，$C_4$ 上的二甲胺基很容易发生可逆的差向异构化反应，生成差向异构体。某些阴离子（如磷酸根、枸橼酸根、醋酸根离子）的存在，可加速这种异构化反应的进行。

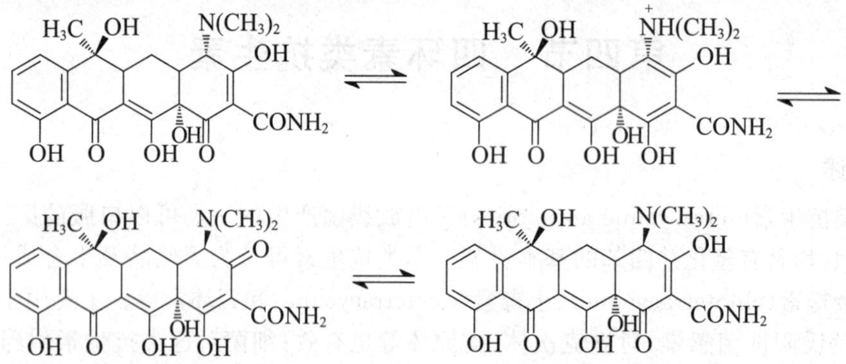

2. 碱性条件下不稳定　在碱性条件下，由于 $OH^-$ 的作用，$C_6$ 上的羟基形成氧负离子，向 $C_{11}$ 发生分子内亲核进攻，经电子转移，C 环破裂，生成具内酯结构的异构体而丧失活性。

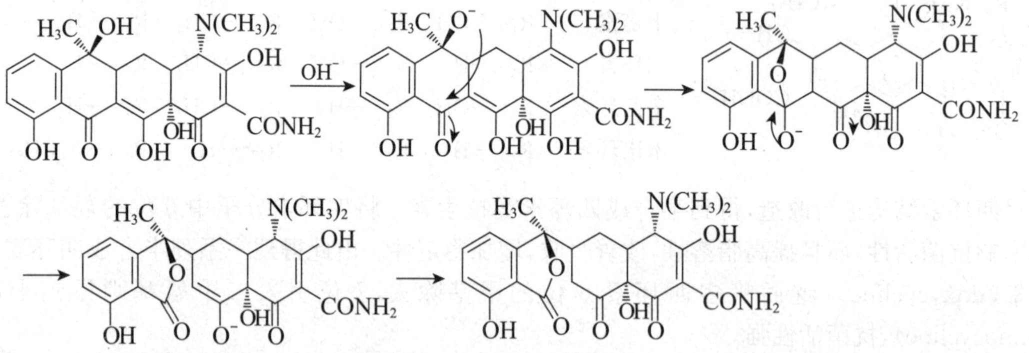

3. 和金属离子的反应　本类药物结构中含有多个羟基、烯醇羟基及羰基，在近中性条件下能与多种金属离子形成不溶性螯合物。与 $Ca^{2+}$ 或 $Mg^{2+}$ 形成不溶性的钙盐或镁盐，与 $Fe^{3+}$ 形成红色螯合物，与 $Al^{3+}$ 形成黄色络合物。由于四环素类药物能与钙离子形成螯合物，在体内该螯合物呈黄色，可沉积在骨骼和牙齿上，小儿服用会使牙齿变黄，俗称四环素牙。孕妇在妊娠末期服用后产儿可能发生牙齿变色，使骨骼生长受抑制，因此小儿和孕妇应慎用。

---

**案例分析**

请解释母亲妊娠末期或 5 岁以内的小儿服用较多的四环素、土霉素类抗生素后，患儿萌出的牙变为黄色、暗灰色或黑褐色的原因。

[分析]　由于四环素类药物能与 $Ca^{2+}$ 形成螯合物，在体内该螯合物呈黄色，可沉积在骨骼和牙齿上，小儿服用会使牙齿变黄，孕妇服用后分娩的婴儿体内残留有四环素类药物 $Ca^{2+}$ 螯合物，也

会沉积在患儿的骨骼和牙齿上，而发生牙齿变色，骨骼生长受抑制。

### （三）典型药物

盐酸多西环素

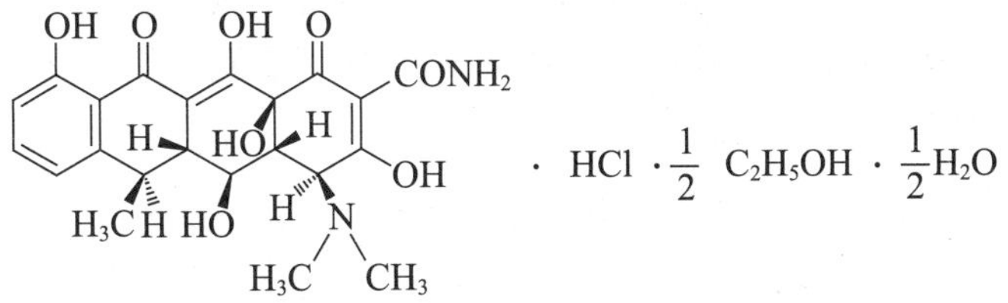

盐酸多西环素(doxycycline hyclate)化学名为 6-甲基-4-(二甲氨基)-3,5,10,12,12*a*-五羟基-1,11-二氧代-1,4,4*a*,5,5*a*,6,11,12*a*-八氢-2-并四苯甲酰胺盐酸半乙醇半水合物，又称盐酸脱氧土霉素、强力霉素。

本品为淡黄色或黄色结晶性粉末；无臭，味苦；易溶于水或甲醇，微溶于乙醇或丙酮，几乎不溶于氯仿；比旋度为−105°～−120°(10 mg/mL 盐酸甲醇溶液)。

本品少许，加入适量硫酸即显黄色。

本品含结晶乙醇，其水溶液加重铬酸钾硫酸溶液一起加热，产生乙酸气味。

本品的水溶液显氯化物的鉴别反应。

本品为半合成四环素类，结构与四环素相似，具有四环素类抗生素的通性反应，由于其结构中无 $C_6$ 位羟基，故无四环素类抗生素的脱水反应和生成内酯结构的开环反应，性质较稳定，因而效力较强。对光不稳定，宜遮光、密封保存。

本品具有广谱抗菌作用，抗菌谱与四环素、土霉素相似，抗菌作用较四环素强数倍，具有长效、高效、速效的优点，主要用于治疗敏感菌所致的上呼吸道感染、急性腭扁桃体炎、慢性支气管炎、尿路感染、胆道感染和细菌性痢疾等，也用于治疗斑疹伤寒、支原体肺炎、钩端螺旋体感染等。本品的优点在于可以抑制或杀灭细菌以外的多种病原体。

米 诺 环 素

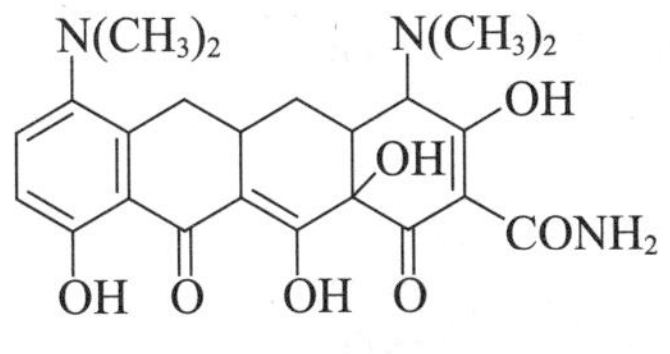

米诺环素(minocycline)化学名为 7-二甲胺基-6-去甲基-6-去氧四环素，又称二甲胺四环素。

本品为半合成的四环素类抗生素，常用其盐酸盐，为黄色结晶性粉末；无臭；味苦；溶于水、乙醇、甲醇，不溶于苯或氯仿。

本品 1%水溶液 pH 为 3.5～4.5。

本品的结构与四环素类相似，故具有四环素类抗生素的通性，如有酸碱两性；可与金属离子形成有色配合物等。由于有酚羟基，本品遇光可引起变质，应遮光、密封保存。

本品的抗菌谱也与四环素相似，有长效和高效的性质，在四环素类抗生素中，本品的抗菌活性最强。

本品主要用于耐其他四环素类药物细菌所致的泌尿道、呼吸道、皮肤软组织感染，以及胆囊炎、淋病及奴卡菌病等。

# 第五节 氯霉素类抗生素

氯霉素原是由委内瑞拉链霉菌培养液中所产生的广谱抗生素，现已用化学方法合成。其主要缺点是抑制骨髓造血功能，引起再生障碍性贫血，故临床使用受到限制。迄今仍为伤寒、副伤寒及斑疹伤寒的首选药，其他抗生素无法取代。

## 氯 霉 素

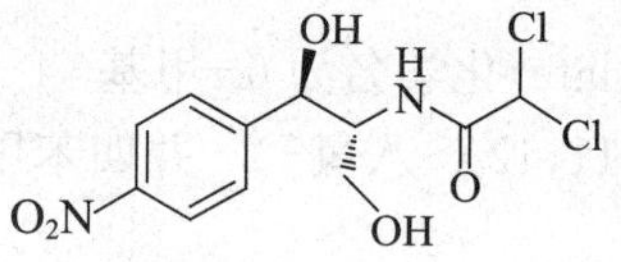


氯霉素(chloramphenicol)化学名为D-苏式-(−)-*N*-[*α*-(羟基甲基)-*β*-羟基-对硝基苯乙基]-2,2-二氯乙酰胺。

本品为白色或微带黄绿色的针状、长片状结晶或结晶性粉末；味苦；易溶于甲醇、乙醇、丙酮或丙二醇中，微溶于水；熔点为149～153 ℃；比旋度为＋18.5°～＋21.5°(无水乙醇)或比旋度为−25.5°(乙酸乙酯)。

本品结构中含有两个手性碳原子，有四个旋光异构体，其中仅D-(−)-苏阿糖型有抗菌活性，为临床上使用的氯霉素。

本品固体于常温干燥空气可保持抗菌活性5年以上，水溶液可冷藏数个月，煮沸5小时对抗菌活性亦无影响。在中性、弱酸性(pH 4.5～7.5)溶液中较稳定，在强碱性(pH 9以上)或强酸性(pH 2以下)溶液中可引起水解。酸水解后生成物对硝基苯基-2氨基-1,3-丙二醇与过碘酸作用，氧化生成对硝基苯甲醛；再与2,4-硝基苯肼缩合，生成苯腙，可用于鉴别。

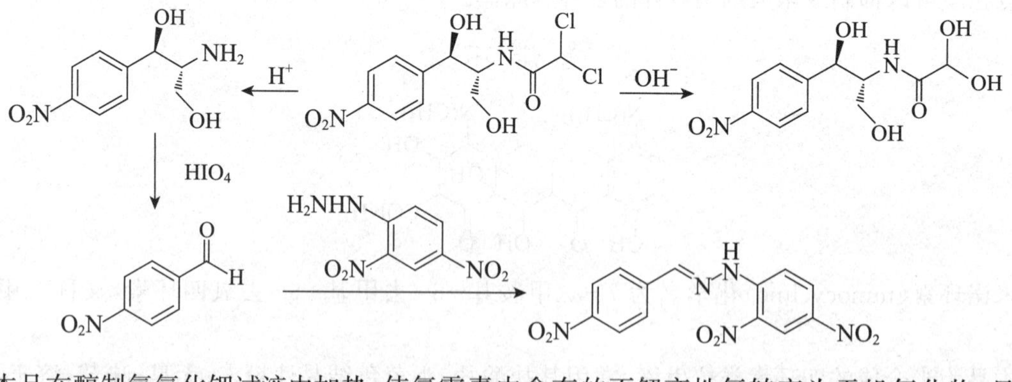


本品在醇制氢氧化钾试液中加热，使氯霉素中含有的不解离性氯转变为无机氯化物，呈氯离子的反应。

本品结构中具有硝基，可被铁粉或锌粉还原，随酸碱性条件不同，产物也不同。若用铁粉或锌粉加盐酸还原，硝基被还原为芳伯氨基，可发生重氮化-偶合反应；若用铁粉或锌粉加氯化钙进行还原，则硝基被还原为羟胺基，在醋酸钠存在下与苯甲酰氯进行苯甲酰化，再在弱酸性溶液中与三价铁离子生成紫红色的络合物。

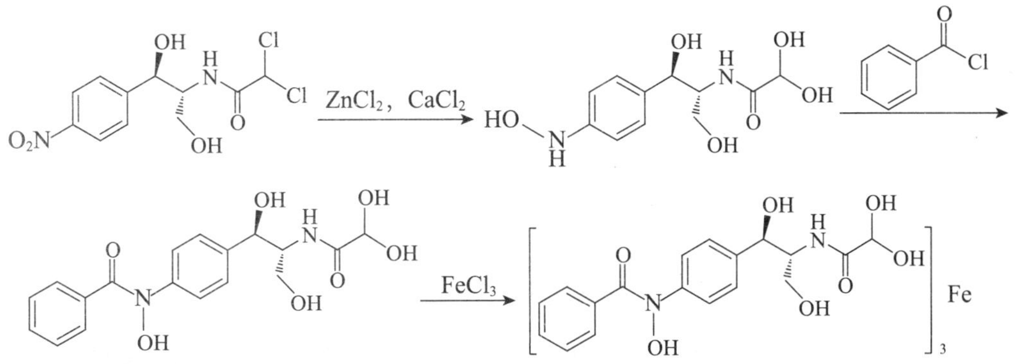

本品的作用机制是主要作用于细菌细胞核糖体 50S 亚基，能特异性地阻止 mRNA 与核糖体结合，从而阻止蛋白质的合成。与大环内酯抗生素的作用机制相似。

本品主要用于治疗伤寒、副伤寒、斑疹伤寒，对百日咳、沙眼、细菌性痢疾及尿道感染等也有疗效。其主要缺点是抑制骨髓造血功能，引起再生障碍性贫血，故临床使用受到限制。

本品配制注射液时可用丙二醇或二甲基乙酰胺作为助溶剂。应在干燥、阴凉处密闭保存。

为了避免氯霉素的苦味，增强抗菌活性，延长作用时间或减少毒性，合成它的酯类和类似物。

琥珀氯霉素（chloramphenicol succinate）是氯霉素的丁二酸单酯，为白色或类白色结晶性粉末，熔点为 126～131 ℃，可溶于稀碱液、丙酮和乙醇，微溶于水。可与碱形成水溶性盐，如与无水碳酸钠混合制成无菌粉末，临用前加灭菌注射用水溶解，供注射用。

甲砜霉素（thiamphenicol）为氯霉素的合成类似物。将氯霉素中的硝基用强吸电子基甲砜基取代后，抗菌活性增强。抗菌谱与氯霉素基本相似，抗菌作用较强。临床用于呼吸道感染、败血症、脑炎和伤寒等，不良反应较少。作用机制与氯霉素相同，主要是抑制细菌蛋白质的合成。混旋体与左旋体的抗菌作用基本一致。

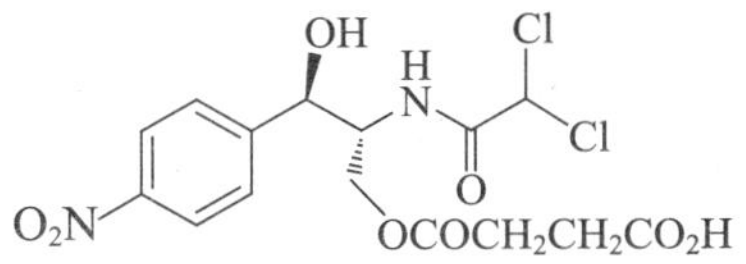

琥珀氯霉素

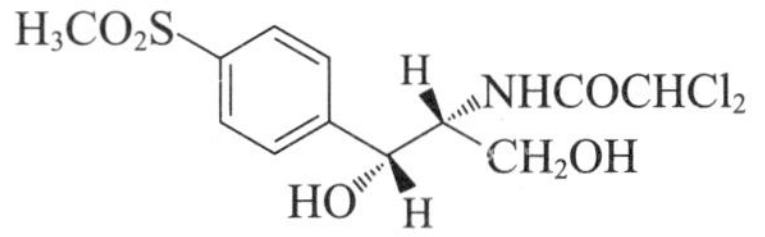

甲砜霉素

# 第六节 利福霉素类抗生素

利福霉素类是由链丝菌发酵产生的抗生素，从发酵液中分离出利福霉素 A、B、C、D、E 五种组分，由于化学性质较不稳定，仅获得利福霉素 B 纯品，化学结构为 27 个碳原子的大环内酰胺，抗菌作用很弱，将利福霉素 B 经氧化、水解、还原得到利福霉素 SV，对革兰氏阴性菌和结核杆菌的作用增强，但口服吸收较差。为寻找口服吸收好、抗菌谱更广、高效和长效的抗结核病药，将利福霉素 SV 与 1-甲基-4-氨基哌嗪反应生成腙，得到其半合成的衍生物利福平，抗结核的活性比利福霉素高32 倍。1981 年，我国科学工作者将利福平哌嗪环上的甲基用异丁基取代得到利福定，对结核杆菌和麻风杆菌抗菌活性强，口服吸收好，毒性低。利福喷汀为利福平哌嗪环上的甲基被环戊基取代的衍生物，对结核杆菌抗菌作用比利福平强 2～10 倍。

利 福 平

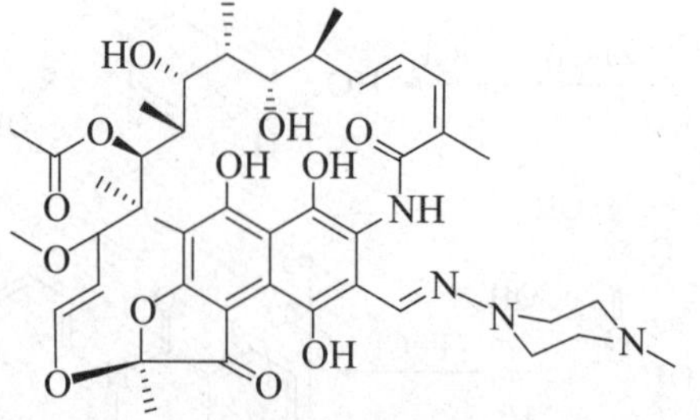

利福平(rifampicin)化学名为3-[[(4-甲基-1-哌嗪基)亚氨基]甲基]-利福霉素。

本品为鲜红色或暗红色的结晶性粉末；无臭，无味。几乎不溶于水，能溶于甲醇，易溶于三氯甲烷。

本品1%水混悬液的pH为4.0～6.5。本品遇光易变质，水溶液易氧化损失效价。因此，本品宜密封，在干燥、阴凉处保存。

在碱性条件下，本品分子中的1,4-萘二酚结构被氧化成醌型化合物；在强碱条件下，本品萘环3位的醛缩氨基哌嗪在C=N处分解。

本品体内代谢主要发生在$C_{21}$位酯键水解，其代谢物为脱乙酰基利福霉素；利福平的另一代谢物为3-醛基利福霉素SV。利福平的代谢物仍有抗菌活性，但活性下降；代谢物具有色素基团，因而尿液、粪便、唾液、泪液、痰液及汗液等常呈橘红色。

本品为半合成抗生素，抑制分枝杆菌依赖DNA的RNA聚合酶(DDRP)，并且对细胞内外的结核杆菌均显较高活性。本品对革兰氏阳性菌和革兰氏阴性菌的DDRP都有较高的抑制作用，但是由于对革兰氏阳性菌的穿透性很差，所以本品对这些病原微生物的感染治疗作用较弱。

本品主要用于治疗各种结核病，与异烟肼、乙胺丁醇合用有协同作用，同时降低耐药性。也可用于治疗沙眼和麻风病。

本品在肠道中吸收迅速，食物可以干扰药物的吸收。因此，该药物宜空腹服用。

## 习　题

**一、选择题**

**(一) A型题**

1. 以下叙述不正确的是(　　)

　A. 抗生素是来源于细菌、真菌或其他微生物通过发酵产生的二次代谢产物

　B. 早期抗生素主要用于治疗细菌或真菌性疾病，故称为抗菌药

　C. 磺胺类药物百浪多息是最早上市的抗菌药

　D. 抗生素在很低浓度下能抑制或杀灭各种病原菌，达到治疗的目的

　E. 青霉素G是抗生素药物

2. 半合成青霉素在化学结构上的主要区别在于(　　)

　A. 不同的酰基侧链　B. 形成不同的盐　C. 分子的光学活性不一样

　D. 分子内环的大小不同　E. 羧基的数目不同

3. 半合成青霉素的原料是(　　)

　A. 7-ACA　B. 6-APA　C. 6-ASA　D. 氯化亚砜　E. TMP

4. 青霉素结构中易被破坏的部位是(　　)

A. 侧链酰胺基　　B. 噻唑环　　C. 羧基

D. β-内酰胺环　　E. 噻嗪环

5. 对第Ⅷ对脑神经有损害作用,可引起不可逆性耳聋的抗生素是(　　)

A. 大环内酯类抗生素　　B. 四环素类抗生素

C. 氯霉素类抗生素　　D. 氨基糖苷类抗生素

E. β-内酰胺类抗生素

6. 能引起骨髓造血系统的损伤,产生再生障碍性贫血的药物是(　　)

A. 阿莫西林　　B. 阿奇霉素　　C. 庆大霉素　　D. 氯霉素　　E. 氨苄西林

**(二) B 型题**

A. 舒巴坦　　B. 氯霉素　　C. 多西环素　　D. 麦迪霉素　　E. 庆大霉素

7. 属于β-内酰胺类抗生素的药物是(　　)

8. 属于大环内酯类抗生素的药物是(　　)

9. 属于四环素类抗生素的药物是(　　)

A. 氯霉素　　B. 阿米卡星　　C. 多西环素　　D. 红霉素　　E. 阿莫西林

10. 对听觉神经及肾有毒性的药物是(　　)

11. 可引起再生障碍性贫血的药物是(　　)

**(三) X 型题**

12. 下列哪些性质与青霉素钠有关(　　)

A. 与含硝酸的硫酸溶液混合,可被氧化而显红色

B. 遇酸可引起分子重排,遇碱可水解

C. 在碱性条件下与羟胺反应,生成羟肟酸,酸化后与 $FeCl_3$ 生成酒红色配合物

D. 遇茚三酮即显蓝紫色

E. 常制成粉针剂

13. 下列药物哪些属于氨基糖苷类抗生素(　　)

A. 阿米卡星　　B. 林可霉素　　C. 庆大霉素　　D. 链霉素　　E. 氨苄西林

14. β-内酰胺酶抑制剂有(　　)

A. 氨苄西林　　B. 克拉维酸　　C. 头孢氨苄

D. 舒巴坦　　E. 阿莫西林

**二、问答题**

1. 天然青霉素 G 有哪些缺点? 试说明耐酸青霉素、耐酶青霉素、广谱青霉素的结构特点,并举例。

2. 为什么青霉素 G 不能口服? 其钠盐或钾盐为什么必须做成粉针剂型?

3. 为什么头孢菌素类药物比天然青霉素类药物稳定?

4. 为什么四环素类抗生素不能和牛奶等富含金属离子的食物一起使用?

5. 在临床应用中,红霉素为什么要包衣? 为什么输液不能用生理盐水稀释红霉素?

6. 从结构上分析大环内酯类抗生素在低温和 pH 为 7 时最稳定,在酸或碱中易失效的原因。

7. 一位哺乳期妇女患肺炎,来门诊就诊,拟静脉用药抗感染。该患者有青霉素过敏史。医师建议使用氯霉素,请分析该用药是否合理。

**第八章**
**参考答案**

(韦　贤　张景正　余松华)

# 第九章 抗肿瘤药物

第九章课件

**学习目标**

1. 掌握代表药物环磷酰胺、顺铂、氟尿嘧啶、巯嘌呤、甲氨蝶呤的理化性质及主要用途。
2. 熟悉生物烷化剂和抗代谢药物的结构类型、药理作用及用途。
3. 了解抗代谢药物的基本原理,生物烷化剂及抗肿瘤植物药的有效成分及其衍生物的发展。
4. 通过学习抗肿瘤药物的基本概念、分类、化学结构、理化性质及其作用和应用,为掌握本类药物的生产、储存保管及合理使用提供相应理论知识和基本技能,为后续的药物合成、药物制剂及药物检验等专业课程学习打下基础,也为从事该类药物的生产、储存、管理、运输、经营、使用等实际工作提供保障。

抗肿瘤药主要是指抗恶性肿瘤药物,即抗癌药。癌症的死亡率仅次于心脑血管疾病,位居第二位。肿瘤的治疗方法有手术治疗、放射治疗和药物治疗(化学治疗),很大程度上以化学治疗为主。目前肿瘤化学治疗已从单一化疗进入联合化疗和综合化疗阶段,可明显延长患者生命,甚至成功消灭肿瘤。抗肿瘤药物在肿瘤治疗中的地位非常重要。近年来,国内外抗肿瘤药物的研究和生产主要从中草药及海洋生物的活性成分出发,取得很大进展。分子肿瘤学、分子药理学的发展也加速了抗肿瘤药物开发的进程。

抗肿瘤药按其作用原理和来源可分为烷化剂、抗代谢药物、抗肿瘤植物药及抗肿瘤抗生素等。

## 第一节 烷 化 剂

烷化剂是在体内能与生物大分子发生烷化反应的一类化学物质,又称生物烷化剂。这类药物具有高度的化学活性,在体内能形成缺电子的活泼中间体或其他具有活泼亲电性基团的化合物,进而与生物大分子(如 DNA、RNA 或酶)中含有丰富电子的基团(如氨基、巯基、羟基等)发生共价结合,使其结构和功能发生变异,抑制细胞分裂,从而导致细胞死亡。

生物烷化剂在抑制和破坏增生活跃肿瘤细胞的同时,对其他增长较快的正常细胞也同样产生抑制作用,因而会产生许多严重的不良反应,同时肿瘤细胞也易产生耐药性而失去治疗作用。

目前临床使用的烷化剂药物按化学结构可分为氮芥类、乙撑亚胺类、亚硝基脲类、甲磺酸酯类及卤代多元醇类、金属铂类配合物等。

**知识链接**

**氮芥类药物的发现**

氮芥类药物的发现源于芥子气，第一次世界大战期间使用芥子气作为战争毒气。芥子气实际上是一种烷化剂毒剂，后来发现芥子气对淋巴癌有治疗作用。由于其对人的毒性太大，故不可能作为药用，而对其结构进行改造得到氮芥类抗肿瘤药物。

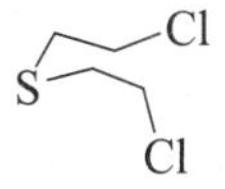

芥子气

## 一、氮 芥 类

氮芥类药物是β-氯乙胺类化合物的总称，是最早应用于临床的药物生物烷化剂。其通式由两部分组成，即烷基化部分(氮芥基)及载体部分。

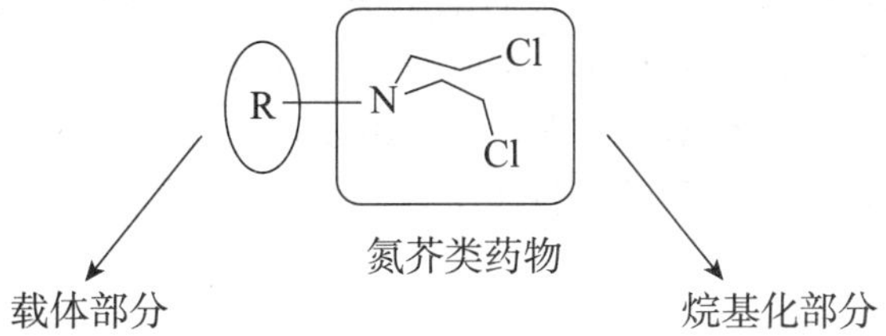


通式中双-(β-氯乙基)氨基为烷基化部分，是抗肿瘤活性的功能基，R为载体部分，载体部分的改变可改善该类药物在体内的吸收、分布等药代动力学性质。根据载体结构的不同，可将氮芥类药物分为脂肪氮芥、芳香氮芥、氨基酸氮芥、甾体氮芥、杂环氮芥等(表9-1)。

**表9-1 氮芥类药物的结构特点及主要用途**

| 结构类型 | 药物名称 | 药物结构 | 主要用途 |
| --- | --- | --- | --- |
| 脂肪氮芥 | 盐酸氮芥 (chlormethine hydrochloride) | 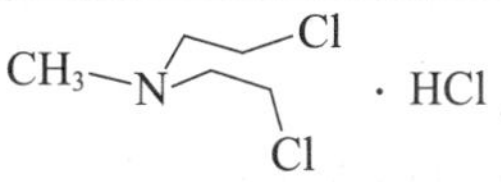 | 淋巴瘤 |
| 芳香氮芥 | 苯丁酸氮芥 (chlorambucil) | 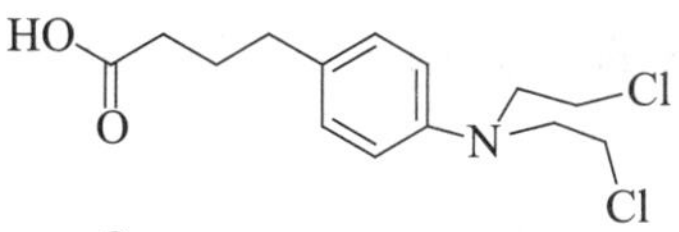 | 慢性淋巴细胞白血病、淋巴瘤 |
| 氨基酸氮芥 | 美法仑 (melphalan) | 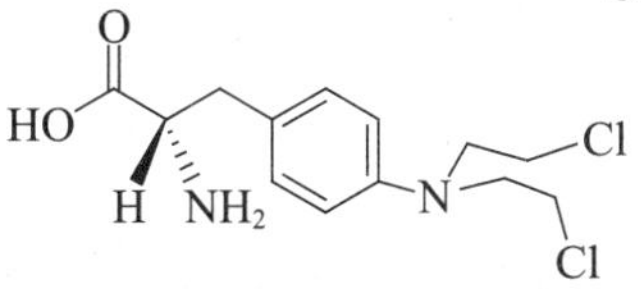 | 卵巢癌、乳腺癌、淋巴瘤 |
| | 氮甲 (formylmerphalan) | 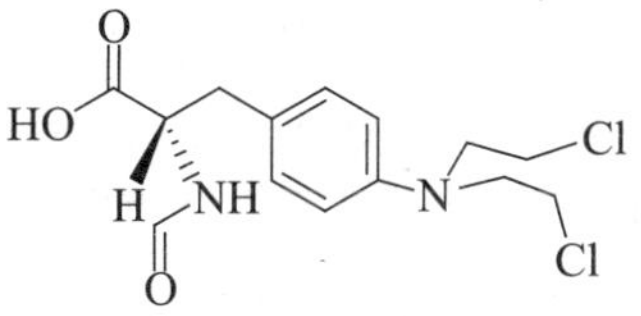 | 精原细胞瘤、骨髓瘤、淋巴瘤 |
| 甾体氮芥 | 泼尼莫司汀 (prednimustine) | 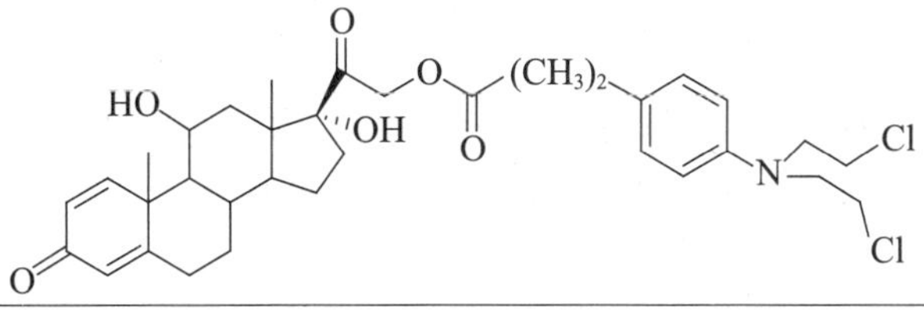 | 淋巴瘤、慢性白血病 |

续表

| 结构类型 | 药物名称 | 药物结构 | 主要用途 |
| --- | --- | --- | --- |
| 杂环氮芥 | 环磷酰胺 (cyclophosphamide) | 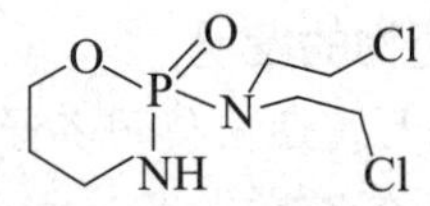 | 慢性淋巴细胞白血病、淋巴瘤 |

氮芥类药物的作用机制和载体结构有关。脂肪氮芥的氮原子碱性比较强，在游离状态和生理pH(7.4)时，易亲核进攻β-碳原子，使β-氯原子离去，生成高度活泼的乙撑亚胺离子，为亲电性的强烷化剂，极易与细胞成分中的亲核中心起烷化作用。

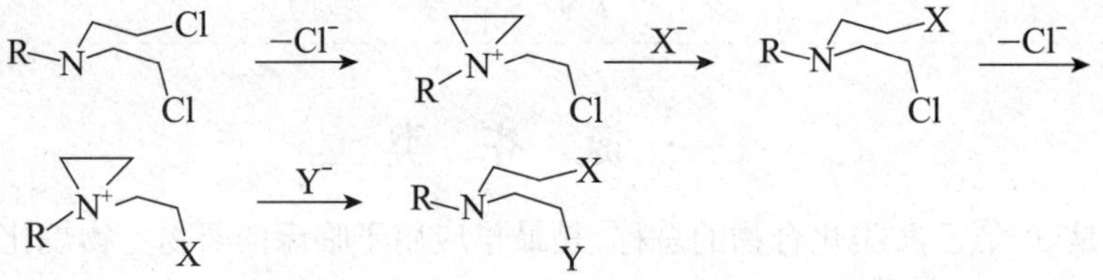

脂肪氮芥属强烷化剂，抗瘤谱较广，抗肿瘤细胞活性强，但选择性比较差，毒性也比较大。适当减少氮原子上的电子云密度来降低氮芥的反应性，则可以使抗瘤活性和不良反应同时降低。芳香氮芥由于氮原子上的孤对电子和苯环产生共轭作用，减弱氮原子的碱性，其作用机制发生改变，不像脂肪氮芥很快形成稳定的环状乙撑亚胺离子，而是失去氯原子形成碳正离子中间体，再与亲核中心作用。

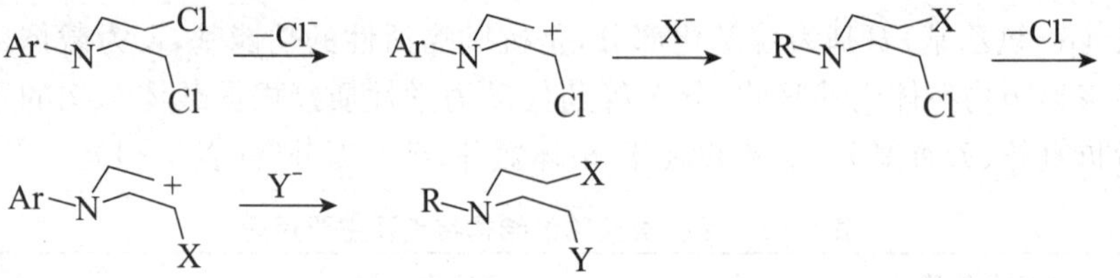

与脂肪氮芥相比，芳香氮芥氮的原子上碱性较弱，烷基化能力也比较低，因此抗肿瘤活性比脂肪氮芥弱，毒性也比脂肪氮芥低。

氮芥类药物及大多数烷化剂主要通过和DNA上的鸟嘌呤和胞嘧啶碱基发生烷基化，产生DNA链内、链间交联，从而抑制DNA的合成，阻止肿瘤细胞分裂。

［要点：氮芥的结构和作用机制］

## 环磷酰胺

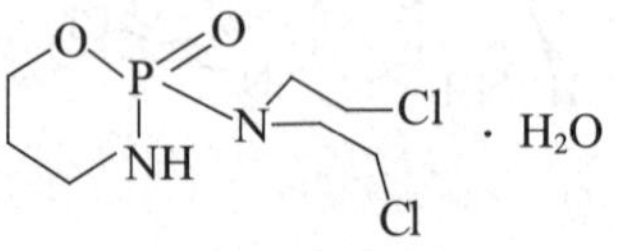

环磷酰胺(cyclophosphamide)化学名为*P*-[*N*,*N*-双(β-氯乙基)]-1-氧-3-氮-2-磷杂环己烷-*P*-氧化物一水合物，又称癌得星。

本品为含一个结晶水的白色结晶或结晶性粉末，熔点为48.5～52.0℃，失去结晶水后即液化。易溶于乙醇，溶于水或丙酮。

本品的水溶液(2%)在pH为4.0～6.0时不稳定，磷酰胺基易发生水解，遇热更易分解，而失去生物烷化作用，故制成粉针剂并在溶解后应尽快使用。

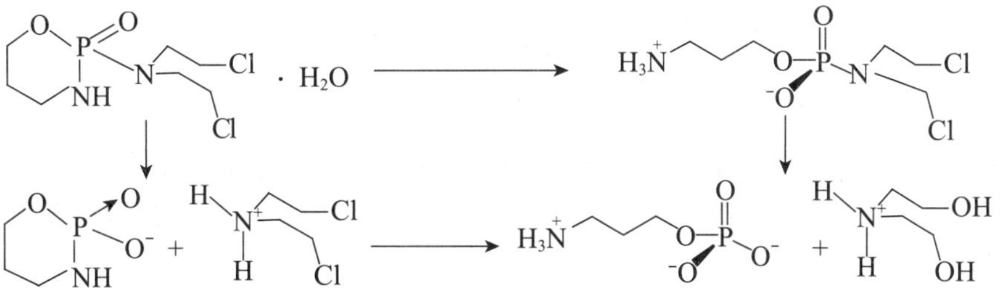

本品是在氮芥的氮原子上连有一个吸电子的环状磷酰胺内酯，降低氮原子上的电子云密度，在体外几乎无抗肿瘤活性，进入体内经肝活化而发挥作用。

**案例分析**

有些抗肿瘤药物在使用中有可能导致癌症，环磷酰胺有膀胱毒性，造成膀胱炎甚至膀胱癌就是一个典型的实例。

**［分析］** 环磷酰胺虽然在正常细胞中的代谢物没有毒性，但在肿瘤细胞中的代谢物毒性极大。随着肿瘤细胞的死亡，有毒代谢物释放到组织间进入血液，最终从肾排出体外，因此对机体（尤其是膀胱）造成很大刺激和伤害。

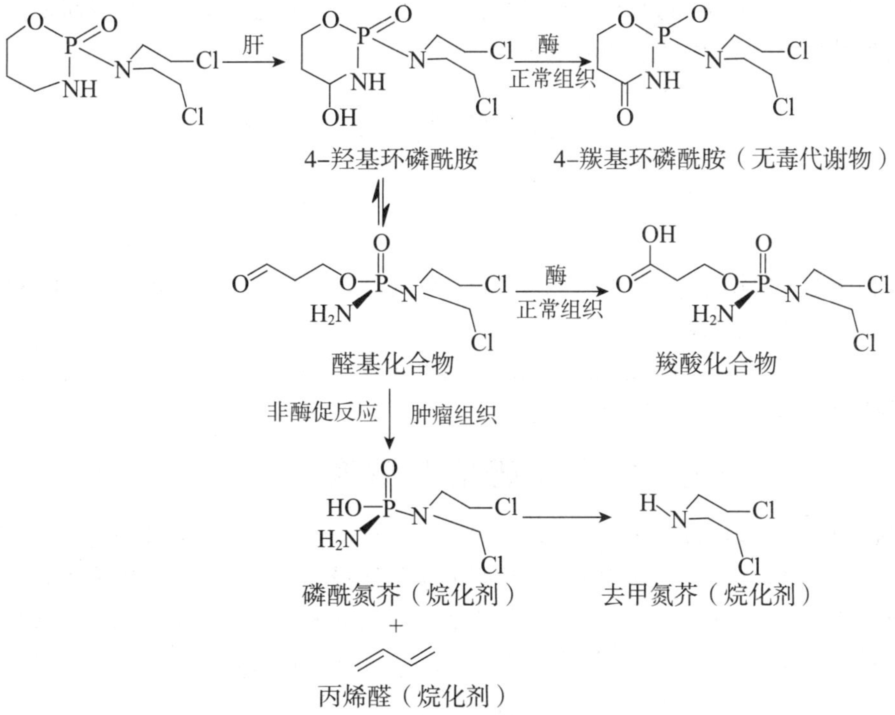


环磷酰胺在肝中被细胞色素 P450 氧化酶氧化生成 4-羟基环磷酰胺。4-羟基环磷酰胺可经过进一步氧化代谢为无毒的 4-羰基环磷酰胺；也可经过互变异构生成开环的醛基化合物，并在肝中进一步氧化生成无毒的羧酸化合物。肿瘤组织中因缺乏正常组织所具有的酶，则不能进行上述代谢，只能经非酶促反应的 β-消除生成丙烯醛和磷酰氮芥。磷酰氮芥及其他代谢产物都可经非酶水解生成去甲氮芥，它们均为强的烷化剂。

本品的抗瘤谱较广，主要用于治疗恶性淋巴瘤、急性淋巴细胞白血病、多发性骨髓瘤、肺癌、神经母细胞瘤等，对乳腺癌、卵巢癌、鼻咽癌也有效。毒性比其他氮芥小。

## 二、乙撑亚胺类

在对氮芥类体内生物转化过程中的研究发现，脂肪氮芥类药物在体内是通过转变为乙撑亚胺活性中间体而发挥烷基化作用，这促使对乙撑亚胺基团化合物抗癌活性的研究。为降低乙撑亚胺基团的反应活性，在氮原子上以吸电子基团取代得到其磷酰胺衍生物，达到提高抗肿瘤作用及减小毒性的目的。用于临床的主要有替派(tepa)和塞替派(thiotepa)。

### 塞 替 派

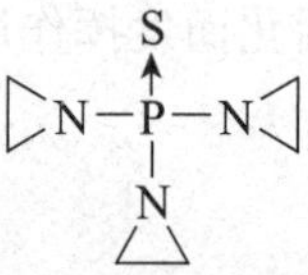

塞替派(thiotepa)化学名为1,1′,1″-硫次膦基三氮丙啶。

本品为白色结晶性粉末，无臭或几乎无臭。易溶于水和乙醇。熔点为52～57℃。

本品由于含有体积较大的硫代磷酰基，其脂溶性大，对酸不稳定，不能口服。本品结构中含有三个乙撑亚胺基，其进入体内后，乙撑亚胺环开环与DNA的碱基结合，塞替派结构中的氮杂环丙环基团分别和核苷酸中的腺嘌呤、鸟嘌呤进行烷基化。

本品进入体内后迅速分布到全身，在肝中很快被肝P450酶系代谢生成替派而发挥作用，因此塞替派可认为是替派(tepa)的前体药物。

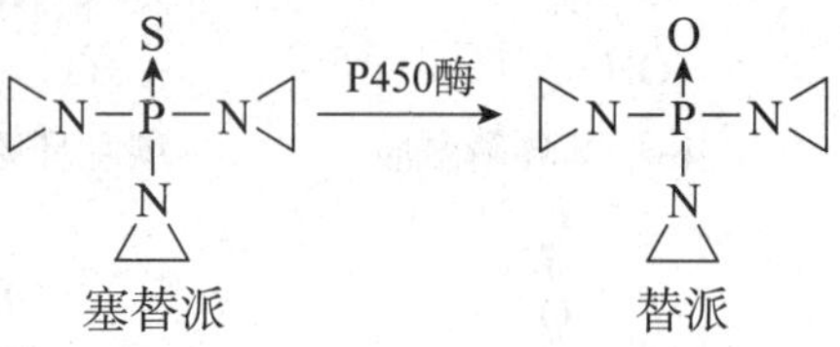


塞替派临床上主要用于治疗卵巢癌、乳腺癌、膀胱癌和消化道癌，是治疗膀胱癌的首选药物，可直接注入膀胱，此时效果最好。

本品的不良反应有骨髓抑制作用，引起白细胞和血小板减少。有恶心、呕吐、食欲下降及腹泻等胃肠道反应，个别有发热及皮疹等。

## 三、亚硝基脲类

将β-氯乙基与亚硝基脲相连，即得亚硝基脲类(nitrosourea class)抗肿瘤药物，其具有广谱的抗肿瘤活性。由于结构中的β-氯乙基具有较强的亲脂性，易通过血-脑脊液屏障进入脑脊液，因此适用于治疗脑瘤及其他中枢神经系统肿瘤，但有迟发性和累积性骨髓抑制的不良反应。临床使用的药物有卡莫司汀(carmustine)、洛莫司汀(lomustine)、司莫司汀(semustine)等。

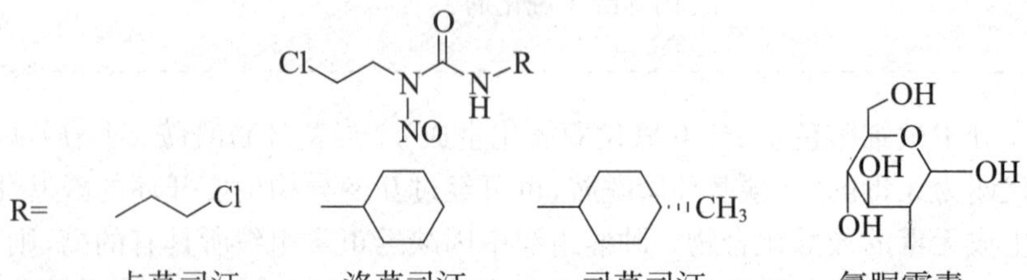


*N*-亚硝基的存在使与亚硝基的氮原子与相邻碳之间的键变得不稳定，在生理pH环境下易发生分解，生成的亲核性试剂与DNA发生烷基化，以达到治疗的目的。

亚硝基脲的结构中引入糖为载体，可改变其理化性质，提高对某些器官的亲和力，可以提高药物的选择性，如氯脲霉素(chlorozotocin)，由于其水溶性增加，不良反应降低，特别是对骨髓抑制的不良反应较轻。

### 卡莫司汀

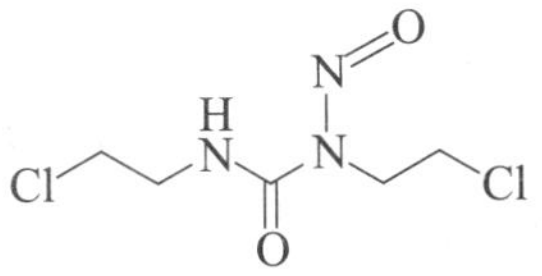

卡莫司汀(carmustine)化学名为 1,3 -双(2 -氯乙基)- 1 -亚硝基脲。

本品为无色或微黄色结晶或结晶粉末,无臭。熔点为 30～32 ℃。溶于乙醇、聚乙二醇,不溶于水。

本品具有较高的脂溶性,其注射液为聚乙二醇的灭菌溶液。

本品在碱性溶液和酸性溶液中相当不稳定,分解时可放出氮气和二氧化碳。

本品为亚硝脲类烷化剂,抗瘤谱广、起效快、脂溶性高、解离度小、能透过血-脑脊液屏障。临床可用于治疗脑瘤、脑恶性肿瘤的转移、脑性白血病及霍奇金淋巴瘤等,对肺癌、乳腺癌、淋巴肉瘤、黑色素瘤及睾丸肿瘤也有一定疗效。

本品不良反应主要为恶心、呕吐及迟发的骨髓抑制、白细胞和血小板下降,并对肝、肾也有一定毒性。不要使此药与皮肤接触,以免引起炎症及色素沉着。

## 四、甲磺酸酯及多元醇类

甲磺酸酯及多元醇类药物属于非氮芥类烷化剂。甲磺酸酯是有机合成中使用较广泛的烷基化反应试剂。甲磺酸酯基是较好的离去基团,生成碳正离子或与生物大分子发生亲核取代反应进行烷基化,在研究过程中发现 1～8 个亚甲基的双甲磺酸酯是具有抗肿瘤活性双功能的烷化剂,其中活性最强的为 4 个亚甲基的化合物白消安(busulfan)。

用作抗肿瘤的多元醇类主要是卤代多元醇,如二溴卫矛醇(mitolactol)在体内通过脱去溴化氢,形成双环氧化物脱水卫矛醇(dianhydrogalactitol)而产生烷基化作用。二溴卫矛醇主要用于治疗胃癌、肺癌、结直肠癌、乳腺癌等。

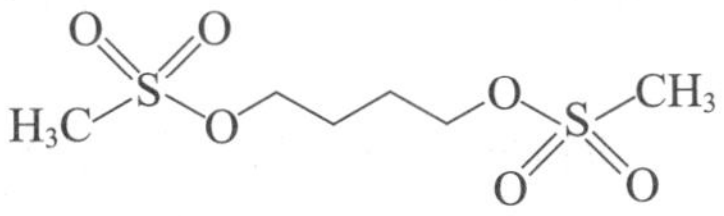

白消安

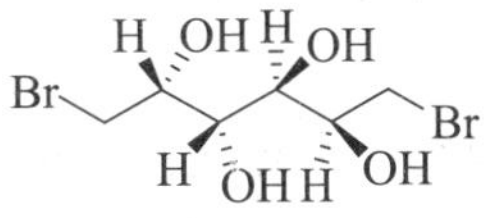

二溴卫矛醇

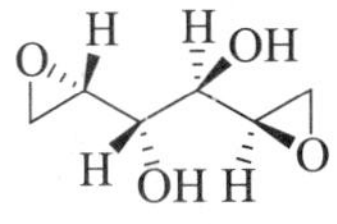

脱水卫矛醇

### 白　消　安

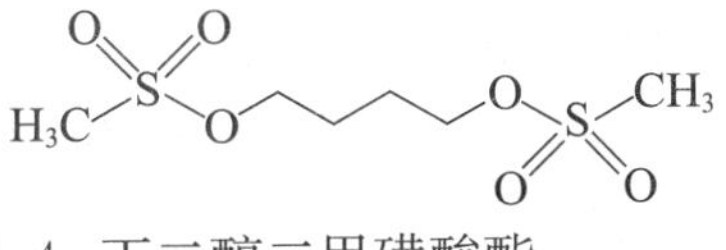

白消安(busulfan)化学名为 1,4 -丁二醇二甲磺酸酯。

本品为白色结晶性粉末,几乎无臭,熔点为 114～118 ℃。溶于丙酮,微溶于水和乙醇。本品为二甲磺酸脂的化合物,在水中微溶(1∶750)。

本品在碱性条件下水解生成丁二醇,再脱水生成具有乙醚特臭的四氢呋喃。

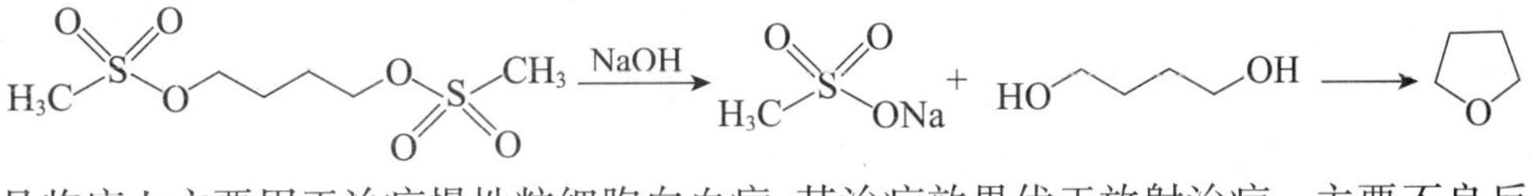

本品临床上主要用于治疗慢性粒细胞白血病,其治疗效果优于放射治疗。主要不良反应为消化道反应及骨髓抑制。

## 五、金属铂类配合物

自1969年首次报道顺铂(cisplatin)对动物肿瘤有强烈的抑制作用后,引起人们对金属配合物抗肿瘤研究的重视,合成了大量的金属化合物,其中有金、铂、锡、铑、钌等元素的配合物或络合物。近年已证实,铂、铑、钌、锗、锡等的化合物具有抗肿瘤活性,其中尤以铂的配合物引起人们的极大重视。对金属化合物的研究将成为抗肿瘤药物研究中较为活跃的领域之一。

顺铂(cisplatin)临床用于治疗膀胱癌、前列腺癌、肺癌、头颈部癌、乳腺癌、恶性淋巴癌和白血病等。目前顺铂已被公认为是治疗睾丸癌和卵巢癌的一线药物。与甲氨蝶呤、环磷酰胺等有协同作用,无交叉耐药性,并有免疫作用。本品水溶性差,且仅能注射给药,缓解期短,并伴有严重的肾毒性、胃肠道毒性、耳毒性及神经毒性,长期使用会产生耐药性。

为了克服顺铂的缺点,用不同的胺类(乙二胺、环己二胺等)和各种酸根(无机酸、有机酸)与铂(Ⅱ)络合,合成一系列铂的配合物。卡铂(carboplatin)治疗小细胞肺癌、卵巢癌的效果比顺铂好,对膀胱癌、头颈部癌的效果不如顺铂。奥沙利铂(oxaliplatin)属于新的铂类衍生物,没有顺铂的肾毒性,也无卡铂的骨髓毒性,但出现种属特异的心脏毒性。用于经氟尿嘧啶治疗失败后的结直肠癌转移的患者,可单独或联合氟尿嘧啶使用。

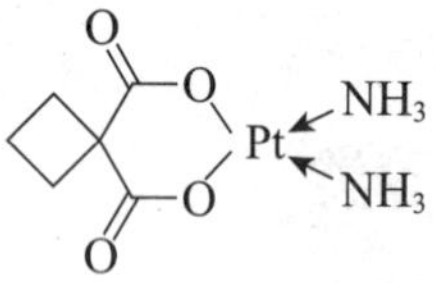

卡铂

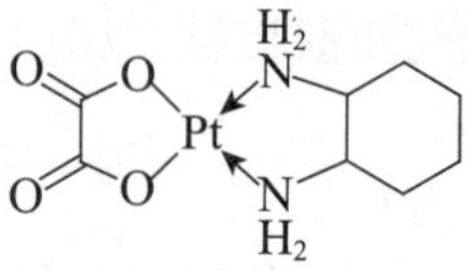

奥沙利铂

### 顺　铂

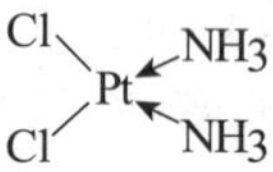

顺铂(cisplatin)化学名为(*Z*)-二氨二氯铂,又称顺氯氨铂。

本品为亮黄色或橙黄色的结晶性粉末;无臭;易溶于二甲基亚砜,略溶于二甲基甲酰胺,微溶于水中,不溶于乙醇。

本品在室温条件下,在光和空气中稳定,加热至170 ℃时即转化为反式,溶解度降低,颜色发生变化,继续加热至270 ℃熔融,同时分解成金属铂。对光和空气不敏感,室温条件下可长期储存。

本品水溶液不稳定,能逐渐水解,生成水合物Ⅰ和水合物Ⅱ,进一步水解生成无抗肿瘤活性且有剧毒的低聚物Ⅰ与低聚物Ⅱ,此两种物质在0.9%氯化钠溶液中不稳定,可迅速完全转化为顺铂,因此临床上不会导致中毒危险。临床上顺铂通常配成每毫升含1 mg的顺铂、9 mg氯化钠和10 mg甘露醇的溶液,通过静脉注射给药。

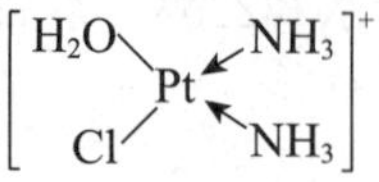

水合物Ⅰ

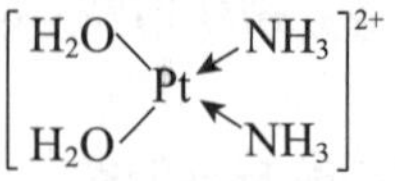

水合物Ⅱ

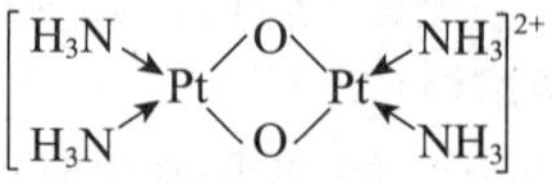

低聚物Ⅰ

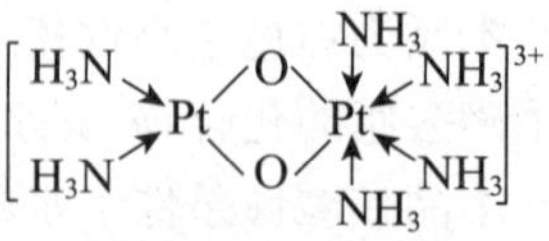

低聚物Ⅱ

本品临床用于治疗膀胱癌、前列腺癌、肺癌、头颈部癌、乳腺癌、恶性淋巴癌和白血病等,目前本品已被公认为是治疗睾丸癌和卵巢癌的一线药物。

# 第二节 抗代谢药物

抗代谢药物通过抑制DNA合成所需的叶酸、嘌呤、嘧啶及嘧啶核苷酸途径，从而抑制肿瘤细胞的生存和复制所必需的代谢途径，导致肿瘤细胞死亡。抗代谢药物的结构与代谢物很相似，故将代谢物的结构进行细微改变可得到大多数抗代谢药物。由于抗代谢药物的作用点不同，因此交叉耐药性相对较少。抗代谢药物在肿瘤的化学治疗上约占40%，抗瘤谱相对于烷化剂比较窄。常用的抗代谢药物有嘧啶类抗代谢物、嘌呤类抗代谢物、叶酸类抗代谢物等。

## 一、嘧啶类抗代谢物

嘧啶类抗代谢物(pyrimidine antimetabolites)主要有尿嘧啶和胞嘧啶衍生物。

尿嘧啶掺入肿瘤组织的速度较其他嘧啶快。利用生物电子等排原理，以氟原子代替尿嘧啶5位上的氢原子，得到氟尿嘧啶(fluorouracil)。

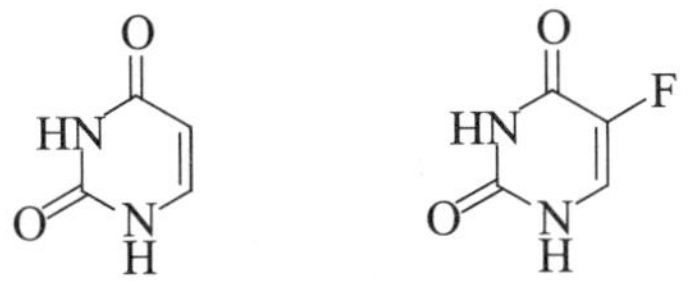


尿嘧啶　　氟尿嘧啶

氟尿嘧啶的抗瘤谱比较广，是治疗实体肿瘤的首选药物，毒性也相对较大。为了降低氟尿嘧啶的毒性，研制了大量的氟尿嘧啶衍生物，如替加氟(tegafur)和双呋氟尿嘧啶(difuradin)。其作用特点和适应证与氟尿嘧啶相似，但毒性较低，活性更强。去氧氟尿苷(doxifluridine)在体内被嘧啶核苷磷酸化酶作用，转化成氟尿嘧啶而发挥作用，该酶在肿瘤组织内的活性较正常组织高，因而对肿瘤具有选择性作用。

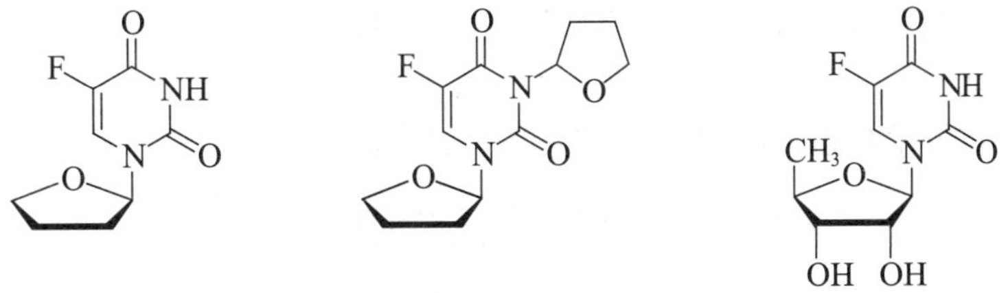


替加氟　　双呋氟尿嘧啶　　去氧氟尿苷

在研究尿嘧啶构效关系时发现，尿嘧啶4位的氧被氨基取代后得到胞嘧啶的衍生物，亦有较好的抗肿瘤作用，如阿糖胞苷(cytarabine)、吉西他滨(gemcitabine)。前者主要用于治疗急性白血病，特别是急性粒细胞白血病效果尤为显著；后者主要用于治疗胰腺癌和小细胞肺癌，也可用于治疗膀胱癌、乳腺癌及其他肿瘤。

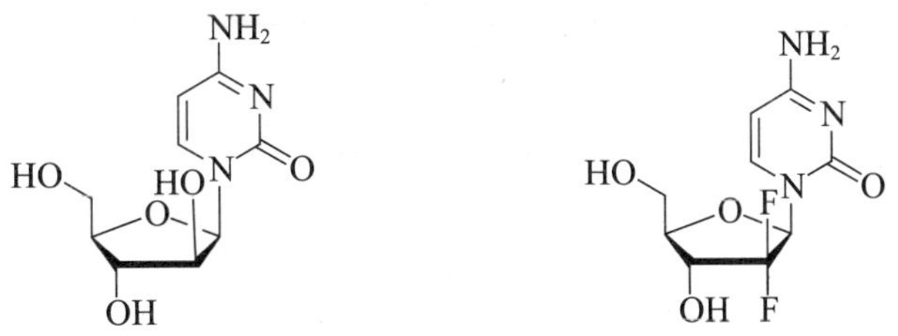


阿糖胞苷　　吉西他滨

### 氟尿嘧啶

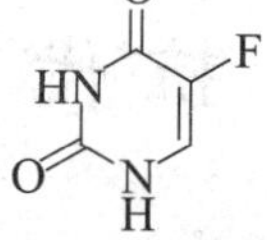


氟尿嘧啶(fluorouracil)化学名为5-氟-2,4(1*H*,3*H*)-嘧啶二酮,简称5-FU。

本品为白色或类白色结晶或结晶性粉末,熔点为281℃(分解)。略溶于水,微溶于乙醇,不溶于氯仿,可溶于稀盐酸或氢氧化钠溶液。

氟尿嘧啶在空气及水溶液中都非常稳定,在亚硫酸钠水溶液中较不稳定。首先亚硫酸氢根离子在双键上进行加成,形成5-氟-5,6-二氢-6-磺酸基尿嘧啶。该中间物也不稳定,若消去$SO_3H^-$或HF,则分别生成氟尿嘧啶和6-磺酸基尿嘧啶;若在强碱中,则开环,最后生成2-氟-3-脲丙烯酸和氟丙醛酸。

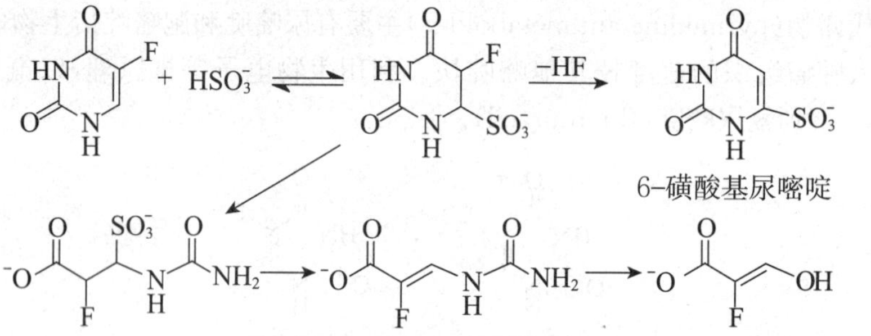


本品水溶液与溴试液作用,可使溴试液颜色消失;与氢氧化钡溶液作用,生成紫色沉淀。

从化学结构看,本品是尿嘧啶5位上H被F取代的产物。用氟原子取代尿嘧啶中的氢原子后,由于C-F键特别稳定,在代谢过程中不易断裂,在分子水平与正常代谢物竞争性占据胸腺嘧啶合成酶(TS),使酶失去生物活性,从而抑制DNA的合成;也可欺骗性地掺入生物大分子中,使其失去活性,导致肿瘤细胞的致死合成,最后导致肿瘤细胞死亡。本品抗瘤谱比较广,对治疗绒毛膜上皮癌及侵蚀性葡萄胎有显著疗效,对治疗结肠癌、直肠癌和乳腺癌、头颈部癌等有效,是治疗实体肿瘤的首选药物。

本品可引起严重的消化道反应和骨髓抑制等不良反应。

## 二、嘌呤类抗代谢物

腺嘌呤和鸟嘌呤是DNA和RNA的重要组分,次黄嘌呤是腺嘌呤和鸟嘌呤生物合成的重要中间体。嘌呤类抗代谢物(purine antimetabolite)主要为次黄嘌呤和鸟嘌呤的衍生物。最早应用的这类药物是巯嘌呤(mercaptopurine),该药存在耐药、水溶性差和起效慢的缺点,为改善水溶性,在巯基上以二硫键引入磺酸基,合成巯嘌呤的前体药物,即具有水溶性的磺巯嘌呤钠(sulfomercaprine sodium,溶癌呤)。在体内遇酸或遇巯基化合物均可分解成巯嘌呤而产生抗肿瘤作用。因为肿瘤组织pH较低,巯基化合物含量较高,故对肿瘤有选择性。

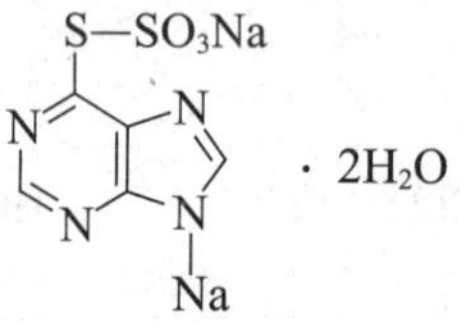


磺巯嘌呤钠

根据巯嘌呤在体内能抑制嘌呤核苷酸合成的原理,对鸟嘌呤的结构进行类似的改造,同样得到硫鸟嘌呤(thioguanine,6-TG)。喷司他丁(pentostatin)对腺苷酸脱氨酶有强抑制作用。

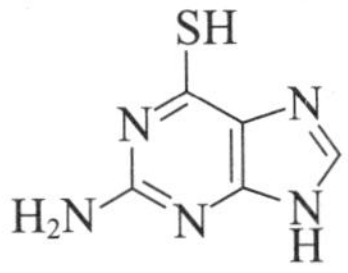

硫鸟嘌呤

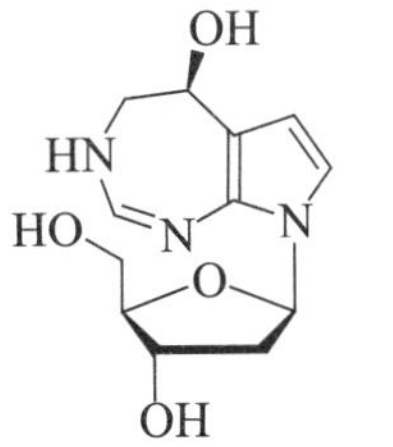

喷司他丁

## 巯嘌呤

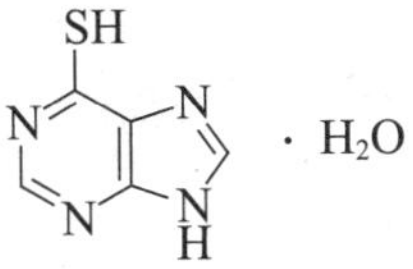

巯嘌呤(mercaptopurine)化学名为6-嘌呤硫醇一水合物,简称6-MP。

本品为黄色结晶性粉末;无臭,味微甜。极微溶于水和乙醇,几乎不溶于乙醚。遇光易变色。

本品溶于氨溶液后,加入硝酸银试剂,即生成白色银盐沉淀。此沉淀不溶于硝酸,可用于本品的鉴别。

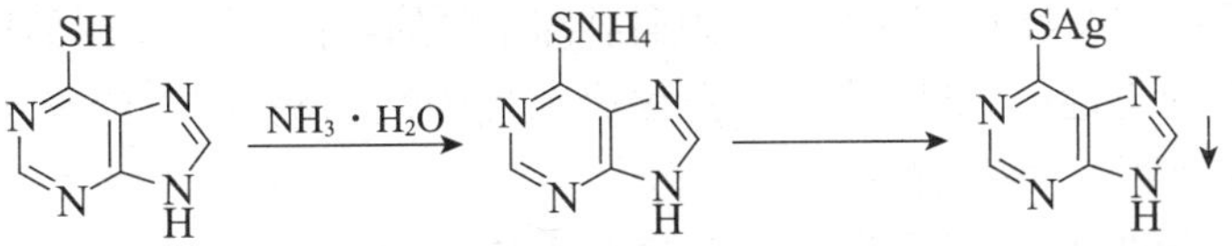

腺嘌呤和鸟嘌呤是DNA和RNA的重要组成部分,次黄嘌呤是腺嘌呤和鸟嘌呤生物合成的中间体。嘌呤类抗代谢抗肿瘤药主要是次黄嘌呤和鸟嘌呤的衍生物。本品结构与体内活性物质次黄嘌呤相似,在体内经酶促作用转变为有活性的6-硫代次黄嘌呤核苷酸,作为次黄嘌呤核苷酸的伪物质而抑制腺酰琥珀酸合成酶和肌苷酸脱氢酶的作用,从而干扰DNA和RNA的合成。

临床用于治疗急性白血病效果较好,对慢性粒细胞白血病的治疗也有效;用于绒毛膜上皮癌和侵蚀性葡萄胎的治疗。另外,对恶性淋巴瘤、多发性骨髓瘤也有一定疗效。

本品不良反应为食欲下降、恶心、呕吐、腹泻、口腔炎、口腔溃疡、白细胞减少和血小板下降,严重者可有全血象抑制。

# 三、叶酸类抗代谢物

叶酸(folic acid)是核酸生物合成的代谢物,也是红细胞发育生长的重要因子,临床用作抗贫血药。叶酸缺乏时,白细胞减少,因此叶酸的拮抗剂可用于缓解急性白血病,如甲氨蝶呤(methotrexate)。

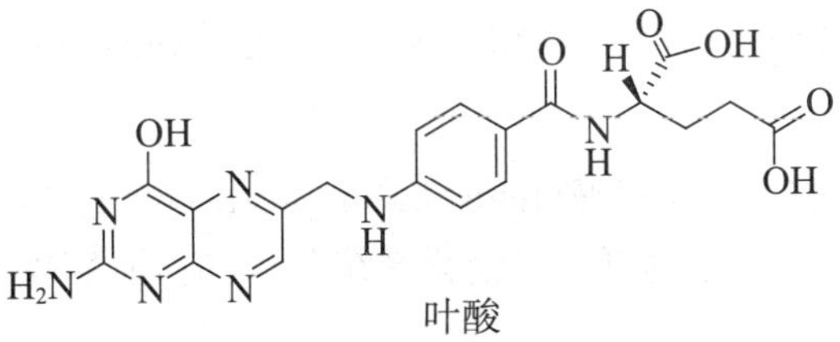

叶酸

## 甲氨蝶呤

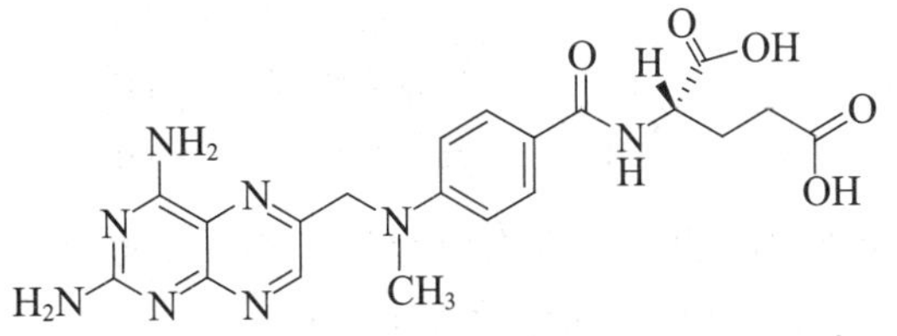

甲氨蝶呤(methotrexate)化学名为L-(+)-*N*-[4-[[(2,4-二氨基-6-蝶啶基)甲基]甲氨基]苯甲酰基]谷氨酸。

本品为橙黄色结晶性粉末。几乎不溶于水、乙醇、氯仿和乙醚，易溶于稀碱溶液，溶于稀盐酸。

甲氨蝶呤在强酸溶液中不稳定，酰胺基会水解，生成谷氨酸及蝶呤酸而失去活性。

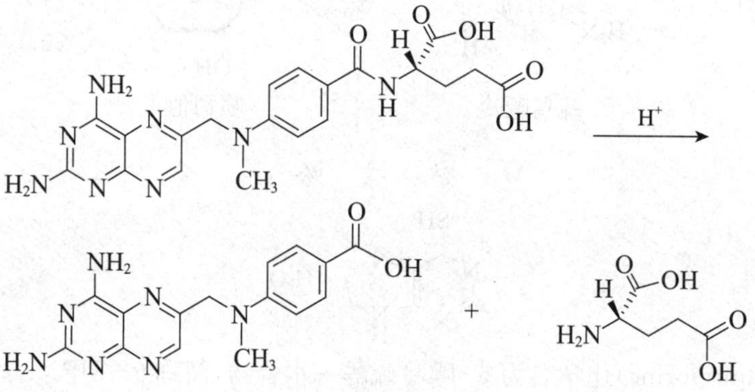

本品与二氢叶酸还原酶的亲和力比二氢叶酸强1000倍，几乎是不可逆地和二氢叶酸还原酶结合，使二氢叶酸不能转化为四氢叶酸，从而影响辅酶F的生成，干扰胸腺嘧啶脱氧核苷酸和嘌呤核苷酸的合成，因而均抑制DNA和RNA的合成，阻碍肿瘤细胞的生长，具有广泛的抗癌活性谱。

本品主要用于治疗急性白血病、绒毛膜上皮癌和侵蚀性葡萄胎，对治疗头颈部肿瘤、乳腺癌、宫颈癌、消化道癌和恶性淋巴癌也有一定的疗效。

[要点：抗代谢抗肿瘤药物的三大作用位点：嘌呤、嘧啶、叶酸]

**课堂互动：**本品可以看成是有叶酸蝶啶基中的羟基被氨基取代后的叶酸衍生物。叶酸是核酸生物合成的代谢物，也是红细胞发育的重要因子，临床用作抗贫血药。比较本品与叶酸化学结构的区别，进一步理解代谢拮抗的机制。

# 第三节 抗肿瘤天然药物及其他抗肿瘤药物

## 一、抗肿瘤植物药有效成分及其衍生物

抗肿瘤植物药指来源于植物的具有抗肿瘤作用的药物，其有效成分以生物碱占多数，虽然表现出良好的抗肿瘤活性，但来源有限，不良反应较大，因此有针对性地对天然有效成分进行结构修饰，得到疗效更好、毒性更小的半合成衍生物，这些药物已成为抗肿瘤药物的一个重要组成部分。

### (一)喜树碱类

喜树碱(camptothecin)和羟基喜树碱(hydroxycamptothecin)是从我国特有珙桐科植物喜树中分离得到的含五个稠合环的内酯生物碱。对消化系统肿瘤和白血病等有较好疗效。毒性大，水溶性较差阻碍其临床应用。

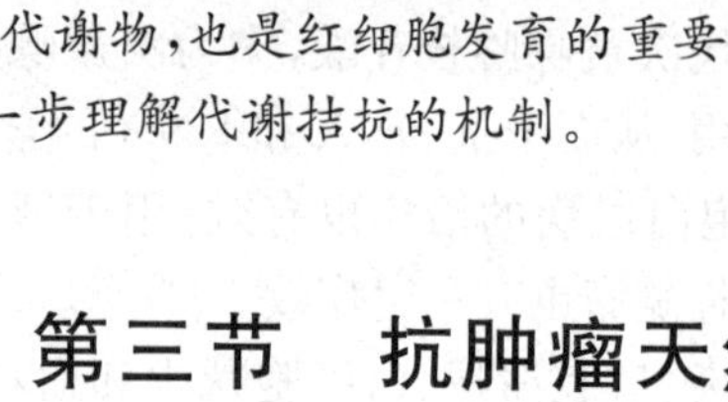

| | $R_1$ | $R_2$ |
|---|---|---|
| 喜树碱 | —H | —H |
| 羟基喜树碱 | —OH | —H |
| 拓扑替康 | —OH | $—CH_2N(CH_3)_2$ |

拓扑替康(topotecan)为喜树碱的半合成水溶性衍生物。主要用于转移性卵巢癌的治疗。对治疗小细胞肺癌、乳腺癌、结肠癌、直肠癌的疗效也比较好。

### (二) 鬼臼毒素类

鬼臼毒素(podophyllotoxin)是喜马拉雅鬼臼和美鬼臼的根茎中的主要生物碱，是一种有效的抗肿瘤成分。由于不良反应严重而不能用于临床，经结构改造得到依托泊苷(etoposide)和替尼泊苷(teniposide)。

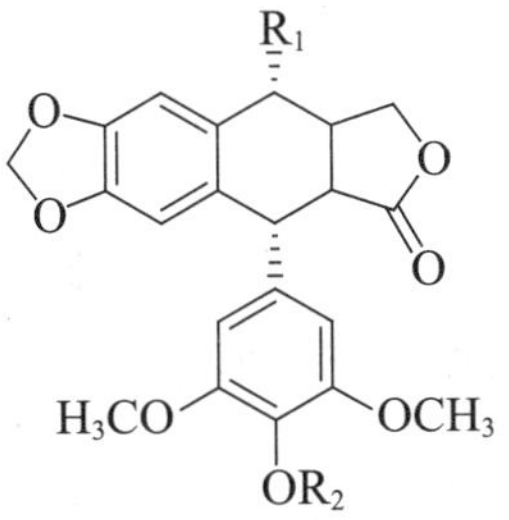


| | $R_1$ | $R_2$ |
|---|---|---|
| 鬼臼毒素 | —OH | $—CH_3$ |
| 依托泊苷 | 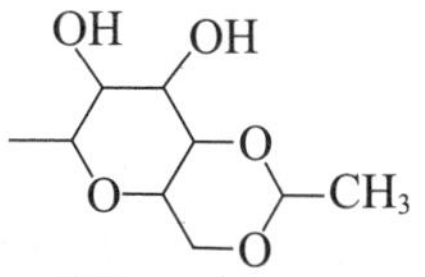 | —H |
| 替尼泊苷 | 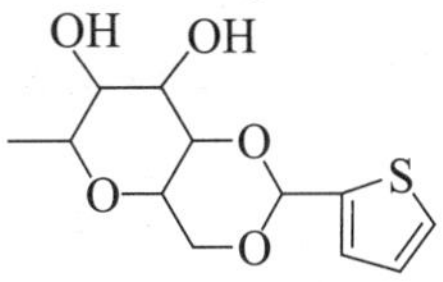 | —H |

依托泊苷和替尼泊苷剂量相等时，替尼泊苷的活性大于依托泊苷，依托泊苷的化疗指数较高。依托泊苷因疗效显著，为小细胞肺癌化疗首选药物；替尼泊苷脂溶性高，可透过血-脑脊液屏障，为脑瘤的首选药物。

### (三) 长春碱类

长春碱类药物是从夹竹桃科植物长春花中分离得到的具有抗癌活性的生物碱。主要有长春碱(vinblastine)、长春新碱(vincristine)和半合成衍生物长春地辛(vindesine)。

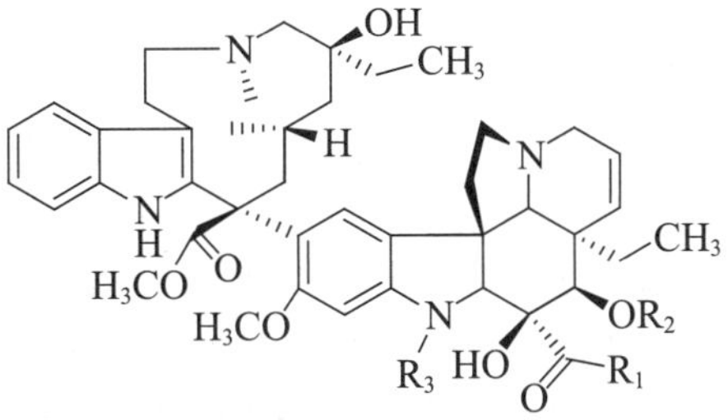


| | $R_1$ | $R_2$ | $R_3$ |
|---|---|---|---|
| 长春碱 | $—OCH_3$ | $—COCH_3$ | $—CH_3$ |
| 长春新碱 | $—OCH_3$ | $—COCH_3$ | —CHO |
| 长春地辛 | $—NH_2$ | —H | $—CH_3$ |

长春碱和长春新碱对淋巴细胞白血病有较好的治疗作用。长春地辛对急性淋巴细胞白血病及慢性粒细胞白血病有显著疗效，对小细胞肺癌、非小细胞肺癌、乳腺癌等也有较好疗效。

### (四) 紫杉烷类

紫杉醇(paclitaxel)最先是从美国西海岸短叶红豆杉的树皮中提取得到的具有紫杉烯环的二萜类化合物，主要用于治疗卵巢癌、乳腺癌及非小细胞肺癌。

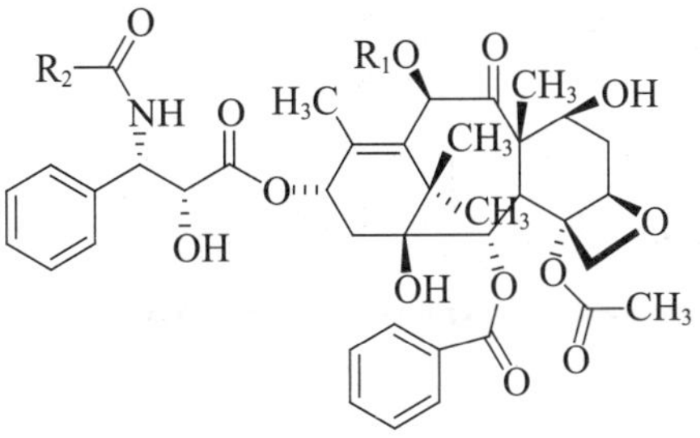


| | $R_1$ | $R_2$ |
|---|---|---|
| 紫杉醇 | $—COCH_3$ | 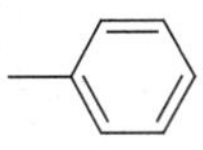 |
| 多西紫杉醇 | —H | $—OC(CH_3)_3$ |

紫杉醇在使用过程中出现了两个问题：①在数种红豆杉属植物中含量很低(最高约 0.02%)，加之紫杉生长缓慢，树皮剥去后不能再生，树木将死亡，使来源受到限制；②水溶性很差(0.03 mg/mL)，难以制成合适制剂。后来，在浆果紫杉的新鲜叶子中提取得到紫杉醇前体 10-去乙酰浆果赤霉素(含量约 0.1%)，并以此进行半合成紫杉醇及其衍生物。

多西紫杉醇(docetaxel,紫杉特尔，多西他赛)是由 10-去乙酰基浆果赤霉素进行半合成得到的紫杉烷类抗肿瘤药物。其水溶性比紫杉醇好,抗肿瘤谱更广,对治疗除肾癌、结肠癌、直肠癌以外的其他实体瘤都有效。

## 二、抗肿瘤抗生素

抗肿瘤抗生素(antitumor antibiotics)是由微生物产生的具有抗肿瘤活性的化学物质。抗肿瘤抗生素大多是直接作用于 DNA 或嵌入 DNA 从而干扰模板,为细胞周期非特异性药物。

### (一) 多肽类抗生素

放线菌素 D(dactinomycin D)又称更生霉素,是由 L-苏氨酸、D-缬氨酸、L-脯氨酸、*N*-甲基甘氨酸、L-*N*-甲基缬氨酸组成的两个多肽酯环与母核的羧基相连而成。临床主要用于治疗肾母细胞瘤、恶性淋巴瘤、神经母细胞瘤以及绒毛膜上皮癌等。

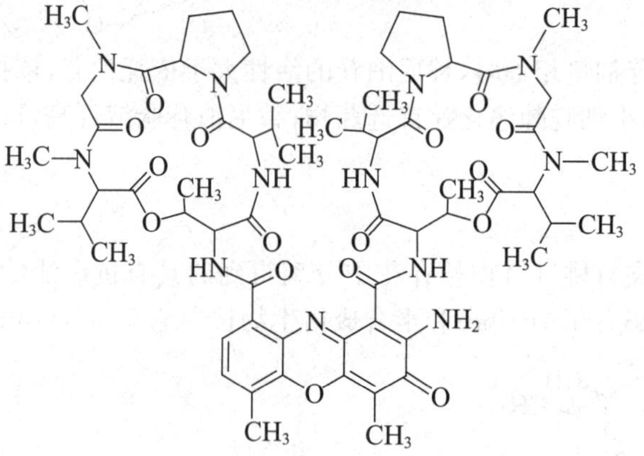

放线菌素D

博来霉素(bleomycin)又称争光霉素,为一类天然存在的水溶性碱性糖肽抗肿瘤抗生素。用于临床的是其混合物,其中以 $A_2$ 和 $B_2$ 为主要成分。国产的平阳霉素(pingyangmycin)是博来霉素经分离所获的纯品 $A_5$。博来霉素和平阳霉素抑制胸腺嘧啶核苷酸掺入 DNA,从而干扰 DNA 的合成。对鳞状上皮细胞癌、宫颈癌和脑癌的治疗都有效。

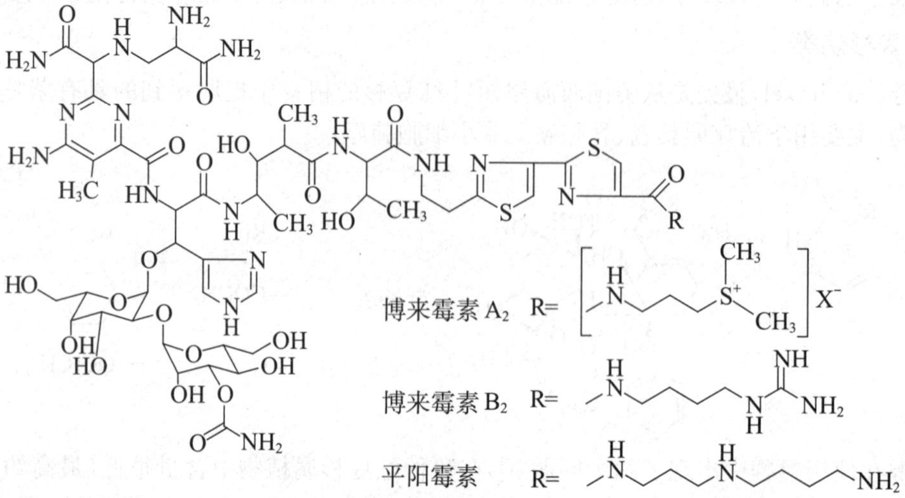

### (二) 蒽醌类抗生素及其衍生物

蒽醌类抗生素是 20 世纪 70 年代发展起来的抗肿瘤抗生素,主要有多柔比星(doxorubicin)、柔红霉素(daunorubicin)、表柔比星(epirubicin),它们均为蒽环糖苷抗生素。

蒽醌类抗生素的结构通式如下:

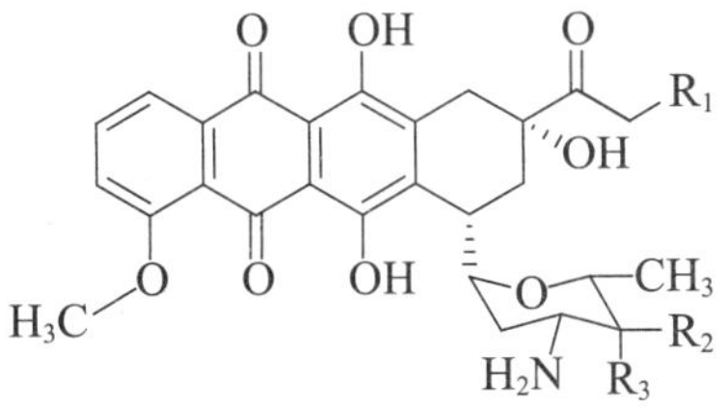

蒽醌类抗生素的用途如表 9-2。

**表 9-2　蒽醌类抗生素的用途**

| 药物名称 | $R_1$ | $R_2$ | $R_3$ | 用途 |
|---|---|---|---|---|
| 多柔比星 | —OH | —H | —OH | 乳腺癌、甲状腺癌、肺癌 |
| 柔红霉素 | —H | —H | —OH | 急性粒细胞白血病 |
| 表柔比星 | —OH | —OH | —H | 白血病和其他实体瘤 |

以多柔比星为基本结构进行新的抗肿瘤药物设计时,保留蒽醌为母核,利用其他有氨基(或烃胺基)的侧链代替氨基糖,保持活性而减小心脏毒性。氨基或烃胺基侧链对母核起稳定作用。成功得到合成蒽环类抗肿瘤药物米托蒽醌(mitoxantrone)、比生群(bisantrene)。

米托蒽醌用于治疗晚期乳腺癌,防止非霍奇金淋巴瘤和成人急性非淋巴细胞白血病的复发。无明显心脏毒性。

比生群抗瘤谱与米托蒽醌相似,对恶性淋巴瘤、卵巢癌、肺癌、肾癌、黑色素瘤和急性白血病的治疗有效。

丝裂霉素 C(mitomycin C)是从放线菌培养液中分离得到的另一种醌类抗生素,又称自力霉素。其对各种消化道癌有效。

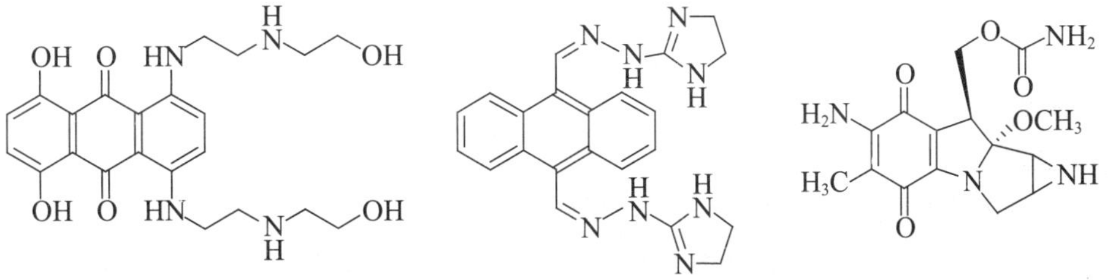

米托蒽醌　　比生群　　丝裂霉素C

## 三、基于肿瘤信号转导机制的药物

### (一) 蛋白激酶抑制剂

蛋白质磷酸化是多种信号传导中的重要环节,细胞内大部分重要的生命过程都涉及蛋白质磷酸化。蛋白激酶是一类磷酸转移酶,其作用是将 ATP 的 $\gamma$-磷酸基转移到底物特定的氨基酸残基,使蛋白质磷酸化,发挥其生理生化功能。通过设计蛋白激酶抑制剂(protein kinase inhibitors)干扰细胞信号转导通路,寻找疾病治疗药物。

蛋白酪氨酸激酶(protein tyrosine kinase,PTK)通过一系列反应影响细胞的生长、增殖和分化。多种肿瘤细胞蛋白酪氨酸激酶是有非常重要意义的抗肿瘤靶点。甲磺酸伊马替尼(imatinib mesylate)是第一个获得批准的蛋白酪氨酸激酶抑制剂,用于胃肠道间质肿瘤与慢性骨髓性白血病。吉非替尼(gefitinib)是一种选择性表皮生长因子受体酪氨酸激酶抑制剂,在细胞膜内与底物中的 ATP 竞争，抑制 PTK 磷酸化，阻断肿瘤细胞信号的转导，抑制肿瘤细胞的发展，诱导其凋亡。临床主要用于治疗非小细胞肺癌。

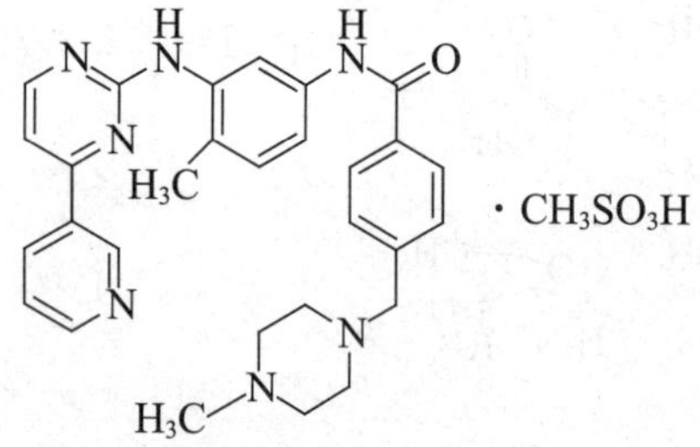

甲磺酸伊马替尼

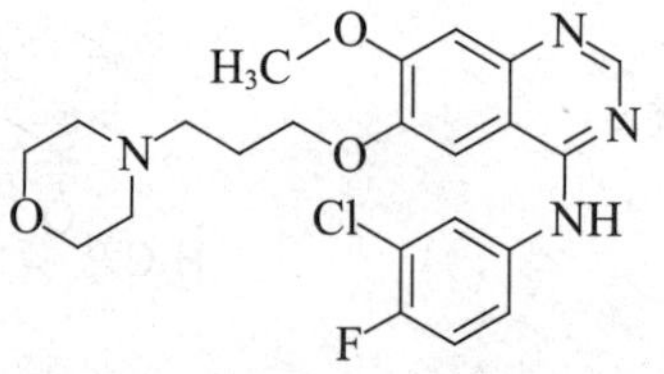

吉非替尼

**(二) 蛋白酶体抑制剂**

蛋白酶体(proteasomes)是广泛分布于真核细胞细胞质和细胞核中的多亚基大分子复合物，具有多种催化功能，可选择性地降解细胞内的蛋白质，是细胞代谢的重要组成部分。蛋白酶体抑制剂(proteasome inhibitors)通过阻断泛素-蛋白酶体通路，调控细胞周期和细胞凋亡相关蛋白的活性，激活或抑制原癌基因及抑癌基因的表达，从而间接或直接地影响各种恶性肿瘤的发生。硼替佐米(bortezomib)是目前唯一上市的蛋白酶体抑制剂，用于治疗多发性骨髓瘤和非霍奇金淋巴瘤。

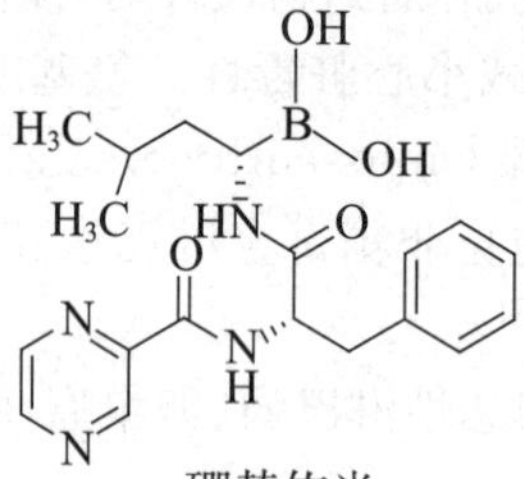

硼替佐米

# 习　　题

## 一、选择题

**(一) A 型题**

1. 烷化剂类抗肿瘤药物的结构类型不包括(　　)

   A. 氮芥类　B. 乙撑亚胺类　C. 亚硝基脲类　D. 硝基咪唑类　E. 金属铂类配合物

2. 抗肿瘤药物卡莫司汀属于(　　)

   A. 亚硝基脲类烷化剂　B. 氮芥类烷化剂　C. 嘧啶类抗代谢物　D. 嘌呤类抗代谢物　E. 叶酸类抗代谢物

3. 下列药物中不具酸性的是(　　)

   A. 维生素 C　B. 氨苄西林　C. 磺胺甲基嘧啶　D. 盐酸氮芥　E. 盐酸吗啡

4. 化学结构如下药物的名称为(　　)

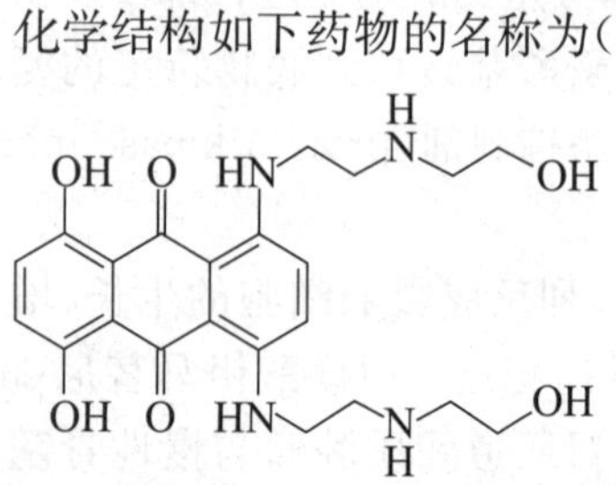

   A. 喜树碱　B. 甲氨蝶呤　C. 米托蒽醌　D. 长春瑞滨　E. 盐酸氮芥

5. 下列属于抗代谢类药物的是（　　）
   A. 盐酸氧化氮芥　B. 替加氟　C. 表柔比星
   D. 顺铂　E. 喜树碱
6. 通过诱导和促使微管蛋白聚合成微管，同时抑制所形成微管的解聚而产生抗肿瘤活性的药物是（　　）
   A. 多柔比星　B. 紫杉醇　C. 伊立替康　D. 鬼臼毒素　E. 喜树碱
7. 环磷酰胺主要用于（　　）
   A. 解热镇痛　B. 心绞痛的缓解和预防　C. 治疗淋巴肉瘤
   D. 治疗胃溃疡　E. 抗过敏
8. 下列属于烷化剂的药物是（　　）
   A. 氟尿嘧啶　B. 巯嘌呤　C. 甲氨蝶呤　D. 塞替派　E. 顺铂
9. 白消安属于（　　）抗癌药
   A. 抗生素　B. 烷化剂　C. 生物碱　D. 抗代谢类　E. 抗肿瘤抗生素
10. 氟尿嘧啶属于（　　）
   A. 氮芥类抗肿瘤药物　B. 烷化剂　C. 抗代谢抗肿瘤药物
   D. 抗生素类抗肿瘤药物　E. 金属铂类配合物

**（二）X 型题**

11. 烷化剂是一类可形成碳正离子或其他亲电性活性基团的化合物，通常具有的特征是（　　）
   A. 双 β-氯乙胺　B. 乙烯亚胺　C. 磺酸酯
   D. 亚硝基脲　E. 多肽
12. 按作用机制分类的抗肿瘤药物有（　　）
   A. 烷化剂　B. 抗代谢药物　C. 抗肿瘤抗生素
   D. 生物碱抗肿瘤药　E. 金属络合物
13. 下列属于烷化剂的抗肿瘤药物有（　　）
   A. 环磷酰胺　B. 塞替派　C. 巯嘌呤　D. 甲氨蝶呤　E. 三尖杉酯碱
14. 以下关于氟尿嘧啶的叙述，正确的是（　　）
   A. 遇溴试液，溴的红色消失　B. 可被硝酸氧化成亚磺酸
   C. 易水解脱氟　D. 遇强氧化剂重铬酸溶液，微热后生成氢氟酸
   E. 水解后显 α-氨基酸的反应
15. 常用的抗肿瘤抗生素有（　　）
   A. 多肽抗生素　B. 醌类抗生素　C. 青霉素类抗生素
   D. 氯霉素类抗生素　E. 氨基糖苷类抗生素

**二、问答题**

1. 试比较不同的氮芥类抗肿瘤药物的结构特征。
2. 为什么环磷酰胺的抗肿瘤选择性较高？
3. 硫鸟嘌呤、巯嘌呤和磺巯嘌呤钠的抗肿瘤作用机制是否相同？
4. 为什么氟尿嘧啶的抗肿瘤作用与其他卤代尿嘧啶衍生物相比较好？
5. 试分析顺铂的注射剂中加入氯化钠的作用。

第九章
参考答案

（顾宏霞　李双庆）

# 第十章　激素和降血糖药物

第十章课件

**学习目标**

1. 掌握各类典型代表药物的通用名、化学结构、理化性质。
2. 熟悉激素和降血糖药物的分类、结构特点、药理作用、临床应用及主要不良反应。
3. 了解甾体激素类药物的作用机制、药物的相互作用。
4. 能够熟练掌握类似结构的药物化学稳定性的判断及定性鉴别，能够根据所学药物的理化性质解决该类药物的调剂、制剂、分析检验、储存保管和使用中遇到的相关问题。
5. 对药物的水解和自动氧化等不稳定性以及本章典型药物的定性鉴别有基本的认识，掌握与本类药物生产、储存保管及合理使用相应的理论知识，为后续的药物合成、药物制剂、药物检验等专业课程学习打下基础。

激素(hormones)是由内分泌腺上皮细胞分泌的一类高效生物活性物质，经血液或淋巴液到达靶器官而发挥作用。一种激素一般只能作用于某个或某些靶器官或组织中的相应受体，在维持生命、调节机体新陈代谢、控制生育与发育、调节神经信号传导等方面具有重要的作用。激素分泌一旦失调，将会带来多种疾病，如发育不良、骨质疏松、血糖升高、生殖能力丧失等，甚至危及生命。

目前在人体内发现的激素种类很多，但只有那些结构确切、性质相对稳定、有治疗价值且能进行工业生产的激素才能被开发成药物。本章主要介绍甾体激素类药物、胰岛素及口服降血糖药。

## 第一节　甾体激素

### 一、概　述

甾体激素是在研究哺乳动物内分泌系统时发现的内源性物质，主要包括由肾上腺皮质分泌的肾上腺皮质激素(糖皮质激素、盐皮质激素)和由性腺分泌的性激素(雌激素、雄激素和蛋白质同化激素、孕激素)，在维持生命、调节性功能、机体发育、免疫调节、治疗皮肤疾病和生育控制等方面具有极其重要的意义。

---

**知识链接**

**性激素与肾上腺皮质激素**

1927年，德国生理学家丛德克(B. Zondek)和阿施海姆(S. Aschheim)发现孕妇尿中有一种提取物，该提取物注射到雌鼠体内能引起它们发情，该提取物现被称为人绒毛膜促性腺激素(HCG)，并以此诊断早期妊娠。1929 年，德国有机和生物化学家布特南特(A. Butenandt)从孕妇尿液中分离出雌酮，并证明是性激素，迈出了研究性激素化学性质的关键一步。布特南特因此于 1939 年获得了诺贝尔化学奖。

赖希施泰因(T. Reichstein)和肯德尔(E. C. Kendall)是肾上腺皮质激素的著名研究者。1949 年，亨奇(P. S. Hench)医师将可的松用于治疗类风湿关节炎并获得成功。由于他们在糖皮质激素方面的工作成就，三人于 1950 年获得了诺贝尔生理学或医学奖。

---

甾体激素具有环戊烷并多氢菲的母核，称为甾环，其中 A、B、C 环为六元环，D 环为五元环。甾体激素按化学结构又可分为雌甾烷、雄甾烷和孕甾烷三大类。

当甾环 $C_{13}$ 位有一个甲基取代时为雌甾烷；当 $C_{10}$、$C_{13}$ 位均有甲基时为雄甾烷；当$C_{10}$、$C_{13}$ 位均有甲基，$C_{17}$ 位又有乙基时则为孕甾烷。

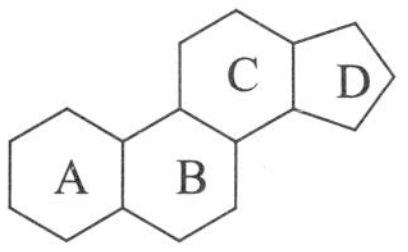
甾环

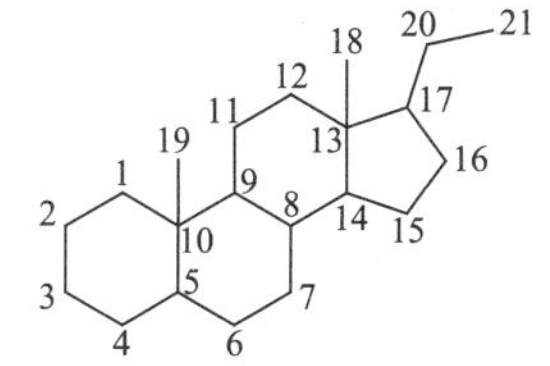
甾类结构

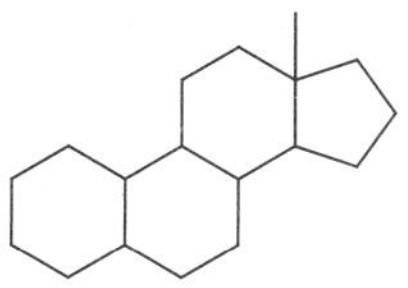
雌甾烷

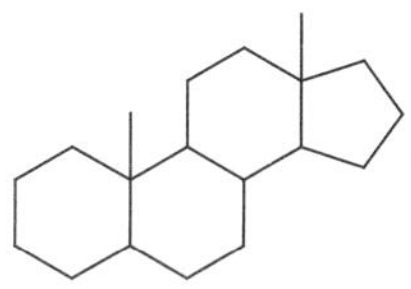
雄甾烷

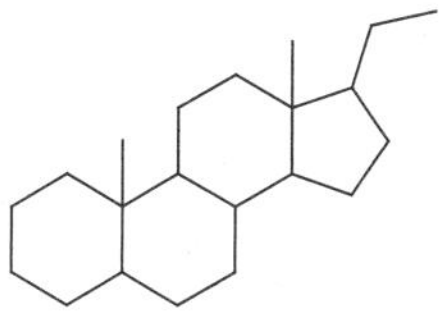
孕甾烷

[要点：雌甾烷、雄甾烷、孕甾烷结构以甾核之上所连的侧链区分]

## 二、雌　激　素

### (一) 概述

雌激素是最早发现的甾体激素，由雌性动物卵泡分泌。天然的雌激素有雌二醇(estradiol)、雌酮(estrone)和雌三醇(estriol)，其中雌二醇的活性最强，雌酮其次，雌三醇最小。在酶的作用下，雌二醇、雌酮在体内可以相互转化，最终代谢成雌三醇。

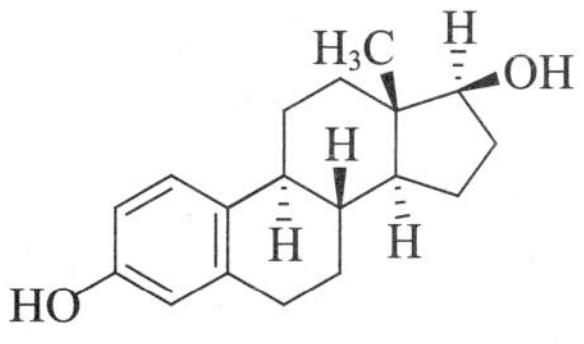
雌二醇

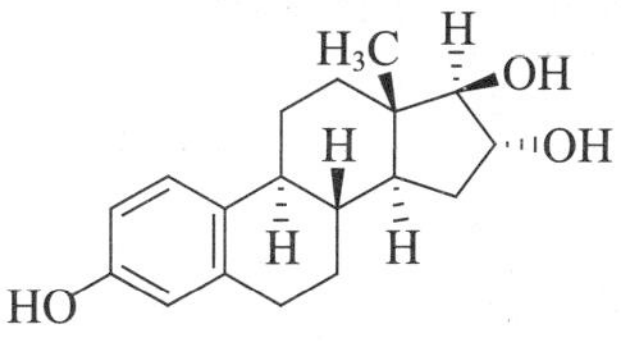
雌三醇

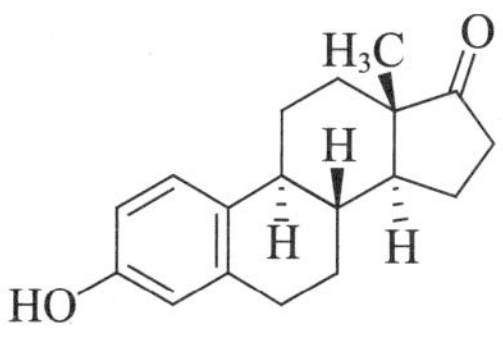
雌酮

雌二醇肌内注射起效迅速，但在胃肠道和肝中被迅速破坏，故口服无效。经结构改造得到长效、高效、可口服的衍生物，如将雌二醇 $C_3$ 位羟基酯化，得到苯甲酸雌二醇(estradiol benzoate)；或将 $C_{17}$ 羟基酯化，制成戊酸雌二醇(estradiol valerate)，均可延长作用时间。在 $C_{17}$ 位引入乙炔基增加位阻，使得其 17β-羟基在肝中代谢受阻，在胃肠道也可抵御微生物的降解作用，稳定性增加，可口服，如炔雌醇(ethinylestradiol)。将炔雌醇 $C_3$ 位羟基进一步醚化，得到炔雌醇-3-环戊醚(quinestrol)等，不但稳定性增加，而且脂溶性增加，药物可储存在人体的脂肪中缓慢释放成为长效口服制剂(表 10-1)。

表 10-1 雌二醇的衍生物

| 药物名称 | 药物结构 | 主要作用 |
| --- | --- | --- |
| 炔雌醇<br>(ethinylestradiol) | 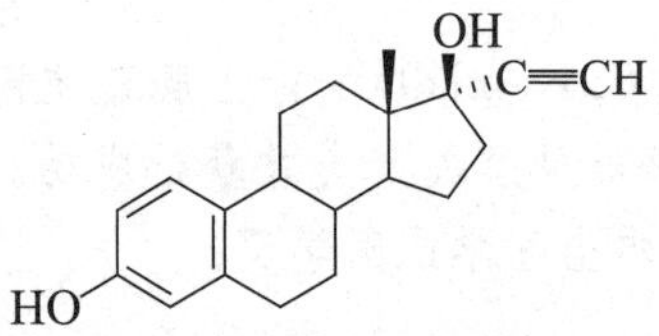 | 用于治疗月经不调、子宫发育不全、前列腺癌等,口服避孕药中最常用的雌激素 |
| 炔雌醇-3-环戊醚<br>(quinestrol) | 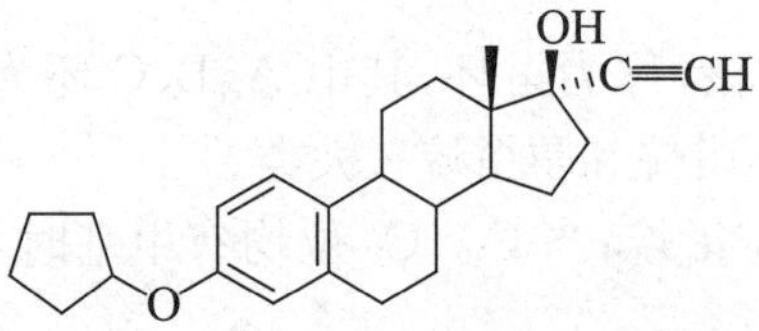 | 本品与孕激素合用,可作为口服长效避孕药 |
| 苯甲酸雌二醇<br>(estradiol benzoate) | 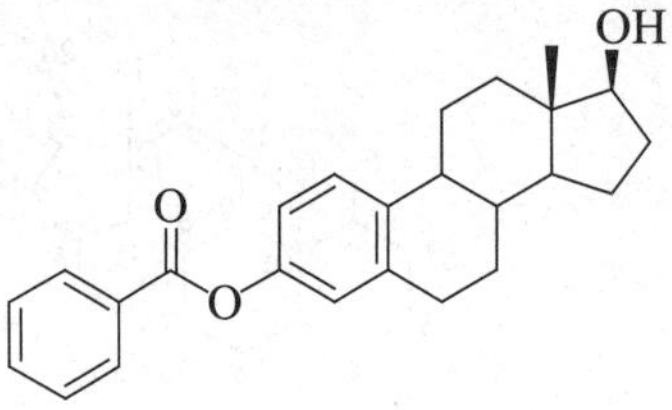 | 补充雌激素不足,如萎缩性阴道炎、女性性腺的功能不良等;也用于晚期前列腺癌的治疗。与孕激素类药物合用,能抑制排卵 |
| 戊酸雌二醇<br>(estradiol valerate) | 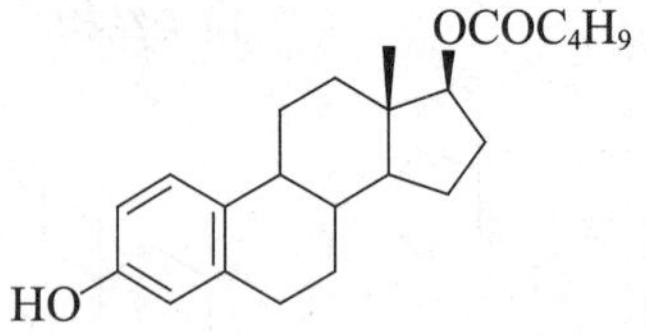 | 补充雌激素不足,如萎缩性阴道炎、女性性腺功能不良、闭经、围绝经期综合征等;也用于晚期前列腺癌的治疗 |

雌激素天然来源有限,而且人工合成复杂。通过对雌激素的构效关系研究,发现许多非甾体化合物显示雌激素活性。反式己烯雌酚的空间结构与天然的雌激素结构非常类似,能产生与天然雌激素相同的药理与治疗作用,并且可口服。

在非甾体雌激素的研究过程中,科学家发现一些具有二苯乙烯和三苯乙烯的分子有弱的雌激素作用,由此发展了一类选择性雌激素受体调节剂,既能在乳腺或子宫阻断雌激素的作用,又能作为雌激素样分子保持骨密度,降低血浆胆固醇水平,呈现组织特异性地活化雌激素受体和抑制雌激素受体双重活性的一类化合物,常被称为抗雌激素药物。该类药物多具有三苯乙烯的结构,主要药物有氯米芬、枸橼酸他莫昔芬、雷洛昔芬等(表 10-2)。

表 10-2 选择性雌激素受体调节剂

| 药物名称 | 药物结构 | 主要作用 |
| --- | --- | --- |
| 氯米芬<br>clomifene | 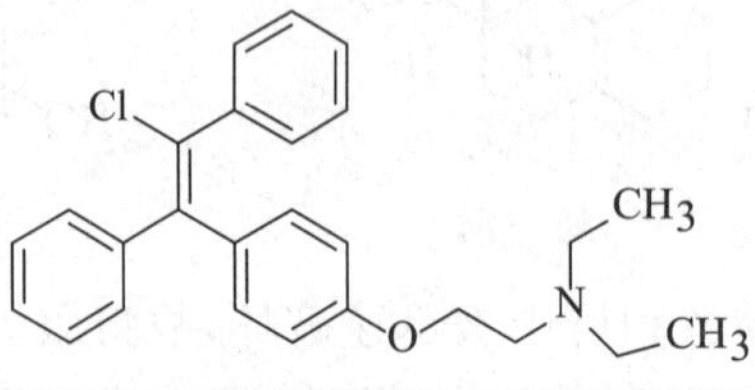 | 治疗雌激素依赖型乳腺癌、无排卵型不育症和精子缺乏型男性不育症等;也用于治疗避孕药引起的闭经及月经紊乱等 |
| 他莫昔芬<br>tamoxifen | 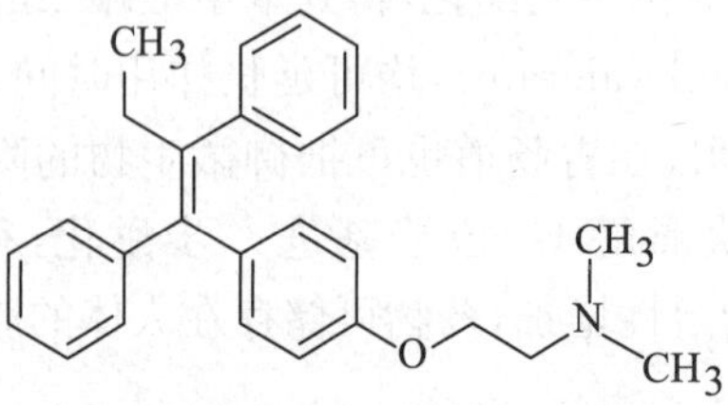 | 治疗晚期乳腺癌和卵巢癌,对雌激素受体阳性者效果更好 |

续表

| 药物名称 | 药物结构 | 主要作用 |
|---|---|---|
| 雷洛昔芬<br>raloxifene | 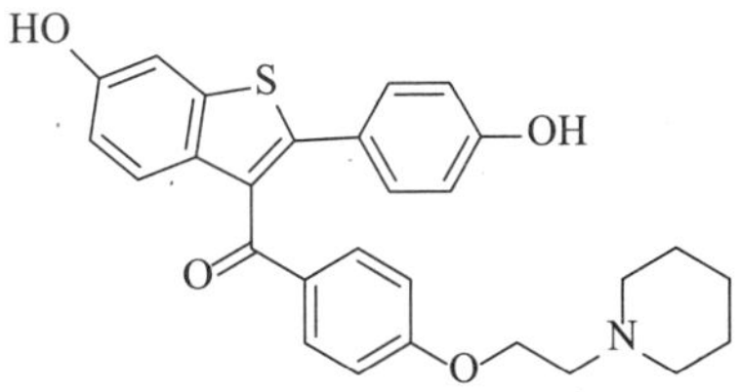 | 防治妇女绝经后骨质疏松，也用于雌激素依赖型乳腺癌的治疗 |

### (二) 典型药物

#### 雌 二 醇

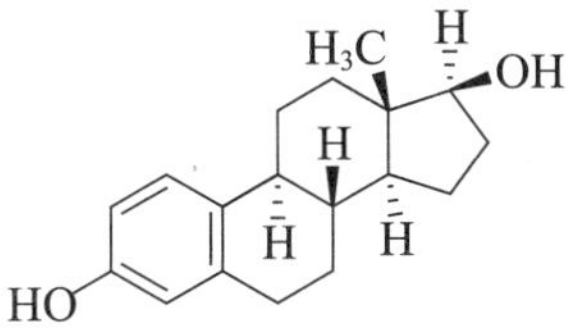

雌二醇(estradiol)化学名为雌甾-1,3,5(10)-三烯-3,17$\beta$-二醇。

本品为白色或乳白色结晶性粉末，无臭。不溶于水，略溶于乙醇，溶于丙酮和二氧六环。熔点为175～180 ℃。比旋度为+75°～+82°(1%二氧六环溶液)，在波长280 nm处有最大吸收性。

本品具有酚羟基，为弱酸性，可与氢氧化钠反应生成盐。

本品与硫酸作用显黄绿色荧光，加三氯化铁呈草绿色，再加水稀释，则变为红色。

本品溶于氢氧化钾溶液中，与对氨基苯磺酸的重氮盐反应，溶液显深红色。

本品可促进和调节女性性器官和第二性征的正常发育。临床用于治疗卵巢激素不足或卵巢功能不全引起的各种症状，如功能性子宫出血、子宫发育不全、原发性闭经、月经失调、围绝经期综合征等；也用于前列腺癌的治疗。

#### 己 烯 雌 酚

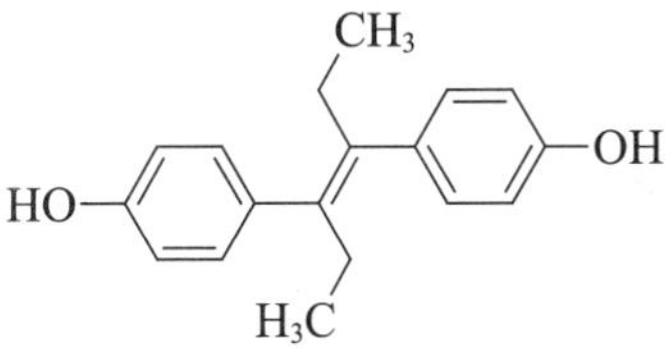

己烯雌酚(diethylstilbestrol)化学名为($E$)-4,4′-(1,2-二乙基-1,2-亚乙烯基)双苯酚。

本品为无色结晶或白色结晶性粉末，几乎无臭。易溶于乙醇、乙醚或脂肪油，微溶于氯仿，几乎不溶于水，在稀氢氧化钠溶液中溶解。熔点为169～172 ℃。

本品与硫酸作用显橙黄色，加水稀释后颜色消失。

本品的稀乙醇溶液加三氯化铁试液，生成蓝绿色络合物，缓慢变成黄色。

本品含有酚羟基，在空气中易氧化变质，故应遮光、密闭保存。

本品是人工合成的雌二醇代用品，为非甾体雌激素类药物，作用类似于雌二醇，可口服。本品为反式异构体，顺式异构体活性很低。临床用于治疗卵巢功能不全或垂体功能异常引起的子宫发育不全、功能性子宫出血，还可用于退奶等。

**知识链接**

**雌激素受体的发现**

1957年，美国生物化学家詹森（Elwood Jensen）将氚标记的雌二醇注射到未成年雌性大鼠体内以追踪其在体内的分布与滞留。实验发现，雌二醇在子宫和阴道里可保存较长时间，于是提出雌激素通过与这些器官内特定物质结合而发挥效应，并将这种物质命名为亲雌激素蛋白。其后他与戈尔斯基（James Gorski）等人的深入研究发现，雌二醇穿过细胞膜进入细胞后与雌激素受体结合形成复合物，进而迁移至细胞核，与特定DNA序列结合，启动靶基因表达而发挥作用。这一发现为激素受体的研究奠定了基础，詹森也因此被科学界称为核受体之父。

现在的研究表明，女性体内有400多个部位含有雌激素受体，主要分布在子宫、阴道、乳房、盆腔、皮肤、膀胱、尿道、骨骼和大脑。正因为雌激素作用范围如此之广，人们才用“女大十八变”来形容女孩青春期发育所发生的全身生理和心理的变化。也正因如此，当女性进入更年期之后，随着雌激素分泌大量减少，这400多处受体所在的器官组织都随之发生变化：子宫、阴道、乳房萎缩，皮肤缺少弹性，骨质疏松出现，冠心病发病率升高等。若较严重的症状集中发生，则形成更年期综合征。

## 三、雄激素和蛋白质同化激素

雄激素和蛋白质同化激素都属于雄甾烷类药物。雄甾烷类药物的结构特征为4-烯-3-酮，有18、19位角甲基，17位有羟基或其衍生物。

### （一）雄激素

雄激素可促进男性性征和生殖器官发育，并保持其成熟状态。可减少女性雌激素分泌，有抗雌激素作用。雄激素能显著促进蛋白质合成（同化作用），减少氨基酸分解（异化作用），使肌肉增长，体重增加，降低氮质血症，同时出现水、钠、钙、磷潴留。当骨髓功能低下时，大剂量雄激素可促进细胞生长，也可能是直接刺激骨髓造血功能。

天然雄性激素以睾酮（testosterone）的活性最强，但作用时间短，易在消化道被破坏而口服无效，一般采用其油溶液肌内注射。为了寻找能口服、长效、高效、毒性小的药物，在睾酮的17α位引入甲基增大位阻，得到口服的甲睾酮（methyltestosterone）；或将17β-羟基酯化，增大脂溶性，达到延效的目的，得到丙酸睾酮（testosterone propionate）等。

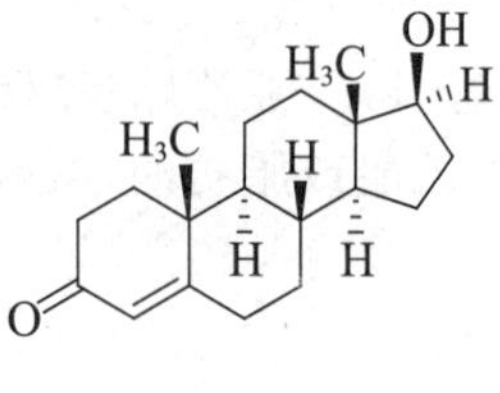

睾酮

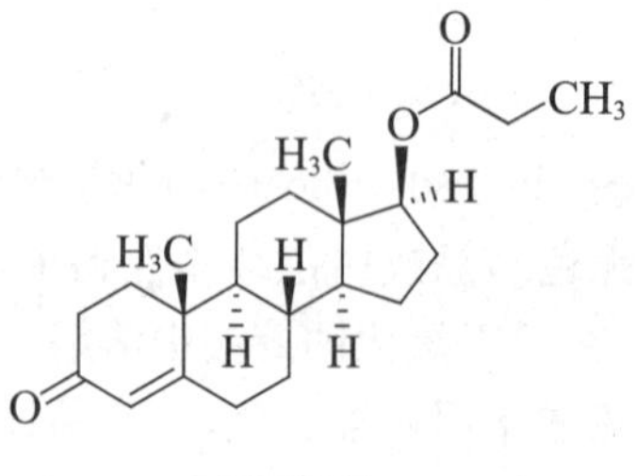

丙酸睾酮

甲 睾 酮

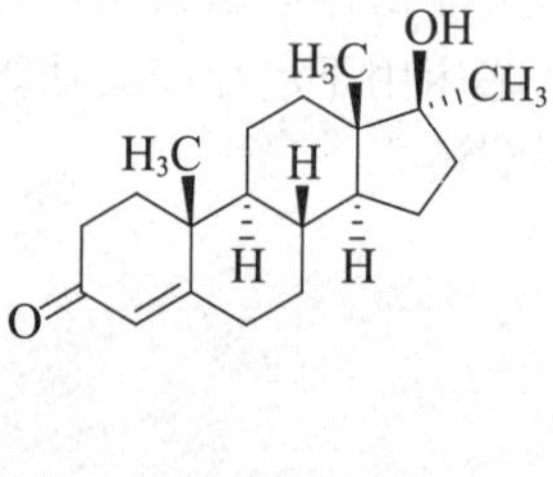

甲睾酮(methyltestosterone)化学名为 17α-甲基-17β-羟基雄甾-4-烯-3-酮。

本品为白色或类白色结晶性粉末;无臭,无味;微有引湿性。遇光易变质。不溶于水,易溶于乙醇、丙酮或氯仿,略溶于乙醚,微溶于植物油。熔点为 163~167 ℃。比旋度为+79°~+85°(1%乙醇溶液)。

本品加硫酸-乙醇溶液,即显黄色并带有黄绿色荧光。遇硫酸铁溶液,显橘红色,后变为樱红色。

本品主要促进男性器官及第二性征的发育;对抗女性雌激素,抑制子宫内膜生长,抑制卵巢、垂体功能,刺激骨髓造血功能;还能促进蛋白质的合成及骨质的形成。用于治疗睾丸功能不全,如无睾症或类无睾症;妇科疾病,如子宫肌瘤、月经过多;再生障碍性贫血及其他贫血;老年骨质疏松症。

### (二) 蛋白质同化激素

雄激素同时也具有蛋白质同化作用,即促进蛋白质合成和骨质形成,刺激骨髓造血功能,调节蛋白质代谢,从而使肌肉增长,体重增加。雄激素产生雄性活性的结构专一性很强,对其结构稍加变动就可得到雄性活性降低而蛋白质同化活性增加的蛋白质同化激素。但要做到完全没有雄性活性非常困难,因此蛋白质同化激素最主要的副作用就是雄性活性。

临床常用的蛋白质同化激素可分为两类:①19-去甲基睾酮类:如苯丙酸诺龙(nandrolone phenylpropionate),是注射的同化激素品种;②17α-甲睾酮衍生物:如司坦唑醇(stanozolol)和羟甲烯龙(oxymetholone),在肝中代谢缓慢,是常用的口服同化激素。这两类药物的雄性激素作用弱,司坦唑醇兼具降血脂作用。

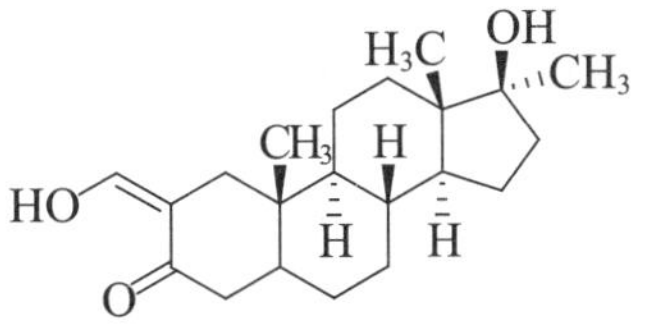

羟甲烯龙

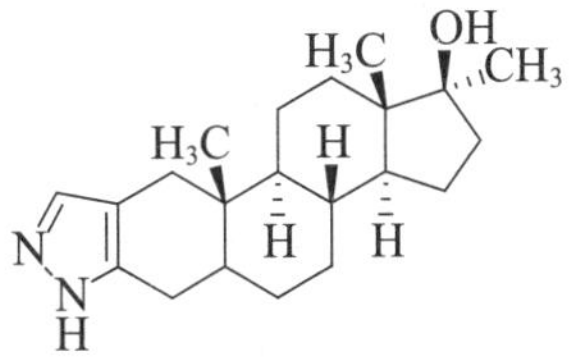

司坦唑醇

#### 苯丙酸诺龙

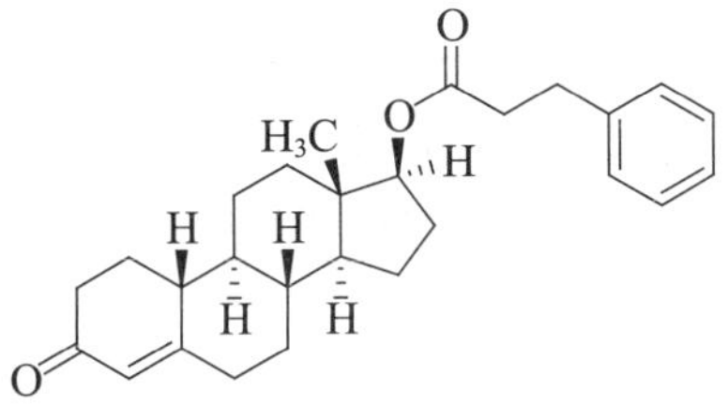

苯丙酸诺龙(nandrolone phenylpropionate)化学名为 17β-羟基雌甾-4-烯-3-酮苯丙酸酯。

本品为白色或类白色结晶性粉末,有特殊臭味。溶于乙醇,略溶于植物油,几乎不溶于水。熔点为 93~99 ℃。比旋度为+48°~+51°(1%二氧六环溶液)。

本品的甲醇溶液与盐酸氨基脲缩合,生成缩氨脲衍生物,熔点为 182 ℃,熔融时同时分解。

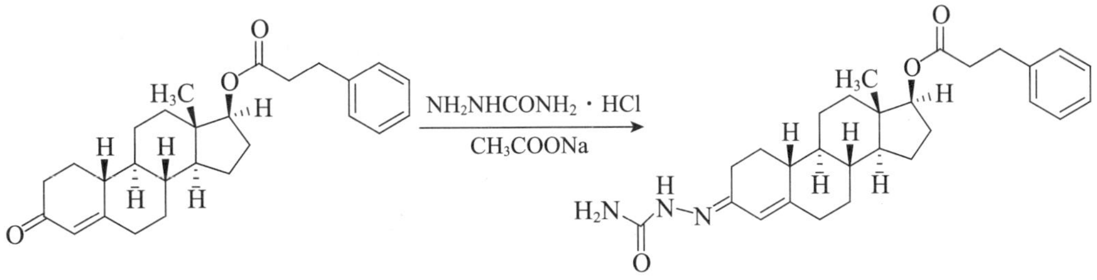


本品可促进体内蛋白质合成,并使钙质等沉着于骨内,促进骨的增长。其同化作用强大而持

久，而男性化作用较小。主要用于治疗蛋白质缺乏综合征、骨质疏松症、骨折不易愈合、手术前后及慢性消耗性疾病、不宜手术的乳腺癌、功能性子宫出血和子宫肌瘤；也可以纠正糖皮质激素所致的负氮平衡。

本品有轻微男性化作用。长期使用后可能引起黄疸及肝功能障碍，也可能使水、钠潴留而致水肿。本品能增强抗凝药作用，降低葡萄糖耐量。

**课堂互动：**雄性激素（包括蛋白质同化激素）在体育运动中属于违禁药品，“世界上跑得最快的女人”——美国短跑名将马里昂·琼斯，因使用THG（一种新型甾体激素），成为历史上因滥用兴奋剂入狱的第一人。试分析该类药物被列为违禁药的原因。

## 四、孕激素及甾体避孕药

### （一）概述

孕激素是雌性动物黄体分泌的激素，因此又称黄体激素，天然孕激素是黄体酮（progesterone）。

孕激素对子宫内膜的分泌转化、脱膜化过程，维持生殖周期和妊娠有重要作用。临床上主要用于维持妊娠，但目前更重要的用途是与雌激素配伍组成复方口服避孕药，也可以用于抵消雌激素替补疗法中所产生的不良反应，尤其可以减少由雌激素导致的乳腺癌和子宫内膜癌的危险。所以对此类甾体药物的研究深入，上市药物也很多。现在临床常用的孕激素大多为合成孕激素，按化学结构分为19-去甲基睾酮类和17α-羟孕酮类两类。

1. 19-去甲基睾酮类　第一个口服有效的孕激素药物，不是黄体酮的衍生物，而是睾酮的衍生物。在寻找口服雄激素的过程中，在睾酮17α位引入乙炔基得到炔孕酮（ethisterone）。雄激素活性减弱而显示出孕激素活性，比黄体酮强15倍，且口服有效。1944年，科学家发现$C_{19}$甲基不是产生孕激素活性的必需结构，将炔孕酮去掉19位角甲基，得到活性更强的炔诺酮（norethisterone），从而推动19-去甲基睾酮类孕激素药物的研究，合成了一系列19-去甲基睾酮类孕激素，如左炔诺孕酮（levonorgestrel）等。

2. 17α-羟孕酮类　属于孕甾烷的衍生物，其结构特征为4-烯-3-酮，17位有甲酮基。如己酸羟孕酮（hydroxyprogesterone caproate）是一种长效避孕药，临床可用于治疗习惯性流产和月经不调等，与戊酸雌二醇配伍制成油溶性避孕针Ⅰ号，每个月只需注射一次。在黄体酮$C_6$位引入双键、甲基，均得到作用增强的强效避孕药，如醋酸甲羟孕酮（mcdroxyprogesterone acetate），进一步修饰得到醋酸甲地孕酮（megestrol acetate）。醋酸甲羟孕酮和醋酸甲地孕酮的活性分别是黄体酮的20倍和12倍，都是常用的孕激素药物。

拓展阅读

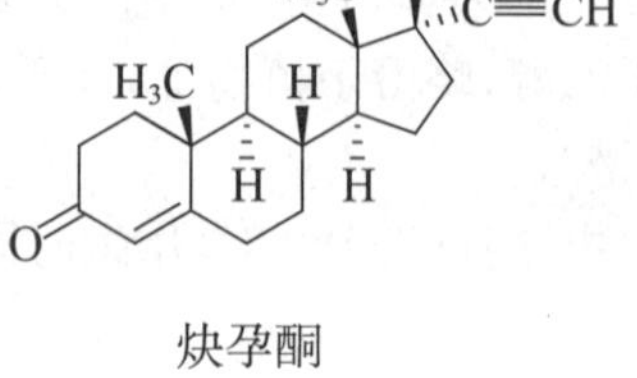
炔孕酮

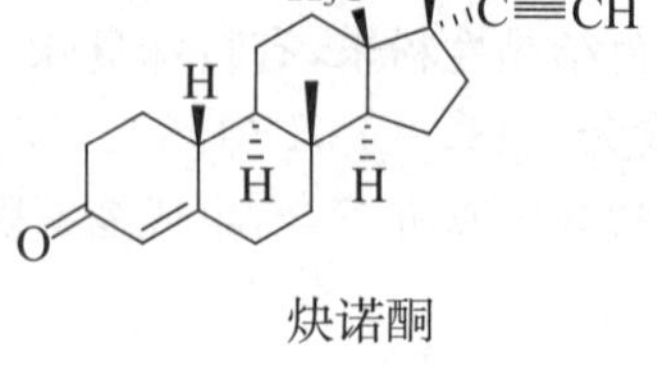
炔诺酮

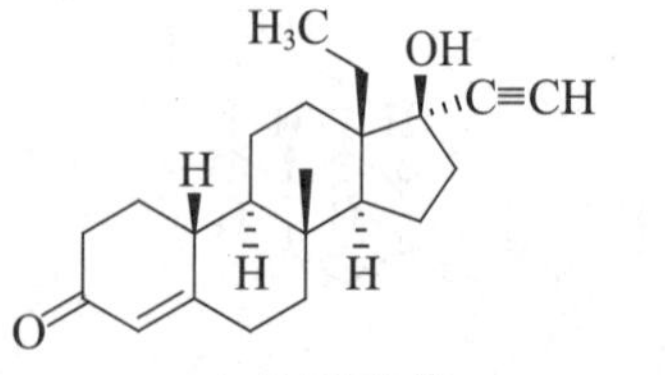
左炔诺孕酮

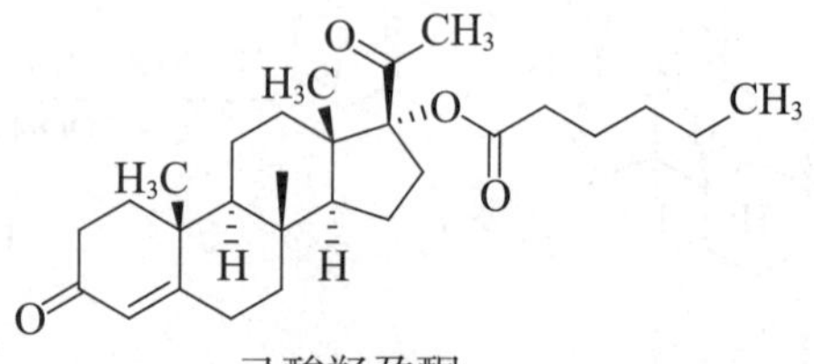
己酸羟孕酮

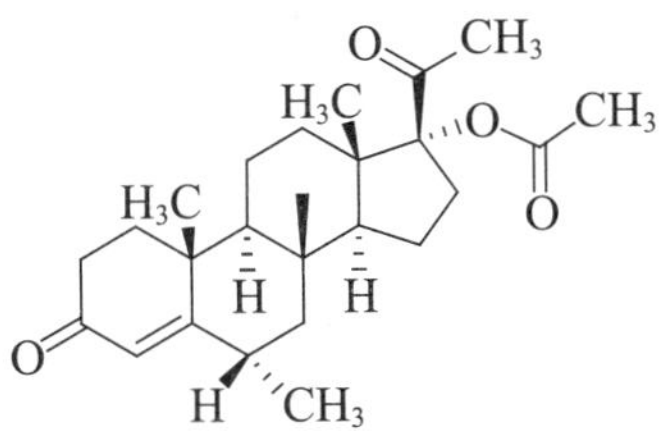

醋酸甲羟孕酮

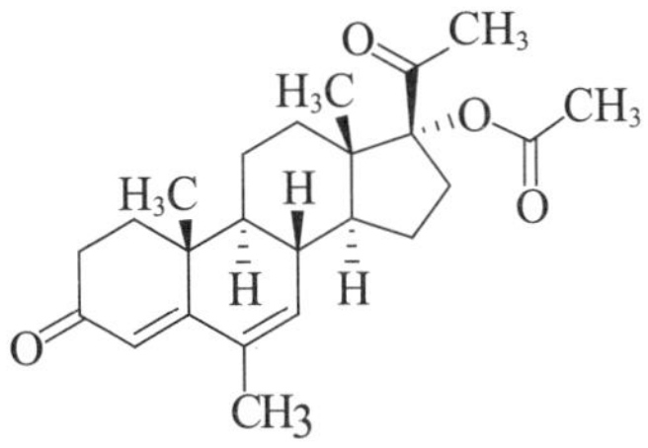

醋酸甲地孕酮

### (二) 典型药物

#### 黄　体　酮

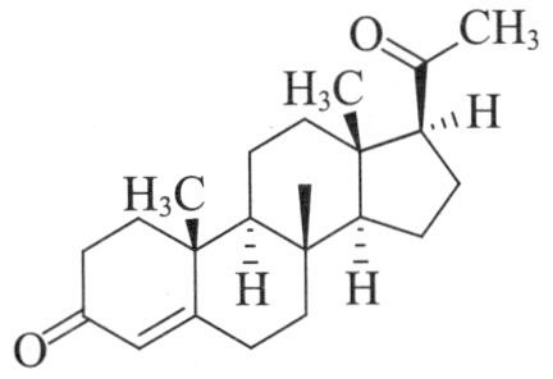

黄体酮(progesterone)化学名为孕甾-4-烯-3,20-二酮。

本品为白色或几乎白色的结晶性粉末;无臭,无味。不溶于水,极易溶于氯仿,溶于乙醇、乙醚或植物油。熔点为128~131℃。比旋度为+186°~+198°(1%乙醇溶液)。

本品与异烟肼在酸性条件下反应,缩合生成黄色的异烟腙。

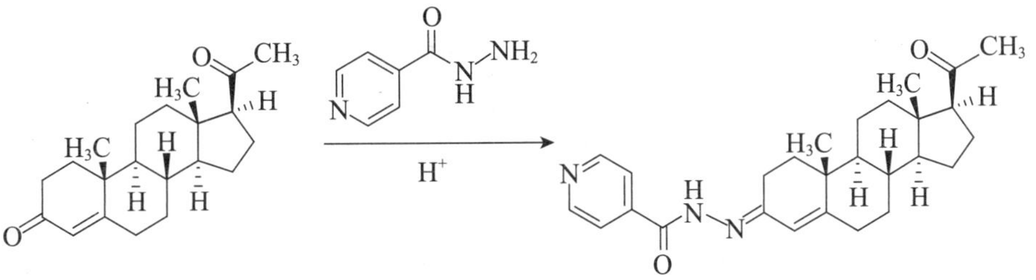

本品 $C_{17}$ 位β-甲酮基可与高铁离子络合。本品的甲醇溶液在碳酸钠及醋酸铵存在下,与亚硝基铁氰化钠反应,生成蓝紫色阴离子复合物。其他常用甾类药物仅呈浅橙色或无色。

本品口服可从胃肠道吸收,经1~3小时血浓度达峰值,由于迅速代谢而失活,故一般采用注射给药,舌下含服或经阴道给药、直肠给药也有效。

本品具有孕激素的一般作用。临床用于治疗习惯性流产、痛经、功能性闭经、功能失调性子宫出血、经血过多和血崩症。此外,黄体酮可以与雌激素药物合用抑制排卵,作为避孕药使用。

**课堂互动:**根据黄体酮的溶解性分析,黄体酮的注射液应使用何种溶剂?

#### 炔　诺　酮

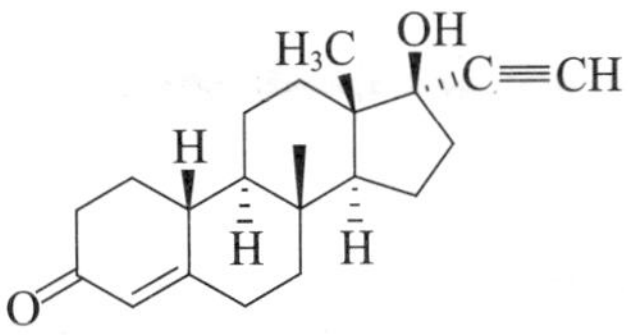

炔诺酮(norethisterone)化学名为17β-羟基-19-去甲-17α-孕甾-4-烯-20-炔-3-酮。

本品为白色或乳白色结晶性粉末;无臭,味微苦。溶于氯仿,微溶于乙醇,略溶于丙酮,不溶于水。熔点为202~208℃。比旋度为-22°~-28°(1%氯仿溶液)。

本品与硫酸作用显紫堇色。本品含有末端炔基，故其乙醇溶液与硝酸银试液作用生成白色炔诺酮银盐沉淀。

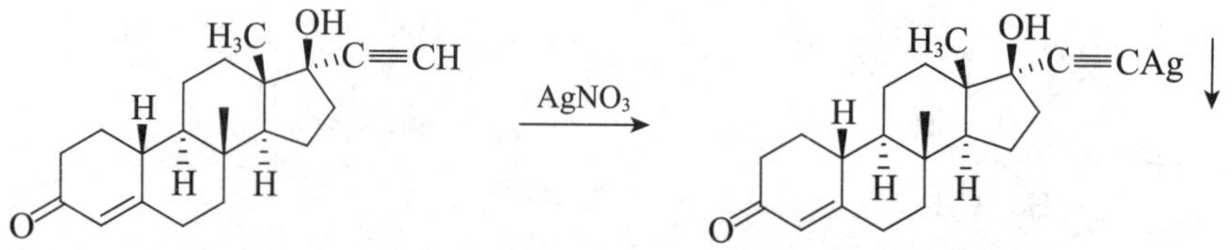


本品能抑制排卵，常与炔雌醇合用为口服避孕药。单独应用较大剂量（5 mg）可作为速效避孕药（又称探亲避孕药）。此外，还可用于治疗功能失调性子宫出血、子宫内膜异位症、子宫内膜增生过度、痛经、闭经、月经不调和不育症等。

**知识链接**

**复方口服避孕药**

1956 年，平卡斯（Pincus）利用异炔诺酮作为口服避孕药，进行临床试验并获得成功。甾体避孕药逐渐成为人类控制生育方面的一项重大成就，也促进甾体化学的发展。当时试验用的异炔诺酮在合成过程中总是混有少量的炔雌醇甲醚。后来使用纯的异炔诺酮，不论是避孕效果还是不良反应控制，都不如含有杂质的药物。后来研究发现，这种配伍是合理的。所以，目前应用的口服避孕药大多是孕激素和雌激素的复合物。

### 左炔诺孕酮

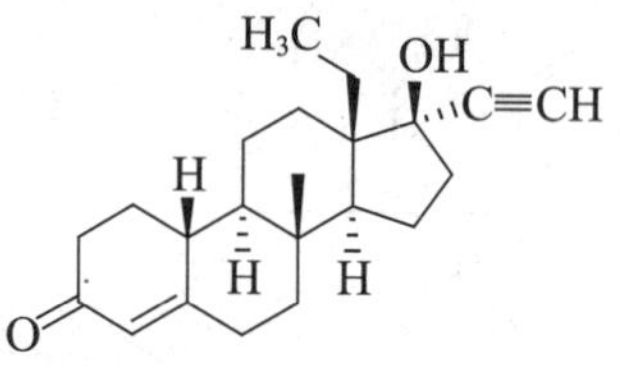


左炔诺孕酮（levonorgestrel）化学名为 D-（—）17$\alpha$-乙炔基-17$\beta$-羟基-18-甲基雌甾-4-烯-3-酮。

本品为白色至类白色结晶性粉末；无臭，无味。在氯仿中溶解，微溶于甲醇，不溶于水。熔点为 232～239 ℃（$C_{13}\beta$ 构型）。

左炔诺孕酮抑制垂体分泌促性腺激素而抑制排卵，并能使宫颈黏液变稠、子宫内膜萎缩而不利于孕卵着床。临床作为速效、短效避孕药。

## 五、抗孕激素

抗孕激素是指与孕激素竞争受体并拮抗其活性的化合物，是终止早孕的药物。1982 年，第一个抗孕激素米非司酮（mifepristone）问世，具有划时代的意义。抗孕激素作为抗早孕药物，促进抗孕激素及抗糖皮质激素药的发展。

### 米非司酮

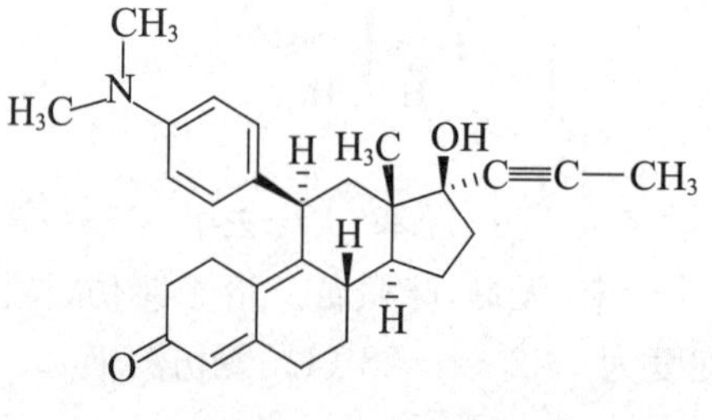

米非司酮(mifepristone)化学名为 11$\beta$-[4-($N$,$N$-二甲氨基)-1-苯基]-17$\beta$-羟基-17$\alpha$-(1-丙炔基)-雌甾-4,9-二烯-3-酮。

本品为淡黄色结晶性粉末；无臭，无味。易溶于甲醇或二氯甲烷，在乙醇或乙酸乙酯中溶解，几乎不溶于水。熔点为 192～196 ℃。比旋度为＋124°～＋129°(二氯甲烷)。

本品拮抗孕酮的维持妊娠作用，从而终止妊娠；还有阻断排卵、阻止受精卵着床或延缓子宫内膜发育，可用于紧急避孕。

## 六、肾上腺皮质激素

### (一) 概述

肾上腺皮质激素是肾上腺皮质分泌的甾体激素的总称，分为盐皮质激素和糖皮质激素两大类。盐皮质激素主要调节机体的水、盐代谢，维持电解质平衡。糖皮质激素主要与糖、蛋白质、脂肪的代谢和机体的生长发育有关，但仍保留部分影响水、盐代谢的作用，使钠离子从体内排出困难而发生水肿，此为其副作用。盐皮质激素临床应用价值较小，只限于治疗慢性肾上腺皮质功能不全，但其代谢拮抗物如螺内酯可作为利尿剂使用。而糖皮质激素在临床上有着极其重要的作用，主要用于急(慢)性肾上腺皮质功能紊乱、严重感染并发的毒血症、自身免疫性疾病(如肾病性肾炎、系统性红斑狼疮、类风湿关节炎等)、过敏性疾病、抗感染、抗休克等的治疗。

常见的糖皮质激素有可的松(cortisone)、氢化可的松(cortisol)，盐皮质激素以皮质酮(corticosterone)和醛固酮(aldosterone)为代表。

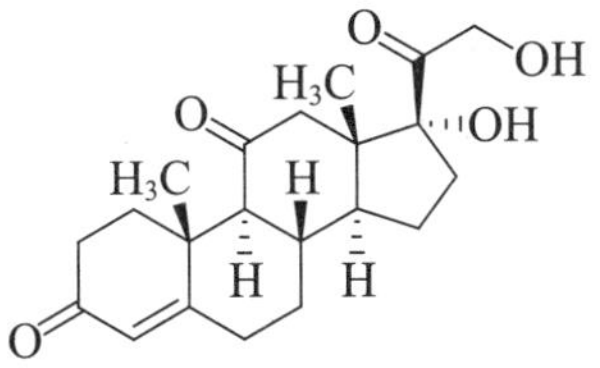

可的松

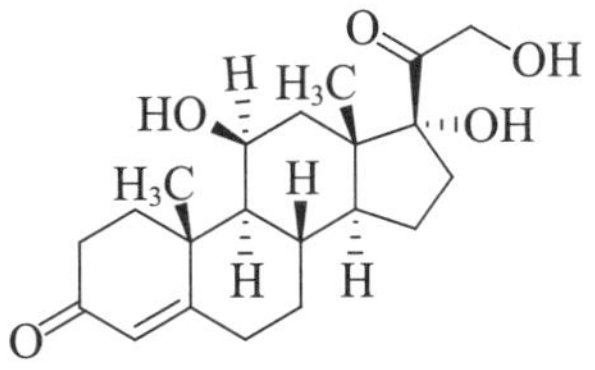

氢化可的松

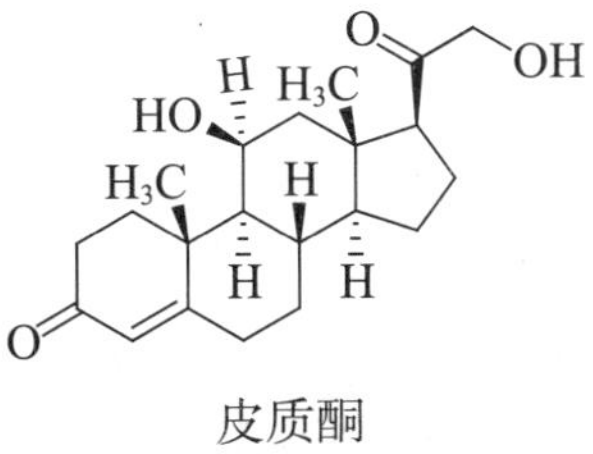

皮质酮

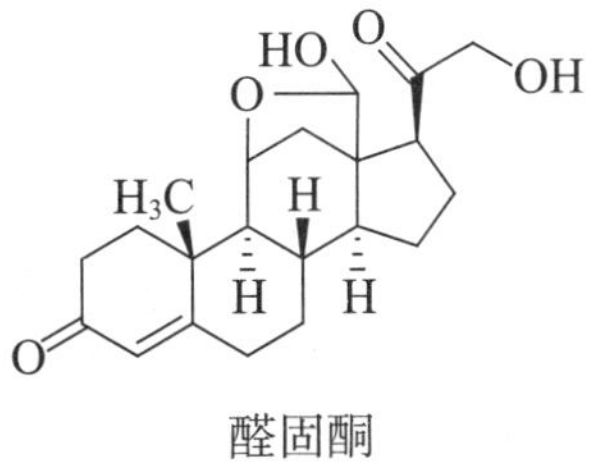

醛固酮

肾上腺皮质激素的结构共性是有孕甾烷的结构母核，具有 4-烯-3-酮基、17β 位上有 α-醇酮。糖皮质激素和盐皮质激素结构上的差别在于，前者同时具有 17α-羟基和 11-氧(羟基或氧代)，而后者仅有其中之一或均没有。

在可的松、氢化可的松的 1、2 位引入双键，分别得到泼尼松(prednisone)和泼尼松龙(prednisolone)，其不良反应减小而抗炎作用大幅度增加。

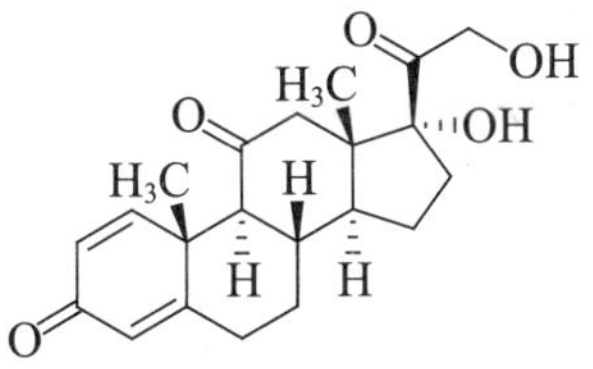

泼尼松

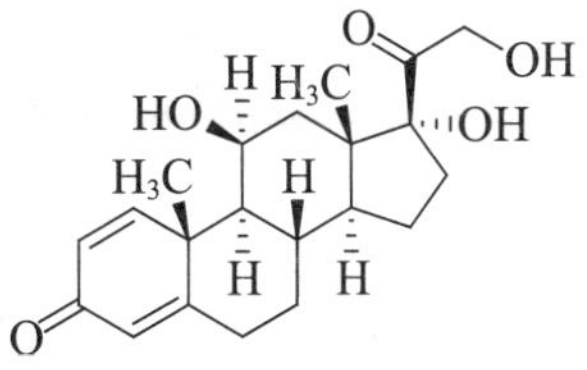

泼尼松龙

泼尼松龙在 6α 位引入甲基或卤素、9α 位引入卤素、16α 位引入羟基或甲基，如曲安奈德(triamcinolone acetonide)、氟轻松(fluocinolone acetonide)、地塞米松(dexamethasone)等，均可使抗炎作用增加，钠潴留减轻。

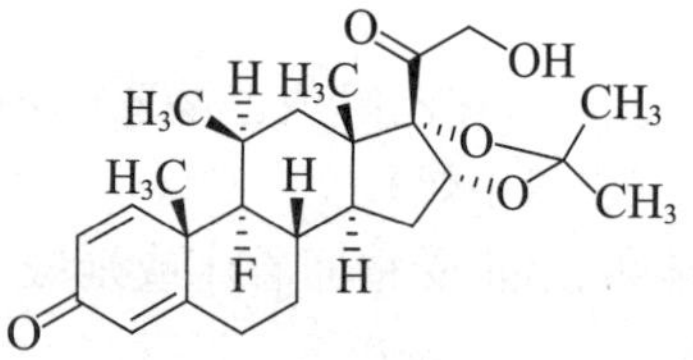

曲安奈德

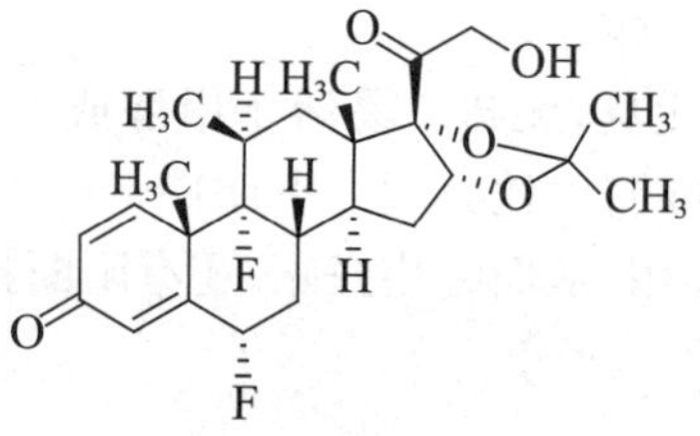

氟轻松

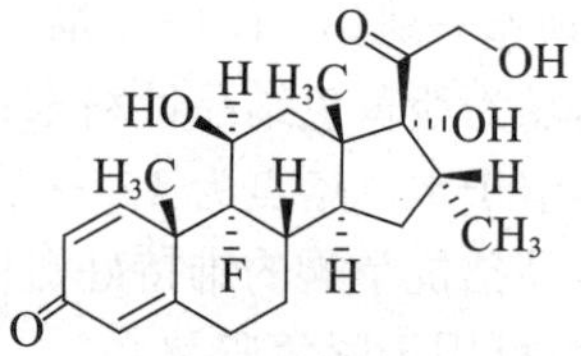

地塞米松

**（二）典型药物**

醋酸氢化可的松

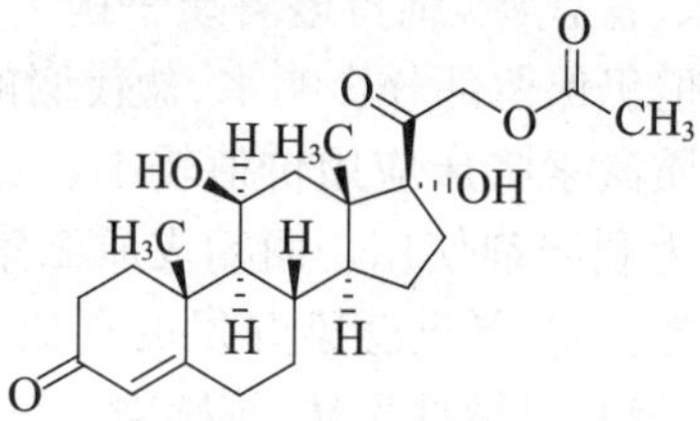

醋酸氢化可的松（hydrocortisone acetate）化学名为 11$\beta$,17$\alpha$,21-三羟基孕甾-4-烯-3,20-二酮-21-醋酸酯。

本品为白色或类白色的结晶性粉末；无臭；微溶于甲醇、乙醇或三氯甲烷，不溶于水。

本品加乙醇溶解后，加新制的硫酸苯肼试液，加热即显黄色。

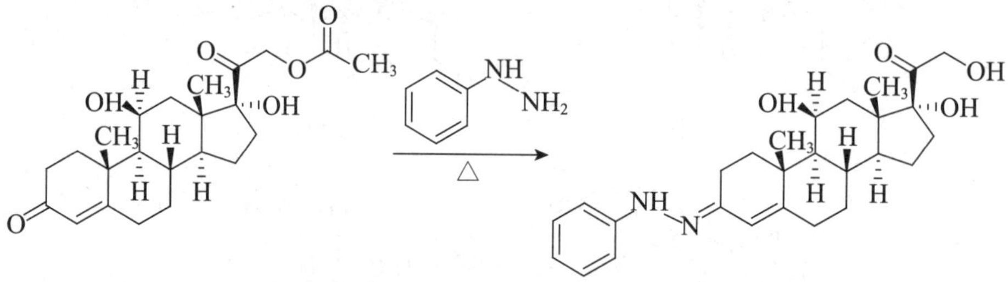

本品加硫酸溶解后，即显黄至棕黄色，并带绿色荧光。

因空间位阻效应，氢化可的松的三个羟基中只有 $C_{21}$ 羟基能酯化，醋酸氢化可的松是氢化可的松 $C_{21}$ 羟基酯化产物，是氢化可的松的前药。成酯以后，活性不变，作用时间延长以及稳定性增加。

本品具有抗炎、免疫抑制、抗毒素、抗休克等作用，对造血系统、中枢神经系统、消化系统亦有作用。此外，还有一定程度的盐皮质激素活性。

醋酸地塞米松

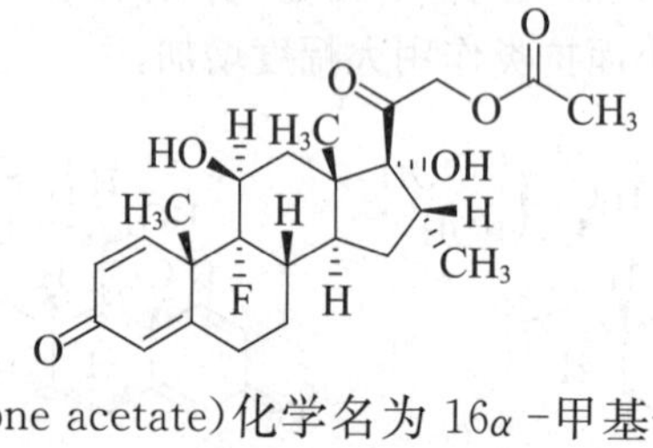

醋酸地塞米松（dexamethasone acetate）化学名为 16$\alpha$-甲基-11$\beta$,17$\alpha$,21-三羟基-9$\alpha$-氟孕甾-1,4-二烯-3,20-二酮-21-醋酸酯。

本品为白色或类白色的结晶或结晶性粉末；无臭，味微苦；易溶于丙酮，溶于甲醇或无水乙醇，略溶于乙醇或三氯甲烷，极微溶于乙醚，不溶于水。

本品的甲醇溶液与碱性酒石酸铜试液作用，生成红色沉淀。

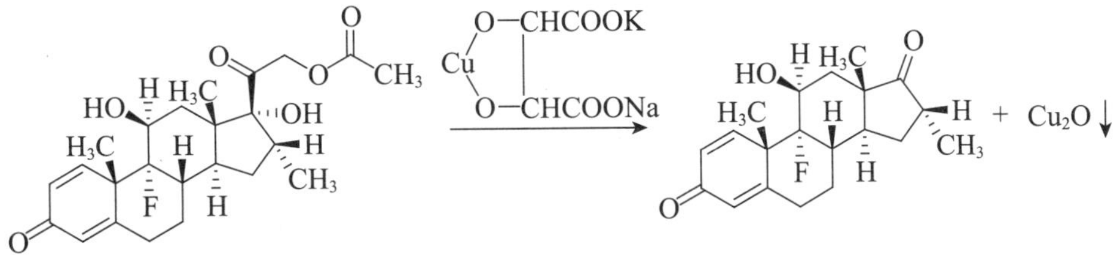

本品加入乙醇制得氢氧化钾试液，水浴加热，冷却，加硫酸溶液煮沸，即产生乙酸乙酯的香气。

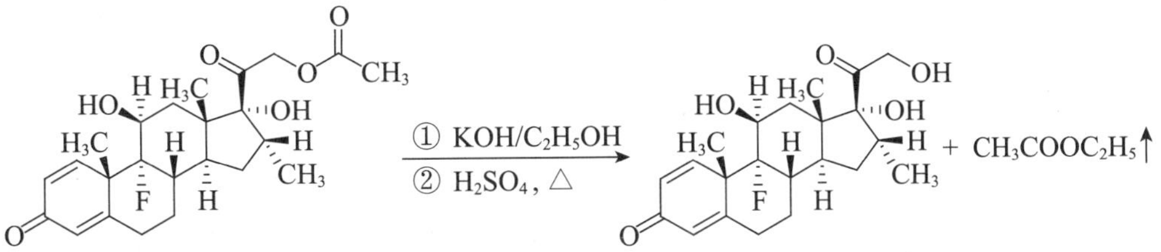

本品经有机物破坏后，呈氟离子反应。

本品口服后4小时内有15%自尿中排泄，其中50%以葡糖苷酸形式排泄，50%以非结合形式排泄。

本品为目前临床使用作用最强的长效糖皮质激素，临床用于支气管哮喘或哮喘持续状态、过敏性疾病、休克、顽固性咯血和某些感染性疾病的综合治疗。

# 第二节 胰岛素及口服降血糖药

糖尿病是由于胰岛素分泌绝对或相对不足，或靶组织细胞对胰岛素敏感性降低，而引起的糖、蛋白质、脂肪等代谢障碍的全身慢性代谢性疾病。临床表现有高血糖、糖尿、多食、多饮、多尿等表现；往往随病情发展发生心血管病变、肾病变、眼底微血管、神经系统病变、感染及结核病等并发症。急性并发症有糖尿病酮症酸中毒、非酮性高渗性昏迷等。

**知识链接**

**1型糖尿病和2型糖尿病**

1型糖尿病（胰岛素依赖型，IDDM）：多因自主免疫反应损害胰腺β细胞，胰岛素分泌绝对不足所致。必须依赖外源性胰岛素治疗，口服降血糖药无效。可发生在任何年龄，多见于青少年。

2型糖尿病（非胰岛素依赖型，NIDDM）：多因与正常细胞受体结合减少，胰岛素相对缺乏所致。多数口服降血糖药能控制病情，少数需用胰岛素治疗。可发生在任何年龄，多见于中老年人。

降血糖药物主要包括胰岛素和口服降血糖药，通过减少机体对糖的摄取或加快糖的代谢，使血糖下降。

## 一、胰 岛 素

胰岛素（insulin）是由胰腺的胰岛β细胞分泌，由A、B两条多肽链组成的小分子蛋白质。药用胰岛素目前已应用重组DNA技术，将人胰岛素基因引入大肠埃希菌，因其纯化产品与人胰岛素无区别，故称人胰岛素。

---

**知识链接**

**胰岛素的发现和发展**

拓展阅读

1889 年，德国科学家梅灵(Mering)和明科夫斯基(Minkowski)在实验时发现，一只被切除胰腺的狗的尿招来成群的苍蝇，他们没有轻易放过此异常现象，经深入研究发现胰腺、血糖与糖尿病之间的关系。1921 年，加拿大人班廷(Banting)和贝斯特(Best)改进胰岛素提取方法，首次应用于糖尿病患者获得成功，为此获得诺贝尔生理学或医学奖；30 年后剑桥大学的桑格(Sanger)阐明胰岛素的结构。1965 年，我国学者首先合成具有生物活性的牛胰岛素结晶，开辟了人工合成蛋白质的途径。近年来，已可利用基因重组技术合成人类胰岛素。

---

人胰岛素的化学结构由 16 种 51 个氨基酸组成，分为 A、B 两个肽链，A 链含 21 个氨基酸，B 链含 30 个氨基酸。两链的 A7 和 B7，A20 和 B19 四个半胱氨酸中的巯基形成两个二硫键，使 A、B 两链连接起来。此外，A6 和 A11 也以两个半胱氨酸的二硫键连接成环。

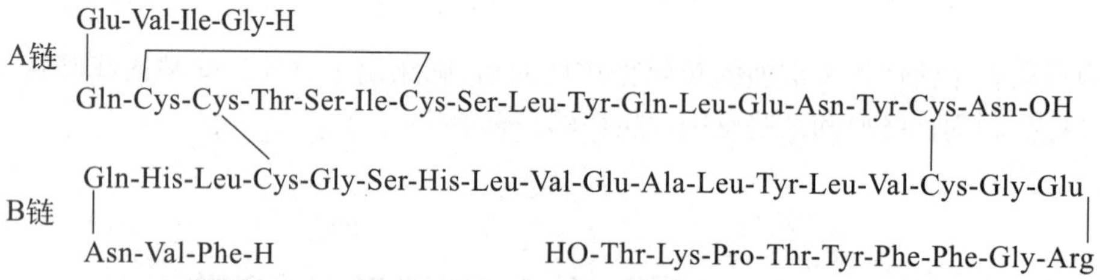


本品为白色或类白色的结晶粉末。易溶于无机酸或氢氧化碱溶液，几乎不溶于水、乙醇、氯仿或乙醚。熔点为 233 ℃(分解)。

本品有典型的蛋白质性质，两性，等电点为 pH 5.35～5.45；在微酸性(pH 2.5～3.5)中稳定，在碱性溶液中及遇热不稳定。

本品是蛋白质类药物，可被蛋白酶水解，因此易被消化液中的酶破坏，故口服无效，必须注射。常用的胰岛素制剂按作用时间分为短效、中效、长效、超长效和双时相胰岛素。

本品主要用于治疗糖尿病，特别是胰岛素依赖型糖尿病。

[要点：胰岛素不能口服，只能通过注射给药，尤其以皮下注射最为常用]

---

**案例分析**

胰岛素属于小分子蛋白质，皮下注射吸收快、作用时间短、稳定性差。使用时有何注意事项？

[分析] 胰岛素因含酸性氨基酸多，pH 为 5.3～5.8，在体液偏碱条件下易吸收。蛋白质在等电点时溶解度最低，为延长胰岛素作用时间，将精蛋白、珠蛋白等碱性蛋白质加入其中，使其等电点提高到 7.3，接近体液 pH，降低其溶解度，沉淀于注射部位，再缓慢吸收，作用维持时间延长，再加入微量锌，提高其稳定性。

---

## 二、口服降血糖药

口服降血糖药根据其作用机制主要包括胰岛素分泌促进剂、胰岛素增敏剂、α-葡萄糖苷酶抑制剂、二肽基肽酶-4 抑制剂、钠-葡萄糖协同转运蛋白 2 抑制剂。

### (一) 胰岛素分泌促进剂

1. 磺酰脲类降血糖药　20 世纪 40 年代，在用磺胺类抗菌药磺胺异丙基噻二唑治疗伤寒过程中，出现很多不明原因的死亡病例。进一步研究发现，该药物可刺激胰腺释放胰岛素，引起患者急性或持续性的低血糖所致。1952 年，发现具有抗菌活性的磺酰脲类药物氨苯磺丁脲(carbutamide)具有更强的降血糖作用，该药成为第一个应用于临床的磺酰脲类降血糖药物。只是该药由于存在骨髓抑制及肝毒性等不良反应而被停用。后来在此基础上，相继合成约 12 000 个磺酰脲类化合物，其中发现了一些药效高而不良反应低的降血糖药物。此类药物通过口服途径给药，故称为口服磺酰脲类降血糖药。

根据发现时间将该类药物分为三代：第一代药物是在 20 世纪 50 年代开发出来的，代表药物为甲苯磺丁脲(tolbutamide)，它们与受体亲和力较小，服药剂量大，存在严重而持久的低血糖反应；70 年代研制出第二代磺酰脲类降血糖药，如格列本脲(glibenclamide)、格列吡嗪 (glipizide) 等，与第一代药物相比，它们与受体亲和力显著提高，降血糖作用更好，口服吸收较快，不良反应更小；而 90 年代中期上市的格列美脲(glimepiride)被称为第三代磺酰脲类降血糖药，其与受体亲和力更高，亲和速率快，活性更高，适用于对其他磺酰脲类无效的糖尿病患者。

磺酰脲类降血糖药的结构通式如下：

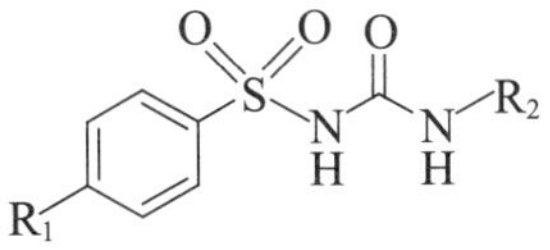

临床常用的磺酰脲类降血糖药如表 10 - 3。

**表 10 - 3　磺酰脲类降血糖药**

| 药物名称 | $R_1$ | $R_2$ | 半衰期(小时) | 作用特点 |
|---|---|---|---|---|
| 甲苯磺丁脲 (tolbutamide) | $—CH_3$ | $—C_4H_9$ | 5～6 | 作用时间为 6～12 小时，作用温和，近期疗效好，继发失效率高，长期使用可导致肝肾功能异常 |
| 格列本脲 (glibenclamide) | 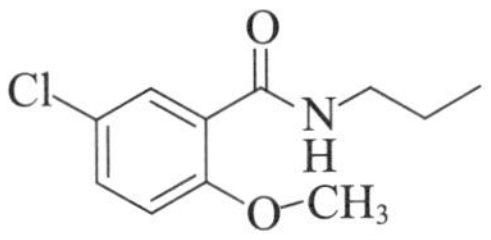 | 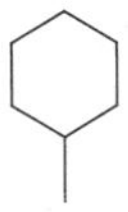 | 4～10 | 作用时间为 18～24 小时，降血糖强度为甲苯磺丁脲的 200 倍，继发失效率低，使用不当可引起严重低血糖，老年人慎用。有对抗血小板聚集作用 |
| 格列齐特 (gliclazide) | $—CH_3$ | 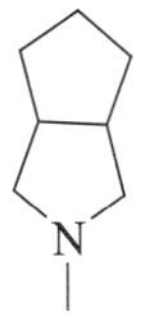 | 10～12 | 作用时间为 24 小时，降血糖强度为甲苯磺丁脲的 10 倍，疗效弱于格列本脲，作用温和、耐受性好。有对抗血小板聚集和黏附作用 |
| 格列吡嗪 (glipizide) | 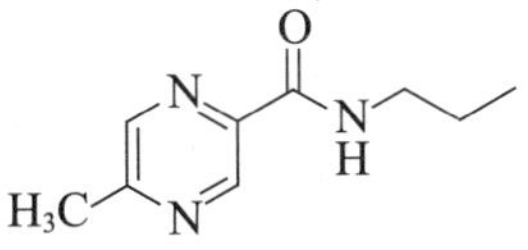 | 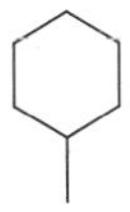 | 2～4 | 作用时间为 10～24 小时，降血糖强度为甲苯磺丁脲的 100 倍，疗效与格列本脲相似，可抗血小板凝聚，有增加蛋白溶解酶活性，降低三酰甘油、胆固醇的作用 |
| 格列美脲 (glimepiride) | 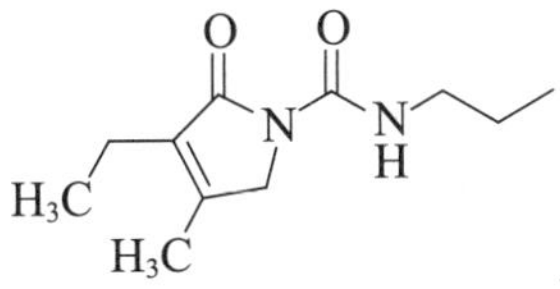 | 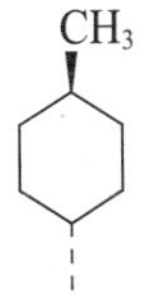 | 5～8 | 作用时间为 24 小时，疗效与格列本脲相似，有增加组织对胰岛素敏感性的作用，适用于对其他磺酰脲类失效的患者 |

### 甲苯磺丁脲

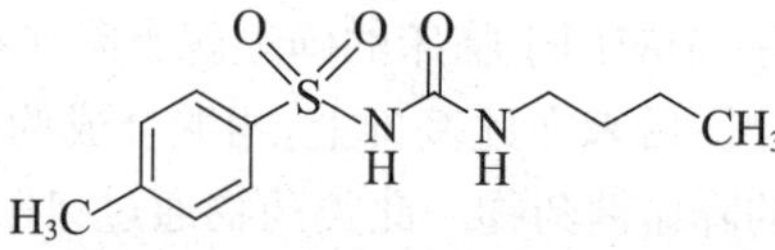

甲苯磺丁脲(tolbutamide)化学名为 4 -甲基- *N* -(丁氨基羰基)苯磺酰胺。

本品为白色结晶或结晶性粉末;无臭,无味;易溶于丙酮或三氯甲烷,溶于乙醇,几乎不溶于水;熔点为 126 ~130 ℃。

本品的分子结构中脲的部分不稳定,在酸性溶液中受热易水解,析出对甲苯磺酰胺而产生白色沉淀,用水重结晶后熔点为 138 ℃。滤液中的硫酸正丁胺用氢氧化钠溶液加热中和,可产生正丁胺的臭味。此性质可用于鉴别本品。

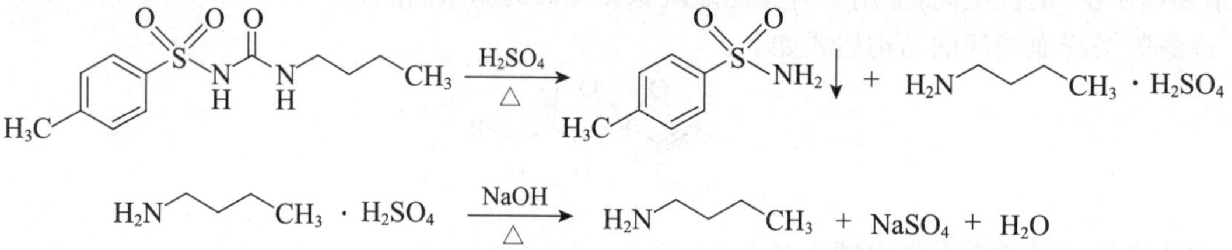

本品在氢氧化钠溶液中易溶,故可采用酸碱滴定法进行含量测定。

本品的降血糖作用较弱,但安全有效,临床用于治疗轻中度 2 型糖尿病,尤其是老年糖尿病患者。

### 格列本脲

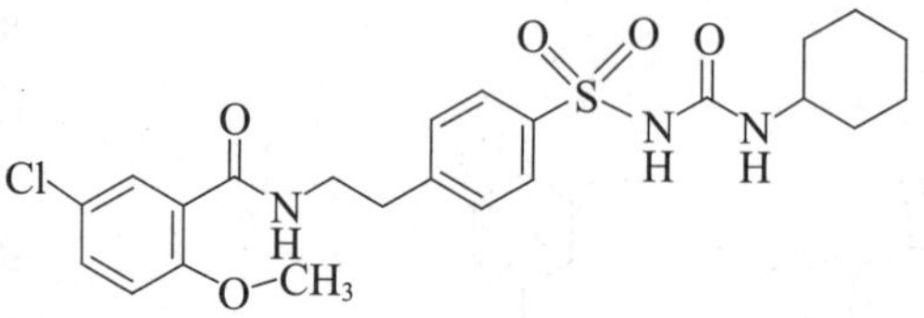

格列本脲(glibenclamide)化学名为 *N* -[2 -[4 -[[[(环己氨基)羰基]氨基]磺酰基]苯基]乙基]- 2 -甲氧基- 5 -氯苯甲酰胺,又称优降糖。

本品为白色结晶性粉末;几乎无臭,无味;略溶于三氯甲烷,微溶于甲醇或乙醇,不溶于水。熔点为 170～174 ℃,熔融时同时分解。

本品在室温的条件下比较稳定,对湿度比较敏感。其结构中脲部分不稳定,在酸性溶液中受热易水解。

本品口服后 2～5 小时血药浓度达到峰值,与血浆蛋白结合率高达 95%,持续时间长,在肝代谢,代谢反应与第一代不同,发生在磺酰脲的脲基末端环己环上,其主要代谢产物是有 15%活性的反式-4′-羟基格列本脲和顺式- 3′-羟基格列本脲,代谢产物 50%由胆汁经肠道排泄,50%由肾排泄。由于其代谢产物仍具有生物活性,肾功能不良者因排出减慢可能导致低血糖。

本品主要用于治疗 2 型糖尿病。

---

**知识链接**

**临床如何选择磺酰脲类药物**

- 磺酰脲类药物对 1 型糖尿病患者无效。
- 对其他磺酰脲类药物无效者,用格列美脲可能有效。
- 第二代磺酰脲类药物虽然很多,降血糖强度不同,但调整各种药物剂量后,每片药物的降血糖效果基本相当，降血糖的净效果相似。

- 长效制剂(如格列本脲)对降低空腹血糖效果较短效为好，而格列吡嗪等短效药使餐后血糖下降较明显。
- 使用方法从小剂量开始，于餐前 30 分钟服用。
- 超过最大推荐剂量也不会取得进一步的降血糖效果，应改用其他方法。
- 一般不将两种磺酰脲类药物同时应用。
- 年龄大、肝肾功能受损者，避免选用长效磺酰脲类降血糖药。
- 有轻中度肾功能损害者用格列喹酮较安全，因其主要从肝、胆排泄。

2. 非磺酰脲类降血糖药　通过与胰腺 β 细胞膜上的与磺酰脲类药物不同的结合位点，刺激胰腺在进餐后更快、更多地分泌胰岛素，这类药物独特的作用机制使其对餐时、餐后血糖有显著的控制作用，称为餐时血糖调节剂。常用非磺酰脲类降血糖药有瑞格列奈(repaglinide)、那格列奈(nateglinide)和米格列奈(mitiglinide)。

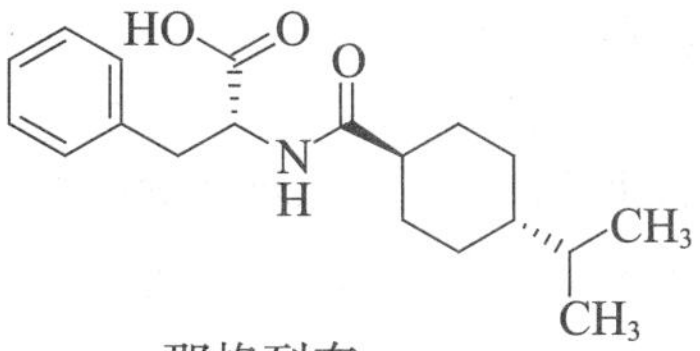

那格列奈

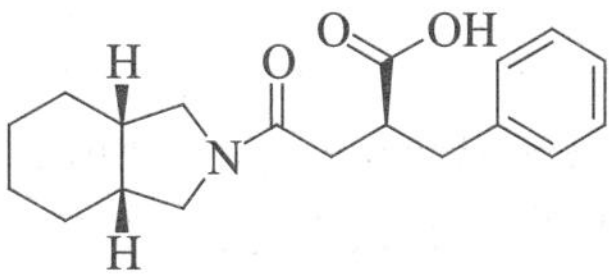

米格列奈

瑞　格　列　奈

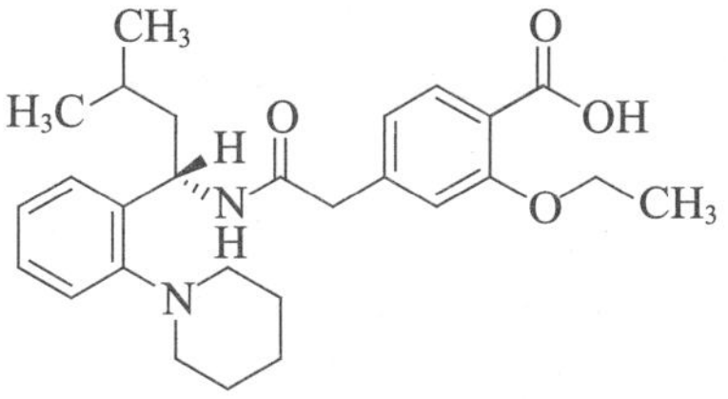

瑞格列奈(repaglinide)化学名为(*S*)-2-乙氧基-4-[2-[[甲基-1-[2-(1-哌啶基)苯基]丁基]氨基]-2-氧代乙基]苯甲酸，又称诺和龙。

本品为白色或类白色结晶性粉末；无臭；易溶于三氯甲烷，略溶于乙醇或丙酮，几乎不溶于水；熔点为 130～131 ℃(水)。

本品是氨基甲酰甲基苯甲酸衍生物，有一个手性碳原子，*S*-(+)构型异构体的活性是 *R*-(−)构型异构体的 100 倍，临床上使用 *S*-(+)异构体。

本品口服吸收快，达到峰值迅速，能改善餐后血糖，较少发生低血糖，且能改善早时相胰岛素分泌，从而抑制胰高血糖素的产生，降低游离脂肪酸含量，有利于解除高糖、高脂毒性作用。因此，尤为适用于新诊断和病程较短的 2 型糖尿病患者。

## (二) 胰岛素增敏剂

1. 双胍类降血糖药　早在 1918 年人们就发现胍可以降低动物体内血糖水平，因其肝肾毒性较大不适宜作为药用。直到 20 世纪 50 年代发现苯乙双胍(phenformin)具有降低血糖的作用，双胍类降血糖药才得以发展，二甲双胍(metformin)和丁福明(buformin)相继上市。苯乙双胍可引起乳酸增高，可能发生乳酸中毒，故临床已较少使用。二甲双胍的这种不良反应发生率极小，应用较广。双胍类药物的化学结构均由一个双胍母核连接不同的侧链而构成。

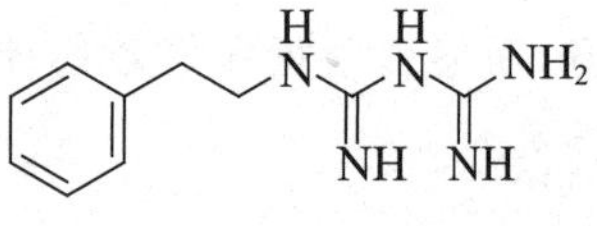
苯乙双胍

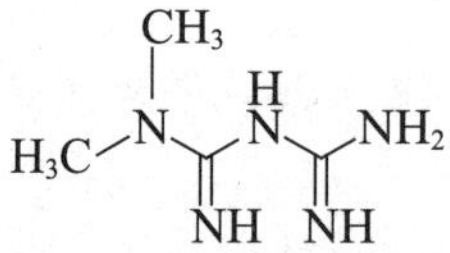
二甲双胍

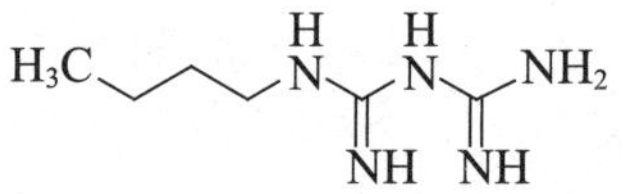
丁福明

双胍类药物能明显降低糖尿病患者血糖水平，对正常人的血糖无影响。其作用机制与磺酰脲类不同，不是刺激胰岛β细胞分泌胰岛素，而是促进组织对葡萄糖的摄取，减少葡萄糖经肠道吸收，增加肌肉组织中糖的无氧酵解，减少肝内糖异生而使肝葡萄糖生成减少，增加胰岛素与其受体的结合能力，抑制胰高血糖素的释放。此外，双胍类还能降低高脂血症患者的低密度脂蛋白、极低密度脂蛋白、三酰甘油和胆固醇，可能延缓糖尿病患者血管并发症的发生。因此，双胍类降血糖药是肥胖伴胰岛素抵抗的2型糖尿病患者的首选药物。

### 盐酸二甲双胍

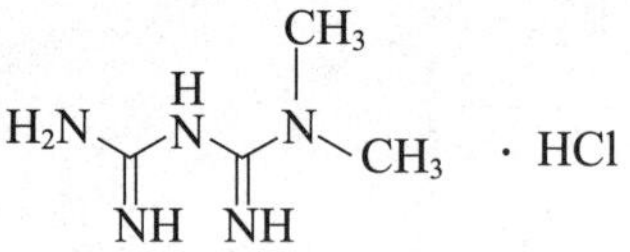

盐酸二甲双胍(metformin hydrochloride)化学名为1,1-二甲基双胍盐酸盐。

本品为白色结晶性粉末；无臭；易溶于水，溶于甲醇，微溶于乙醇，不溶于氯仿或乙醚；熔点为220～225℃。

本品具有高于一般脂肪胺的强碱性，其p$K_a$为12.4。其盐酸盐1%水溶液的pH为6.68，呈近中性。

本品水溶液显氯化物的鉴别反应。

本品水溶液加10%亚硝基铁氰化钠溶液-铁氰化钾试液-10%氢氧化钠溶液，3分钟内溶液呈红色。

本品吸收快，半衰期短(1.5～2.8小时)，很少在肝代谢，也不与血浆蛋白结合，几乎全部以原形由尿排出，因此肾功能损害者禁用，老年人慎用。

本品主要用于治疗2型糖尿病。

---

**知识拓展**

### 老 药 新 用

老药新用是指临床上应用已久的药物，因研究发现其同时还具有其他功效而被应用于新的领域，既保证了药物的安全性，又避免了漫长的新药开发和筛选周期。二甲双胍自1929年被化学合成，1957年首次获批作为临床用药，一直用来治疗2型糖尿病。其后不断发现该药还具有其他功能，如用于肺结核辅助治疗，延缓衰老，改善非酒精性脂肪肝症状，预防致盲疾病葡萄膜炎，降低帕金森患病率等。2005年，英国研究人员的一项回顾性研究显示，服用二甲双胍的糖尿病患者患肿瘤的风险明显低于服用其他降血糖药的患者。此后，对二甲双胍抗肿瘤作用的研究成为热点。二甲双胍这个“老药”是否可以“新用”来进行抗肿瘤的治疗，让我们拭目以待。

---

2. 噻唑烷二酮类(thiazolidinediones，TZD)降血糖药　是具有噻唑烷二酮结构骨架的一系列衍生物。该类药物并不刺激胰岛素分泌，而是通过减少胰岛素抵抗起作用。它增加人体组织对胰岛素的敏感性，从而增加胰岛素刺激葡萄糖的利用，抑制肝糖输出，是治疗2型糖尿病的新型理想药物。该类药物具有良好的耐受性与安全性，因此具有延缓糖尿病进展的潜力和巨大的应用前

景。代表药物有罗格列酮(rosiglitazone)和吡格列酮(pioglitazone)等。

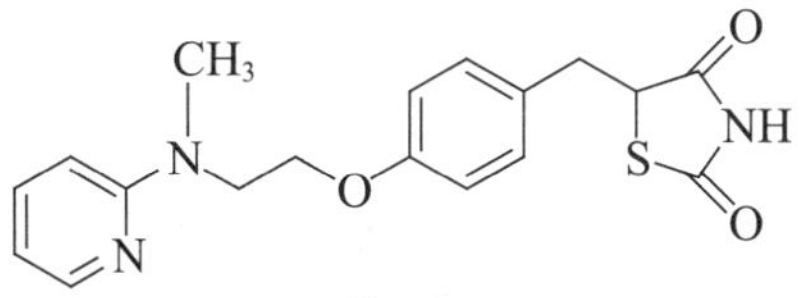
罗格列酮

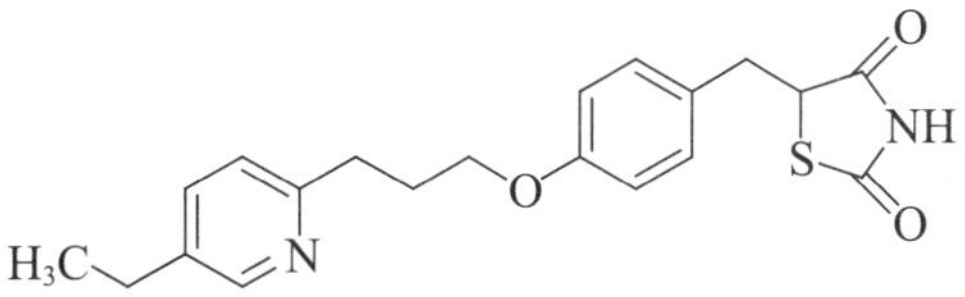
吡格列酮

### (三) α-葡萄糖苷酶抑制剂

食物中的碳水化合物主要是淀粉和麦芽糖,都必须水解为单糖才能被吸收利用,碳水化合物的水解依赖于α-葡萄糖苷酶的作用。α-葡萄糖苷酶抑制剂通过竞争性抑制位于小肠的α-葡萄糖苷酶,使碳水化合物分解为葡萄糖的速度减慢,从而减缓肠道内葡萄糖的吸收,降低餐后高血糖。

目前已上市并在临床上应用的α-葡萄糖苷酶抑制剂主要有阿卡波糖(acarbose)、伏格列波糖(voglibose)和米格列醇(miglitol)等,它们的化学结构均为糖或多糖衍生物。

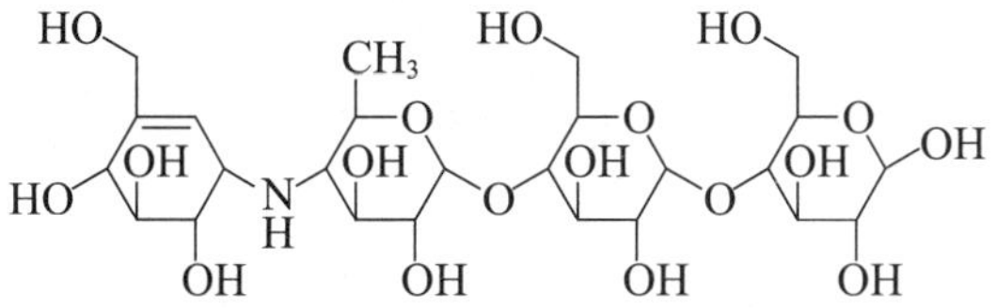
阿卡波糖

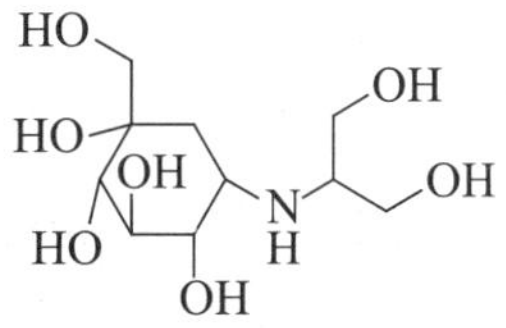
伏格列波糖

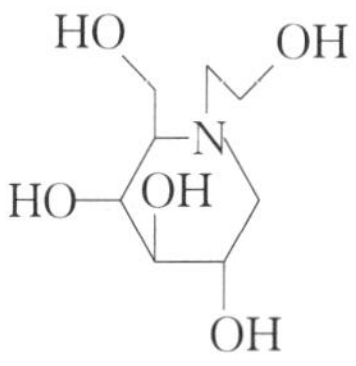
米格列醇

### (四) 二肽基肽酶-4 抑制剂

二肽基肽酶-4(dipeptidyl peptidase-4,DPP-4)是一种膜糖蛋白,参与多肽肠促胰岛素如胰高血糖素样肽-1(glucagon-like peptide-1,GLP-1)和葡萄糖依赖性胰岛素释放多肽(glucose-dependent insulinotropic polypeptide,GIP)的降解。这两种肠促胰岛素在维持人体血糖稳定方面发挥重要作用,因此 DPP-4 作为治疗糖尿病药物的一个靶标日益受到药物研究者的关注。

2003 年,DPP-4 蛋白的三维结构确定,进一步促进了 DPP-4 抑制剂的研究。目前上市的 DPP-4 抑制剂主要有西格列汀(sitagliptin)、维格列汀(vildagliptin)、沙格列汀(saxagliptin)等。该类药物主要用于治疗 2 型糖尿病,其主要优势包括:可以改善葡萄糖耐受度并增加体内胰岛素分泌,保护胰岛β细胞,改善患者对胰岛素的敏感性,不会发生严重的低血糖,安全性好等。

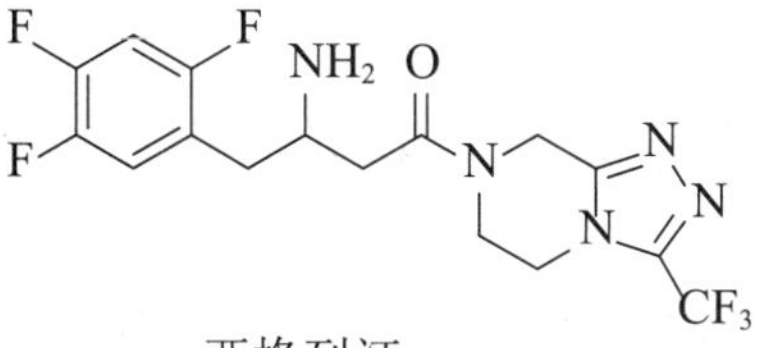
西格列汀

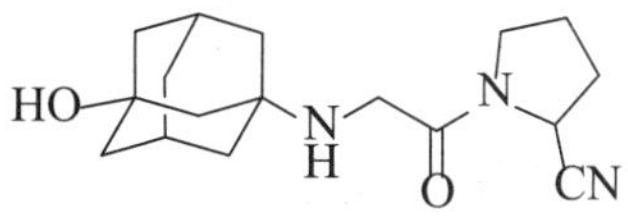
维格列汀

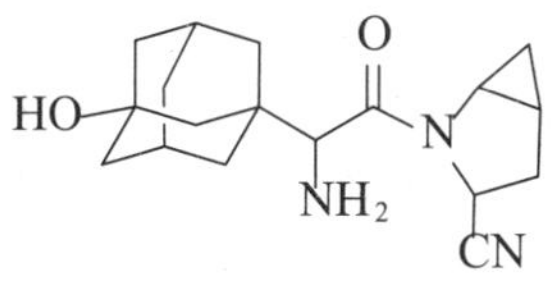
沙格列汀

### (五) 钠-葡萄糖协同转运蛋白 2 抑制剂

钠-葡萄糖协同转运蛋白 2(sodium-glucose co-transporter 2,SGLT2)是一类在小肠黏膜和肾近曲小管中发现的葡萄糖转运基因家族,其作用是对肾中的血糖进行重吸收。因此,选择性抑制 SGLT2 可抑制肾中的血糖重吸收,增加尿糖排出,其降血糖途径不依赖于胰岛素的分泌,并且研究表明该类药物在降血糖的同时还可以有效减轻体重,是一类新型的降血糖药物。该类降血糖药中第一个获批的药物是达格列净(dapagliflozin),于 2014 年上市,需要监测心血管风险。其他被批准上市的有卡格列净(canagliflozin)、恩格列净(empagliflozin)等。

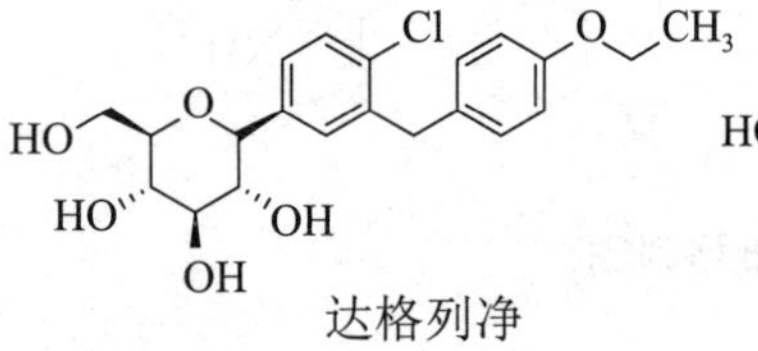
达格列净

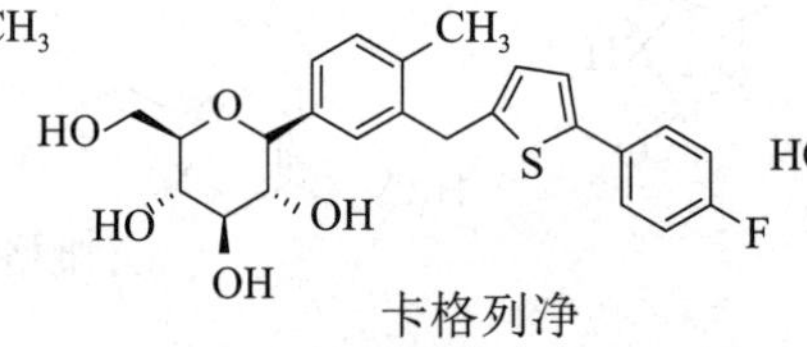
卡格列净

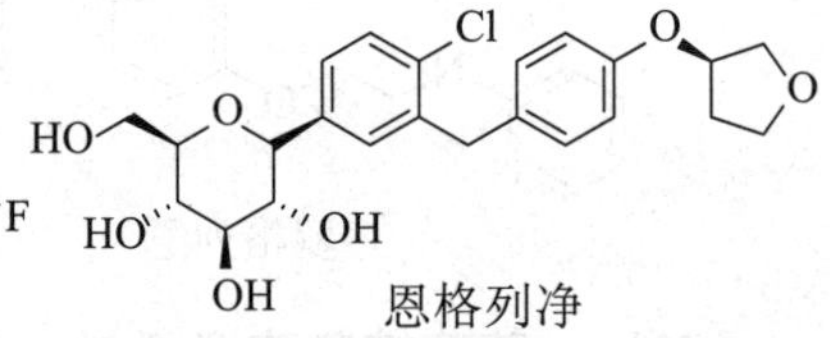
恩格列净

# 习　题

## 一、选择题

### (一) A 型题

1. 黄体酮属于哪一类甾体药物(　　)

A. 雌激素　B. 孕激素　C. 雄激素　D. 糖皮质激素　E. 盐皮质激素

2. 下列遇到硝酸银生成白色沉淀的药物是(　　)

A. 雌二醇　B. 黄体酮　C. 甲睾酮　D. 炔诺孕酮　E. 地塞米松

3. 下列具有强抗感染作用的药物是(　　)

A. 地塞米松　B. 醋酸雌二醇　C. 黄体酮　D. 苯丙酸诺龙　E. 炔诺孕酮

4. 肾上腺皮质激素生理活性必需基团是(　　)

A. 4-烯-3-酮　B. $C_{17}$位羟甲基酮基　C. $C_{21}$位羟基

D. $C_{11}$位羟基　E. $C_{19}$位有角甲基

5. 糖皮质激素的用途不包括(　　)

A. 治疗各种休克　B. 治疗严重的细菌感染

C. 治疗骨质疏松症　D. 治疗重要脏器的炎症

E. 抗毒素

6. 糖皮质激素的不良反应不包括(　　)

A. 诱发和加重感染　B. 诱发和加重溃疡

C. 医源性肾上腺皮质功能亢进综合征　D. 中枢抑制

E. 骨质疏松症

7. 氢化可的松的(　　)位增加双键可以使抗感染作用增加,不良反应减少

A. 7　B. 15　C. 1　D. 11　E. 17

8. 下列属于胰岛素促分泌剂的降血糖药是(　　)

A. 罗格列酮　B. 二甲双胍　C. 瑞格列奈　D. 阿卡波糖　E. 吡格列酮

9. 关于二甲双胍,下列说法错误的是(　　)

A. 具有较强碱性

B. 可直接促进胰岛素的分泌

C. 为胰岛素增敏剂

D. 药用其盐酸盐,1%水溶液呈近中性

E. 适用于肥胖并对胰岛素耐受的患者

10. 甲苯磺丁脲的化学结构中不含有的基团是(　　)

A. 苯基　　B. 磺酰基　　C. 脲基　　D. 环己基　　E. 正丁基

**(二) X 型题**

11. 甾类药物结构骨架包括(　　)

A. 性激素　　B. 肾上腺皮质激素　　C. 雌甾烷

D. 雄甾烷　　E. 孕甾烷

12. 下列药物中有 4-烯-3 酮结构的是(　　)

A. 雌二醇　　B. 己烯雌酚　　C. 黄体酮　　D. 炔诺酮　　E. 甲睾酮

13. 下列不属于雄激素类的药物是(　　)

A. 醋酸地塞米松　　B. 黄体酮　　C. 雌二醇

D. 甲睾酮　　E. 苯丙酸诺龙

14. 严重感染应用糖皮质激素的目的是(　　)

A. 提高机体的免疫　　B. 降低病毒的扩散速度

C. 抑制细菌的生长繁殖　　D. 增强机体对应激的耐受力

E. 利用糖皮质激素的抗炎作用

15. 临床常用口服降血糖药有(　　)

A. 胰岛素　　B. α-葡萄糖苷酶抑制剂　　C. 氯磺丙脲

D. 双胍类　　E. 格列齐特

**二、问答题**

1. 从结构修饰角度分析地塞米松比氢化可的松的糖皮质激素活性增强的原因。

2. 简述口服降血糖药的分类，每类举一个例子并写出其结构式。

3. 一位骨折患者为了促进伤口愈合，请你给其推荐以下一种药物，并指出其结构特点和作用特点。

(1)

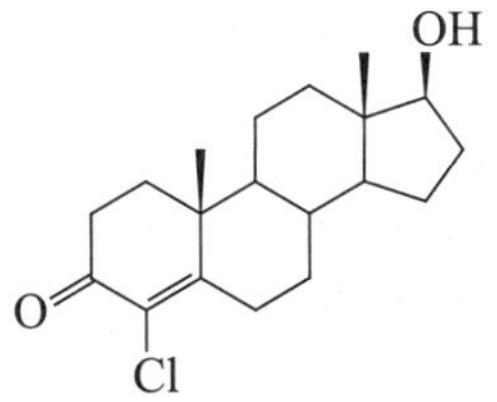


(2)

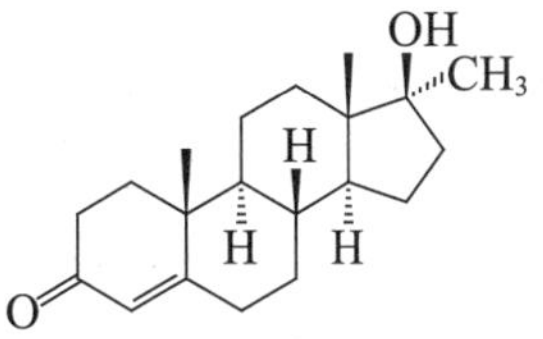


4. 一位 76 岁男性，糖尿病史 7 年，近来血糖较高，服用格列本脲和格列齐特降血糖，突发头晕跌倒昏迷，入院急救。请分析该患者突发昏迷的原因以及用药合理性，并给出适合该患者的降血糖治疗方案。

第十章
参考答案

(赵　岩　李　翔)

# 第十一章　维生素类药物

第十一章课件

**学习目标**

1. 掌握维生素类药物的分类，维生素 A 类药物、维生素 D 类药物、维生素 E 类药物、维生素 K类药物、维生素 C 的结构特点、理化性质和用途。
2. 熟悉维生素 $B_1$、维生素 $B_2$、维生素 $B_6$ 的结构特点、理化性质和用途。
3. 了解维生素的概念和常见维生素的食物来源。

维生素是维持机体正常代谢所必需的一类微量有机化合物，英文名为 vitamin，音译为维他命，它们不能供给能量，也不是细胞的组成部分，但它们却能发挥重要的生理作用。已知的许多维生素都是体内重要代谢酶的辅酶或辅酶的组成分子，在人体这个复杂的“加工厂”中，起着至关重要的作用。维生素是人类食物中必需的六大营养素（糖、蛋白质、脂肪、水、矿物质、维生素）之一。若来源不足，吸收减少或需要量增加时，就会产生维生素缺乏症，从而导致营养不良或产生疾病。人体如缺乏维生素 A，会患干眼症、夜盲症等；缺乏维生素 D，会出现佝偻病或骨软化症等。

维生素的发现是 19 世纪的伟大发现之一。迄今，已发现的维生素有 60 余种。维生素在人体内不能合成，但维生素及维生素原是天然食物中的一种成分。一般情况下，从五谷杂粮和蔬菜中摄取的维生素足以满足人体的需要。

维生素作为药物，一方面可以用于维生素缺乏症的治疗和预防；另一方面也可以与许多药物配合使用，以增强药物的作用或降低药物的毒副作用。而过量服用维生素，不但无益，有时还会引起中毒，应加以特别注意。

维生素种类繁多，生理功能各异，化学结构又缺乏类缘关系，故按其溶解度将维生素分为脂溶性维生素（如维生素 A 类、维生素 D 类、维生素 E 类、维生素 K 类）和水溶性维生素（如 B 族维生素、维生素 C）。

## 第一节　脂溶性维生素

脂溶性维生素可分为维生素 A 类、维生素 D 类、维生素 E 类、维生素 K 类。它们在食物中与脂类共存，并随脂类一同被吸收。因脂溶性维生素排泄较慢，如摄取过多会发生蓄积过量，引起中毒，产生维生素 A、维生素 D、维生素 E、维生素 K 等过多症。

**知识链接**

**注射用脂溶性维生素**

注射用脂溶性维生素为复方制剂，成分为维生素A、维生素$D_2$、维生素E、维生素K，主要用于满足儿童、成人每日对这些维生素的生理需要。由于本品含维生素$K_1$，能与香豆素类抗凝血药发生相互作用，故两者不宜联合使用。

## 一、维生素A类

维生素A类主要存在于动物的肝、奶类、肉类及蛋黄中，尤以鱼肝油中含量最丰富。植物中则存在一种黄色色素，如胡萝卜素，可在体内分解成一分子或两分子视黄醇，即维生素$A_1$醛，维生素$A_1$醛可进一步被还原成维生素A。这些物质称为维生素A原，可成为人体补充维生素A的来源，但转化率及吸收率均较低，目前维生素A主要由人工合成方法制取。

维生素A有维生素$A_1$和维生素$A_2$两种，维生素$A_1$称为视黄醇，维生素$A_2$称为去氢视黄醇，两者结构相似，均为多烯烃一元醇。维生素$A_2$的生物活性仅为维生素$A_1$的20%～50%。

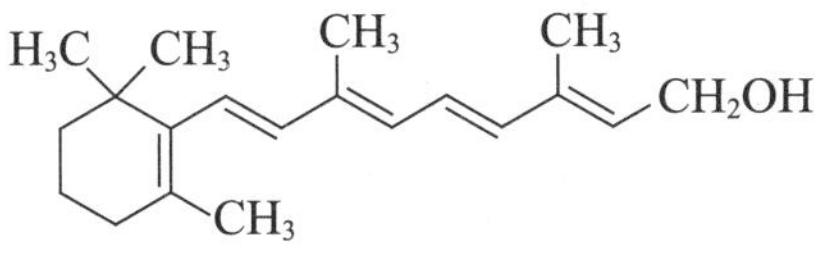

维生素$A_1$

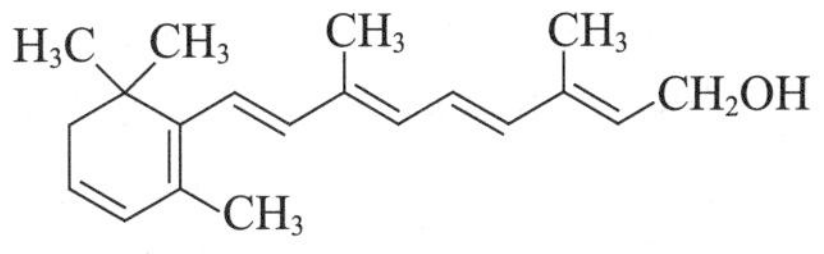

维生素$A_2$

维生素A类分子中含有共轭多烯醇的侧链，所以对紫外线不稳定，且易被空气氧化。在加热或有金属离子存在时，可促进反应的进行。氧化的初步产物为环氧化物，环氧化物在酸性介质中发生重排，最终生成无活性的呋喃型氧化物，其可进一步生成相应的醛和酸。但在无氧条件下，可耐热至120 ℃。因此，维生素A类应储存于铝制容器中，充氮气密封并置于阴凉、干燥处保存；也常将维生素A溶于维生素E的油中，或加入稳定剂，如羟基叔丁基茴香醚(BHA)和叔丁基对苯甲酸(BHT)等。长期储存也可发生异构化，使活性降低。

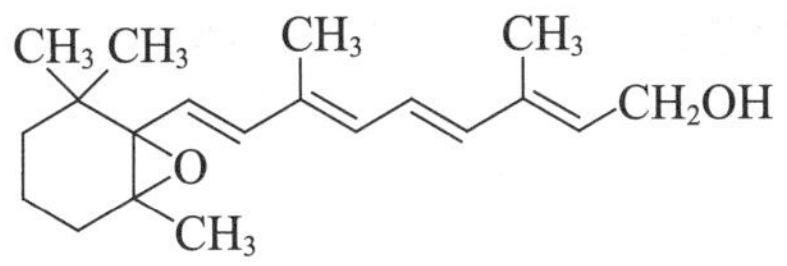

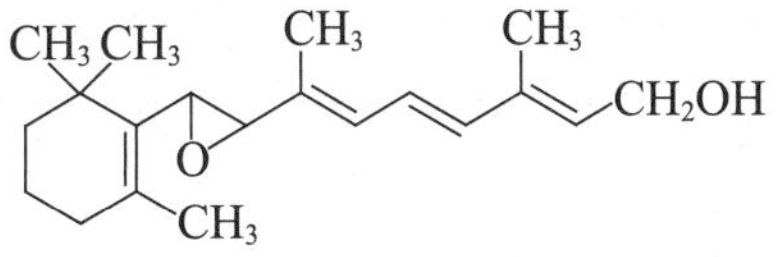

环氧化物

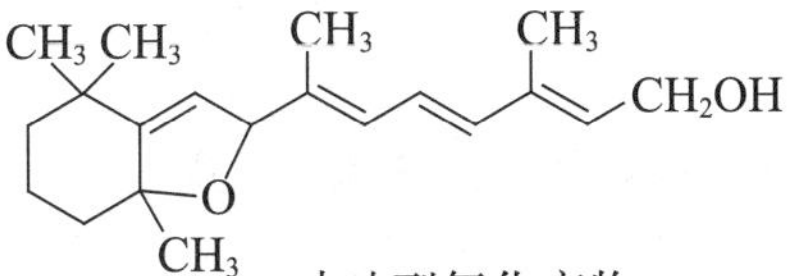

呋喃型氧化产物

维生素A类对酸不稳定，遇路易斯酸或无水氯化氢乙醇溶液可发生脱水反应，生成脱水维生素A，活性仅为维生素$A_1$的40%。维生素A可与三氯化锑反应，呈现深蓝色，渐变为紫红色。

维生素A醋酸酯比维生素A稳定，因此临床上常用维生素A醋酸酯或棕榈酸酯代替维生素A使用。

**知识链接**

**食物中维生素A稳定的原因**

食物中的维生素A在加热状态下不被破坏，原因是在食物中的维生素A与极易氧化的维生素E同时存在。

**案例分析**

为什么维生素A常制成油溶剂？

［分析］ 维生素A为脂溶性维生素且分子中含有共轭多烯醇的侧链，对紫外线不稳定，易被空气氧化，所以维生素A常制成油溶剂。

**维生素A醋酸酯**

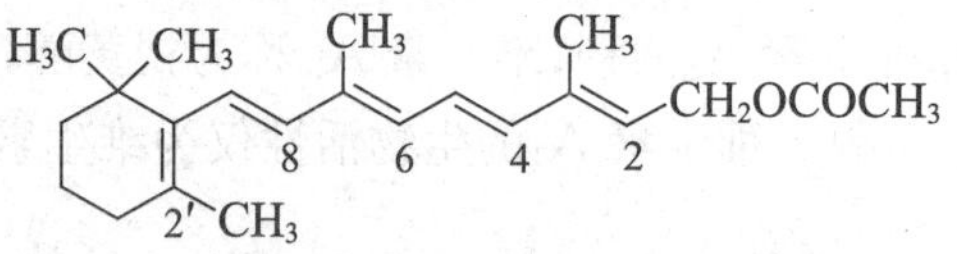


维生素A醋酸酯(vitamin A acetate)化学名为(全反式)-3,7-二甲基-9-(2,6,6-三甲基-1-环己-1-烯基)-2,4,6,8-壬四烯-1-醇醋酸酯。

本品为淡黄色油溶液或结晶与油的混合物(加热至60℃应为澄明溶液)，无酸败油臭味。极易溶于氯仿、乙醚、环己烷或石油醚，微溶于乙醇，不溶于水。

本品还有β-紫罗兰酮环和共轭多烯醇侧链，故性质不稳定，对紫外线敏感，且易被空气氧化。其化学稳定性比维生素A好，因此临床上常将本品与维生素A棕榈酸酯溶于植物油中应用，在体内被酶水解得到维生素A。熔点为56～60℃。

本品的三氯甲烷溶液，加入25%的三氯化锑三氯甲烷溶液，即显蓝色，渐变成紫红色。

维生素A醋酸酯在体内被酶催化水解为维生素A，然后氧化成视黄醛。视黄醛可异构化为4Z型视黄醛，此为构成视觉细胞的感光物质，并参与视觉的形成。视黄醛可进一步氧化为视黄酸，作为维生素A的代谢产物在肝中与葡萄糖醛酸结合或氧化成其他代谢物，随胆汁或尿液排出体外。视黄酸是维生素A的活性代谢产物，有和维生素A相似的药理作用，主要影响骨骼生长和上皮组织代谢。

维生素A醋酸酯具有诱导控制上皮组织分化和生长的作用，缺乏时上皮组织表面干燥、变厚、屏障性能降低，出现干眼症、牙周溢脓等。同时还是骨骼生长、维持睾丸和卵巢功能、胚胎发育等必需的物质。

临床上主要用于防治维生素A缺乏症，如角膜软化症、夜盲症、皮肤角化粗糙等。

## 二、维生素D类

维生素D类是一类抗佝偻病维生素的总称，为甾醇衍生物，主要存在于鱼肝油、肝、蛋黄和乳汁中。目前已知的维生素D至少有10多种，其中最重要的是维生素$D_2$和维生素$D_3$。

植物和酵母中含有的麦角甾醇，经紫外线照射后转变为维生素$D_2$，故维生素$D_2$称为麦角骨化醇。人体皮肤内含有的维生素$D_3$前体(7-脱氢胆甾醇)，经紫外线照射后转变为维生素$D_3$，故维生素$D_3$称为胆骨化醇，是人体维生素D的主要来源。

维生素D可促进人体钙和磷的吸收，帮助骨骼钙化，临床上主要用于治疗和预防骨软化症、佝偻病等。此外，维生素 D 需先在肝代谢再经肾代谢后，才具有调整机体钙、磷代谢的活性。

---

**知识链接**

**维生素 D 的生物活性**

维生素 $D_2$ 和维生素 $D_3$ 均无生理活性，需经体内转化后才能成为有活性的维生素 D。

---

## 维 生 素 $D_2$

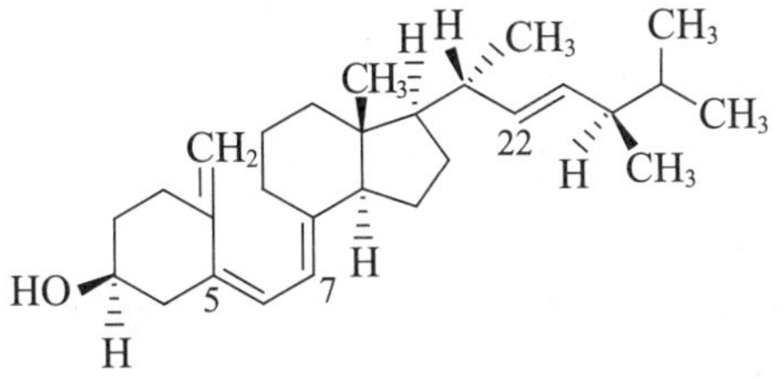

维生素 $D_2$（vitamin $D_2$）化学名为 9，10 -开环麦角甾- 5，7，10(19)，22 -四烯- 3$\beta$ -醇，又称麦角骨化醇。

本品为无色针状结晶或白色结晶性粉末；无臭，无味。遇空气易变质。极易溶于氯仿，易溶于乙醇、乙醚、丙酮，略溶于植物油，不溶于水。熔点为 115～118 ℃，熔融时分解。

本品具有共轭多烯结构，因而具有一定还原性。在空气和日光下，遇酸或氧化剂均易被氧化变质，使效价降低，毒性增加，因此应避光、密闭储存。

本品具有甾醇结构，所以具有甾醇类化合物的共同反应，即本品的氯仿溶液加入少许醋酐与硫酸，振摇后初显黄色，渐变为红色，迅速变为紫色，最后呈绿色，可用此反应鉴别维生素 $D_2$。

本品与滑石粉和磷酸氢钙混合时，可发生异构化，制剂时应注意。

本品可促进人体钙和磷的吸收，促进骨骼钙化。临床上主要用于维生素 D 缺乏症的预防，慢性低钙血症、低磷血症、佝偻病、骨软化症等的治疗。

---

**案例分析**

某医院药剂科的实习生小李，从维生素 $D_2$ 注射液包装盒中取出两支维生素 $D_2$ 注射液后未关闭包装盒，并将维生素 $D_2$ 注射液安瓿直接放在日光暴晒的窗台下。两日后这几支维生素 $D_2$ 注射液均变色。

问题：

1. 质量合格的维生素 $D_2$ 是什么状态的物质？
2. 维生素 $D_2$ 注射液光照后可能发生什么变化？为什么会发生这种变化？
3. 颜色改变后的维生素 $D_2$ 注射液还能继续供临床使用吗？为什么？
4. 小李应如何储存该药物？

[分析]

1. 维生素 $D_2$ 为无色针状结晶或白色结晶性粉末。
2. 维生素 $D_2$ 具有共轭多烯结构，因而具有一定的还原性，在空气和日光下，遇酸或氧化剂均易被氧化变质。
3. 不能继续临床使用，因为颜色改变后维生素 $D_2$ 效价降低，毒性增加。
4. 应避光、密闭储存。

---

维 生 素 $D_3$

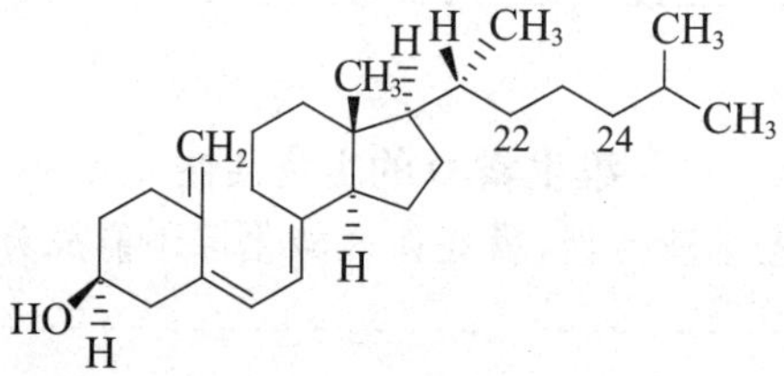

维生素 $D_3$（vitamin $D_3$）化学名为 9,10-开环胆甾-5,7,10(19)-三烯-3$\beta$-醇，又称胆骨化醇。

本品为无色针状结晶或白色结晶性粉末；无臭，无味。极易溶于乙醇、丙酮、氯仿和乙醚，略溶于植物油，不溶于水。熔点为 84～88 ℃，熔融时分解。

本品侧链上虽然较维生素 $D_2$ 少一个双键，稳定性稍高于维生素 $D_2$，但由于共轭多烯结构的存在，在空气中遇光仍易被氧化变质。

本品具有甾醇结构，所以鉴别反应与维生素 $D_2$ 类似，具有甾醇类化合物的共同反应，即本品的氯仿溶液加入少许醋酐与硫酸，振摇后显黄色，渐变为红色，迅速变为紫色、蓝绿色，最后变为绿色。

本品能促进小肠黏膜对钙、磷的回吸收，促进肾小管对钙、磷的回吸收，促进骨代谢，维持血钙、血磷的平衡。临床上主要用于预防佝偻病、骨软化症和老年性骨质疏松症等。

## 三、维生素 E 类

维生素 E 类是一类与生育有关的维生素的总称（又称生育酚），常用于治疗不孕症、习惯性流产等疾病，也可用于治疗心血管疾病。因本品具有较强的还原性，常作为油溶制剂的抗氧剂。

维生素 E 多存在于植物组织中，以麦胚油、花生油和玉米油含量最为丰富。天然维生素 E 有三个 *R* 型手性碳，为右旋体，人工合成品为外消旋体，生物活性约为天然来源的 40%。维生素 E 于 1936 年被分离出来，1938 年被人工合成，目前已知的维生素 E 类有 8 种，即 α-生育酚、β-生育酚、γ-生育酚、δ-生育酚、α-生育三烯酚、β-生育三烯酚、γ-生育三烯酚、δ-生育三烯酚。其中 α-生育酚活性最强。维生素 E 类药物的结构如表 11-1。

**表 11-1 维生素 E 类药物的结构**

| 化学结构 | 取代基 | | 化学名称 |
|---|---|---|---|
| | $R_1$ | $R_2$ | |
| 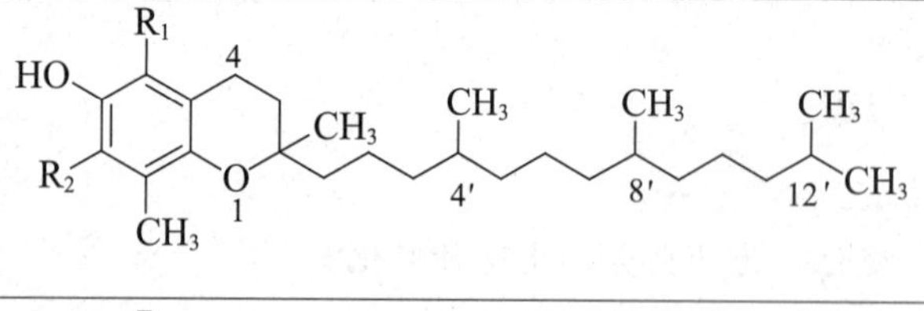 | $-CH_3$ | $-CH_3$ | α-生育酚 |
| | $-CH_3$ | $-H$ | β-生育酚 |
| | $-H$ | $-CH_3$ | γ-生育酚 |
| | $-H$ | $-H$ | δ-生育酚 |
| 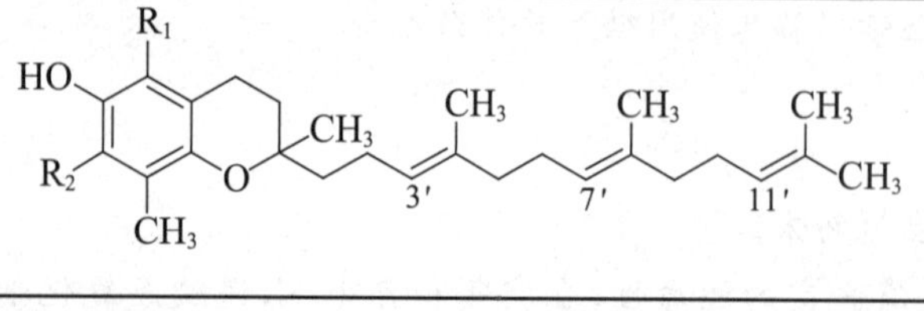 | $-CH_3$ | $-CH_3$ | α-生育三烯酚 |
| | $-CH_3$ | $-H$ | β-生育三烯酚 |
| | $-H$ | $-CH_3$ | γ-生育三烯酚 |
| | $-H$ | $-H$ | δ-生育三烯酚 |

维生素 E 在化学结构上都是苯并二氢吡喃衍生物，其对紫外线和氧化剂很敏感，如遇弱氧化剂三氯化铁或空气中的氧则被氧化成黄色的 α-生育酚对苯醌，为稳定的血红色配合物。

因维生素 E 易被空气氧化，故药典收载的维生素 E 为 α-生育酚醋酸酯。

**案例分析**

实验室里有两瓶黄色液体的药物，标签已掉，根据购买记录，它们是维生素 A 和维生素 E。如何用化学方法将这两种维生素区别开来？

**[分析]** 取两种维生素适量置于试管中，分别加入氯仿后，再加入三氯化锑的氯仿溶液，显蓝色逐渐变为紫红色，所对应为维生素 A。维生素 E 无此反应。

### 维生素 E 醋酸酯

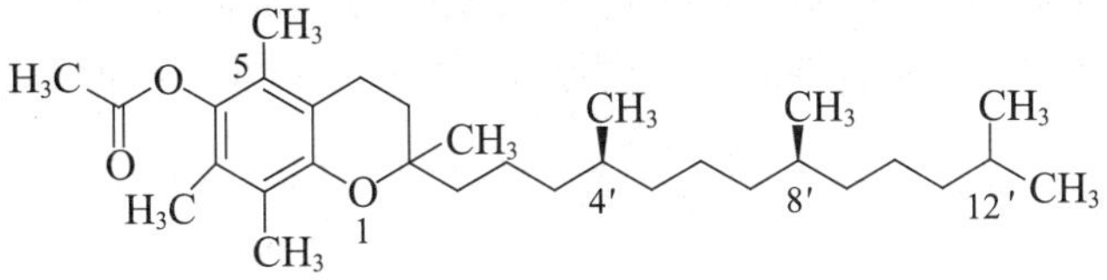


维生素 E 醋酸酯（vitamin E acetate）化学名为(±)-2,5,7,8-四甲基-2-(4,8,12-三甲基十三烷基)-6-苯并二氢吡喃醇醋酸酯，又称生育酚醋酸酯。

维生素 E 醋酸酯为微黄色或黄色黏稠油状透明液体，几乎无臭。天然提取的维生素 E 放置会固化，25 ℃左右熔化。易溶于无水乙醇、丙酮、乙醚或植物油，不溶于水。折光率为 1.494～1.499。

维生素 E 醋酸酯为生育酚的醋酸酯，较生育酚性质稳定，遇光可被氧化，色渐变深。本品与氢氧化钾醇溶液共热，使酯键水解生成游离的 α-生育酚；再与铁离子作用，生成对生育醌和亚铁离子，亚铁离子与 2,2′-联吡啶试剂反应生成深红色络合物，可用此反应进行鉴别。

本品与铁氰化钾作用，生成双-α-生育酮，还能生成 α-生育酚二聚体。

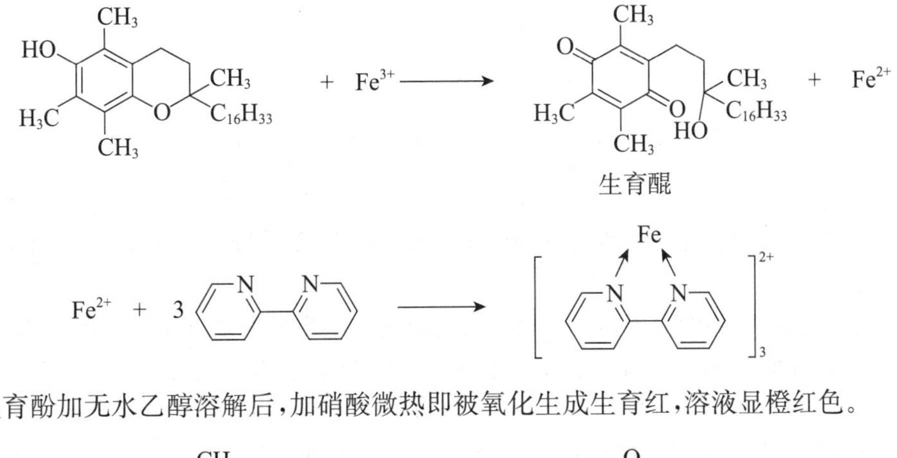


α-生育酚加无水乙醇溶解后，加硝酸微热即被氧化生成生育红，溶液显橙红色。

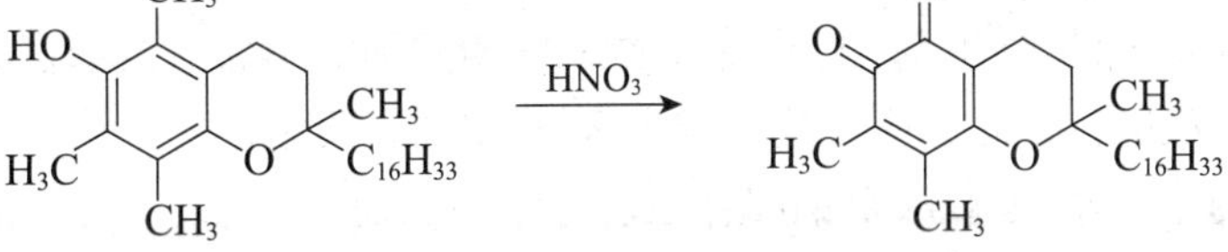


本品能维持生殖器官功能正常，用于治疗不孕症、习惯性流产、进行性肌营养不良及动脉粥样硬化等疾病。随着维生素 E 的生理和药理研究的不断深入，其在抗衰老方面也有所应用。因维生素 E 具有较强的还原性，药剂上常用作油溶液制剂的抗氧化剂。

## 四、维生素 K 类

维生素 K 类是一类萘醌结构的具有凝血作用的维生素的总称。常见的有维生素 $K_1$、维生素 $K_2$、维生素 $K_3$、维生素 $K_4$、维生素 $K_5$、维生素 $K_6$、维生素 $K_7$ 等，其中维生素 $K_1$、维生素 $K_2$、维生素 $K_3$ 为 2-甲萘醌的衍生物，维生素 $K_4$、维生素 $K_5$、维生素 $K_6$、维生素 $K_7$ 为 2-甲萘酚(胺)的衍生物。

维生素 $K_1$ 广泛存在于绿色植物中，故又称植物甲萘醌。维生素 $K_2$ 多为微生物的产物，人体肠道内的大肠埃希菌亦能合成维生素 $K_2$ 并被人体吸收利用，故人体一般不会出现维生素 K 缺乏症。新生儿的肠道无细菌或长期使用广谱抗菌药导致肠内菌群失调时，需要补充维生素 K。

维生素 K 可促进凝血，维生素 K 在肝内参与合成凝血酶原，促进血浆凝血因子Ⅷ、Ⅸ、Ⅹ的合成。维生素 K 缺乏或肝功能障碍会导致凝血酶原及凝血因子减少，从而引起各类严重出血症。

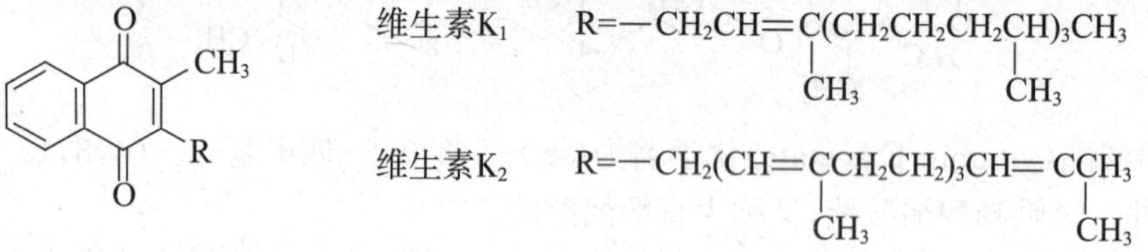


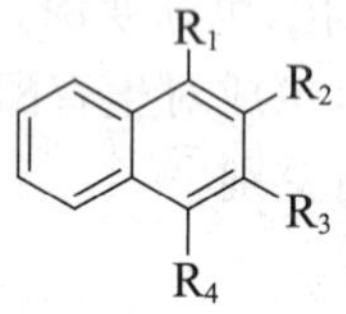


| | $R_1$ | $R_2$ | $R_3$ | $R_4$ |
|---|---|---|---|---|
| 维生素$K_4$ | $-OCOCH_3$ | $-CH_3$ | $-H$ | $-OCOCH_3$ |
| 维生素$K_5$ | $-OH$ | $-CH_3$ | $-H$ | $-NH_2$ |
| 维生素$K_6$ | $-NH_2$ | $-CH_3$ | $-H$ | $-NH_2$ |
| 维生素$K_7$ | $-OH$ | $-H$ | $-CH_3$ | $-NH_2$ |

### 维 生 素 $K_3$

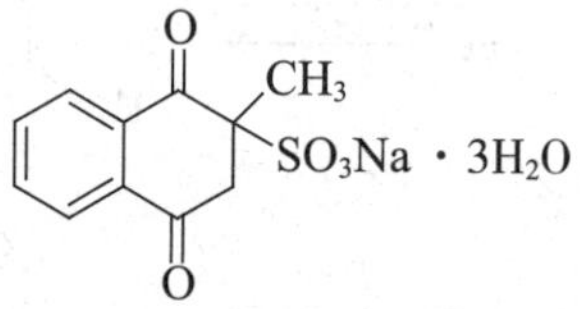


维生素 $K_3$(vitamin $K_3$)化学名为 2-甲基-1,4-二氧-2-萘磺酸钠盐三水合物，又称亚硫酸氢钠甲萘醌。

本品为白色结晶或结晶性粉末，几乎无臭，有吸湿性。本品虽然属于脂溶性维生素，但由于结构上有亲水基团亚硫酸氢钠，故易溶于水，微溶于乙醇，不溶于乙醚和苯。

本品的水溶液遇光和热，部分可发生异构化，生成 2-甲基-1,4-萘氢醌-3-磺酸钠和 2-甲基-1,4-萘氢醌，使其活性降低。为防止这一反应的发生，可将溶液 pH 调至 2～5，并加入稳定剂亚硫酸氢钠。而反应生成的 2-甲基-1,4-萘氢醌-3-磺酸钠能与邻二氮菲试液作用，产生红色沉淀，而维生素 $K_3$ 无此反应。据此反应可检查维生素 $K_3$ 中的杂质量。

本品的水溶液与甲萘醌、亚硫酸氢钠间存在动态平衡。遇酸、碱或空气中的氧时，亚硫酸氢钠分解，平衡被破坏，产生甲萘醌沉淀。光和热可加速此变化。加入焦亚硫酸钠并通入惰性气体，可增加本品稳定性。

本品的水溶液遇氢氧化钠试液析出甲萘醌黄色沉淀，遇稀盐酸析出甲萘醌黄色沉淀的同时，还放出二氧化硫气体。

临床上主要用于治疗维生素 K 缺乏症，也用于新生儿出血症、吸收不良或口服抗凝血剂所致的低凝血酶原症的治疗。

---

**案例分析**

小张到医药公司购买了维生素 $D_2$ 和维生素 $K_3$，回来时不小心将标签给弄掉了，如何用化学方法区分维生素 $D_2$ 和维生素 $K_3$？

**[分析]**　分别取适量维生素 $D_2$ 和维生素 $K_3$ 置于试管中，加入氢氧化钠溶液，有黄色沉淀析出的是维生素 $K_3$。

---

# 第二节　水溶性维生素

水溶性维生素包括 B 族维生素和维生素 C。

## 一、B 族 维 生 素

B 族维生素包括许多化学结构和生理作用完全不同的一类物质，由于最初是从同一来源（如肝、酵母、米糠、麦麸等）中分离得到的，所以将它们归为 B 族维生素。B 族维生素主要包括维生素 $B_1$（硫胺）、维生素 $B_2$（核黄素）、维生素 $B_6$（吡多辛）、维生素 $B_{12}$（氰钴胺）、烟酸及烟酰胺、生物素、叶酸等。

### 维 生 素 $B_1$

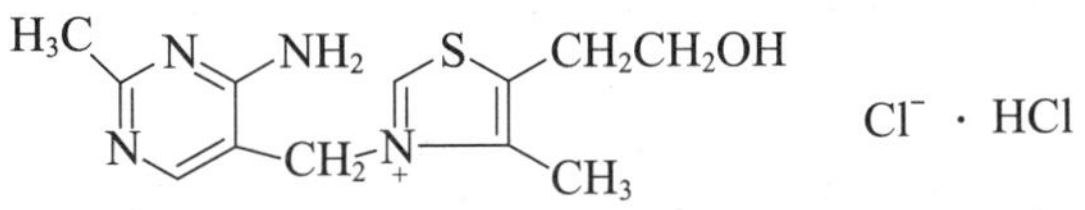


维生素 $B_1$（vitamin $B_1$）化学名为氯化 4-甲基-3-[（2-甲基-4-氨基-5-嘧啶基）甲基]-5-（2-羟基乙基）噻唑鎓盐酸盐，又称盐酸硫胺。

维生素 $B_1$ 广泛存在于米糠、麦麸和酵母中，此外来源于人工合成。

本品为白色结晶或结晶性粉末；味苦，有微弱的特臭。有引湿性，干燥品在空气中迅速吸收约 4% 的水分。易溶于水，微溶于乙醇，不溶于乙醚；其水溶液显酸性。

本品的干燥固体性质稳定，其水溶液遇酸较稳定，当 pH 进一步升高，分解加速。遇碱则噻唑环被水解，生成硫醇型化合物而失活。故本品注射液不能与碱性药物（如磺胺类钠盐、氨茶碱、亚硫酸氢钠、碳酸氢钠注射液等）配伍使用。遇光和热可使效价下降，故应置于遮光、阴凉处保存，且不宜久存。

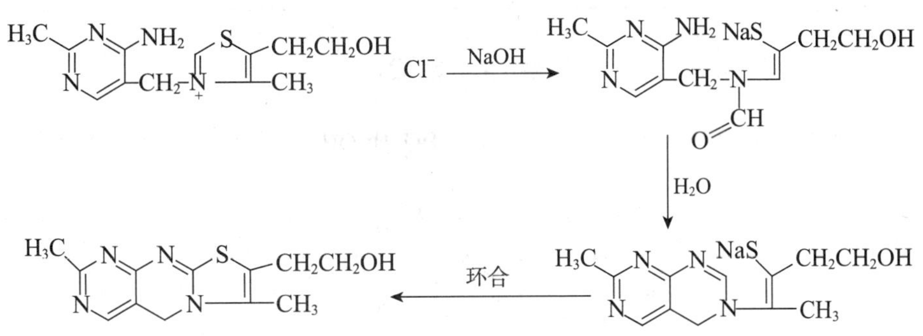

本品结构中含有机硫，能发生硫色素反应。本品溶于氢氧化钠溶液中，生成硫醇化合物，继续被铁氰化钾氧化成硫色素，该色素溶于正丁醇中显蓝色荧光，加酸呈酸性，荧光消失，加碱荧光又复现。

本品分子中含有嘧啶环和噻唑环，能与某些生物碱沉淀试剂作用生成沉淀。如与碘化汞钾试剂反应生成黄色沉淀($B \cdot H_2Hg_2I_4$)，与碘试剂反应生成红色沉淀($B \cdot HI \cdot I_2$)，与三硝基苯酚反应生成扇形结晶。

本品水溶液遇碳酸氢钠或亚硫酸氢钠均发生分解，故碳酸氢钠和亚硫酸氢钠不可作为维生素 $B_1$ 的抗氧剂。

本品在胃肠道被吸收，吸收后转变为有生物活性的硫胺焦磷酸酯，分布于各组织，$t_{1/2}$ 为 0.35 小时。在肝内代谢，经肾排泄。硫胺焦磷酸酯是脱羧酶辅酶的组成部分，参与维持正常的糖代谢，以及神经系统和心脏功能。故缺乏维生素 $B_1$ 会导致神经系统和心血管系统功能紊乱。

本品具有维持神经传导与消化功能的作用，临床上主要用于维生素 $B_1$ 缺乏症，如脚气病、神经炎、食欲下降、消化功能不良等。

本品口服吸收慢，且在体内易被硫胺酶破坏而失活。为了克服这些缺点，合成了一些硫胺类衍生物，临床应用的有优硫胺、呋喃硫胺等。

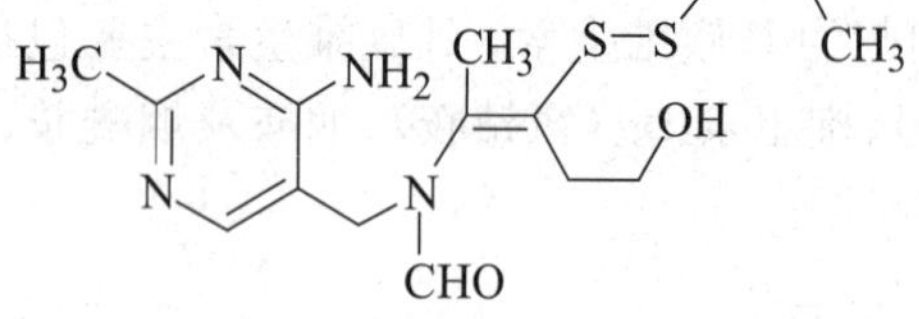

优硫胺

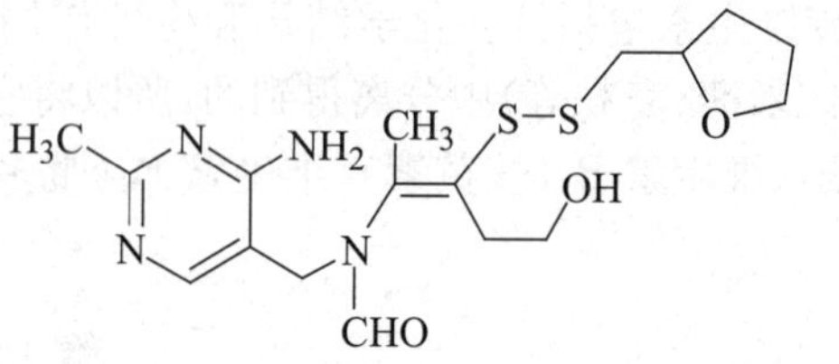

呋喃硫胺

**知识链接**

### 脚　气　病

脚气病英文名为 Beriberi，其命名来自斯里兰卡最大民族僧伽罗族的语言，也是斯里兰卡的官方语言，意为极度虚弱。脚气病的表现有感觉和运动障碍，肌力下降或疲劳、心悸、气急等。1897年，艾克曼(Eijkman)在爪哇发现只吃精磨的白米即可患脚气病，未经碾磨的糙米能治疗这种病，并发现可治脚气病的物质能用水或乙醇提取，当时称这种物质为水溶性 B，也就是后来的维生素 $B_1$。

**案例分析**

维生素 $B_1$ 的稳定性如何？如何判断其稳定性？

[**分析**]　维生素 $B_1$ 在酸性溶液中很稳定，在碱性溶液中不稳定，易被氧化和受热破坏，其水溶液与空气接触易被空气中的氧气氧化。

pH 为 3.5 时可耐 100 ℃高温，pH 大于 5 时易失效。

## 维　生　素 $B_2$

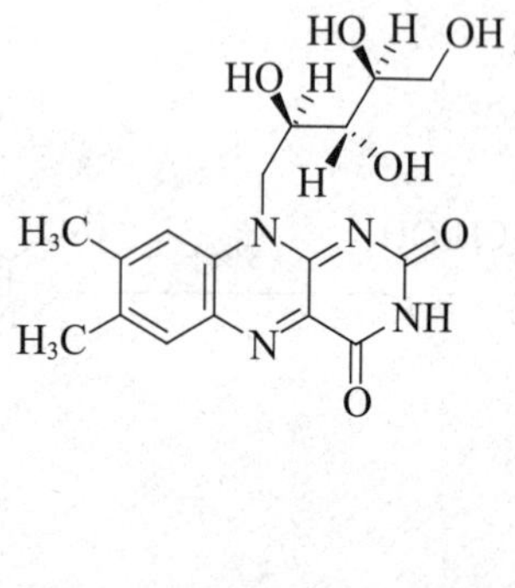

维生素 $B_2$(vitamin $B_2$)化学名为 7,8-二甲基-10[(2*S*,3*S*,4*R*)-2,3,4,5-四羟基戊基]-3,10-二氢苯并蝶啶-2,4-二酮,又称核黄素。

本品为橙黄色的结晶性粉末;微臭,味微苦。熔点为 275~282℃,并在此温度下发生分解。不溶于水、乙醇、氯仿或乙醚,可溶于稀氢氧化钠溶液。

本品具有碳二酰亚胺结构,能互变异构为烯醇,故显弱酸性。同时,由于分子中有叔氨结构,故本品亦显碱性。因此,本品显酸碱两性,既能溶于稀氢氧化钠溶液,又能溶于稀酸,其饱和溶液 pH 为 6。

本品含有共轭杂环异咯嗪环,水溶液呈黄绿色荧光,且荧光在 pH 为 6.0~7.0 时最强。若加酸或碱偏离此 pH 范围,则本品发生解离,荧光立即消失。

本品干燥时性质稳定。其水溶液遇光极易分解,分解速度随温度和 pH 升高而加快。在碱性溶液中分解为感光黄素(光化黄),在酸性或中性溶液中则分解为光化色素(蓝色荧光素)。在避光条件下,本品的酸性水溶液较稳定,在碱性溶液中极易分解变质,如本品在 1%氢氧化钠溶液中 24 小时即可完全分解。

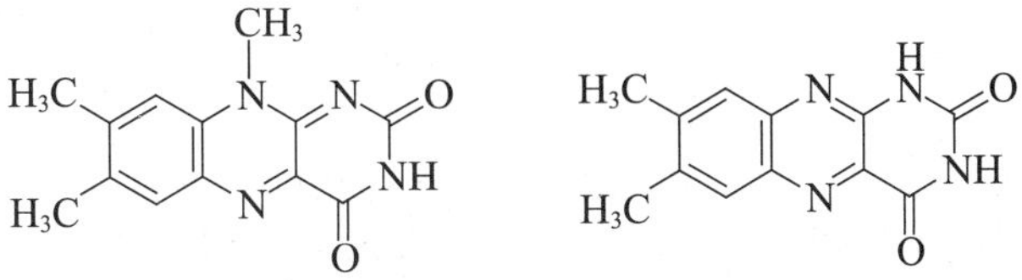

感光黄素　　　光化色素

本品对过氧化氢等弱氧化剂比较稳定,遇高锰酸钾等强氧化剂则易被氧化破坏。氧化产物遇连二亚硫酸钠或维生素 C 等还原剂时又可被还原为无色、无荧光的二氢核黄素,并从水中析出,二氢核黄素悬浊液在空气中振荡,能再被氧化成维生素 $B_2$。

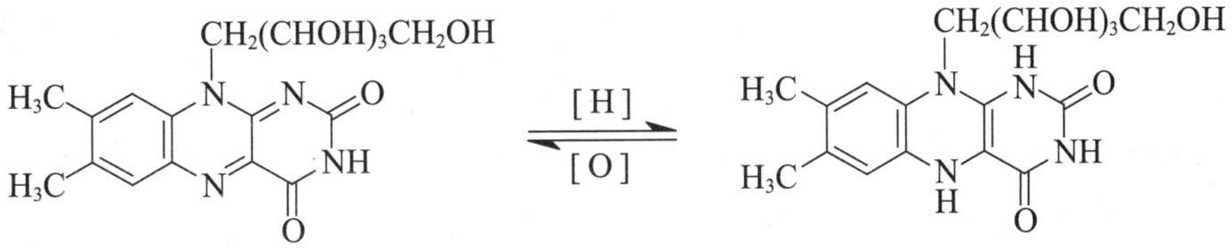

核黄素　　　二氢核黄素

本品与硼砂形成分子化合物,溶解度较维生素 $B_2$ 大;烟酰胺也能增大维生素 $B_2$ 溶解度,故在制剂中,常将其作为维生素 $B_2$ 的助溶剂。

本品对维持皮肤、黏膜和视觉的正常功能均有作用,临床上主要用于治疗因维生素 $B_2$ 缺乏引起的唇炎、舌炎、结膜炎和脂溢性皮炎等。

**知识链接**

**维生素 $B_2$ 的发现**

1879 年,英国著名化学家布鲁斯发现牛奶的上层乳清中存在一种黄绿色的荧光色素,他用各种方法提取,试图发现其化学本质,都没有成功。几十年中,尽管世界上许多科学家从不同来源的动植物中都发现了这种黄色物质,但无法识别。1933 年,美国科学家哥尔倍格等人从 1000 多千克牛奶中得到 18 mg 这种物质。后来人们因为这种黄色物质分子式上有一个核糖醇,遂将其命名为核黄素,即维生素 $B_2$。

## 维 生 素 $B_6$

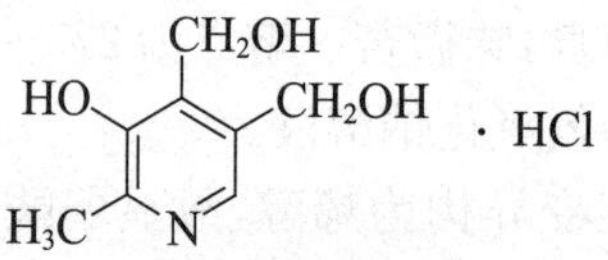

维生素 $B_6$(vitamin $B_6$)化学名为 6-甲基-5-羟基-3,4-吡啶二甲醇盐酸盐,又称盐酸吡多辛、盐酸吡多醇。

在自然界中存在的维生素 $B_6$ 除吡多辛外,还有吡多醛、吡多胺,它们在体内可相互转化。由于最初分离得到的是吡多辛,故一般将其作为维生素 $B_6$ 的代表。

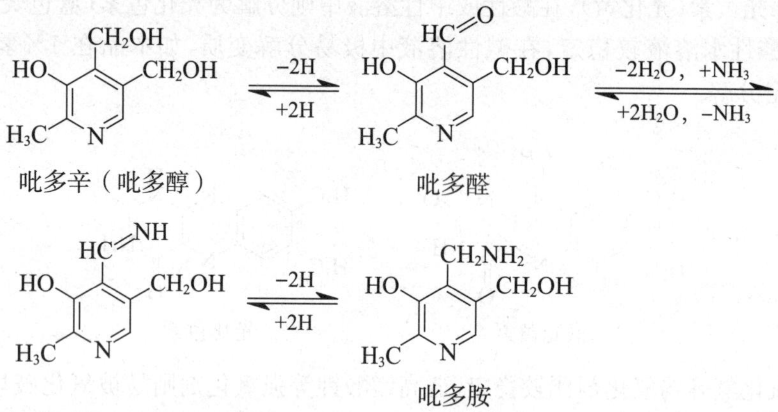

本品为白色或类白色的结晶或结晶性粉末;无臭,味微苦。易溶于水,微溶于乙醇,不溶于氯仿和乙醚。熔点为 205~209 ℃,熔融时同时分解。

本品的干燥品对光和空气较稳定。由于结构上有三个羟基,其水溶液在空气中渐被氧化变色,且 pH 升高,氧化加速。本品在酸性溶液中较稳定,但在中性或碱性溶液中见光易发生聚合等其他变质反应,颜色变黄而失效。如本品的中性水溶液加热至 120 ℃左右,可发生两分子聚合而失去活性。

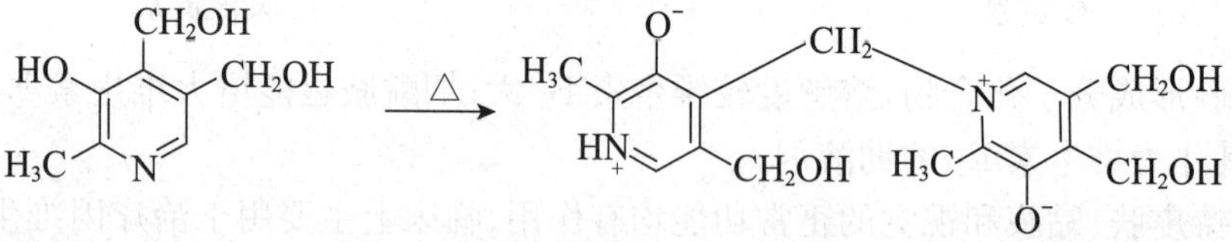

维生素 $B_6$ 结构上有酚羟基,能与三氯化铁试剂反应呈红色。所以在制备注射液时,不能用含微量铁盐的砂芯过滤。

本品能与氯化亚胺基-2,6-二氯醌试液反应生成蓝色化合物,继而转变为红色。

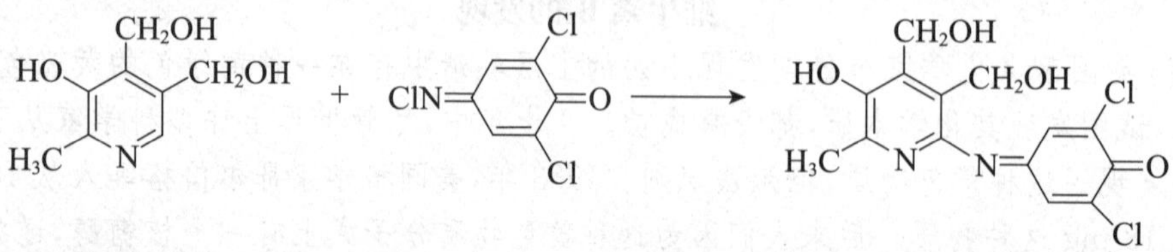

本品能与硼酸生成配合物,此配合物与氯化亚胺基-2,6-二氯醌试液不反应。而吡多醛和吡多胺不与硼酸生成配合物,所以在硼酸存在下仍能与氯化亚胺基-2,6-二氯醌试液反应呈色。据此,可区别吡多辛、吡多醛、吡多胺。

临床上可用于维生素 $B_6$ 缺乏症的预防和治疗，防治异烟肼中毒，也可用于放射治疗和抗癌药物引起的恶心、妊娠呕吐、脂溢性皮炎等疾病的治疗。

## 二、维 生 素 C

本类维生素广泛存在于柠檬、柑橘等水果、新鲜蔬菜及其他许多植物中。药用品由化学合成得到。

### 维 生 素 C

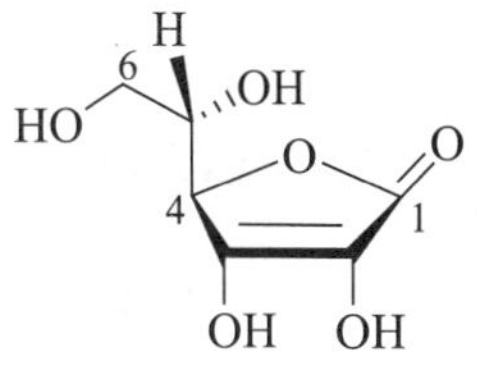

维生素 C(vitamin C)化学名为 L(＋)-苏糖型-2,3,4,5,6-五羟基-2-己烯酸-4-内酯，又称 L-抗坏血酸。

本品为白色结晶或结晶性粉末；无臭，味酸。易溶于水，略溶于乙醇，不溶于氯仿或乙醚。熔点为 190～192 ℃，熔融时同时分解。

本品为一个含有六个碳原子的酸性多羟基化合物。分子中含有两个手性碳原子，故有四个光学异构体，其中 L-(＋)-抗坏血酸活性最高。

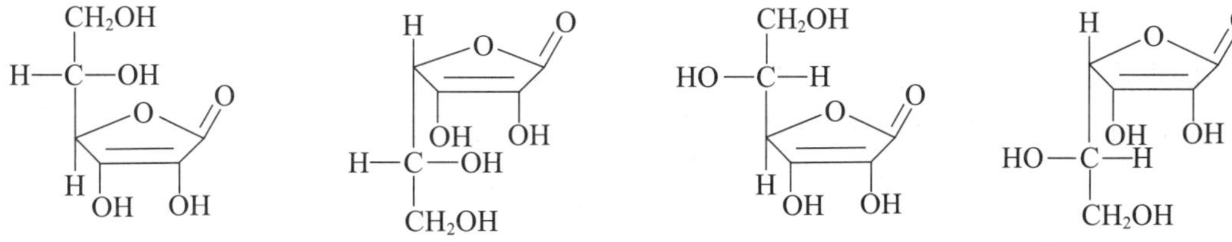

L-（+）-抗坏血酸　D-（－）-抗坏血酸　D-（－）-异抗坏血酸　L-（+）-异抗坏血酸

本品的干燥固体较为稳定，遇光及湿气，色渐变黄，故应避光、密闭保存。本品在水溶液中可发生酮式-烯醇式互变，主要以烯醇式存在，酮式量很少。

本品分子中含有连二烯醇结构，所以水溶液显酸性，能与碳酸氢钠或稀氢氧化钠溶液反应，生成本品的烯醇钠盐。本品在强碱(如浓氢氧化钠)溶液中，内酯环被水解，生成酮酸钠盐。本品的碱性水溶液与亚硝酸铁氰化钠及氢氧化钠作用呈蓝色。

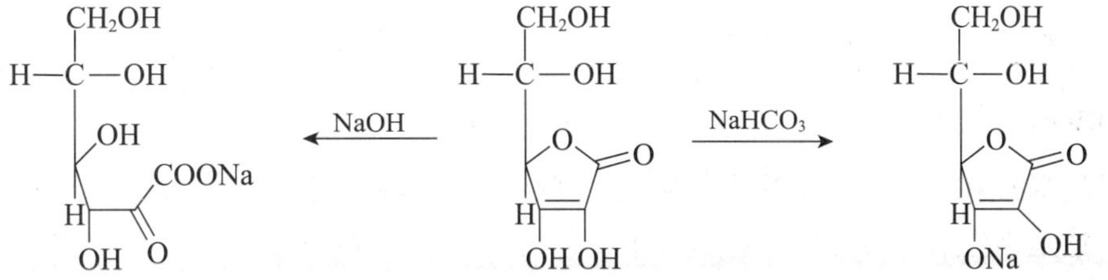


酮酸钠盐　3-烯醇钠盐

由于分子中特殊的烯醇结构，维生素 C 呈现较强的还原性，在水溶液中易被空气中的氧或氧化性试剂(硝酸银、亚甲蓝、斐林试剂、三氯化铁、碘、二氯靛酚等)氧化，生成去氢维生素 C。去氢维生素 C 更易被水解，生成 2,3-二酮古罗糖酸，后者可进一步氧化为苏阿糖酸和草酸。在空气中的氧化速度由 pH 和氧的浓度决定，重金属离子可催化上述反应。

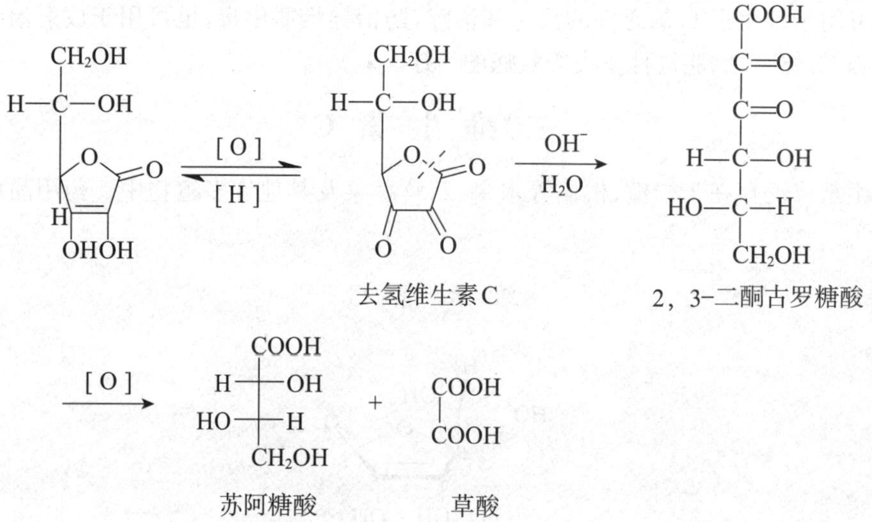


本品在酸性条件下可被碘氧化，故可用碘量法测定含量。即用新沸放冷的蒸馏水溶解，在乙酸环境下，以淀粉作指示剂，用碘液滴定，终点为蓝色。

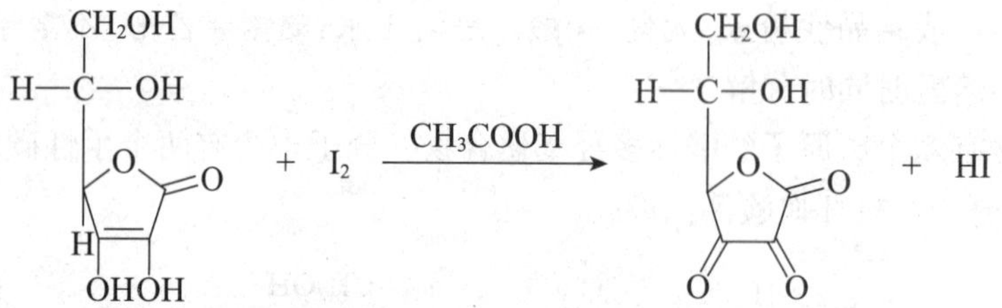

本品的水溶液中加入硝酸银试剂，即产生黑色的金属银沉淀。若加入二氯靛酚试液（试液本身为青色，在酸性溶液中为红色），溶液即由红色变为无色。此两种反应可用于维生素 C 的鉴别。

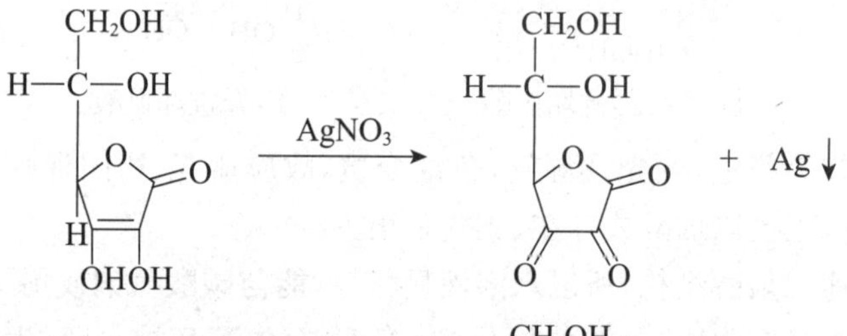

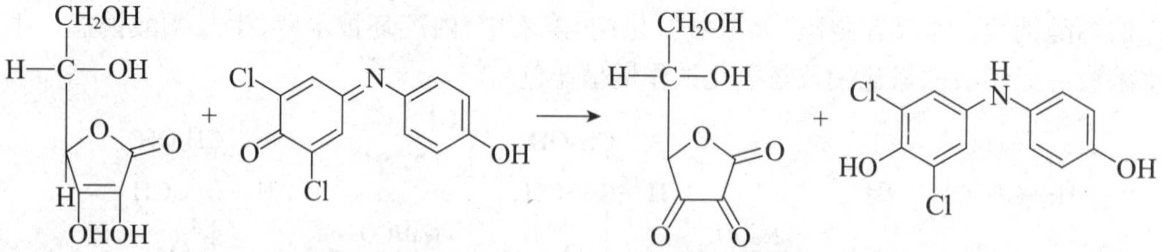

去氢维生素 C 在酸性介质中受质子催化，经脱水、水解、脱羧反应生成糠醛（即呋喃甲醛）而呈黄色斑点。这是维生素 C 在生产储存过程中变色的主要原因，故本品应密封、避光储存。

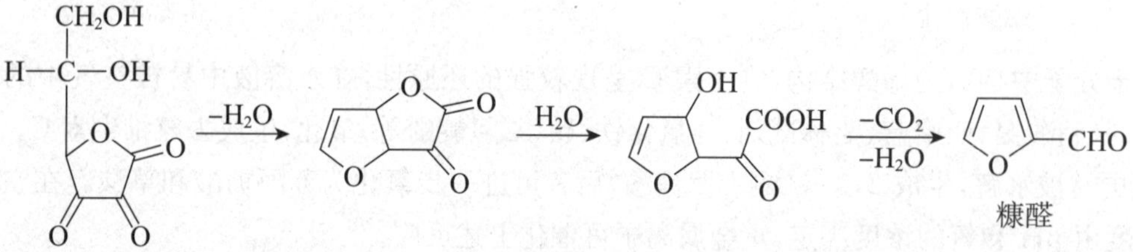

为了增强本品的稳定性，防止其被氧化和水解，制片时采用干法制粒。在配制注射液时采取下列措施：使用二氧化碳饱和的注射用水，pH 控制在 5.0～7.0，加入 EDTA－2Na 和焦亚硫酸钠等作为稳定剂，通入二氧化碳或氮气等惰性气体置换安瓿液面上的空气。

本品临床上主要用于防治坏血病，预防冠心病，各种急(慢)性传染病及紫癜等的辅助治疗，慢性铁中毒、特发性高铁血红蛋白血症等的治疗。另外，由于本品具有较强的还原性，药剂上常用作水溶液制剂的抗氧剂。

**案例分析**

如何用最简便的化学方法区别维生素 $B_1$ 和维生素 C？

**［分析］** 维生素 $B_1$ 能与碘化汞钾试剂反应生成黄色沉淀，与碘试剂反应生成红色沉淀。向维生素 C 的水溶液中加入硝酸银试剂，即产生黑色的金属银沉淀；若加入二氯靛酚试液(试液本身为青色，在酸性溶液中为红色)，溶液由红色变为无色。

# 习　题

## 一、选择题

### (一) A 型题

1. 在以下维生素中，显酸碱两性的是(　　)

   A. 维生素 A　B. 维生素 D　C. 维生素 $B_2$　D. 维生素 $B_1$　E. 维生素 C

2. 在维生素 C 的四个光学异构体中，活性最大的是(　　)

   A. L-(＋)-抗坏血酸　B. L-(－)-抗坏血酸

   C. D-(＋)-抗坏血酸　D. D-(－)-抗坏血酸

   E. 四个光学异构体活性一样大

3. 维生素 A 的结构式是(　　)

A.
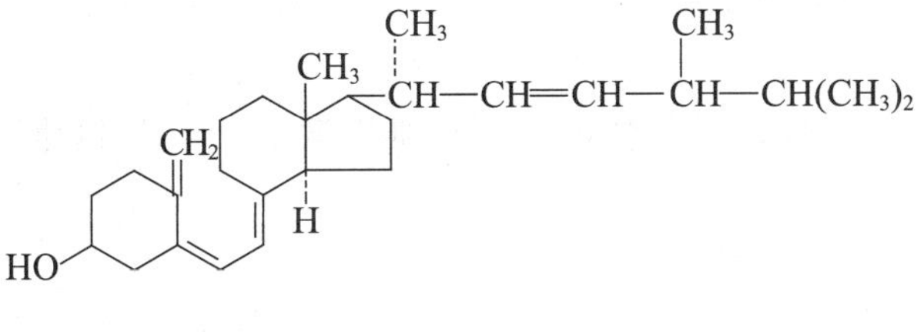


B.
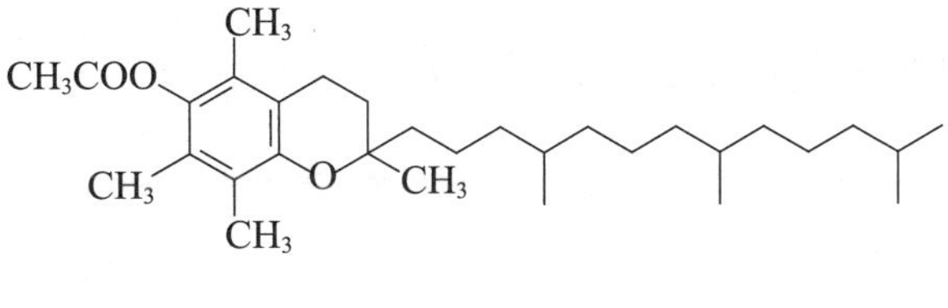


C.
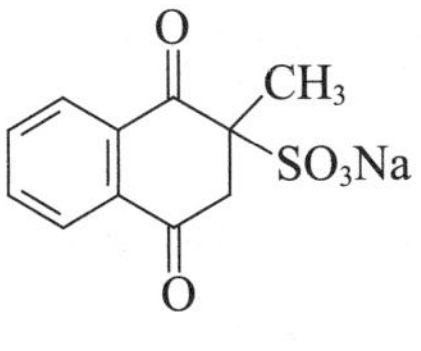

D. 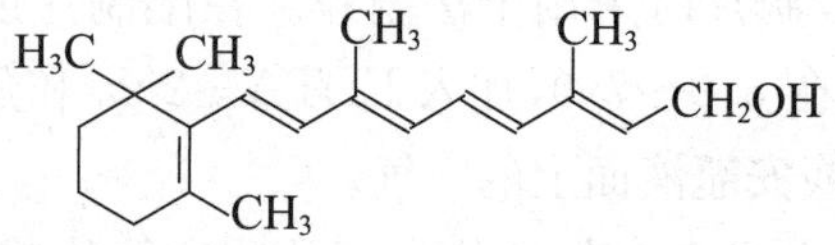

E. 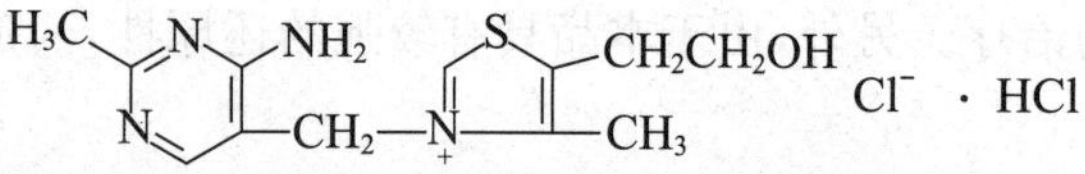

4. 以下维生素能发生三氯化锑反应的是(　　)

A. 维生素 D　　B. 维生素 A　　C. 维生素 $B_2$

D. 维生素 $K_1$　　E. 维生素 C

5. 虽然属于水溶性维生素，但几乎不溶于水的是(　　)

A. 维生素 $B_6$　　B. 维生素 $K_3$　　C. 维生素 $B_2$

D. 维生素 $K_1$　　E. 维生素 C

6. 由于具有较强的还原性，常用作油溶液制剂抗氧剂的是(　　)

A. 维生素 E　　B. 维生素 A　　C. 维生素 $B_2$

D. 维生素 $K_1$　　E. 维生素 C

7. 维生素 E 之所以叫生育酚，是因为其与生育有关，且结构上具有(　　)

A. 共轭多烯醇侧链　　B. 芳伯氨基　　C. 酚羟基

D. 连二烯醇　　E. 有机硫

8. 具有较强的还原性，常用作水溶液制剂抗氧剂的是(　　)

A. 维生素 E　　B. 维生素 C　　C. 维生素 $B_2$

D. 维生素 $B_6$　　E. 维生素 $B_1$

9. 制备维生素 C 注射液时，以下不属于抗氧化措施的是(　　)

A. 通入二氧化碳　　B. 加焦亚硫酸钠　　C. 调节 pH 为 6.0

D. 100 ℃灭菌 15 分钟　　E. 加 EDTA

10. 下列维生素需要经过体内代谢活化后才有活性的是(　　)

A. 维生素 A　　B. 维生素 $B_6$　　C. 维生素 C

D. 维生素 $D_3$　　E. 维生素 E

**(二) B 型题**

A. 维生素 A　B. 维生素 K　C. 维生素 E　D. 维生素 C　E. 维生素 D

11. 可用于防治坏血病的是(　　)

12. 可用于防治夜盲症的是(　　)

13. 可用于防治佝偻病的是(　　)

14. 与生育有关，可用于防治习惯性流产、不孕症的是(　　)

15. 与人体凝血功能有关的是(　　)

**(三) X 型题**

16. 以下属于水溶性维生素的药物有(　　)

A. 维生素 A　B. 维生素 $B_1$　C. 维生素 $K_3$　D. 维生素 $B_6$　E. 维生素 $B_2$

17. 需遮光、密封保存的药物有(　　)

A. 维生素 $B_2$　B. 维生素 A　C. 维生素 E　D. 维生素 C　E. 维生素 $B_6$

**二、问答题**

1. 维生素 C 及其制剂变色的原因是什么？如何采取措施防止变色？

2. 维生素 A 能储存在铁制容器中吗？为什么？如何储存？

3. 为什么维生素 $K_3$ 属于脂溶性维生素，但易溶于水？

4. 从结构上分析维生素 C 性质不稳定的原因。

5. 试从化学角度分析下列处方是否合理：

| | | |
|---|---|---|
| 氨茶碱注射液 | 0.125 g | iv st |
| 维生素 $B_1$ 注射液 | 0.10 g | |

第十一章
参考答案

（田　伟　鲍真真）

# 第十二章　药物的变质反应和代谢反应

第十二章课件

**学习目标**

1. 掌握药物发生水解变质、自动氧化变质的类型。
2. 熟悉药物体内氧化代谢反应、水解代谢反应，能够领会药物的体内转化过程。
3. 了解药物结构与稳定性的关系，药物的其他代谢反应和生物转化方式。
4. 能够根据药物理化性质及其化学稳定性影响因素选择正确的储存、调剂和使用方法。

药物的变质反应是指药物在生产、制剂、储存、调配和使用等各个环节中发生的化学变化，包括水解反应、氧化反应、异构化反应、脱羧反应及聚合反应等。为保证药物质量的均一性，做到用药安全有效，掌握以药物的化学结构为内因所引起的变质反应是很重要的。

药物在生物体或人体内可发生代谢反应，使药物化学结构起变化，大多数引起药效的下降或丧失，也有少数活性增强，药理作用改变，或产生毒性。药物代谢在酶的催化下起化学变化，多发生在药物分子的官能团、活性较高、位阻较小的部分，包括氧化、还原、水解等以官能团转换为主的生物转化反应和与内源性物质缩合的结合反应。药物的代谢反应以水解反应、氧化反应和结合反应较为常见，这些反应与药物的化学结构稳定性密切相关。

## 第一节　药物的变质反应

药物的变质反应有水解反应、氧化反应、异构化反应、脱羧反应、聚合反应等，其中水解反应和氧化反应最为常见。

### 一、药物的水解反应

水解性是药物重要的化学性质之一，也是引起药物发生变质的主要原因之一。化学结构上含有易水解基团的药物相对容易发生水解反应，常见易发生水解反应的药物类型有盐类、酯类、酰胺类、酰脲类、酰肼类、苷类、缩氨类、含活泼卤素化合物、多聚体、蛋白质和多肽等，其中含有酰基的羧酸衍生物最常见，如酯类和酰胺类。另外，盐类和苷类也是较常见的易水解药物类型。

#### （一）影响药物水解的内部因素

1. 药物水解反应的类型　有机弱酸强碱盐、有机强酸弱碱盐和有机弱酸弱碱盐在水溶液中常发生不同程度的水解反应。盐类药物的水解一般不发生变质，但会破坏溶液的稳定性，使溶液析出沉淀或变浑浊。例如，苯妥英钠水溶液在空气中逐渐吸收二氧化碳，析出苯妥英而显浑浊，故应制成粉针剂。

在有机药物结构类型中，酯类(RCOOR′)较其他结构类型更易水解。酯类药物包括无机酸酯、有机酸酯和内酯等，均能发生水解反应生成酸和醇。酯类药物的水解常在酸或碱催化下进行。

酸催化酯水解，反应过程是可逆的。

$$R-\overset{\overset{O}{\|}}{C}-OR' + H_2O \xrightleftharpoons{H^+} R-\overset{\overset{O}{\|}}{C}-OH + HOR'$$

碱也催化酯水解，反应速度比酸催化快很多，且水解完全，此反应过程不可逆。

$$R-\overset{\overset{O}{\|}}{C}-OR' + OH^- \longrightarrow R-\overset{\overset{O}{\|}}{C}-O^- + HOR'$$

酰胺的水解过程与酯相似，但较酯水解困难，水解产物是羧酸和胺。药物中酯或酰胺较多，如局部麻醉药、β-内酰胺类抗生素等，均易发生水解反应而失效。内酯类药物如洛伐他汀，在酸性或碱性条件下以及在体内水解酶作用下，均能水解成活性的β-羟基酸衍生物。

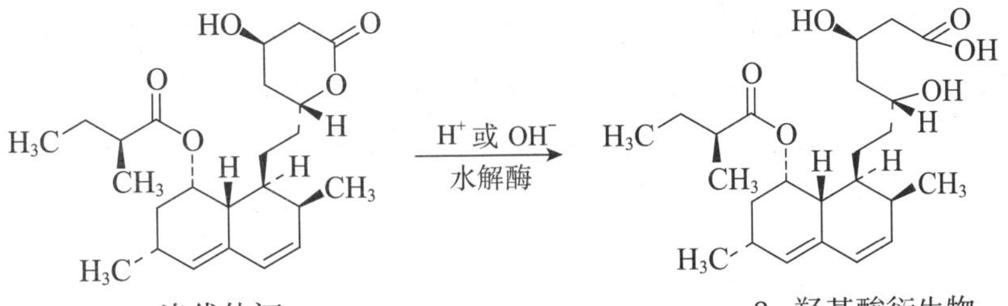


洛伐他汀　　β-羟基酸衍生物

2. 药物的化学结构对其水解的影响

(1) 离去酸的酸性影响：在 RCOX 水解时，C—X 键断裂，$X^-$ 为离去基团，$X^-$ 和质子形成 HX，HX 称为离去酸。在羧酸衍生物中，离去酸的酸性越强的药物越易水解。

常见的离去酸酸性强弱如下：HX＞RCOOH＞ArOH＞ROH＞$H_2NCONH_2$＞$H_2NNH_2$＞$NH_3$，因此相应的羧酸衍生物结构药物的水解速度按下述顺序递减：酰卤＞酸酐＞酚酯＞醇酯＞酰脲＞酰肼＞酰胺。

(2) 邻助作用的影响：羧酸衍生物的酰基邻近有亲核基团时，能引起分子内催化作用，使水解加速，这一过程称为邻助作用。

阿司匹林能在中性水溶液中自动水解，除有酚酯结构较易水解外，还有邻位羧基负离子的邻助作用。

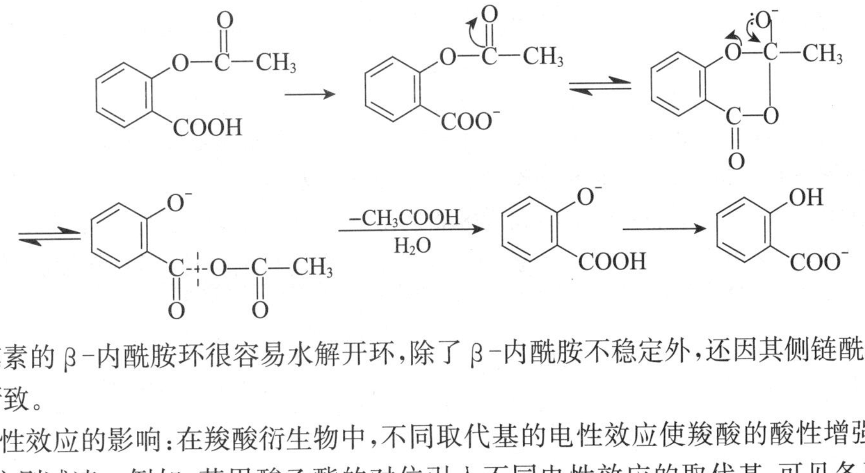


苄青霉素的β-内酰胺环很容易水解开环，除了β-内酰胺不稳定外，还因其侧链酰基氧原子的邻助作用所致。

(3) 电性效应的影响：在羧酸衍生物中，不同取代基的电性效应使羧酸的酸性增强时，也使水解加速，反之则减速。例如，苯甲酸乙酯的对位引入不同电性效应的取代基，可见各取代苯甲酸 $pK_a$ 的差别，而各取代苯甲酸乙酯的相对水解速度则相差更大。

苯甲酸乙酯的结构通式如下：

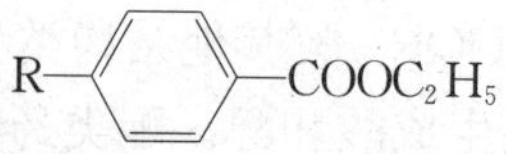

取代基对苯甲酸乙酯水解的影响如表 12-1。

**表 12-1　取代基对苯甲酸乙酯水解的影响(60%丙酮水溶液，碱性，25 ℃)**

| R | 相对水解速度 | 酸的 $pK_a$ |
|---|---|---|
| —H | 1 | 4.17 |
| $—NH_2$ | 0.029 | 4.92 |
| $—CH_3$ | 0.403 | 4.35 |
| $—NO_2$ | 85.1 | 3.14 |

从表 12-1 可见，供电子基团减慢水解，吸电子基团加快水解。

(4) 空间位阻的影响：在羧酸衍生物羰基两侧有较大空间体积的取代基时(无邻助作用)，由于空间掩蔽的作用，产生较强的空间位阻，从而减缓水解速度。利多卡因的酰胺键比普鲁卡因的酯键稳定，加之其邻位两个甲基产生的空间位阻作用，使其较难水解。

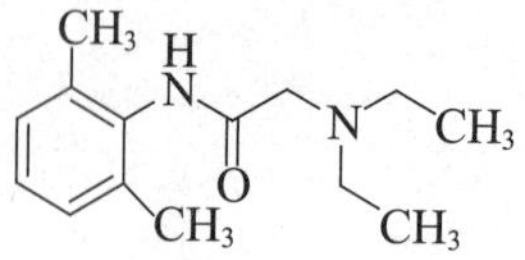

利多卡因

如普鲁卡因的酯键旁碳原子上有一个或两个甲基取代时，它在血清中的水解因甲基的影响而明显受阻。甲基取代基对普鲁卡因水解的影响如表 12-2。

**表 12-2　甲基取代基对普鲁卡因水解的影响***

| $R_1$ | $R_2$ | 相对水解速度 |
|---|---|---|
| —H | —H | 500 |
| $—CH_3$ | —H | 15 |
| $—CH_3$ | $—CH_3$ | 0 |

*：普鲁卡因酯键旁碳原子上甲基取代基结构式为

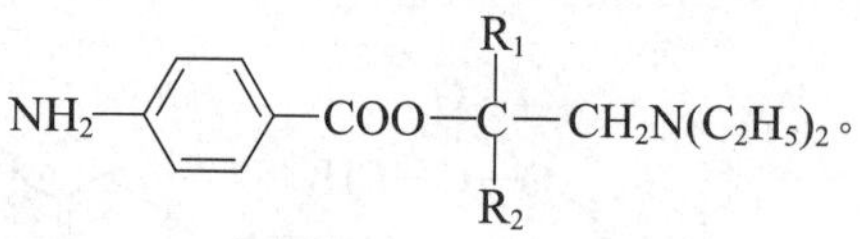

(5) 电子离域的影响：链状的酰胺键电子离域程度高，不易水解。β-内酰胺环电子离域程度低，张力大，较易水解。同样原因，青霉素类比头孢菌素类易水解。

(6) 极性的影响：酯类中的无机酸酯和低极脂肪酸很容易水解，原因是极性较大，易与水分子结合，易受到质子或氢氧离子的攻击。如亚硝酸异戊酯和氯化琥珀胆碱，因易水解而药效时间短。

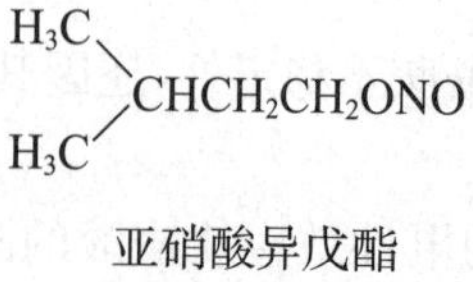

亚硝酸异戊酯

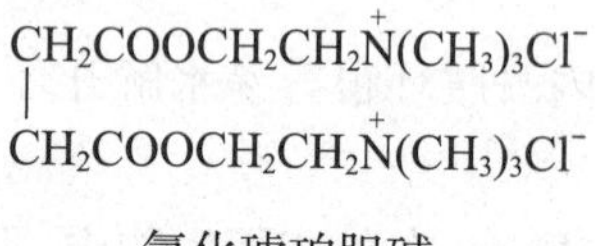

氯化琥珀胆碱

### (二) 影响药物水解的外界因素

1. 湿度　药物在相对湿度越大，药物的结晶越细时，接触湿空气越多，越易水解，所以易水解的药物储存时应避免与潮湿空气接触。

2. 酸碱度　药物的水解速度与溶液的酸碱度(pH)有关。一般来说，溶液的 pH 越大，药物越易水解。所以将溶液调节至水解速度最小的 pH，是延缓药物水解的常用有效方法。药物最稳定时的 pH 一般由实验测得或查资料获得。一些常见药物最稳定时的水溶液 pH 如表12－3。

**表 12－3　常见药物最稳定时的水溶液 pH**

| 药名 | pH | 药名 | pH |
|---|---|---|---|
| 水杨酸毒扁豆碱 | 2.0～3.0 | 盐酸丁卡因 | 3.8 |
| 盐酸硫胺 | 3.0～3.9 | 磺胺醋酰钠 | 4.0～9.0 |
| 溴丙胺太林 | 3.3～3.6 | 解磷定 | 4.36 |
| 盐酸普鲁卡因 | 3.4～4.0 | 尼可刹米 | 5.5～6.5 |
| 硫酸阿托品 | 3.7 | 硫酸链霉素 | 4.5～7.0 |
| 氯霉素 | 6.0 | 红霉素 | 7.8 |
| 青霉素 G | 6.5 | 巴比妥钠 | 8.5～10.0 |
| 盐酸阿糖胞苷 | 6.9 | | |

3. 温度　药物的水解速度与溶液的温度变化有关。一般来说，温度升高，水解速度加快。实验证实，温度每升高 10 ℃，水解反应速度增加 2～4 倍，所以在药物生产和储存过程中要注意控制温度。

4. 添加剂　某些重金属离子的存在可促使药物水解，故在药物溶液中加入配合剂乙二胺四乙酸二钠(0.05%)，以缓解药物的水解。

**课堂互动**：总结影响药物水解的内部因素和外部因素。

## 二、药物的氧化反应

药物的氧化性和还原性是药物常见和重要的性质之一。药物的氧化性是指药物能被还原剂还原，药物的还原性是指药物被氧化剂氧化。具有还原性的药物比具有氧化性的药物多，所以药物发生氧化反应比还原反应常见。

药物的氧化反应一般分为化学氧化反应和自动氧化反应。化学氧化反应为药物的制备过程和药物质量分析的氧化反应；自动氧化反应为药物的储存过程中遇空气中的氧气引起的氧化反应，很多药物发生自动氧化反应而变质。

### (一) 药物的化学结构对自动氧化的影响

1. 自动氧化的类型　药物自动氧化的第一步常为 C—H、O—H、N—H 和 S—H 键的断裂。一般认为 C—H 键易发生均裂，生成氢自由基和烃基自由基；而 O—H、N—H 和 S—H 键常发生异裂，生成氢正离子和分别含 O、N、S 的负离子。

(1) 均裂自动氧化：在光照(如紫外线)、金属离子催化和引发剂(如过氧化物)存在时，可催化均裂自动氧化进行。

(2) 异裂自动氧化：苯酚在水溶液中可解离出质子和苯氧负离子，遇空气氧易失去一个电子而成为苯氧自由基。碱性有利于苯氧负离子的形成，使自动氧化加快。金属离子可催化苯氧负离子形成苯氧自由基，然后氧化成有色物质醌类。

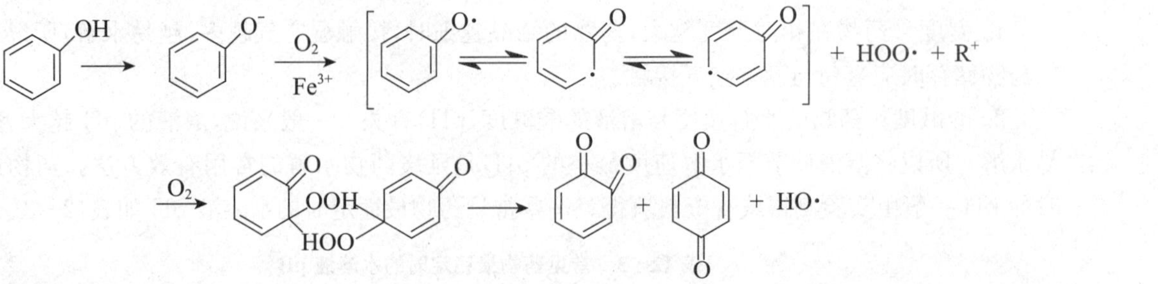

芳胺比脂胺易发生自动氧化。芳胺先发生 N—H 键断裂，释放出一个质子，再失去一个电子成为自由基。自由基氧化后偶合，生成各种产物。

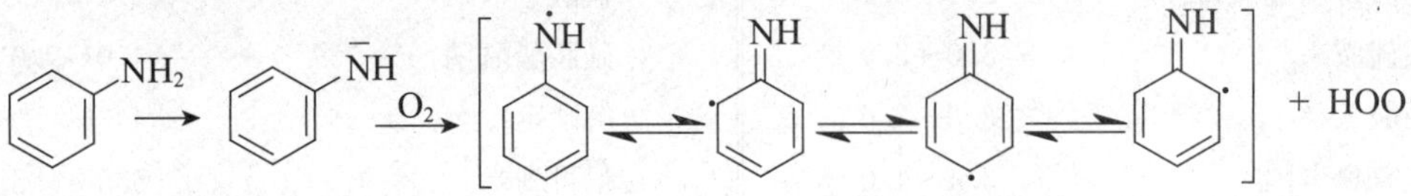

2. 影响自动氧化的结构因素

(1) 不同的结构中 C—H 键的离解能不同，C—H 键的离解能越小，越易均裂成自由基，也越容易发生均裂自动氧化，各种 C—H 键发生均裂自动氧化的活性顺序依次为醛基 C—H 键＞α－C—H键＞叔 C—H 键＞仲 C—H 键＞伯 C—H 键。

各种 C—H 键的离解能如表 12－4。

**表 12－4　各种碳氢键的离解能(kJ/mol)**

| C—H 键 | 离解能 | C—H 键 | 离解能 |
| --- | --- | --- | --- |
| $RCH_2$—H | 405.46 | $CH_3CH$＝$CHCH_2$—H | 334.40 |
| 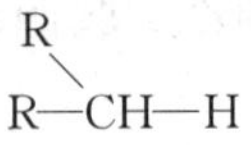 | 392.92 | 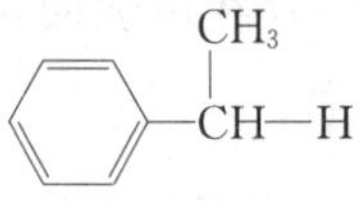 | 313.50 |
| 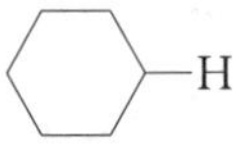 | 392.92 | 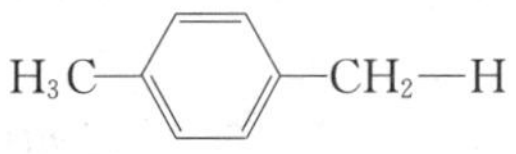 | 309.32 |
| 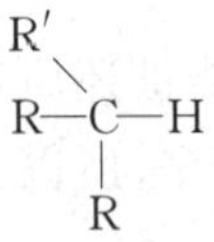 | 376.20 | 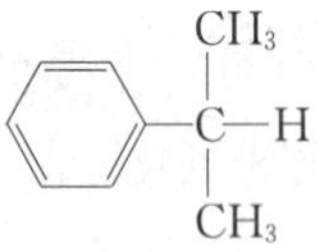 | 309.32 |
| 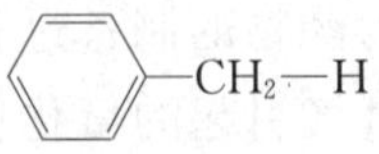 | 355.30 | 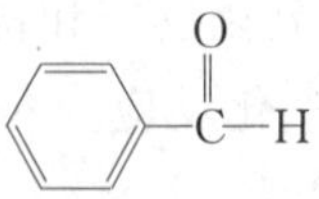 | 309.32 |

(2) 酚类药物由于苯氧间 p－π 共轭，苯环的电子云密度增大，容易形成苯氧负离子和发生异裂自动氧化。在酚类药物的苯环上引入供电子基(如氨基、羟基、烷氧基、烷基)时，环上电子云密度增大，还原性增强，易发生自动氧化；反之，如引入吸电子基(羧基、硝基、磺酰基、卤素原子)时，环上电子云密度减小，使还原性减弱，较难发生自动氧化。

如肾上腺素、去甲肾上腺素、异丙肾上腺素、甲基多巴、多巴胺等都是邻苯二酚衍生物，由于多一供电子的羟基，均比苯酚容易自动氧化而产生有色物质。吗啡和维生素 E 均有酚羟基，又各自在其邻对位有一与苯环共轭的氧原子，使苯环上电子云密度增大，还原性比苯酚强，均容易发生自动氧化。维生素 E 的苯环上有数个供电子的甲基，使其更容易发生氧化。

烯醇与酚类相似。其自动氧化也是O—H键异裂，失去一个质子，生成烯氧负离子，促使其发生自动氧化的活性增大。如维生素C为烯二醇，在铜、铁盐等催化下，易发生自动氧化。

(3) 醇的氧化发生在α-C—H键的均裂。叔醇因没有α-C—H键，难以氧化。仲醇比伯醇易氧化，因为仲醇中的C—H键离解能比伯醇的C—H键低。烯醇的自动氧化与酚类相似，首先O—H键异裂失去一个质子，生成烯氧负离子，然后发生自动氧化。当pH增大时，自动氧化反应活性增强，使药物易氧化变质。

(4) 含巯基药物的自动氧化，一般芳香性或脂肪性的巯基化合物都有还原性，硫原子电负性小于氧原子，易给出电子，故巯基较酚羟基或醇羟基易被氧化。

(5) 胺类药物的自动氧化一般是芳胺比脂胺容易发生。芳胺中以芳伯氨基和肼基的还原性较强，易发生自动氧化。

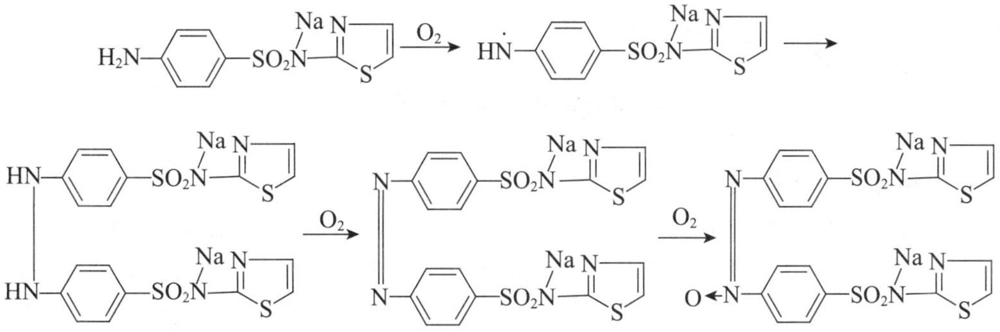

(6) 含杂环药物的自动氧化反应，由于所含母核及母核上的取代基不同，氧化反应较为复杂。吡啶杂环的氧化受杂环中的N原子影响，使环上的电子云密度分布不均匀，稳定性降低。若有光照射加水分解产生5-氨基-戊-2,4-二烯醛，此不饱和醛再经聚合产生有色聚合物。

### （二）外因对自动氧化的影响

1. 氧　氧的存在是自动氧化的必要条件，故应尽可能避免可发生氧化的药物与氧接触。如装药物的容器应装满，排出残留空气，配制水剂要驱除溶于水中的氧，并加适当的抗氧剂。抗氧剂本身及其反应产物必须对人体无害，也不影响药物质量。抗氧剂的还原性比药物的更强。常用的水溶性抗氧剂有亚硫酸氢钠、焦亚硫酸钠、亚硫酸钠、硫代硫酸钠、硫脲、半胱氨酸和维生素C等。常用的油溶性抗氧剂有没食子酸丙酯、氢醌、去甲双氢愈创木酸、对羟基丁茴醚、二叔丁基对甲苯酚和维生素E等。

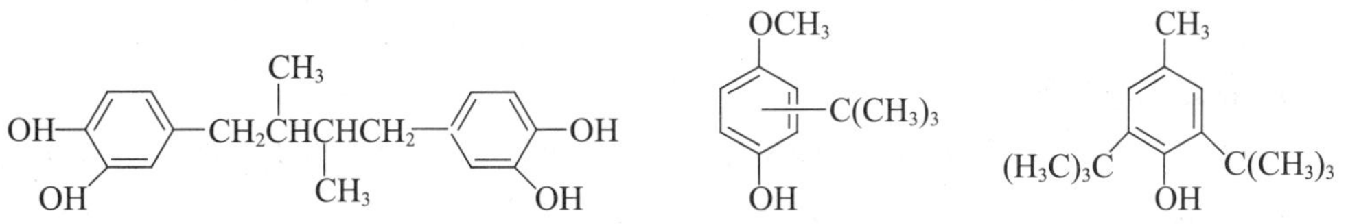

去甲双氢愈创木酸　　对羟基丁茴醚　　二叔丁基对甲苯酚

2. 光　能使氧分子由基态变为激发态，成为活性氧，主要催化自由基的形成，可催化均裂和异裂自动氧化。不同波长的光线，促进化学反应的能力也不同。波长小于420 nm的紫外线能量最高，催化作用最强。可见光也起一定的催化作用。红色光的催化作用最弱。

药物是否对光线敏感，与药物的结构关系密切。一般情况下，分子结构中有酚羟基、共轭双键、吩噻嗪环等，均易受光线的影响而氧化变质。例如，苯酚、甲酚在光线照射下极易氧化成红色；肾上腺素注射液见光后可逐渐由无色变成粉红色，最后变成棕黑色。维生素$B_2$注射液遇光极易变质，在碱性溶液中遇光氧化生成光化黄；在中性或酸性溶液中，遇光氧化生成光化色素。由于光线对药物的氧化变质起促进作用，易氧化的药物均应避光保存，常用棕色玻璃瓶或遮光容器盛放。

3. 金属离子　过渡金属离子，如$Cu^{2+}$、$Fe^{3+}$、$Pb^{2+}$和$Mn^{2+}$等，微量存在即可对某些药物的自动氧化起催化作用，能催化均裂和异裂自动氧化。金属离子的催化作用只影响反应速率，不影响反应的平衡。为避免金属离子对药物自动氧化反应的催化作用，常在药物中加入适当的配合剂（如EDTA）减少金属离子的含量，以增加药物的稳定性。

4. 溶液的酸碱度　酸性溶液对O—H、S—H、N—H等的异裂自动氧化起抑制作用。如维生素C在酸性溶液中时，既可以被氧化成去氢抗坏血酸，去氢抗坏血酸又可被还原成维生素C，此为可逆过程；在碱性溶液中时，为不可逆过程，氧化产物则进一步水解，从而使其变质失效。

5. 温度　药物的自动氧化反应随温度的升高而加快。因此，易氧化的制剂要选择不加热或低温的灭菌条件。药品宜储存在阴凉处，易氧化变质的药品需低温保存。

6. 溶剂极性　溶剂极性的大小对某些药物的异裂自动氧化产生一定的影响。如维生素C在$Cu^{2+}$催化下的自动氧化速率与溶剂极性间呈线性关系，极性增大，则氧化速率加快。

**课堂互动：**氧化反应的特点有哪些？

## 三、药物的其他变质反应

### （一）药物的异构化反应

异构化反应指立体化学构型的变化反应，有光学异构化和几何异构化两种，光学异构化又分为消旋化和差向异构化。消旋化是指具有旋光性的化合物在物理或化学因素（如加压、溶解、光、热、某些试剂）的作用下转变为外消旋体的过程。差向异构化是指含有两个或两个以上手性中心的化合物分子中某手性中心的构型在一定条件下转换成其非对映异构体的过程，所形成的两种非对映异构体称为差向异构体。

异构化反应对药物的活性有很大影响。某些药物在制备或贮存过程中，分子发生异构化，使药物的活性降低甚至失去药效。如四环素类抗生素在pH为2～6时，发生差向异构化，$C_4$位的二甲氨基构型改变，生成无活性的差向异构体。

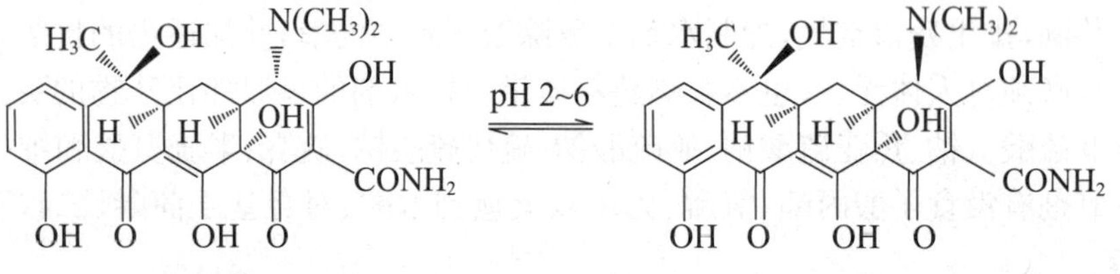


有活性　　　　无活性

### （二）药物的脱羧反应

某些药物在一定条件下，分子易发生脱羧反应，使药物的药效降低或失去活性。如普鲁卡因水解后生成的对氨基苯甲酸会进一步发生脱羧反应生成苯胺，苯胺有毒性，且易被氧化使溶液变色。

维生素C贮存过程中颜色加深，其主要原因是在空气、光线、温度等的影响下，氧化生成去氢维生素C，在一定条件下发生脱水、水解和脱羧反应而生成糠醛，以致聚合呈色。

### （三）药物的聚合反应

聚合反应是同种药物的分子间相互结合生成大分子的反应。发生聚合反应往往产生沉淀、变色现象，影响药物的质量。某些β-内酰胺类抗生素，如青霉素类药物在一定条件下，β内酰胺环开环后发生聚合反应，聚合物是引起青霉素类药物过敏反应的内源性主要成分，聚合度越高，越易引起过敏反应。

### （四）药物的化学性配伍变化

人们在使用药物的时候，往往是几种药物混合使用，如果药物之间发生了氧化还原、聚合或分解等化学反应，会使药物产生不同程度质的变化而失效。化学性配伍变化一般表现为出现浑浊、沉淀、润湿或液化、变色、水解、产生气体、爆炸或燃烧等现象。如青霉素 G 钠盐与药物水溶液配伍时青霉素或多或少地发生变化，不过由于条件不同（如 pH、温度等），有时分解快些，有时分解慢些，只有在一定时间内变化的量达到一定程度后才不能用于临床。

总之，多数药物在发生变质反应时，往往水解、氧化、异构化、脱羧和聚合等反应相互伴随，相互促进并交叉发生。

**知识链接**

**药品的有效期**

药品的有效期取决于药品本身的稳定性，一般在 6～36 个月不等，一般液体制剂多为 6 个月、12 个月，固体制剂多为 18 个月、24 个月、36 个月，具体还要看品种。需要提出的是，药品的有效期是建立在规定贮存条件的前提之上的，因为药品受温湿度等外界因素影响很大。举例说，某生物制品贮存条件为 2～8 ℃，有效期为 12 个月，那么在冷藏、包装完整、没有其他污染源等情况下，12 个月有效。但如果把这个药品放在常温条件下，它很快就会失效。

拓展阅读

# 第二节　药物的代谢反应

药物代谢是指在酶的作用下将药物（通常是非极性分子）转变成极性分子，再通过人体的正常系统排出体外，是一种药物在人体内发生的化学变化，也是人体对自身的一种保护机能。

药物的代谢通常分为两相：第Ⅰ相生物转化和第Ⅱ相生物转化。第Ⅰ相生物转化主要是官能团化反应，在酶的催化下对药物分子进行氧化、还原、水解和羟化等化学反应，在药物分子中引入或转化成一些极性较大的官能团，如羟基、羧基、氨基和巯基等，使代谢产物的极性增大。第Ⅱ相生物转化又称结合反应，将第Ⅰ相生物转化中药物产生的极性基团与体内的内源性成分，如葡萄糖醛酸、硫酸盐、某些氨基酸等，在酶的作用下，以酯、酰胺或苷的方式结合。产生的结合物大多有极好的水溶性，可通过肾随尿液排出体外。但是有一些药物经第Ⅰ相生物转化后，无须进行第Ⅱ相的结合反应即排出体外；也有一些药物不经第Ⅰ相生物转化，直接进行第Ⅱ相生物转化而排出体外。

## 一、第Ⅰ相生物转化

第Ⅰ相生物转化是指对药物分子进行官能团化的反应，主要发生在药物分子的官能团上，或分子结构中活性较高、位阻较小的部位，对药物在体内的活性影响较大。

### （一）氧化反应

氧化反应是药物在生物体内进行的最主要的生物转化反应。通过氧化反应，在药物的环系结构或脂链结构的碳上形成羟基或羧基，在氮、氧、硫原子上脱羟基或生成氮氧化物、硫氧化物等。大多数药物都可能被微粒体的非特异性酶系催化而被氧化。如 β 受体阻断药普萘洛尔、降血糖药苯乙双胍的代谢产物，主要为芳环对位羟基化的产物。吸电子取代基则削弱反应的进行程度，生成酚羟基的位置在取代基的间位。和一般芳环的取代反应一样，芳环的氧化代谢部位也受到立体位阻的影响，通常发生在立体位阻较小的部位。

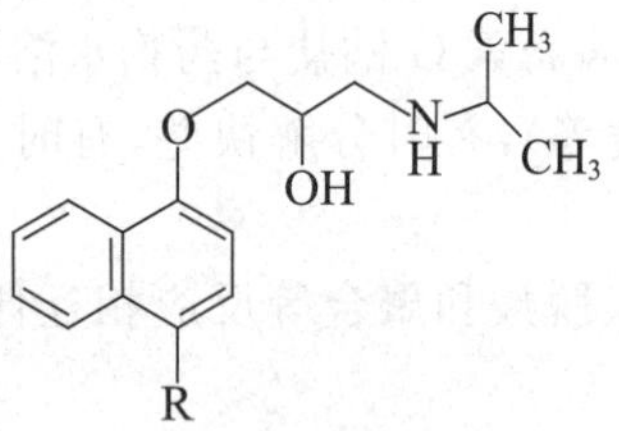

普萘洛尔（R=—H：原型药物；R=—OH：代谢产物）

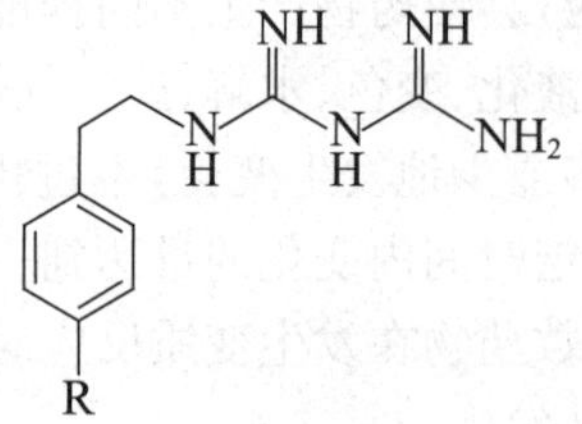

苯乙双胍（R=—H：原型药物；R=—OH：代谢产物）

### (二) 还原反应

还原反应在药物代谢中也起着非常重要的作用。药物在体内经还原代谢后分子中往往引入羟基、氨基等易代谢结合的基团，便于排出体外。如镇痛药 *S*-(+)-美沙酮经代谢后，生成3*S*,6*S*-α-(−)-美沙醇。

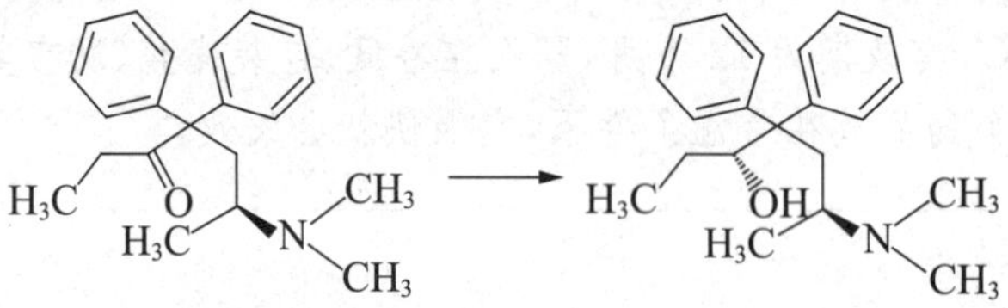

*S*-(+)-美沙酮 3*S*,6*S*-α-(−)-美沙醇

### (三) 水解反应

含酯和酰胺结构的药物在代谢中，易被肝或肾等器官中的水解酶水解成羧酸、醇(酚)和胺等。水解反应也可能在体内的酸催化下进行，水解产物的极性较其母体药物强。邻近基团的立体位阻对酯和酰胺的水解速度影响较大，如有较大位阻的阿托品，水解速度慢，在体内几乎有50%以原药形式随尿排泄。

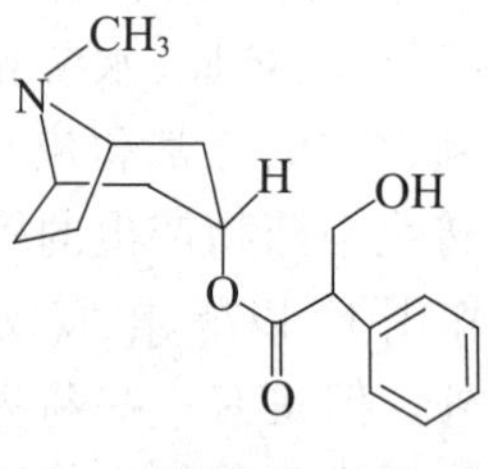

阿托品

酰胺水解的速度较酯慢，如抗心律失常药物普鲁卡因胺在水解代谢中的速率比普鲁卡因慢得多。普鲁卡因在体内可迅速水解，而普鲁卡因胺约60%的药物以原形从尿中排出。

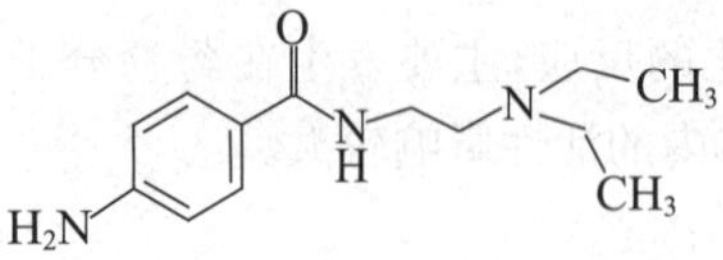

普鲁卡因胺

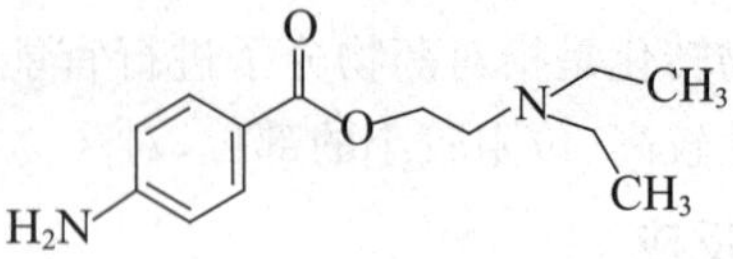

普鲁卡因

## 二、第Ⅱ相生物转化

第Ⅱ相生物转化又称结合反应，是在酶的催化下将活化的内源性分子如葡萄糖醛酸、硫酸、氨基酸、谷胱甘肽等结合到药物分子中或第Ⅰ相的药物代谢产物中，形成水溶性的代谢物，有利于从尿中或胆汁中排出体外。

### （一）葡萄糖醛酸结合

药物或其代谢产物与葡萄糖醛酸结合是药物代谢中最常见的反应，生成的结合产物含有可解离的羧基（$pK_a$ 3.2）和多个羟基，易溶于水而排出体外。葡萄糖醛酸能与含羟基、羧基、氨基、巯基的小分子结合，形成O—、N—、S—和C—的葡萄糖醛酸苷结合物，如吗啡有3-酚羟基和6-仲醇羟基，分别和葡萄糖醛酸反应生成3-*O*-葡萄糖醛苷物（弱的阿片拮抗剂）和6-*O*-葡萄糖醛苷物（较强的阿片激动剂）。

由于新生儿体内肝尿苷二磷酸葡萄糖醛酸（UDPGA）转移酶活性尚未健全，会引起代谢上的问题，导致药物在体内蓄积产生毒性。如新生儿在使用氯霉素时，由于不能使氯霉素和葡萄糖醛酸形成结合物而排出体外，导致药物在体内蓄积，引起灰婴综合征。

### （二）硫酸酯化结合

药物及代谢物可通过硫酸结合反应而代谢，但不如葡萄糖醛酸结合那样普遍。形成的硫酸结合物水溶性增加，毒性降低，易排出体外。硫酸结合反应过程是在磺基转移酶的催化下，由体内活化型的硫酸化剂3′-磷酸腺苷-5′-磷酰硫酸（PAPS）提供活性硫酸基，使底物形成硫酸酯。参与硫酸酯化结合过程的基团主要有羟基、氨基、羟氨基。如支气管扩张药沙丁胺醇结构中有3个羟基，只有其中的酚羟基形成硫酸酯化结合物，而脂肪醇羟基发生硫酸酯化结合反应较难，且形成的硫酸酯易水解成为起始物。

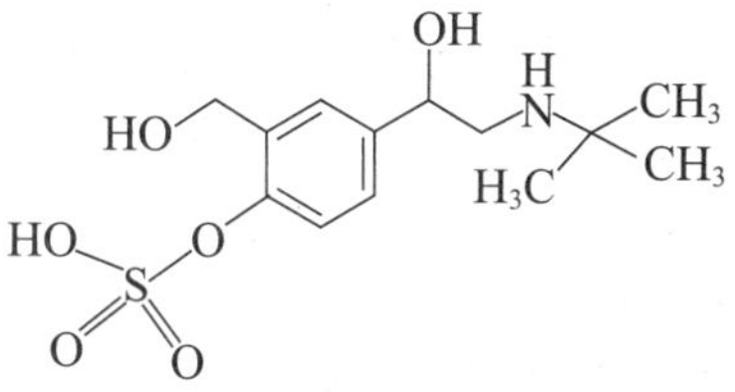

沙丁胺醇硫酸酯

### （三）氨基酸结合

含有羧基的药物或代谢物可与体内的氨基酸，如甘氨酸、谷氨酰胺等形成代谢结合物。与氨基酸的结合反应是体内许多羧酸类药物和代谢物的主要结合反应。参与结合反应的羧酸有芳香羧酸、芳乙酸、杂环羧酸。参加反应的氨基酸主要是生物体内内源性的氨基酸，或是从食物中可以得到的氨基酸，其中以甘氨酸的结合反应最为常见。

### （四）谷胱甘肽结合

谷胱甘肽（GSH）是由谷氨酸、半胱氨酸和甘氨酸组成的三肽，其中半胱氨酸的巯基具有较强的亲核作用，可与带强亲电基团的药物或其代谢物结合，形成S取代的谷胱甘肽结合物，在体内可清除由代谢产生的有害亲电性物质。此外，谷胱甘肽还有氧化还原性质，对药物及代谢物的转变起到了重要的作用。

谷胱甘肽和酰卤的反应是体内解毒反应，当多卤代烃和氯仿在体内代谢生成酰卤时会对体内生物大分子进行酰化产生毒性。谷胱甘肽通过和酰卤代谢物反应后生成酰化谷胱甘肽，解除这些代谢物对人体的毒害。

### （五）乙酰化结合

乙酰化反应是含伯氨基（包括脂肪胺和芳香胺）、氨基酸、磺酰胺、肼、酰肼等基团药物或代谢物的一条重要代谢途径。但与前几类结合反应不同，前面讨论的几类结合反应，都是使亲水性增加，极性增加，而乙酰化反应是将体内亲水性的氨基结合形成水溶性小的酰胺。乙酰化反应一般是体内外来物的去活化反应。

乙酰化反应是在体内酰基转移酶的催化下进行的，以乙酰辅酶A为辅酶，进行乙酰基的转移。

Ⅳ-乙酰化转移酶的活性受遗传因素的影响较大，故有些药物的疗效、毒性和作用时间在不同人群中存在着差异。

### （六）甲基化结合

甲基化结合反应是药物代谢中较少见的代谢途径，但对一些内源性物质如肾上腺素、褪黑激素等的生成和灭活起着重要的作用。甲基化反应可以降低被结合物的极性和亲水性，有利于提高水溶性而排出体外。参与甲基化反应的基团有酚羟基、氨基、巯基等。酚羟基的甲基化反应主要对象是具儿茶酚胺结构的活性物质，如肾上腺素、去甲肾上腺素、多巴胺等。反应大多需在特异性或非特异性的甲基化转移酶催化下进行。

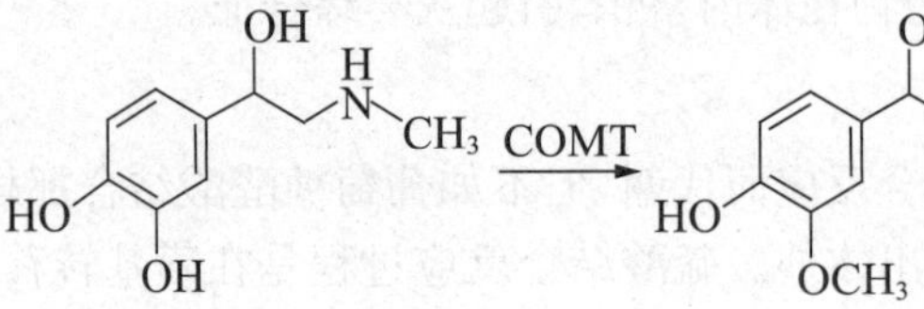


肾上腺素

---

**知识链接**

**药物代谢酶**

药物代谢部位和药物代谢酶进行药物代谢反应的部位是肝，其中最重要的代谢反应——氧化反应几乎全部在肝中进行。代谢反应必须有酶参与，药物代谢酶（简称药酶）通常分为微粒体酶和非微粒体酶两类。

1. 肝微粒体药酶系　肝微粒体药酶催化的反应包括 N—去烷基、O—加烷基、芳环及侧链的羟基化、二价硫被氧化成亚砜、氮羟基化及硫被氧取代。该酶系的催化作用可针对许多结构不同的药物，但只催化能通过细胞膜的脂溶性药物代谢。

2. 非微粒体酶系　只有少数药物由非微粒体酶系代谢，一般来说，凡属结构类似体内正常物质、脂溶性小、水溶性较大的药物，均由这组酶系代谢：①细胞质中酶系包括醇脱氢酶、醛氧化酶、黄嘌呤氧化酶等；②线粒体中酶系包括胺氧化酶、脂环素芳香化酶等，其中胺氧化酶和用药关系较大，它能使各种内源性胺类和外源性胺类氧化脱氢生成醛，再进一步氧化灭活；③血浆中酶系包括胺氧化酶、酰胺酶和胆碱酯酶等。

3. 肠道菌丛的酶系　有些药物的代谢物经胆汁排入肠中，经肠道菌丛转变为原形后又被吸收形成肠肝循环，能使药物作用时间延长，也增加了肝内药酶负担；肠道菌丛能将某些营养物质如氨基酸变为胺类、羧酸或烃类等有毒物质，吸收后可增加药酶负担，或抑制其他药物代谢。

---

# 习　题

## 一、选择题

### （一）A 型题

1. 药物易发生水解变质的结构是（　　）

　A. 烃基　B. 苯环　C. 内酯　D. 羧基　E. 酚羟基

2. 药物易发生自动氧化变质的结构是（　　）

　A. 烃基　B. 苯环　C. 内酯　D. 羧基　E. 酚羟基

3. 阿司匹林在中性水溶液中易自动水解，除酚酯较易水解外，还有邻位羧基的（　　）

A. 邻助作用　B. 给电子共轭　C. 空间位阻

D. 给电子诱导　E. 分子间催化

4. 利多卡因酰胺键不易水解是因为酰胺键的邻位两个甲基可产生（　　）

A. 邻助作用　B. 给电子共轭　C. 空间位阻

D. 给电子诱导　E. 分子间催化

5. 药物中最常见的酰胺、酯、苷类等，一般来说溶液的 pH 增大时（　　）

A. 不水解　B. 易水解　C. 不易水解

D. 水解速度不变　E. 水解速度不确定

6. 以下对影响药物水解的外界因素的叙述，不确定的是（　　）

A. 水分的影响　B. 氧的浓度影响　C. 溶液的酸碱性影响

D. 温度的影响　E. 重金属离子的影响

7. 药物的水解速度与溶液的温度变化有关，一般来说温度升高（　　）

A. 水解速度不变　B. 水解速度减慢　C. 水解速度加快

D. 水解速度先慢后快　E. 水解速度先快后慢

8. 含芳环的药物主要发生的代谢有（　　）

A. 水解代谢　B. 开环代谢　C. 脱烷基化代谢

D. 氧化代谢　E. 还原代谢

9. 下列不属于药物变质反应的是（　　）

A. 药物的异构化反应　B. 药物的水解反应　C. 药物的聚合反应

D. 药物的卤代反应　E. 药物的脱羧反应

10. 药物的自动氧化反应是指药物与（　　）

A. 高锰酸钾的反应　B. 过氧化氢的反应　C. 空气中氧气的反应

D. 硝酸的反应　E. 重铬酸钾的反应

**（二）B 型题**

A. 水解速度加快　B. 应避免与潮湿空气接触

C. 调整溶液的 pH　D. 水解速度减慢

E. 邻助作用

11. 羧酸衍生物的酰基邻近有亲核基团时，使水解加速，这一过程称为（　　）

12. 在羧酸衍生物中引入取代基的电性效应使羧酸的酸性增强时（　　）

13. 易水解的药物在储存时（　　）

14. 易水解的药物为提高其在水溶液的稳定性，可以（　　）

15. 在羧酸衍生物中引入取代基的电性效应使羧酸的酸性减弱时（　　）

**（三）X 型题**

16. 药物在体内的代谢反应主要有（　　）

A. 氧化反应　B. 还原反应　C. 水解反应

D. 结合反应　E. 聚合反应

17. 影响药物水解和自动氧化反应的外界因素相同的有（　　）

A. 水分的影响　B. 溶液酸碱性的影响　C. 金属离子的影响

D. 氧气浓度的影响　E. 温度的影响

18. 对易发生自动氧化的药物在制剂和储存时应注意（　　）

A. 密闭　B. 遮光　C. 低温　D. 加入抗氧剂　E. 加入 EDTA

**二、问答题**

1. 药物的变质反应有哪些？如何防止这些变质反应的发生？

2. 简述药物代谢过程中，第Ⅰ相生物转化和第Ⅱ相生物转化的主要特点。

3. 表 12-5 是阿司匹林在不同湿度下的水解率。试分析表 12-5 中的数据，并说明阿司匹林结晶颗粒大小、相对湿度、水解率三者关系如何？

**表 12-5　在不同湿度下阿司匹林的水解速率**

| 阿司匹林结晶颗粒大小/目 | 相对湿度 | | |
|---|---|---|---|
| | 42% | 59% | 84% |
| 20～50 | 0.073 | 0.081 | 0.162 |
| 50～100 | 0.076 | 0.089 | 0.206 |
| 100～200 | 0.083 | 0.105 | 0.589 |

第十二章
参考答案

（陈智娴　戴淑娟）

# 第十三章 药物的化学性质实训

## 实训一 外周神经系统药物的性质

**【实训目的】**

1. 掌握常用外周神经系统药物的主要理化性质、反应原理。

2. 学会应用药物的理化性质进行药物定性鉴别的方法与基本操作。

**【实训原理】**

1. 硫酸阿托品 维他立反应:本品经水解生成莨菪酸,与发烟硝酸共热,可生成黄色三硝基衍生物,再加入醇制氢氧化钾试液和一小粒固体氢氧化钾,即生成紫色的醌型化合物。

2. 盐酸肾上腺素

(1) 盐酸肾上腺素具有酚羟基,加三氯化铁试液可生成有色配合物。

(2) 本品具有邻二酚羟基,可被过氧化氢试液氧化,显血红色。

3. 马来酸氯苯那敏 叔胺的显色反应:本品具有叔胺结构,与枸橼酸-醋酐试液在水浴中加热,呈红紫色。

4. 盐酸普鲁卡因

(1) 本品含有芳伯氨基,能发生重氮-偶合反应。在稀盐酸中,与亚硝酸钠生成重氮盐,加碱性β-萘酚试液发生偶合反应,生成橙红色的偶氮化合物。

(2) 本品具有酯键,在加热、酸、碱等条件下易水解,产物二乙氨基乙醇蒸气可使湿润的红色石蕊试纸变为蓝色;酸化后,析出对氨基苯甲酸白色沉淀。

**【实训材料】**

1. 药品 硫酸阿托品、盐酸肾上腺素、马来酸氯苯那敏、盐酸普鲁卡因。

2. 试液 发烟硝酸、乙醇、固体氢氧化钾、三氯化铁试液、氨试液、过氧化氢试液、枸橼酸-醋酐试液、稀盐酸、0.1 mol/L 亚硝酸钠溶液、碱性β-萘酚试液、10%氢氧化钠溶液、红色石蕊试纸。

3. 器材 天平、蒸发皿、试管、水浴锅。

**【实训步骤】**

1. 硫酸阿托品 取本品约 10 mg 置于蒸发皿中,加发烟硝酸 5 滴,置于水浴上蒸干,得黄色残渣,放冷,加乙醇 2～3 滴湿润,加固体氢氧化钾一小粒,即显蓝紫色。

2. 盐酸肾上腺素

(1) 取本品约 2 mg,加盐酸溶液(9→1000)2～3 滴溶解后,加水 2 mL 与三氯化铁试液 1 滴,即显翠绿色,再加氨试液 1 滴,即变紫色,最后变为紫红色。

(2) 取本品约 10 mg,加盐酸溶液(9→1000)2 mL 溶解后,加过氧化氢试液 10 滴,煮沸,即显血红色。

3. 马来酸氯苯那敏　取本品约 10 mg，加枸橼酸-醋酐试液后置于水浴上加热，即显红紫色。

4. 盐酸普鲁卡因

(1) 取本品约 0.1 g 置于试管中，加水 1 mL 使溶解，加稀盐酸 2 mL、0.1 mol/L 亚硝酸钠溶液约 1 mL，振摇后滴加 5～10 滴碱性 β-萘酚试液，生成红色沉淀。

(2) 取本品约 0.1 g 置于试管中，加水 2 mL 使溶解，加 10%氢氧化钠溶液 1 mL，即产生白色沉淀，加热，变为油状物，在试管口覆盖湿润的红色石蕊试纸，可见试纸由红色变为蓝色；加入稀盐酸酸化后，析出白色沉淀。

**【实训提示】**

硫酸阿托品进行维他立反应时，蒸发皿一定要干燥，以防发烟硝酸被稀释，不出现正反应。

主要试液的配制如下：

(1) 三氯化铁试液：取三氯化铁 9 g，加水使溶解成 100 mL，即得。

(2) 枸橼酸-醋酐试液：取枸橼酸 2 g，加醋酐 100 mL 使溶解，即得。

(3) 碱性 β-萘酚试液：取 β-萘酚 0.25 g，加氢氧化钠溶液(1→10) * 10 mL 使溶解，即得。

若供试药品为片剂，需将片剂研细，取片粉适量；若为溶液，则取上清液直接使用。

**【实训思考】**

维他立反应一般可用于鉴别哪种结构类型的药物？

# 实训二　解热镇痛药的性质

**【实训目的】**

1. 掌握常用解热镇痛药的主要性质、反应原理。

2. 学会应用典型药物的理化性质进行药物定性鉴别的方法与基本操作。

3. 熟悉酚类药物的氯化铁显色反应原理和芳香伯胺类药物的重氮化-偶合反应原理。

**【实训原理】**

1. 阿司匹林

(1) 与三氯化铁的显色反应：本品分子中无游离的酚羟基，不与氯化铁试液发生显色反应，但其水溶液长期放置或加热，会水解产生水杨酸，遇三氯化铁试液即呈紫堇色。

(2) 水解反应：本品分子中含有酯键，在氢氧化钠溶液或碳酸钠溶液中水解生成水杨酸和乙酸(醋酸)，加热时更快。酸化后产生醋酸的酸臭，并析出水杨酸沉淀。

2. 对乙酰氨基酚

(1) 与三氯化铁的显色反应：本品分子中含有酚羟基，与三氯化铁试液作用显蓝紫色。

(2) 重氮化-偶合反应：本品在酸性条件下水解，生成醋酸和对氨基苯酚，后者与亚硝酸钠试液和盐酸作用生成重氮盐，再与碱性 β-萘酚试液偶合生成红色的偶氮化合物。

**【实训材料】**

1. 药品　阿司匹林、对乙酰氨基酚。

2. 试液　碳酸钠试液、稀盐酸、0.1 mol/L 亚硝酸钠试液，碱性 β-萘酚试液，三氯化铁试液。

3. 器材　试管、天平、酒精灯、量筒、小烧杯、恒温水浴、研钵、药匙。

---

*注：氢氧化钠溶液(1→10)表示 1 份氢氧化钠加水(净化水)溶成 10 份的溶液，单位根据使用量自定，如毫升、升均可。

**【实训步骤】**

1. 阿司匹林

（1）取试管一支，加本品约 0.05 g，加蒸馏水 2 mL，煮沸放冷，加入三氯化铁试液一滴，即显紫堇色（原理：酚羟基水解）。另取试管一支，加本品 0.05 g，加蒸馏水 2 mL，不经加热，加入三氯化铁试液一滴。观察现象，以作为对照。

（2）取试管一支，加本品约 0.5 g，加碳酸钠试液 10 mL，煮沸 2 分钟后放冷，滴加过量的稀硫酸（强酸换弱酸），即析出白色沉淀，并产生醋酸气味。

2. 对乙酰氨基酚

（1）取试管一支，加对乙酰氨基酚 20 mg，加 2～3 mL 水溶解，滴加三氯化铁试液，即显蓝紫色。

（2）取试管一支，加对乙酰氨基酚 0.1 g，加稀盐酸 5 mL，置水浴锅中加热 40 分钟，放冷，再取此溶液 0.5 mL，滴加 0.1 mol/L 亚硝酸钠试液 5 滴，摇匀，用 3 mL 水稀释后加碱性 β-萘酚试液 2 mL，振摇，即显红色。

**【实训提示】**

三氯化铁反应适宜的 pH 为 4～6，在强酸性溶液中所得配位化合物易分解。氯化铁的显色反应很灵敏。

进行对乙酰氨基酚的重氮化-偶合反应，必须先将本品在沸水浴中水解完全。水解时不可直火加热，以防因局部温度过高，而促使本品被氧化或局部炭化，影响反应的结果。

在重氮化-偶合反应中，为避免亚硝酸和重氮盐分解，需在低温下进行。实验过程中必须保持酸性，盐酸的量要多于药物的 3 倍，主要目的：促使亚硝酸钠转为亚硝酸以进行重氮化反应，加快重氮化反应速度，增加重氮盐稳定性并防止不良反应的发生。

**【实训思考】**

1. 进行阿司匹林鉴别实验时，煮沸的目的是什么？

2. 可否利用重氮化-偶合反应区别阿司匹林和对乙酰氨基酚？为什么？

# 实训三　心血管系统药物的性质

**【实训目的】**

1. 掌握常用心血管系统药物的主要理化性质、反应原理。

2. 学会应用药物的理化性质进行药物定性鉴别的方法与基本操作。

**【实训原理】**

1. 硝酸异山梨酯

（1）本品被硫酸破坏生成硝酸，加硫酸亚铁后，生成硫酸氧氮合亚铁，使两液层界面处呈棕色环。

$$2HNO_3 + 6FeSO_4 + 3H_2O \longrightarrow 3Fe_2(SO_4)_3 + 4H_2O + 2NO$$

$$FeSO_4 + NO \longrightarrow Fe(NO)SO_4\text{（呈棕色环）}$$

（2）本品经硫酸水解后，生成亚硝酸，可使儿茶酚生成对一亚硝基儿茶酚在硫酸溶液中生成醌肟，又与过量的儿茶酚缩合成暗绿色靛酚类化合物。

2. 利血平

（1）本品具有吲哚的呈色反应，在醋酸和硫酸溶液中，与对二甲氨基苯甲醛作用显绿色，再加冰醋酸则变为红色；本品与香草醛试液反应，显玫瑰红色。

（2）本品具有生物碱的呈色反应，遇钼酸钠硫酸溶液立即显黄色，约 5 分钟后变为蓝色。

3. 卡托普利　本品结构中的巯基（—SH）能与亚硝酸作用，生成红色的亚硝酰硫醇酯。

$$R—SH + HNO_2 \longrightarrow \underset{\text{红色}}{O=N—S—R}$$

4. 盐酸胺碘酮

（1）本品结构中的羰基与 2，4-二硝基苯肼高氯酸溶液反应，生成黄色胺碘酮-2，4-二硝基苯腙沉淀。

（2）本品遇硫酸加热，分解逸出紫色的碘蒸气。

**【实训材料】**

1. 药品　硝酸异山梨酯、利血平、卡托普利、盐酸胺碘酮。

2. 试液　盐酸、硫酸、硫酸亚铁试液、10%儿茶酚溶液、乙醇、亚硝酸钠、稀硫酸、香草醛试液、对二甲氨基苯甲醛、0.1%的钼酸钠硫酸溶液、冰醋酸、2，4-二硝基苯肼高氯酸溶液。

3. 器材　试管、水浴锅、量筒、小烧杯、恒温水浴。

**【实训步骤】**

1. 硝酸异山梨酯

（1）取本品 10 mg，置于试管中，加 1 mL 水与 2 mL 硫酸，摇匀使药品溶解，放冷，沿管壁缓缓加 3 mL 硫酸亚铁试液，不振摇，使成两液层，观察界面处的颜色。

（2）取本品 2 mg，加新制的 10%儿茶酚溶液 3 mL，摇匀后慢慢滴加 6 mL 硫酸，观察溶液颜色。

2. 利血平

（1）取本品 1 mg，加新鲜配制的香草醛试液 0.2 mL，约 2 分钟后，观察颜色。

（2）取本品 0.5 mg，加对二甲氨基苯甲醛适量、冰醋酸 0.2 mL 与硫酸 0.2 mL，混匀后，观察颜色；再加冰醋酸 1 mL，转变为红色。

（3）取本品 1 mg，加 0.1%的钼酸钠硫酸溶液 0.3 mL，观察颜色，约 5 分钟后，再观察颜色变化。

3. 卡托普利　取本品约 25 mg，加乙醇 2 mL 溶解后，加亚硝酸钠结晶少许和稀硫酸 10 滴，振摇，溶液显红色。

4. 盐酸胺碘酮

（1）取本品约 20 mg，滴加乙醇 2 mL 溶解后，再加 2，4-二硝基苯肼高氯酸溶液 2 mL，加水 5 mL，放置，析出黄色沉淀。

（2）取本品约 50 mg，加硫酸 1 mL，微热后即有碘的紫色蒸气产生。

**【实训提示】**

硝酸异山梨酯在室温及干燥状态下较稳定，遇强热或撞击会发生爆炸，实验中需加以注意。

卡托普利有巯基结构，故有类似蒜的特殊臭味。

主要试液的配制如下：

（1）对二甲氨基苯甲醛：取对二甲氨基苯甲醛 2 g，加乙醇溶解成 100 mL，加盐酸调至 pH 为 3～4，即得。

（2）2，4-二硝基苯肼高氯酸溶液：取 2，4-二硝基苯肼 1.2 g，加 30%高氯酸溶液 50 mL 溶解，即得。

（3）硫酸亚铁试液：取硫酸亚铁结晶 8 g，加 100 mL 新沸过的冷水，使其溶解，即得。本溶液应临用新制。

若供试药品为片剂，需将片剂研细，取片粉适量，提取滤过，用滤液或残渣进行试验。

**【实训思考】**

1. 心血管系统药物分为哪几类？各类有哪些主要药物？

2. 说出本实验硝酸异山梨酯、利血平、卡托普利、盐酸胺碘酮的主要性质。

# 实训四 合成抗菌药的性质

**【实训目的】**

1. 掌握常用合成抗菌药的主要理化性质及在定性鉴别的应用。

2. 学会应用药物的理化性质进行药物定性鉴别的方法与基本操作。

**【实训原理】**

1. 盐酸环丙沙星 本品为喹诺酮类药物，分子中叔胺结构能与丙二酸、醋酐显色。

2. 磺胺嘧啶、磺胺甲噁唑

(1) 该类药物具有芳香伯胺类的鉴别反应。

(2) 利用磺酰氨基氮酸性与碱成盐后可被铜离子取代，生成难溶性铜盐沉淀。

3. 甲硝唑 本品能发生芳香性硝基化合物的一般反应。

4. 异烟肼

(1) 本品的肼基可与香草醛发生缩合反应，生成黄色结晶。

(2) 肼基有还原性，可被弱氧化剂氧化，如可被氨制硝酸银氧化并有银镜生成。

**【实训材料】**

1. 药品 盐酸环丙沙星、磺胺嘧啶、磺胺甲噁唑、甲硝唑、异烟肼。

2. 试液 丙二酸、醋酐、稀盐酸、0.1 mol/L 亚硝酸钠溶液、碱性β-萘酚试液、0.4%氢氧化钠溶液、硫酸铜试液、10%香草醛的乙醇溶液、氨制硝酸银试液。

3. 器材 电热恒温水浴锅、试管、药匙、量杯、量筒、天平、称量纸、滤纸、烧杯、研钵、漏斗、酒精灯。

**【实训步骤】**

1. 盐酸环丙沙星 取本品约 50 mg 置于干燥的试管中，加入丙二酸约 30 mg 和醋酐 10 滴，在电热恒温水浴锅中加热 5～10 分钟，溶液显红棕色。

2. 磺胺嘧啶、磺胺甲噁唑

(1) 分别向两支试管中加磺胺嘧啶和磺胺甲噁唑约 50 mg，各加稀盐酸 1 mL，必要时缓缓煮沸，使其溶解，放冷，各加 0.1 mol/L 亚硝酸钠溶液数滴，再分别滴加碱性β-萘酚试液数滴，生成红色沉淀(视供试品的颜色不同，由橙黄色到猩红色)。

(2) 取试管两支，分别加药品磺胺嘧啶和磺胺甲噁唑各约 0.1 g，分别加水和 0.4%氢氧化钠溶液各 3 mL，振摇，使其溶解，过滤，取滤液置于两支试管中，再分别加入硫酸铜试液 1 滴，即生成不同颜色的铜盐沉淀。磺胺嘧啶反应生成黄绿色沉淀，放置后变为紫色；磺胺甲噁唑反应生成草绿色沉淀。

3. 甲硝唑 取本品约 10 mg，加氢氧化钠试液 2 mL，微热，即得紫红色溶液。滴加稀盐酸使成酸性后即变成黄色，再滴加过量氢氧化钠试液则变成橙红色。

4. 异烟肼

(1) 取本品约 0.1 g，加 5 mL 水溶解后，加 10%香草醛的乙醇溶液 1 mL，摇匀，微热放冷，即析出黄色结晶。

(2) 取本品约 10 mg 置于试管中，加 2 mL 水溶解后，加氨制硝酸银试液 1 mL，即产生气泡与黑色浑浊，并在试管壁上生成银镜。

【实训提示】

若供试品为注射剂，可直接使用；若为片剂，应先进行处理，然后称取适量样品，按照上述方法进行，实验现象应与原料药相同。

磺胺嘧啶、磺胺甲噁唑与硫酸铜试液反应，严格按要求加入碱量，使药物部分溶解，然后倾取上清液进行鉴别试验，可避免氢氧化铜沉淀的干扰。

磺胺甲噁唑的铜盐反应，加入的氢氧化钠试液不宜过多，否则会生成氢氧化铜蓝色沉淀，干扰实验结果的观察。

异烟肼与香草醛的缩合反应，冷却后如无结晶析出，可用玻璃棒轻轻摩擦试管壁。

用于银镜反应的试管必须洗涤干净，否则会影响银镜现象的观察。用过的试管加几滴硝酸微热后容易洗净。

【实训思考】

说出本实验中五种药品的主要性质。

## 实训五 抗生素的性质

【实训目的】

1. 掌握常用抗生素的主要理化性质及在定性鉴别的应用。

2. 学会应用药物的理化性质进行药物定性鉴别的方法与基本操作。

【实训原理】

1. 青霉素钠 本品为青霉素的钠盐。

(1) 在稀酸条件下析出青霉素白色沉淀，游离的青霉素是一种有机酸($pK_a$ 2.65～2.70)，不溶于水，能溶于某些有机溶剂或过量的稀盐酸。

(2) 本品在碱性条件下与羟胺作用，β-内酰胺环破裂生成羟肟酸，后者在酸性溶液中与三价铁离子生成紫红色配合物。

(3) 本品含有钠离子，可用燃烧法进行鉴别。

2. 硫酸链霉素 本品结构是由链霉胍、链霉糖和 *N*-甲基葡萄糖胺组成的碱性苷。

(1) 在碱性条件下，本品水解产生的链霉糖经脱水重排，产生麦芽酚，在酸性溶液中可与三价铁离子形成紫红色的配合物，此即为麦芽酚反应，可用于本品的定性鉴别。

(2) 本品在碱性条件下水解生成的链霉胍可与 8-羟基喹啉乙醇液和次溴酸钠试液发生坂口反应，显橙红色。

(3) 本品的水溶液显硫酸盐的鉴别反应。

【实训材料】

1. 药品 青霉素钠、硫酸链霉素。

2. 试液 醋酸戊酯、乙醇、乙醚、氯仿、盐酸羟胺、三氯化铁试液、1 mol/L 氢氧化钾试液、铂丝、10%氢氧化钠溶液、0.1%的 8-羟基喹啉乙醇溶液、次溴酸钠试液、硫酸铁铵溶液、氯化钡试液、0.5 mol/L的硫酸、硝酸等。

3. 器材 电热恒温水浴锅、试管、药匙、量杯、量筒、天平、称量纸、滤纸、烧杯、研钵、漏斗、酒精灯。

【实训步骤】

1. 青霉素钠

(1) 取本品约 50 mg,加蒸馏水 2 mL,溶解后,加稀盐酸 1～2 滴,即产生白色沉淀,此沉淀能溶于醋酸戊酯、乙醇、乙醚、氯仿或过量的盐酸中。

(2) 取本品约 50 mg,加蒸馏水 10 滴溶解后,加盐酸羟胺饱和溶液 10 滴,再加入 1 mol/L 氢氧化钾试液 5 滴,置于沸水浴中加热 4 分钟,放冷,加 1 mol/L 盐酸溶液 5 滴及三氯化铁试液 1～2 滴,即显紫红色。

(3) 取本品约 20 mg,加蒸馏水 10 滴溶解后,用盐酸润湿的铂丝蘸取此溶液,在无色火焰中燃烧,火焰即显鲜黄色。

2. 硫酸链霉素

(1) 取本品约 0.5 mg,加蒸馏水 4 mL,溶解后,再加入氢氧化钠溶液与 0.1%的 8-羟基喹啉乙醇溶液各 1 mL,放冷,加次溴酸钠试液 3 滴,即显橙红色。

(2) 取本品约 20 mg,加蒸馏水 5 mL,溶解后,再加入 10%氢氧化钠溶液 0.3 mL,置于沸水浴中加热 5 分钟,加硫酸铁铵溶液(取硫酸铁铵 0.1 g,加 0.5 mol/L 硫酸 5 mL,使其溶解)0.5 mL,即显紫红色。

(3) 取本品约 20 mg,加蒸馏水 2 mL,溶解后,再加入氯化钡试液,即产生白色沉淀,分离,沉淀在盐酸或硝酸中均不溶解。

【实训提示】

若供试品为注射剂,可直接使用;若为片剂,应先进行处理,然后称取适量的样品,按照上述方法进行,实验现象应与原料药相同。

青霉素钠应安排在最后进行,以防对青霉素过敏。

【实训思考】

结合青霉素的结构,描述青霉素药物在酸碱性条件下的稳定性。

# 实训六　激素类药物的性质

【实训目的】

1. 掌握常用激素类药物的主要理化性质。

2. 学会应用药物的理化性质进行药物定性鉴别的方法与基本操作。

【实训原理】

1. 雌二醇　本品分子中含有酚羟基,可与三氯化铁试液发生显色反应。

2. 醋酸地塞米松

(1) 本品分子中具有酯键,在乙醇制氢氧化钾试液的碱性条件下,可水解生成地塞米松及醋酸盐。生成的醋酸盐在酸性条件下可与乙醇反应生成乙酸乙酯。

(2) 本品 $C_{17}$ 位上的 $\alpha$-醇酮基具有较强还原性,能与强氧化剂(如碱性酒石酸铜)反应,生成红色沉淀。

3. 炔雌醇　本品 $C_{17}$ 位上连有乙炔基,该基团具有炔烃的化学性质,可与硝酸银试液反应,生成炔化银的白色沉淀。

【实训材料】

1. 药品　雌二醇、醋酸地塞米松、炔雌醇。

2. 试液　甲醇、乙醇、硫酸溶液(1→2)、乙醇制氢氧化钾试液、碱性酒石酸铜试液、硝酸银试液、三氯化铁试液。

3. 器材　试管、水浴锅、量筒、小烧杯、恒温水浴。

**【实训步骤】**

1. 雌二醇　取试管一支，加本品约 2 mg，加硫酸溶解，有黄绿色荧光，加三氯化铁试液 2 滴，呈草绿色，再加水稀释后，变为红色。

2. 醋酸地塞米松

(1) 取试管一支，加醋酸地塞米松 10 mg，加甲醇 1 mL，置于水浴中微热溶解后，再加入加热的碱性酒石酸铜试液 1 mL，即生成红色沉淀。

(2) 取试管一支，加醋酸地塞米松 50 mg，加乙醇制氢氧化钾试液 2 mL 且置于水浴中加热 5 分钟，放冷，加硫酸溶液(1→2)2 mL，缓缓煮沸 1 分钟，即发出乙酸乙酯的香气。

3. 炔雌醇　取试管一支，加炔雌醇 10 mg，加 1 mL 乙醇溶解后，加 5～6 滴硝酸银试液，即生成白色沉淀。

**【实训提示】**

若药品为普通制剂而非原料药时，需先进行处理，然后取与原料药等量的样品，按照上述方法，实验现象应与原料药做比较。

做银镜反应的试管，如试管洗不干净，可加硝酸银数滴(必要时微热)，即可洗干净。

**【实训思考】**

为什么醋酸地塞米松加乙醇制氢氧化钾液后，再加硫酸溶液，经煮沸能产生乙酸乙酯的香气？

# 实训七　维生素类药物的性质

**【实训目的】**

1. 掌握常用维生素类药物的主要理化性质。

2. 学会应用药物的理化性质进行药物定性鉴别的方法与基本操作。

**【实训原理】**

1. 维生素 E　本品为醋酸酯，含酚羟基，可发生水解、氧化反应。

2. 维生素 $K_3$　本品的水溶液中存在与甲萘醌、亚硫酸氢钠间的动态平衡。当遇酸或碱时平衡被破坏，产生甲萘醌沉淀。

3. 维生素 $B_1$　本品分子易被氧化为硫色素，在正丁醇的碱性溶液中，硫色素显蓝色荧光。酸化后荧光消失，再碱化，荧光恢复。

4. 维生素 C　本品结构中有连二烯醇结构，有很强的还原性。与硝酸银反应，即产生银的黑色沉淀。

**【实训材料】**

1. 药品　维生素 E、维生素 $K_3$、维生素 $B_1$、维生素 C。

2. 试液　乙醇、正丁醇、稀盐酸、氢氧化钠试液、硝酸银试液、铁氰化钾试液、乙醇制氢氧化钾试液、硝酸、三氯化铁试液。

3. 器材　试管、水浴锅、量筒、小烧杯、恒温水浴。

**【实训步骤】**

1. 维生素 E　①取试管一支，加本品 30 mg，加无水乙醇 10 mL 溶解后，加硝酸 2 mL，摇匀，在 75 ℃加热 15 分钟，溶液显橙红色；②取试管一支，加本品 30 mg，加无水乙醇 10 mL 溶解后，加入5 滴乙醇制氢氧化钾溶液并加热，然后加入 5～10 滴三氯化铁试液并振摇，溶液显红色。

2. 维生素 $K_3$　取试管一支，加本品 30 mg，加水溶解后分成两份，一份加入氢氧化钠试液，有黄色沉淀析出；另一份加入稀盐酸，有黄色沉淀析出并放出二氧化硫气体。

3. 维生素 $B_1$　取试管一支，加维生素 $B_1$ 约 5 mg，加氢氧化钠试液 2.5 mL 溶解后，加铁氰化钾试液 0.5 mL 与正丁醇 5 mL，强力振摇 2 分钟，放置使其分层，上面的醇层显强烈的蓝色荧光。加酸，使其成酸性，荧光消失；再加碱，使其成碱性，荧光又显现。

4. 维生素 C　取试管一支，加 0.2 g 维生素 C，加 10 mL 水，溶解后，加硝酸银试液 0.5 mL，即生成银的黑色沉淀。

**【实训提示】**

若药品为普通制剂而非原料药时，需先进行处理，然后取与原料药等量的样品，按照上述方法，实验现象应与原料药做比较。

做银镜反应的试管，如试管洗不干净，可加硝酸银数滴（必要时微热），即可洗干净。

**【实训思考】**

本次实训中用到的试液，哪些是水溶性维生素？哪些是脂溶性维生素？

第十三章
参考答案

（杨迪笑　甘蓉军）

# 第十四章　药物的化学稳定性实训

## 实训一　盐酸普鲁卡因溶液的稳定性(药物的水解)

**【实训目的】**

1. 掌握 pH 对盐酸普鲁卡因溶液稳定性的影响。

2. 学会薄层层析法检查药物中杂质的方法。

**【实训原理】**

盐酸普鲁卡因为局部麻醉药，作用强，毒性低。临床上主要用于浸润及传导麻醉。盐酸普鲁卡因化学名为对氨基苯甲酸 2-二乙胺基乙酯盐酸盐。其化学结构式为：

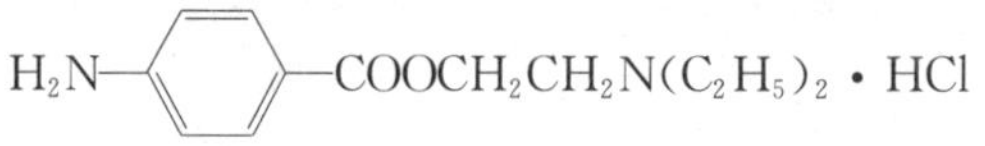

盐酸普鲁卡因为白色细微针状结晶或结晶性粉末；无臭，味微苦而麻。易溶于水，溶于乙醇，微溶于氯仿，几乎不溶于乙醚。熔点为 153～157 ℃。

盐酸普鲁卡因溶液不稳定，易被水解，在一定温度下，水解速度随氢氧离子浓度的增加而加快。反应如下：

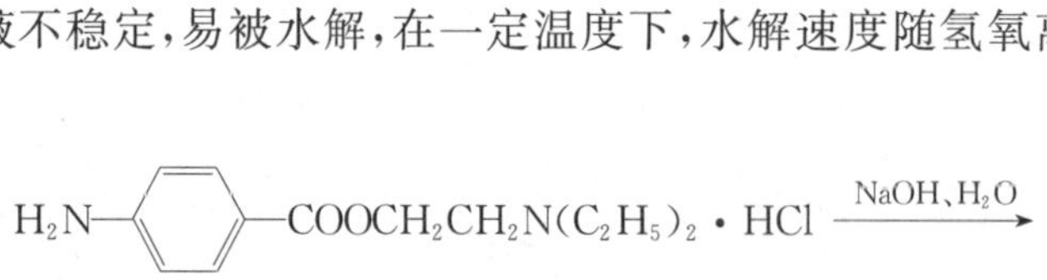

**【实训材料】**

1. 药品　0.2%对氨基苯甲酸、0.4%盐酸普鲁卡因溶液。

2. 试液　硅胶 GF 254 粉、0.5%CMC 溶液、0.1 mol/L 盐酸、丙酮、对二甲氨基苯甲醛试液、0.1 mol/L 氢氧化钠。

3. 器材　层析槽、玻璃板(5 cm×20 cm)。

**【实训步骤】**

1. 薄层层析板的制备　取层析用硅胶 GF 254 粉 2.5 g，加 0.5% CMC 溶液 7.5 mL，置于研钵中研磨成糊状，涂铺在平滑洁净玻璃板(5 cm×20 cm)上，阴干，备用。

2. 试液的制备

(1) 标准液的制备：①0.2%对氨基苯甲酸溶液作为点样液 A；②0.4%盐酸普鲁卡因溶液作为点样液 B。

(2) 供试液的制备：①取 0.4% 盐酸普鲁卡因溶液 5 mL，用 0.1 mol/L 盐酸调至 pH 2～3，沸水浴中加热 25 分钟，倾入 10 mL 烧杯中，作为点样液 C；②取 0.4% 盐酸普鲁卡因溶液 5 mL，用0.1 mol/L氢氧化钠调至 pH 9～10，沸水浴中加热 25 分钟，倾入 10 mL 烧杯中，作为点样液 D。

3. 点样　在制好的层析板上，距下端边缘 2.5 cm 处，分别用毛细管取点样液 A、B、C、D 进行点样，两点间相距 1 cm，于靠边一侧相距约 1 cm。

4. 展开　用丙酮与 1% 盐酸(9∶1)混合液作为展开剂，置于密闭的层析槽中，待饱和 30 分钟后，将已点样的层析板放入，用倾斜上行法展开，展开剂上升与点样的位置相距一定距离处(一般为 10～15 cm)取出层析板，风干。

5. 显色　用对二甲氨基苯甲醛试液(对二甲氨基苯甲醛 1 g 溶于 30%盐酸 25 mL 及甲醇 75 mL混合液中)喷雾显色，或在紫外分析灯下看展开的斑点，用铅笔画好。

6. 计算　根据点样液原点到展开剂上行的前沿距离与点样原点到上行色点中心距离相比求出比移值($R_f$ 值)。

**【实训提示】**

涂铺层析板时，可将吸附剂倾于玻璃中间、左右前后摇荡，使其布满玻璃板，再用玻璃棒轻敲玻璃板边缘，使分布均匀、水平放置，阴干，备用。

点样时样品太少、斑点不清楚，难以观察，但样品量太多时往往出现斑点太大或拖尾现象，以致不易分开。

**【实训思考】**

1. 盐酸普鲁卡因溶液的稳定性受哪些因素的影响?
2. 为什么用对二甲氨基苯甲醛试液显色?
3. 薄层层析法在药物分析中有什么用途?

## 实训二　维生素 C 溶液的稳定性(药物的氧化)

**【实训目的】**

1. 掌握延缓药物氧化分解的基本方法。
2. 通过对维生素 C 溶液稳定性的考察，学会注射剂处方设计的一般思路。

**【实训材料】**

1. 药品和试液　维生素 C、碳酸氢钠、注射用水、硫酸铜、硫酸铁、依地酸二钠、浓硫酸、蒸馏水等。

2. 器材　721 型可见分光光度计、pH 计、水浴锅、电炉、量瓶等。

**【实训步骤】**

处方稳定性影响因素的考察如下：

1. 加热时间的影响　取购买的 20 支安瓿放入沸水中煮沸，间隔一定时间取出 5 支安瓿，放入冷水中冷却后，将每次取出的 5 支安瓿内的样液置于小烧杯中混合均匀，以蒸馏水作空白，用 721 型可见分光光度计，在波长 420 nm 处测定各样液的透光率($\alpha$)，按下式计算透光率比，将结果记录于表 14 - 1 中。

$$透光率比(\%)=\frac{\alpha_{前}}{\alpha_{后}}\times 100\%$$

表 14-1 加热时间对维生素 C 溶液稳定性的影响

| 煮沸时间/min | 透光率 α/% | | 透光率比/% |
|---|---|---|---|
| | 加热前 | 加热后 | |
| 0 | | | |
| 15 | | | |
| 30 | | | |
| 60 | | | |

2. 重金属离子的影响 配成 250 g/L 维生素 C 溶液 80 mL，精密量取 15 mL 置于 25 mL 量瓶中，共 4 份，按表 14-2 所示加入各种试剂，用注射用水稀释至刻度，立即测定每一份样液的透光率，然后将每份溶液放入沸水中煮沸 40 分钟后取出，以蒸馏水作空白测定透光率，并按上式计算透光率比，将结果填于表 14-2 中。

表 14-2 重金属离子对维生素 C 溶液稳定性的影响

| 样品编号 | 添加试剂 | 透光率 α/% | | 透光率比/% |
|---|---|---|---|---|
| | | 加热前 | 加热后 | |
| 1 | 0.002 mol/L $CuSO_4$ 2.5 mL | | | |
| 2 | 0.002 mol/L $FeSO_4$ 2.5 mL | | | |
| 3 | 0.002 mol/L $CuSO_4$ 5.0 mL+<br>50 g/L EDTA-2Na 1.0 mL | | | |
| 4 | 0.002 mol/L $FeSO_4$ 2.5 mL +<br>50 g/L EDTA-2Na 1.0 mL | | | |

3. pH 的影响 称取维生素 C 15 g，配成 125 g/L 溶液 120 mL。精密量取溶液 20 mL 置于 50 mL烧杯中，共量取 6 份。分别加碳酸氢钠粉末 0.2 g、0.6 g、0.8 g、1.0 g、1.2 g、1.3 g，调节 pH 为 4.0、5.0、5.5、6.0、6.5、7.0(用 pH 计测定)，立即测定每一份样液透光率，然后将它们放入沸水中煮沸 40 分钟后取出，冷却，以蒸馏水为空白，测定透光率，按上式计算透光率比，并将结果填于表 14-3 中。

表 14-3 pH 对维生素 C 溶液稳定性的影响

| 样品编号 | pH | 透光率 α/% | | 透光率比/% |
|---|---|---|---|---|
| | | 加热前 | 加热后 | |
| 1 | 4.0 | | | |
| 2 | 5.0 | | | |
| 3 | 5.5 | | | |
| 4 | 6.0 | | | |
| 5 | 6.5 | | | |
| 6 | 7.0 | | | |

**【实训提示】**

在酸性介质中，维生素 C 受空气中氧的氧化速度较慢，较为稳定。

**【实训思考】**

1. 根据实验结果说明维生素C的稳定性受哪些因素影响。
2. 维生素C本身具有酸性，为什么滴定时还要加稀醋酸？

第十四章
参考答案

（钟力群　杨迪笑）

# 第十五章　药物的制备实训

## 实训一　阿司匹林的制备

**【实训目的】**

掌握酯化反应的原理、基本操作技术，以及减压抽滤、重结晶和熔点测定的操作技术。

**【实训原理】**

阿司匹林为白色结晶或结晶性粉末；无臭或微带乙酸臭，味微酸；本品易溶于乙醇，溶于乙醚和氯仿，微溶于水，水溶液显酸性，$pK_a$ 为 3.49，可溶于氢氧化钠溶液或碳酸钠溶液。熔点为135～140 ℃。

合成方法是利用醋酐在硫酸催化下形成乙酰碳正离子，进攻水杨酸中的酚羟基上的氧，从而完成乙酰化反应。

$$(CH_3CO)_2O + H^+ \longrightarrow CH_3CO^+ + CH_3COOH$$

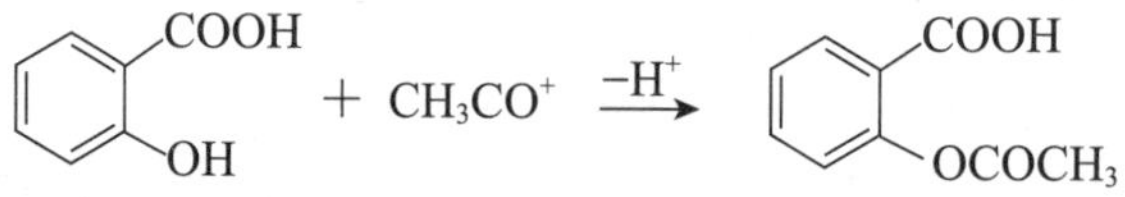


在反应中，可能有未反应的水杨酸和因温度等因素生成乙酰水杨酸酐等杂质存在，乙酰水杨酸酐副产物生成，其含量超过 0.003%(W/W)时，可引起哮喘、荨麻疹等超敏反应。

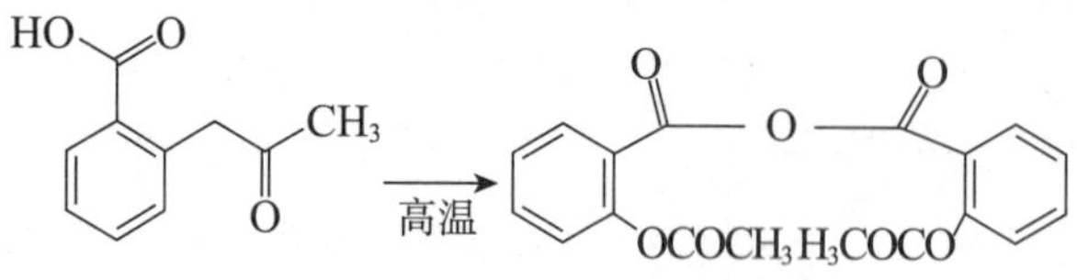


乙酰水杨酸酐

未反应的水杨酸用三氯化铁试剂检验，乙酰水杨酸酐用碳酸氢钠试剂检验。

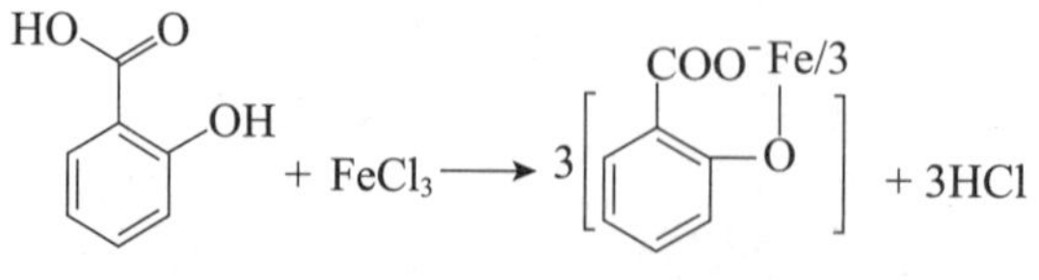


显紫堇色

此外，合成原料水杨酸中还可能引入脱羧产物苯酚和水杨酸苯酯，合成中会产生醋酸苯酯、水杨酸苯酯和乙酰水杨酸苯酯等杂质，这些杂质不能溶于碳酸钠溶液，药典通过检查碳酸钠溶液中的澄明度控制杂质含量。这些杂质可采用重结晶的方法去除。

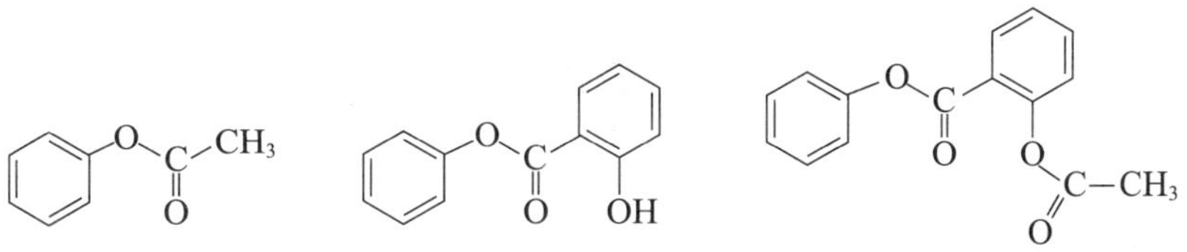

醋酸苯酯　　水杨酸苯酯　　乙酰水杨酸苯酯

**【实训材料】**

1. 药品和试液　水杨酸、醋酐、浓硫酸、无水乙醇、活性炭、三氯化铁、50%乙醇。

2. 器材　锥形瓶(50 mL、100 mL、150 mL)、量筒(10 mL、50 mL)、恒温水浴锅、抽滤瓶、布氏漏斗、烧杯(100 mL)、试管。

**【实训步骤】**

1. 酰化　在干燥的 150 mL 锥形瓶中，分别加入水杨酸 6.0 g、醋酐 9 mL，浓硫酸 4 滴，轻轻振摇使水杨酸溶解。将锥形瓶放在水浴锅上恒温 50～60 ℃(水浴温度不超过 80 ℃)，轻轻振摇反应 10 分钟。若已析出结晶，仍于 50～60 ℃水浴内反应 10 分钟，待反应完成后，放冷。待结晶析出，加纯化水 90 mL，玻璃棒缓慢搅拌，直至阿司匹林全部析出。抽滤，用少量水洗涤，压干，即得粗品，置于表面皿中储存。

反应终点的控制：取一滴反应液于滤纸上，滴加 $FeCl_3$ 试剂一滴，不应呈现深紫色而显轻微的淡紫色。

2. 精制　将上步所得粗品置于 50 mL 锥形瓶中，加入无水乙醇 18 mL，于水浴上微热溶解，搅拌并倾入 48 mL 热水中，如有颜色，加入少量活性炭脱色 3～5 分钟，趁热过滤，滤液自然冷至室温，即析出白色结晶，过滤，用少量 50%乙醇洗涤，压干，置于表面皿或置于烘箱中干燥(干燥时温度以不超过 60 ℃为宜)。测定熔点(熔点为 135～138 ℃)。

3. 计算收率。

**【实训提示】**

本实训中所用仪器必须干燥无水。

测定阿司匹林熔点时，先将传热液加热至 130 ℃后，立即放入毛细管，是为了防止阿司匹林的分解。

反应终点控制方法是取 1 滴反应液滴于滤纸上，滴加 $FeCl_3$ 试剂 1 滴，不应呈现深紫色而应显轻微的淡紫色。

抽滤后，所得阿司匹林必须压干，防止其水解。

**【实训思考】**

1. 本实训中所用仪器为何需干燥无水？能否用铁制仪器？

2. 反应中加入少量浓硫酸的目的是什么？不加浓硫酸，是否可以？

3. 本反应中可能发生哪些副反应？产生哪些副产物？

4. 阿司匹林在各种溶剂中的溶解度如何？为什么选用乙醇-水为溶剂进行精制？在精制过程中为什么要使滤液温度自然下降？若温度下降太快会出现什么情况？

5. 测定阿司匹林熔点时，为什么先将传热液加热至 130 ℃后，立即放入毛细管？

# 实训二 磺胺醋酰钠的制备

**【实训目的】**

1. 掌握酰化反应的原理及其基本操作技术。

2. 学会控制反应过程的 pH、温度等条件，以及利用主产物与副产物不同的理化性质分离副产物。

3. 巩固练习减压抽滤、重结晶和熔点测定的操作技术。

**【实训原理】**

磺胺醋酰钠为白色结晶性粉末；无臭味，微苦；易溶于水，微溶于乙醇、丙酮。

合成路线是以磺胺为原料，用醋酐在碱性条件下，发生乙酰化反应，再经盐酸酸化析出磺胺醋酰，加氢氧化钠再生成磺胺醋酰钠。

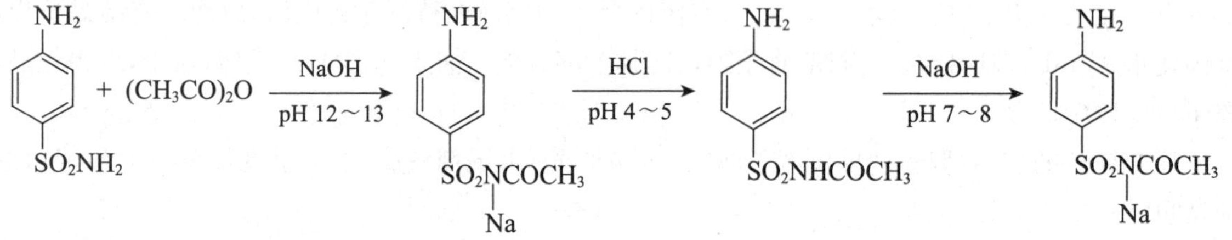


**【实训材料】**

1. 药品和试液 磺胺、醋酐、22.5%氢氧化钠液、77%氢氧化钠液、40%氢氧化钠液、20%氢氧化钠液、盐酸、活性炭。

2. 器材 三口烧瓶(250 mL)、球形冷凝器、温度计、水浴、抽滤瓶、布氏漏斗、烧杯(500 mL)、试管、培养皿、电动搅拌器、水泵、WRS－1B 数字熔点仪、毛细管、烘箱。

**【实训步骤】**

1. 酰化 配料比为磺胺∶醋酐∶22.5%氢氧化钠液∶77%氢氧化钠＝17.2 g∶13.6 mL∶22 mL∶12.5 mL。在装有搅拌棒及温度计的 250 mL 三颈瓶中，加入磺胺 17.2 g，22.5%氢氧化钠 22 mL，搅拌，置于水浴中加热至 50 ℃左右。待磺胺溶解后，分次加入醋酐 13.6 mL，77% 氢氧化钠 12.5 mL（首先滴加醋酐 3.6 mL，77% 氢氧化钠 2.5 mL；随后每次间隔 5 分钟，每次 2 mL，将剩余的 77%氢氧化钠和醋酐分 5 次交替滴加到反应瓶中），加料期间反应温度维持在 50～55 ℃；加料完毕，继续保持此温度反应 30 分钟。反应完毕，停止搅拌，将反应液倾入 100 mL 烧杯中，加水 20 mL 稀释，于冷水浴中用浓盐酸调 pH 至 7.0，放置 30 分钟，冷却析出固体，抽滤除去。滤液用浓盐酸调 pH 为 4.0～5.0，滤取沉淀，抽滤，压干得白色粉末。

2. 精制 用 3 倍量(3 mL/g)10%盐酸溶解得到白色粉末，不断搅拌，使溶解尽可能完全，抽滤除不溶物。滤液加少量活性炭，室温脱色 10 分钟，抽滤。滤液用 40% 氢氧化钠调 pH 至 5.0，析出磺胺醋酰，抽滤，压干，干燥，测熔点(熔点为 179～184 ℃)。若产品不合格，可将其用 10 倍量的水混合，加热至 90 ℃左右溶解，趁热过滤，冷却析出晶体，抽滤，干燥，即得磺胺醋酰。

3. 成盐 将熔点合格的磺胺醋酰置于 50 mL 烧杯中，于 90 ℃热水浴上滴加 20%氢氧化钠溶液至固体恰好溶解，此时 pH 应为 7.0～8.0，趁热抽滤，滤液转移至另一洁净的烧杯中，冷却至室温，再用冰盐浴冷却，使结晶析出完全，抽滤，干燥，即得磺胺醋酰钠。计算收率。

【实训提示】

在反应过程中交替加料很重要，以使反应液始终保持一定的 pH(pH 12.0～14.0)。按实训步骤严格控制每步反应的 pH，以利于除去杂质。

pH 为 7 时，析出的固体为未反应的磺胺；pH 为 4.0～5.0 时，析出的固体为 $N^4$-乙酰磺胺、$N^1$，$N^4$-二乙酰磺胺和磺胺醋酰。前两者不溶于盐酸，后者可与盐酸生成水溶性盐而与前两者分开。

将磺胺醋酰制成钠盐时，应严格控制 20% NaOH 溶液的用量，按计算量滴加。由计算可知需 2.3 g NaOH，即滴加 20% NaOH 11.5 mL 即可。因磺胺醋酰钠水溶性大，由磺胺醋酰制备其钠盐时若 20% NaOH 的量多于计算量，则损失很大。必要时可加少量丙酮，以使磺胺醋酰钠析出。

【实训思考】

1. 磺胺类药物有哪些理化性质？本实训是如何利用这些性质进行产品纯化的？

2. 酰化液处理的过程中，pH 为 7 时析出的固体是什么？pH 为 5 时析出的固体是什么？10% 盐酸中的不溶物是什么？

3. 本实验反应过程中调节 pH 在 12～13 是非常重要的。若碱性过强，其结果是什么？若碱性过弱，其结果是什么？为什么？

第十五章
参考答案

（张景正　鲍真真　徐　镰）

# 参 考 文 献

[1] 国家药典委员会. 中华人民共和国药典[M]. 北京:中国医药科技出版社,2020.
[2] 尤启冬. 中华医学百科全书:药物化学[M]. 北京:中国协和医科大学出版社,2022.
[3] 尤启冬. 药物化学[M]. 4 版. 北京:化学工业出版社,2021.
[4] 吴洁,熊清平. 制药工程基础与专业实验[M]. 2 版. 南京:南京大学出版社,2018.
[5] 尤启冬. 药物化学[M]. 8 版. 北京:人民卫生出版社,2016.
[6] 吴洁,鲍真真. 药品生产综合实训[M]. 北京:化学工业出版社,2022.
[7] 徐云根. 药物化学[M]. 9 版. 北京:人民卫生出版社,2023.
[8] 符秀华,王志亮. 药物基础与应用[M]. 3 版. 北京:高等教育出版社,2021.
[9] 张彦文,陈小林. 药物化学[M]. 3 版. 北京:高等教育出版社,2022.